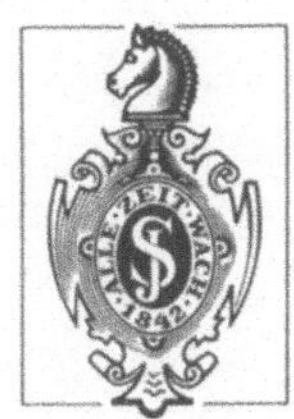

Wolfgang Köhnlein Horst Kuni
Inge Schmitz-Feuerhake (Hrsg.)

Niedrigdosis-strahlung und Gesundheit

Medizinische, rechtliche und technische Aspekte mit dem Schwerpunkt Radon

Mit 54 Abbildungen

Springer-Verlag Berlin Heidelberg New York
London Paris Tokyo Hong Kong Barcelona

Prof. Dr. Wolfgang Köhnlein
Institut für Strahlenbiologie
Universität Münster
Hittorfstraße 17
4400 Münster

Prof. Dr. Horst Kuni
Universität Marburg
Zentrum für Radiologie
Abteilung für klinische Nuklearmedizin
Baldingerstraße
5350 Marburg

Prof. Dr. Inge Schmitz-Feuerhake
Universität Bremen
Medizinische Physik
Fachbereich I (Physik/Elektronik)
Kufsteiner Straße
2800 Bremen

ISBN-13: 978-3-642-93476-6 e-ISBN-13: 978-3-642-93475-9
DOI: 10.1007/978-3-642-93475-9

CIP-Titelaufnahme der Deutschen Bibliothek
Köhnlein, Wolfgang:
Niedrigdosisstrahlung und Gesundheit : medizinische, rechtliche und technische Aspekte mit dem Schwerpunkt Radon/W. Köhnlein ; H. Kuni ; I. Schmitz-Feuerhake. - Berlin ; Heidelberg ; New York ; London ; Paris ; Tokyo ; Hong Kong ; Barcelona : Springer-Verlag, 1990

NE: Kuni, Horst:; Schmitz-Feuerhake, Inge:

Softcover reprint of the hardcover 1st edition 1990

31/3145(3011)-543210 – Gedruckt auf säurefreiem Papier

Grußwort

Frau Abgeordnete Wollny, Herr Abgeordneter Henze,
meine sehr verehrten Damen und Herren,

im Namen der Mitveranstalter unseres Symposiums Niedrigdosisstrahlung und Gesundheit möchte ich Sie herzlich zu unserer Eröffnungsveranstaltung hier in Birkenfeld willkommen heißen. Mitveranstalter sind das Otto Hug-Strahleninstitut, Bonn, das Öko-Institut in Darmstadt, die Stefan Morsch-Stiftung in Birkenfeld, die Elisabeth-Stiftung des Deutschen Roten Kreuzes und schließlich der Landkreis Birkenfeld.

Niedrigdosisstrahlung und Gesundheit, der Themenkomplex, zu dem wir für drei Tage zusammengekommen sind, um ein Symposium zu veranstalten, enthält Fragen, die seit Hiroshima, Nagasaki und Tschernobyl drängend geworden sind. Zwischen Röntgen, der Tragödie Oppenheimer und Tschernobyl zieht sich ein Faden menschlichen Leides, ein Faden wissenschaftlicher Unsicherheiten und auch enormer wissenschaftlicher Anstrengungen. Diese gelten u. a. insbesondere den Möglichkeiten gesundheitlichen Schutzes vor Strahlungen, vor Niedrigdosisstrahlung, die lange Zeit als eher unbedeutet erachtet wurde. Dieser Schutz erscheint um so wichtiger, als die strahlenbiologische Wissenschaft zunehmend der Auffassung zuneigt, daß es keine unschädlichen Strahlenwerte oder Strahlendosen gibt. Seit Februar des vergangenen Jahres - damals fand ein Symposium über die Wirkung niedriger Strahlendosen an der Universität Münster statt - sind weitere wissenschaftliche Erkenntnisse über die Einwirkung der Niedrigdosisstrahlung auf Zelle und Kern gewonnen worden. Diese neuen Erkenntnisse berechtigen, innerhalb der kurzen Frist von 1 3/4 Jahren wiederum ein Symposium zur Problematik der Niedrigdosisstrahlung zu veranstalten.

Folgerungen aus den wissenschaftlichen Ergebnissen zur Problematik der Niedrigdosisstrahlung müssen in Gesetzgebung, Verwaltung und Technik sicherlich gezogen werden. Aus diesem Grund wird sich das Symposium nicht nur mit naturwissenschaftlichen Erkenntnissen beschäftigen. Daß das Recht einer Wandlung unterliegen muß, beweist unter anderem schon der Vortragstitel "Atomrechtsetzungen seit Tschernobyl". Ein wesentlicher Grund, ein wissenschaftliches Symposium nach Birkenfeld zu holen, besteht in der Tatsache, daß sich in Ellweiler, wenige Kilometer von hier, die einzige Uranaufbereitungsanlage der Bundesrepublik befindet. Daher interessiert gerade hier die Gefährdung durch natürliche radioaktive Strahlung ebenso wie die möglichen gesundheitlichen Schäden, die durch Uranabraumhalden entstehen können.

Meine Damen und Herren, was wir hier als Mitveranstalter, als Landkreis, von diesem Symposium erwarten, möchte ich nochmals in aller Deutlichkeit formulieren. Wir brauchen Lösungshilfe der Wissenschaft für die Probleme unserer Region. Wir hätten gerne Politikberatung durch die Wissenschaft. Daß dieses schwierig ist, wissen wir alle. Ich darf es durch ein Zitat von Herrn Prof. Pierre Fornallaz vom Zentrum für angepaßte Technologie und Sozialökologie in Langenbruck in der Schweiz verdeutlichen. Er sagt in dieser Broschüre, "Ökologisch Denken und Handeln, Strategien mittlerer Technologie", die von der Pfaff - Stiftung im benachbarten Kaiserslautern mit herausgegeben wird, im Zeitalter der Expertengläubigkeit, das wir gerade zu überwinden im Begriffe seien, könne gar nicht genug betont werden, daß ein Experte per Definition nie neutral sein könne. "Das heißt allerdings auch wieder nicht, daß wir auf Experten ganz verzichten können. Wir müssen uns nur bewußt sein, daß ihre Antwort immer nur eine Facette der Wirklichkeit darstellen kann und daß die ganze Wirklichkeit aus vielen Facetten besteht. Wir werden also viele Experten befragen und uns daran gewöhnen müssen, daß es zu jedem sogenannten objektiven wissenschaftlichen Beweis der einen Auffassung auch den objektiven und wissenschaftlichen Beweis des Gegenteils gibt. Es gibt so viele Experten, wie es Facetten der Wirklichkeit gibt".

Wieviele Facetten es gerade zu unserem Thema gibt, zeigt auch die Tatsache, daß vor wenigen Tagen ein Symposium über die Heilwirkung von Radon im Bereich Bad Kreuznach, also bei den Heilbädern, stattgefunden hat. Ich gehe nicht davon aus, daß das Ergebnis unserer Veranstaltung dahin gehen wird, daß wir die Anerkennung von Ellweiler als Heilbad beantragen werden. Wir möchten zum Wohle unserer Bevölkerung Schlußfolgerungen aus dieser Tagung ziehen.

Landrat Dr. Ernst Theilen

Vorwort

Das vorliegende Buch "Niedrigdosisstrahlung und Gesundheit - medizinische, rechtliche und technische Aspekte mit dem Schwerpunkt Radon" ist im wesentlichen die Sammlung von Vorträgen, die auf einem internationalen Symposium im November 1989 in Birkenfeld gehalten wurden.

Das Symposium wurde vom Otto Hug-Strahleninstitut, Bonn, dem Öko-Institut, Darmstadt, der Stefan-Morsch-Stiftung, Birkenfeld, der Elisabeth-Stiftung-Birkenfeld des Deutschen Roten Kreuzes und dem Landkreis Birkenfeld veranstaltet. Die Organisation des Symposiums lag in Händen von Landrat Dr. Ernst Theilen, Birkenfeld, die wissenschaftliche Koordination beim Otto Hug-Strahleninstitut.

Aus folgenden Gründen war dieses Symposium etwas besonderes: Es wurde nicht, wie meist üblich, von einer strahlenbiologischen Fachgesellschaft organisiert. Es entstand aus dem Wunsch der verantwortlichen Politiker des Landkreises Birkenfeld nach einer wissenschaftlichen Beratung vor Ort.

Im Landkreis Birkenfeld, in Ellweiler, liegt nämlich die einzige westdeutsche Uranerz-Aufbereitungsanlage und aus den dort aufgeschichteten Halden entweicht Radon. Da über Jahre hinweg Haldenmaterial für den Straßenbau verwendet und möglicherweise auch in Häusern verbaut wurde, sind die überdurchnittlich hohen Radonkonzentrationen in der Atemluft nicht nur auf die geologische Situation zurückzuführen. Die deutlich erhöhte Leukämierate im Landkreis Birkenfeld wirft die Frage nach dem kausalen Zusammenhang mit den hohen Radonkonzentrationen auf.

Bislang hatte man die Strahlenbelastung durch die sogenannten natürlichen Radionuklide wie Radon und dessen Folgeprodukte unterschätzt. Erst in jüngerer Zeit erkannte man, daß etwa 50% der natürlichen Strahlenbelastung des Menschen durch Radon und seine Folgeprodukte hervorgerufen werden. Eine mögliche Folge hoher Radonkonzentrationen in der Atemluft ist Lungenkrebs. Das ist seit langem bekannt. Doch erst in den letzten Jahren ist man zunehmend mit dem Problem konfrontiert, daß auch eine Langzeitexposition mit kleinen oder sehr kleinen Radonkonzentrationen gesundheitliche Folgen haben kann.

Radon kommt überall dort vor, wo auch Uran zu finden ist, das heißt in vielen Gesteinsformationen. Es steigt durch Spalten, Fugen und Poren aus der Erde auf, ist im Grundwasser gelöst und gelangt über Löcher und Risse in die Kellerräume von Gebäuden. Man schätzt, daß es allein in den USA bis zu 2 Millionen Häuser mit gefährlich hohen Radonkonzentrationen gibt und daß die daraus resultierende Strahlenbelastung bis zu 30 000 Lungenkrebstote pro Jahr verursacht. In der

Bundesrepublik sterben jährlich 25 000 Menschen an Lungenkrebs. Davon könnten nach Angaben der Strahlenschutzkommission (SSK) bis zu 3000 Fälle auf Radonbelastung zurückgeführt werden. Neuere Untersuchungen unter Einbeziehung des Baumaterials lassen diese Zahlen möglicherweise noch höher werden.

Der Radon-Problematik waren viele wissenschaftliche Untersuchungen gewidmet. Internationale Strahlenschutzkommissionen haben sich damit befaßt. Zahlreiche epidemiologische Untersuchungen zeigen, daß durch Radon und seine Zerfallsprodukte Lungenkrebs induziert werden kann und diese Gefährdung durch Rauchen noch verstärkt wird. Man spricht hier auch von einer synergistischen Wirkung. Neue epidemiologische Untersuchungen sind in verschiedenen Ländern in der Planungsphase.

Über die Wirkungen niedrig dosierter Strahlung gehen die Meinungen der Wissenschaftler seit langem weit auseinander. So vertreten viele Experten die Meinung, daß das Strahlenrisiko bisher unterschätzt wurde, wie neuere Untersuchungen an Modellsystemen und bestrahlten Populationen zeigen. Andere halten niedrige Strahlendosen eher für gesundheitsfördernd und nützlich. Es war daher der Wunsch der Veranstalter des Birkenfeld Symposiums, daß Vertreter der unterschiedlichen Auffassungen zu Wort kommen sollten. Dies wird auch im vorliegenden Buch berücksichtigt. Allerdings ist die Zahl der Beiträge, die niedrige Strahlendosen eher positiv beurteilen, klein. Das liegt überwiegend daran, daß die Schar der Vertreter dieser Auffassung kleiner geworden ist.

Das Symposium begann mit einer öffentlichen Veranstaltung zur Frage der ethischen Vertretbarkeit der Kernenergienutzung. Auch hier hatten die Veranstalter das gesamte Meinungsspektrum zwischen Befürwortung und Ablehnung zu Wort kommen lassen wollen. Doch haben die Vertreter der Umweltministerien nicht aktiv an der Tagung teilgenommen.

In den Beiträgen zum ersten Kapitel "*Strahlenbiologische Themen und Meßmethoden*" wird auf die Technik der Radonmessung nur kurz eingegangen. Etwas ausführlicher wird über die Dosisabschätzung mit physikalischen und biologischen Methoden berichtet. Auch der Einfluß der Dosisleistung wird in einem eigenen Vortrag behandelt. Außerdem kommt in mehreren Beiträgen die Problematik der biopositiven Strahlenwirkung und die Stimmulation des Immunsystems durch kleine Strahlendosen zur Sprache. Ferner wird an einem konkreten Beispiel die Frage behandelt, ob Lungenkrebs auf eine arbeitsplatzbedingte Strahlenbelastung zurückgeführt werden kann.

Das zweite Kapitel widmet sich *epidemiologischen Fragestellungen.* Die seit langem sehr kontrovers beurteilte Untersuchung über Häufungen von Kinderleukämien in der Umgebung von Atomanlagen wird kritisch und vor dem Hintergrund diskutiert, inwieweit epidemiologischer Studien in Westeuropa nach Tschernobyl sinnvoll durchgeführt werden können. Zwei Arbeiten behandeln die Leukämiefälle in der Umgebung von Birkenfeld und die Säuglingssterblichkeit nach Tschernobyl in der Bundesrepublik. Es folgen Berichte über geplante, begonnene und fast abgeschlossene Studien zur Frage Radonbelastung und Lungenkrebs. Außerdem ist eine Studie über die neueste Krebsstatistik der Hiroschima-Nagasaki Überlebenden aufgenommen, die zeigt, daß locker ionisierende Strahlung eine wesentlich höhere Krebsmortalität verursacht als vorher angenommen , und zwar insbesondere im Niederdosisbereich unterhalb 50 cGy. Die daraus folgenden Konsequenzen für den Strahlenschutz werden angesprochen.

Im dritten Kapitel "*Atomrecht in Judikative, Legislative und Exekutive*" kommen die juristischen Aspekte der Problematik Niedrigdosisstrahlung und der durch die Verfassung garantierten Grundrechte genauso zur Sprache wie die Atomrechtsetzungen seit dem Reaktorunfall in Tschernobyl. Es wird an zahlreichen Beispielen aufgezeigt, daß die Gesetzgebung viele neue naturwissenschaftliche und medizinische Erkenntnisse über die Risiken beim Umgang mit Strahlung noch nicht berücksichtigt. Viele Graubereiche und Regelungslücken werden benannt und Vorschläge zur Behebung angedeutet. Das Kapitel wird abgerundet mit der Darstellung der strahlenschutzrechtlichen Probleme der Urananlage in Ellweiler und der Rolle der Aufsichtsbehörden bei der Abwägung der vom Atomgesetz benannten Schutzgüter "Leben, Gesundheit und Sachgüter" für diesen konkreten Fall.

Im vierten Kapitel "*Haldenprobleme*" wird zunächst ein Überblick über die Anstrengungen der Haldensanierung in den USA gegeben. Es folgt ein Situationsbericht über die Lage in den Uranabbaugebieten der Deutschen Demokratischen Republik. Hier wird deutlich, welche gewaltigen Probleme der rücksichtslose Abbau der uranhaltigen Erze zurückgelassen hat. Die dringend gebotenen Sanierungen der Halden wird Strahlenschützer und Bergbauexperten noch viele Jahre beschäftigen. Die Sanierung von Gebäuden und Anlagen, in denen Haldenmaterial verbaut wurde, wird ein kaum lösbares Problem bleiben. Die dadurch bedingte Strahlenbelastung wird weitere Folgen haben.

Die Radonfreisetzungen aus den vergleichsweise kleinen Halden in Ellweiler werden diskutiert und Sanierungsvorschläge unterbreitet. Mit den speziellen Randbedingungen der Haldensanierung in Ellweiler befassen sich auch die beiden letzten Beiträge des Kapitels. Es wird ein Szenarium für Abtransport und Langzeitisolation des Haldenmaterials entwickelt.

Noch während der Drucklegung dieses Buches teilte der Geschäftsführer der Betreiberfirma der Kreisverwaltung Birkenfeld schriftlich mit, daß die Aufbereitungsanlage für Uranerz im pfälzischen Ellweiler ihren Betrieb endgültig einstellt. Damit wird ein Schlußstrich unter die seit Jahren währende Auseinandersetzung um den Betrieb der Anlage gezogen. Die Sanierungsprobleme allerdings bleiben.

Im abschließenden fünften Kapitel ist der Eröffnungsvortrag des Theologen G. Altner zur Frage, ob Kernenergie ethisch verantwortbar sei, wiedergegeben.

Der mit Spannung erwartete Beitrag zur Radonproblematik in den Uranabbaugebieten der Deutschen Demokratischen Republik konnte auf dem Symposium nicht vorgestellt werden und ist erst im vorliegenden Band aufgenommen.

Während der Drucklegung dieses Bandes erschien im Februar 1990 in der Zeitschrift British Medical Journal eine neue Studie über die Leukämiefälle in in der Umgebung der Wiederaufarbeitungsanlage Sellafield. In dieser Studie wird ein Zusammenhang zwischen der Strahlenbelastung der Väter und dem Leukämienrisiko der Kinder nahe gelegt. Da die Ergebnisse dieser epidemiologischen Untersuchung als wichtige Beweise dafür gewertet werden können, daß auch chronische Strahlenexposition im sogenannten Niedrigdosisbereich, wie sie bei Beschäftigten in kerntechnischen Anlagen auftreten können, zu genetischen Schäden führen, haben die Herausgeber einen Bericht über diese Studie in den Tagungsband aufgenommen.

Das Buch wendet sich vornehmlich an Leser, die sich aus erster Hand über die Wirkung niedriger Strahlendosen informieren und einen Einblick in die rechtlichen, technischen und ethischen Probleme, die mit dem Bau, Betrieb und der Stillegung von Atomanlagen verbunden sind, bekommen wollen. Es würde uns freuen, wenn dieses Buch dem Leser einen Einstieg in die vielschichtige Problematik der Kernenergienutzung, an deren Anfang die Urangewinnung steht, ermöglicht.

Für die tatkräftige Unterstützung vieler freiwilliger Helfer bei der Vorbereitung und während des diesem Band zugrunde liegenden Symposiums bedanken wir uns Unser Dank gilt weiterhin Frau A. Traut für ihre sorgfältige Hilfe bei der Durchsicht der Manuskripte.

Prof. Dr. Wolfgang Köhnlein
Prof. Dr. Horst Kuni
Prof. Dr. Inge Schmitz-Feuerhake

Inhaltsverzeichnis

KAPITEL II - Epidemiologische Fragestellungen

Autorenverzeichnis

Prof. Dr. Theol. Dr. rer. nat. Günter Altner
Weinbrenner Str. 61
6900 Heidelberg

Michael Beleites
Georg Büchner Straße 1
DDR-6500 Gera

Dr. Günther Bernatzky
Zoologisches Institut, Universität Salzburg, Heilbrunner Straße 34
A-5020 Salzburg

Dr. Joachim Breckow
Institut für Med. Strahlenkunde der Universität Würzburg, Versbacher Str. 5
8700 Würzburg

Prof. Dr. Johannes O. Denschlag
Institut für Kernchemie, Universität Mainz
6500 Mainz

Dr. Matthias Demuth
Kinderarzt, Wilhelmshöher Allee 262
3500 Kassel

Dipl. Phys. Thomas Hessling
4152 Kempen/Niederrhein

Dipl. Phys. Wolfgang Hoffmann
AG Biologische Dosimetrie FB I (Physik), Universität Bremen, Postfach 330440
2800 Bremen

Priv. Doz. Dr. Gert Keller
Fachrichtung Biophysik, Universität des Saarlandes
6650 Homburg

Prof. Dr. Jürgen Kiefer
Strahlenzentrum derUniversität Gießen, Leihgesterner Weg 217
6300 Gießen

KAPITEL I

Strahlenbiologische Themen und Meßmethoden

Die Wirkung ionisierender Strahlung auf den Atemapparat nach Inhalation natürlicher Radionuklide

Thomas Hessling, Kempen/Niederrhein

Einführung

Innerhalb der letzten zwei Jahrzehnte konnte man eine umfangreiche Zunahme der Arbeiten über die Strahlenbelastung der Atmungsorgane beobachten, wobei insbesondere auf die Inhalation der Nuklide Radon (^{222}Rn), Thoron (^{220}Rn) und Folgeprodukte Bezug genommen wurde. In dieser Arbeit soll versucht werden, die wichtigsten Gedanken dieser Publikationen, insbesondere die der UNSCEAR (United Nations Scientific Committee on the Effects of Atomic Radiation), der Nuclear Energy Agency, der ICRP und anderer Organisationen zusammenzufassen.

Ferner wird versucht, die Thesen, welche zur Festlegung und Interpretation der Strahlendosen im respiratorischen System des Menschen durch Inhalation von Radon (^{222}Rn), Thoron (^{220}Rn) und deren Folgeprodukte führten, näher zu betrachten. Es läßt sich bei den meisten Arbeiten feststellen, daß die Autoren in ihren Schlußfolgerungen insoweit übereinstimmen, als die Basalzellen der Segmentbronchien (insbesondere zwischen der 3. und 5. Bronchialgeneration) die höchsten Strahlendosen durch Radon (^{222}Rn), Thoron (^{220}Rn) und Folgeprodukte erhalten.

Zur Physik der inhalierten natürlichen Radionuklide

Das Gas Radon (^{222}Rn) entsteht aus dem Zerfall des ^{226}Ra (Halbwertszeit (HWZ) 1620 Jahre). Die HWZ des ^{222}Rn beträgt nur 3,8 d. Hierbei entstehen folgende Tochterprokukte (^{238}U-Reihe):

$^{222}Rn \rightarrow {}^{218}Po$(RaA) HWZ 3,05m $\rightarrow {}^{214}Pb$(RaB) HWZ 26,8m $\rightarrow {}^{214}Bi$(RaC) HWZ 19,7m $\rightarrow {}^{214}Po$(RaC') HWZ $1{,}61^{-4}$sec $\rightarrow {}^{206}Pb$ (stabil).

Eine ähnliche Zerfallsreihe (^{232}Th-Reihe) existiert für Radon (^{220}Rn), das auch Thoron genannt wird: ^{220}Rn(Tn) HWZ 55sec $\rightarrow {}^{216}Po$(ThB) HWZ 10,6h $\rightarrow {}^{212}Bi$(ThC) HWZ 60,5m $\rightarrow {}^{208}Pb$(ThD) (stabil).

Die "natürliche Radioaktivität" der unteren Atmosphärenschichten konnte bereits 1901 von Elster und Geitel [4] experimentell nachgewiesen werden. Radon und Thoron entweichen aus der Erdkruste und verteilen sich in der Luft. Man nennt diese Gase auch Emmanation. Setzt man ihre Konzentration am Erdboden zu 100% an, so beträgt sie in 100m Höhe für Radon 69% und für Thoron nur noch 0,5%.

In den unteren Luftschichten dominiert also die ^{222}Rn-Aktivität. Sie ist mit bis zu 80% an der für Lebewesen wichtigen Luftionisation beteiligt. Die Radon- und Thoron-Konzentration variiert sehr stark mit der Windrichtung. So ist in Brest (Frankreich) bei Landwind die mittlere Radonkonzentration 0,51 pCi/l und bei Seewind nur 0,17pCi/l.

Die Ablagerung und Wiederausscheidung (Clearance) der an Aerosole gebundenen Radionuklide im respiratorischen System hängt von den aerodynamischen Eigenschaften, in erster Näherung vom mittleren Durchmesser der Aerosole, ab. Die Aerosole werden je nach Retentionszeit in 3 Klassen eingeteilt:

Klasse D (für HWZ der Retention Tage), Klasse W (HWZ 10-100 Tage), Klasse Y (HWZ 100 Tage).

Der Aufbau der Radon- und Thoron-Konzentration in geschlossenen Räumen

Radon und Thoron entstehen aus dem Zerfall von ^{226}Ra bzw. ^{224}Ra (ThX). Kennt man die Aktivität des Ausgangsisotop so kann man mit Hilfe der Zerfallskonstanten der beteiligten Isotope den zeitlichen Verlauf der Aktivität des Tochterisotops berechnen. Es sei $A_1(t)$ und λ_1 die Aktivität und die Zerfallskonstante des Ausgangsisotops (^{226}Ra oder ^{224}Ra); $A_2(t)$ und λ_2 die entsprechenden Werte des Tochterisotops (in unserem Fall ^{222}Rn oder ^{220}Rn). Für Zerfallskonstante und Halbwertszeit (HWZ) gilt folgende Beziehung: $\lambda = \ln 2/\mathrm{HWZ}$. Für den zeitlichen Verlauf der Aktivität des Tochterisotops in einem nicht ventilierten Raum gilt nun: Da die Halbwertszeit von ^{226}Ra mit 1622 Jahren sehr viel länger ist als die von ^{222}Rn (3,8 Std.), folgt für die Zerfallskonstanten $\lambda_2 >> \lambda_1$, und es ergibt sich nun:

$$A_2(t) = A_1(t) \cdot \lambda_1 / (\lambda_2 - \lambda_1) \cdot [\, 1 - e^{-(\lambda_2 - \lambda_1)} t \,],$$

für Zeiten, die groß sind gegenüber der HWZ des ^{222}Rn ($t > 3{,}8$ h), geht der Klammerausdruck gegen 1. Damit haben wir

$$A_2(t) = A_1(1) \cdot \lambda_2 / (\lambda_2 - \lambda_1)$$

Das bedeutet, im Gleichgewichtszustand ist die Radonaktivität gleich der des Mutternuklids und nimmt mit dessen Halbwertszeit (1622 Jahre) ab. Dieser Zustand ist für das ^{226}Ra/^{222}Ra-Paar nach ca. 60 Tagen erreicht. Für das ^{224}Ra/^{220}Rn-Paar dauert es jedoch nur 11 Minuten bis zum Erreichen des Gleichgewichtszustandes.

Wird der Raum ventiliert, so wird selbst bei nur geringer Lufterneuerung das Gleichgewicht für ^{222}Rn nie erreicht. Dagegen muß ein sehr häufiger Luftaustausch stattfinden, um den Aufbau einer ^{220}Rn-Konzentration in der Atemluft zu verhindern.

Lungenmodelle

Dem eigentlichen Austausch Sauerstoff - CO_2 sind die Zuleitungswege der Trachea, der Bronchien und der Bronchiolen vorgelagert. Das Epithel dieser Zuleitungswege ist mit den Zilien (Flimmerepithel) bedeckt, wobei diese den von den Epithelialdrüsen sezernierten Schleim in Richtung Pharynx bewegen. Ein Ausschnitt aus dem Epithelgewebe der Luftwege ist in Abbildung 1 dargestellt.

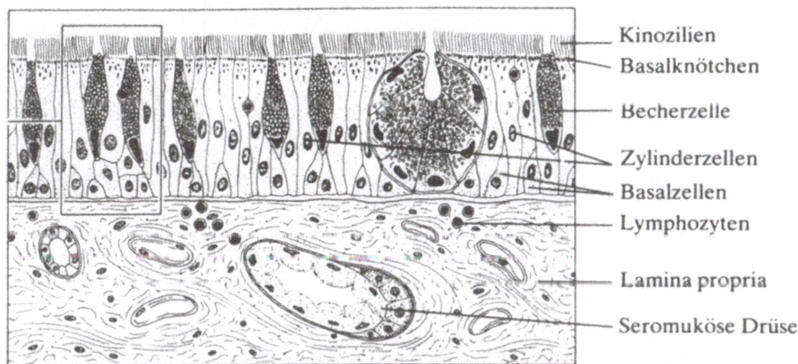

Abbildung 1: Ausschnitt aus dem Epithelgewebe der Luftwege

Der Schleim wird geschluckt und mit den Faeces eliminiert (mucoziliäre Klärfunktion). Die als Aerosole oder Ionen in die Zuleitungswege eindringenden Strahler Radon, Thoron und deren Folgeprodukte werden im Schleim aufgehalten und abtransportiert. In Abbildung 2 ist eine schematische Darstellung des tracheobronchialen Traktes wiedergegeben. Der Atemtrakt von der Luftröhre bis zu den Bronchiolen ist in Generationen unterteilt. Eine Generation ist dabei die Strecke von einer Verästelung zur nächst kleineren. Um nun die Verteilung und die Art der Deposition der Teilchen in diesen Verästelungen bis hin zu den Alveolen näher zu untersuchen, muß man geometrische Modelle heranzuziehen.

Für die hier interessierenden Fragen nach der Strahlenbelastung werden gegenwärtig 2 Modelle bevorzugt. Das symmetrisch dichotome Modell von Weibel [17] und das symmetrisch oder asymmetrische Modell von Yeh und Schum [18]. Beide Modelle unterscheiden sich praktisch nur in den Annahmen über die Parameter, die zu betrachten sind, um über die Ablagerung der inhalierten Teilchen im respiratorischen System Rückschlüsse ziehen zu können. Wichtige Parameter für die Lungenmodelle sind: die Anzahl der "Generationen" (sie werden in beiden Modellen mit 24 angenommen); der Winkel zwischen Verästelung und der Vertikalen ("gravity angle"); Anzahl der Alveolen ($3 \cdot 10^8$); Durchmesser, Länge und Volumen der Generationssegmente (hier werden in den beiden Modellen unterschiedliche Annahmen gemacht).

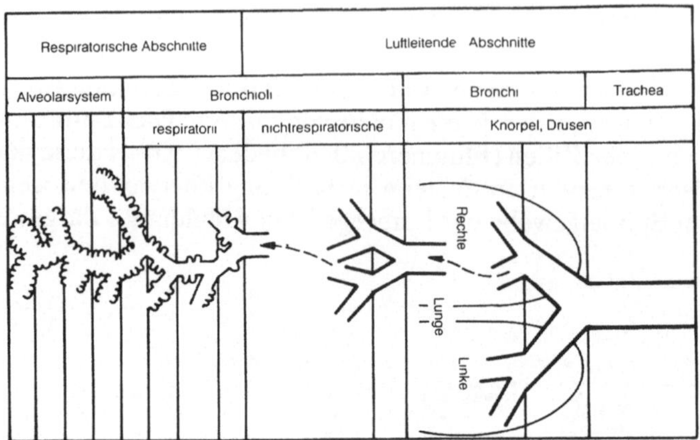

Abbildung 2: Schematische Darstellung des tracheobronchialen Traktes, wie er zunächst von Weibel [17] und später auch von Yeh und Schum [18] übernommen wurde

Deposition der Teilchen in den Luftwegen

Die Deposition der Teilchen im respiratorischen Trakt hängt von verschiedenen, teilweise bereits erwähnten Parametern ab:

- Anatomie, Form und Dimension des respiratorischen Traktes,
- Natur des Luftstromes, d.h. laminar oder turbulent,
- Durchgang und Verweildauer des Atemvolumens in den Lungen (ca. 1250 cm^3 für eine Person in Normalbewegung und etwa 500 cm^3 für eine Person in Ruhe).

Dieser Parameter ist abhängig von:

a) der Atemfrequenz (z.B. 16mal/Minute),

b) dem Anteil der nasalen Atmung (in der Nase können bis zu 50% der eingeatmeten Aerosole deponiert werden),

c) dem Zustand der eingeatmeten Nuklide, d.h. ob frei, an Ionen oder an Aerosole gebunden,

d) und dem mittleren Durchmesser der inhalierten Aerosole.

Retention der Teilchen im Atemtrakt

Wieweit die Teilchen nach der Deposition an den Wänden des respiratorischen Traktes zurückgehalten werden (Retention), hängt in erster Linie von folgenden Faktoren ab:

- Retentionsfähigkeit des Schleims bzw. Abgaberate der Radionuklide durch die Aerosolteilchen,
- Transport der Teilchen durch die Zilien,
- Radioaktiver Zerfall der Nuklide.

Mit dem radioaktiven Zerfall geht eine biologische Elimination einher, die ebenfalls berücksichtigt werden muß. Abbildung 3 zeigt ein Beispiel für die Abnahme der Radioaktivität in der Lunge nach Kontamination mit ^{216}Po [15].

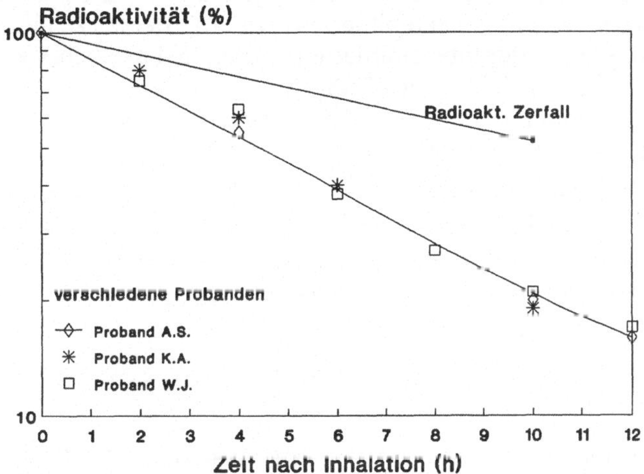

Abbildung 3: Abnahme der Radioaktivität in der Lunge auf Grund physikalischer und biologischerElimination

Die Transportrate oder Clearance variiert längs des Atmungstraktes, so daß über die Transportgeschwindigkeit des Schleims bestimmte Modelle angenommen werden müssen.

Jacobi und Eisfeld [11] lassen die Wanderungsgeschwindigkeit des Schleims als Funktion der Bronchiengenerationen bzw. des entsprechenden Durchmessers der Äste nach einer Potenzfunktion variieren. Beispielsweise für die Generation 2: 4 - 9 mm/Min; Generation 7: 0,09 - 0,50 mm/Min; Generation 14: 0,008 - 0,07 mm/Min.

Aus diesen Angaben ist es möglich, die für die Clearance der Teilchen in den Bronchien notwendige Zeit zu schätzen, nämlich 0,25 bis 2,0 Tage.

Definition und Einheiten

Die Exposition der Lungen mit ^{222}Rn, ^{220}Rn und ihren Folgeprodukten wird definiert als das Integral der Aktivitätskonzentration in der Luft in Abhängigkeit von der Zeit (t). Für Grubenarbeiter wurde die Einheit "Working Level Month" geprägt. Das ist die Exposition einer Person mit einer Radonkonzentration von 1 WL für die Dauer von 170h (1 Monat). Für ^{222}Rn im Gleichgewicht mit den Tochterprodukten entsprechen 100 pCi/l Luft einem WL. Für ^{220}Rn gilt 1WL gleich 7,5 pCi/l Luft. Daraus folgt sofort: 1 WLM entspricht $1{,}7 \cdot 10^4$ pCi•h/l für ^{222}Rn bzw. $1{,}3 \cdot 10^3$ pCi•h/l für ^{220}Rn mit den jeweiligen Tochterprodukten.

In der Atmosphäre sind die Folgeprodukte des ^{222}Rn und ^{220}Rn selten im Gleichgewicht mit den Mutternukliden. Es wird daher ein Gleichgewichtsfaktor "F" definiert als Verhältnis der emittierten α-Energie der tatsächlich vorhandenen Tochterprodukte und der total emittierten α-Energie derselben, wenn das Gleichgewicht mit ^{222}Rn und ^{220}Rn vollständig wäre.

In freier Luft kann "F" den Wert 0,75 annehmen. In geschlossenen Räumen ist "F" von folgenden Faktoren abhängig:

- von der Ventilationsrate des Raumes (i.a. 2-5 Umwälzungen/h),
- von der Nuklid Emission der Wände und des Bodens (Beton mit einer ^{222}Rn-Konzentration von 1 pCi/g Material emittiert z.B. 0,005 pCi/m^2•s),
- von der Ablagerung der Nuklide auf die Wände.

Dosimetrische Modelle

Beobachtungen in den Bergwerken der USA und der CSSR ergaben, daß die Basalzellen des Bronchialepithels als Targetgewebe für die Entstehung von bösartigen Geschwülsten (Kleinzell-Ca.) zu betrachten sind ("Tissue at Risk"). Große Ungewissheit herrscht aber über die Tiefe, in welcher sich diese Zellen unter der inneren Bronchienoberfläche befinden. Diese Tiefe variiert von Segment zu Segment und entspricht der Reichweite der α-Strahlen der im Schleim abgelagerten Radionuklide.

Die einzige Messung der Gewebetiefe bis zu den Basalzellen wurde von Gastineau et al. (1972) durch Analysen von Gewebeproben operierter Patienten durchgeführt [5].

Entscheidend für die Dosisberechnung ist die Frage, ob die Aerosol-Teilchen bzw. die freien Radionuklide auf der Schleimoberfläche liegen, oder ob sie in der viskösen Flüssigkeit gelöst sind. Hierüber existieren bisher keine genauen Angaben für den Menschen.

Zur Berechnung der hauptsächlich durch die α-Teilchen der deponierten Radionuklide erzeugten Dosen ist von besonderer Bedeutung, wie die Energie dieser Teilchen in der Basalzellschicht absorbiert wird, d.h. wie die Größe dE/dx, also das Bremsvermögen ermittelt wird (E = Energie des Teilchens, x = Wegstrecke), (Bremsvermögen = mittlerer Energieverlust dE der Teilchen je Wegstrecke dx).

Bereits 1964 stellte Altshuler die These auf, daß die Angabe der Teilchenenergie von der Schleimoberfläche bis zur Basalschicht linear über die Reichweite erfolgt

[1]. Ähnliche Überlegungen wurden von Jacobi (in Anlehnung an Neufeld und Snyder) durchgeführt [10,14].

Eine wesentlich präzisere Ermittlung von dE/dx wurde von Harley und Pasternack vorgenommen und führte zu einer genaueren Bestimmung der deponierten Energien [6].

Mathematisch exakt kann das Bremsvermögen durch die Formel von Bethe und Bloch dargestellt werden [2,3].

In diesem Zusammenhang gilt die folgende Gleichung:

$$dE/dx = 3{,}8 \cdot 10^{-25} \cdot NZ/E_\alpha \cdot \ln(548 \cdot E_\alpha/I).$$

Hierbei ist:

NZ = Elektronen/cm^3 des Absorbers (es gilt die Bragg'sche Regel);

I = mittleres Ionisierungspotential der Atome des Absorbers (ca. 70 eV);

E_α = Energie des α-Teilchens in MeV.

Der experimentelle Nachweis wurde durch Messungen an Polycarbonaten mit einem sogenannten "Surface Barrier"-Alphadetektor ("depletion depth" von 300 m) geführt. Als Beispiel sind die Ergebnisse für ^{218}Po - Alphateilchen in Abbildung 4 dargestellt.

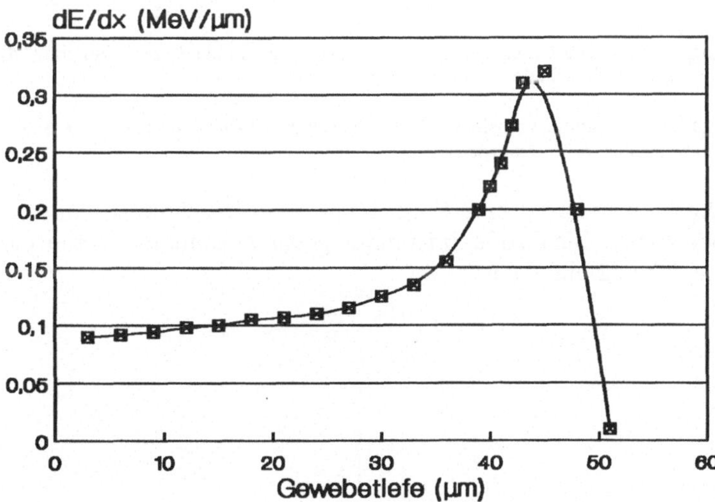

Abbildung 4: Differentielle Energieabgabe von ^{218}Po-α -Teilchen als Funktion der Gewebetiefe.

Zur Ermittlung der deponierten Dosen ist es weiterhin notwendig, die Form und Beschaffenheit des Gewebes, in welchem die α-Teilchen absorbiert werden, zu berücksichtigen (als Beispiel sei hier der Atemtrakt erwähnt). Die deponierte

Energie (Dosis) in einer Gewebetiefe, in welcher die α-Strahlen mit einem Anfangsenergiewert E_0 noch eine Energie E besitzen, ergibt sich aus:

$D_{Gewebe} = Q/m\ [\ 33{,}85\ J/C\ S^G{}_L\ ]\ (Gy)$
Hierbei ist:
Q/m = Ladung durch Masseneinheit Luft
$S^G{}_L$ = Verhältnis des Bremsvermögens der im Aufpunkt P aus dV ankommenden α-Teilchen, ermittelt über das gesamte Spektrum (Abbildung 5)

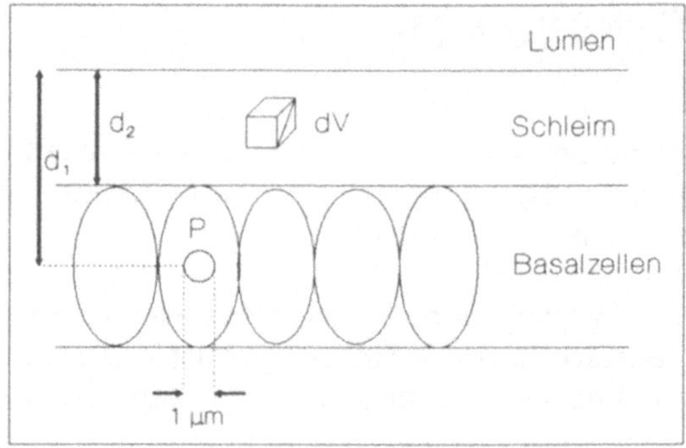

Abbildung 5 : Zur Ermittlung der Energiedeposition im Punkt P der α-Teilchen, die aus dem Volumen dV der Schleimschicht emittiert werden

Anmerkung: Um die Ladung von einem Coulomb (1C) durch Luftionisation zu erzeugen, muß eine Energie von 33,85 J absorbiert werden.

Die Dosis wird nun für eine Kugel P von 1 μm Durchmesser einer Basalzelle (Kern) berechnet. Die Größe d_1 ist nur ungenau bekannt und variiert von 22 μm bis 46 μm (siehe Abbildung 6).

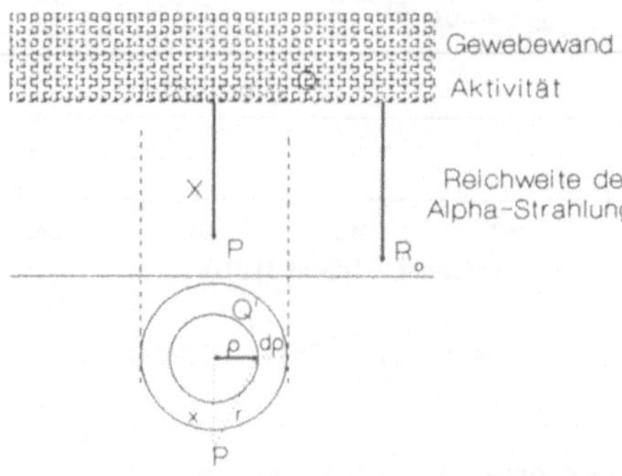

Abbildung 6 : Erläuterungen zur Ermittlung der absorbierten Dosis im betrachteten Aufpunkt

Die Dosis im Punkt P mit Abstand x von der Schleimhautoberfläche bei einer Aktivität Q pro Einheitsfläche läßt sich durch folgende Überlegung ermitteln: Die Aktivität Q' befindet sich auf einem infinitesimalen Ring (Abbildung 6), d.h. es gilt:

$$x^2 + \rho^2 = r^2$$

Die Dichte dQ(r) der Teilchen in P, d.h. die Energie, die durch eine Einheitsfläche um P fließt, ist der strahlenden Fläche $2\pi \cdot Q \cdot dQ$ und der Aktivität pro Einheitsfläche direkt sowie dem Raumwinkel umgekehrt proportional.

Es folgt somit:

$$d\sigma(r) = \frac{\pi \rho \, d\rho}{4\pi r^2} \cdot Q$$

Es galt: $\rho^2 = r^2 - x^2$

Hieraus folgt: $2\rho \, d\rho = 2r \, dr$

Somit erhält man: $d\sigma(r) = \frac{r \, dr}{2r^2} \cdot Q = \frac{dr}{2r} \cdot Q$

Damit ergibt sich für die Dosis in P (Abstand x):

$$dD_{tot} = d\sigma \cdot Q \cdot S_m(r)$$

Hier stellt $S_m(r)$ das Bremsvermögen für α-Teilchen mit der Energie E(r) da.

In Abb. 7 ist die Dosisverteilung in den Bronchiolen für die α-Strahlung des ^{218}Po mit $d_2 = 15\,\mu m$ dargestellt (Harley und Pasternack) [6]: Beispielsweise beträgt die totale Dosis für 1 dpm (Zerfälle pro Minute), auf 1 cm^2 der Schleimschicht verteilt, ca. 0,015 mrad/Min. Eine Änderung von d_2 um 5 μm würde die Dosis um ca. 25% verändern.

Mittlere Regionaldosen

Durch Mittelung der Strahlendosen für die 2. bis zur 15. Bronchiengeneration ist es möglich, eine mittlere Regionaldosis für die Basalzellen zu bestimmen. Sie hängt von verschiedenen Faktoren wie Durchgangszeit der Teilchen durch die Lungen, Clearance der Teilchen durch die Zilien, Abgaberate der Teilchen ("desorption") usw. ab. Als "Qualitätsfaktor" für die Bestimmung der Äquivalentdosen [Sv] wird für α-Strahlen der Wert Q = 20 gesetzt.

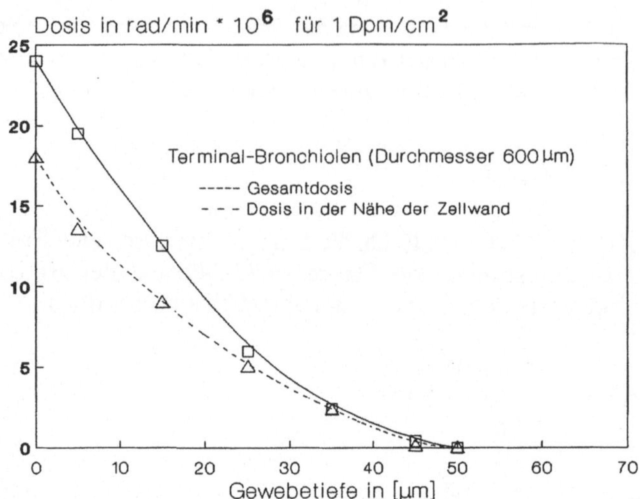

Abbildung 7: Tiefendosisverteilung in den Bronchiolen bei Ablagerung von ^{218}Po in der Schleimschicht

Ebenso läßt sich für die Lungen (Region P) eine mittlere Dosis pro inhalierter Aktivität schätzen. Die Äquivalentdosis für andere Organe nach Übergang der Nuklide durch die Blutbahn ist pro pCi inhalierter Aktivität wesentlich kleiner als diejenige der Bronchien oder der Lungen.

Ähnliche mittlere Strahlendosen lassen sich auch für Folgeprodukte des ^{220}Rn berechnen. Die sehr geringe HWZ bedingt jedoch hauptsächlich eine Belastung im oberen Teil des respiratorischen Traktes (2. - 4. Bronchiengeneration) und führt somit zu einer sehr inhomogenen Dosisverteilung.

Abschätzung der jährlichen Lungendosis durch ^{222}Rn, ^{220}Rn und ihre Folgeprodukte

Betrachtet man nicht nur die Parameter physikalisch-physiologischer Natur, so hängt die jährliche Lungendosis für Erwachsene einer allgemeinen Bevölkerung von folgenden Größen ab:

- mittlere Atemfrequenz der Person,
- Konzentration der Nuklide in der Luft,
- Aufenthaltsdauer der Personen im Freien und in den Häusern.

Man kann annehmen, daß die mittlere Atemfrequenz 0,8 m^3 pro Stunde beträgt.

Seitens der ICRP wird die Nuklidkonzentration als mittlere zeitabhängige "äquivalente Gleichgewichtskonzentration" (Equivalent Equilibrium Concentration = EEC) in Bq/m^3 oder Ci/m^3 angegeben.

Für die mittlere EEC der allgemeinen Bevölkerung nimmt die ICRP folgende Werte an:

a) ^{222}Rn (^{218}Po bis ^{214}Po):
Innerhalb von Räumen: 15 Bq/m^3 entsprechend 0,405 pCi/l Luft
Außerhalb : 4 Bq/m3 entsprechend 0,108 pCi/l Luft

b) ^{220}Rn (^{220}Rn bis ^{212}Bi):
Innerhalb von Räumen: 0,5 Bq/m^3, d.h. 0,013 pCi/l Luft
Außerhalb : 0,2 Bq/m^3, d.h. 0,005 pCi/l Luft

Die mittlere Aufenthaltsdauer für die allgemeine Bevölkerung wird von der ICRP wie folgt geschätzt:
5700 Stunden in Wohnungen
1750 Stunden in anderen Gebäuden
1300 Stunden im Freien

Aus dem zeitlichen Integral der EEC (z.B. über 1h bzw. 1 Jahr) erhält man die von den Folgeprodukten stammende Exposition.
Es ist:

$$\text{EEC (t) dt} \quad (\text{in Bq} \cdot h/m^3)$$
$$1 \text{ Bq} \cdot h/m^3 = 1{,}6 \cdot 10^{-6} \text{ WLM}$$

Es lassen sich folgende approximative Expositionen ermitteln:

^{222}Rn-Folgeprodukte: $1{,}2 \cdot 10^5$ Bq • h/m^3, das entspricht 0,20 WLM
^{220}Rn-Folgeprodukte: $4 \cdot 10^3$ Bq • h/m^3, das entspricht 0,10 WLM

Anhand der so ermittelten Werte ist es möglich, die "effektive Äquivalentdosis" pro Jahr zu bestimmen.

Die effektive Äquivalentdosis wurde bekanntlich im Jahre 1977 von der ICRP eingeführt, um die Proportionalität zwischen der stochastischen Wirkung der Strahlendosis und dem entsprechenden Risiko zu unterstreichen.

Des weiteren sollte durch Einführung eines Wichtungsfaktors die unterschiedliche Strahlenempfindlichkeit der verschiedenen Organe berücksichtigt werden.

Im Falle einer α-Bestrahlung der Atmungsorgane muß jedoch der Tatsache Rechnung getragen werden, daß zwei Regionen, nämlich die Basalzellen des bronchialen Epithels und die Lungenbläschen, unterschiedlichen α-Dosen ausgesetzt werden.

Trotzdem empfiehlt die ICRP die Einführung eines einzigen "Wichtungsfaktors" w_t = 0,12 für die mittlere Dosis aller drei Regionen der Lungen NP (naso-pharyngeal), TB (tracheobronchial) und P (pulmonal) ("Mean Lung Dose Concept" - MLD). Die histologischen Präparate der Lungenneoplasien der Überlebenden von Hiroshima und Nagasaki zeigen aber, daß die meisten dieser Tumoren im bereits erwähnten Bronchialepithel lokalisiert sind. Da die Strahlendosen in den Bronchien und Lungen verschieden sind, scheint es logisch, daß man den Wichtungsfaktor in zwei Teile teilt, selbst wenn nicht eindeutig bekannt ist, ob beide (Risiko-) Faktoren gleich sind. Dennoch werden im "Regional Lung Dose" (RLD) -Konzept für beide Regionen identische Faktoren (w_t = 0,06) angenommen.

Die beiden Konzepte MLD und RLD ergeben selbstverständlich unterschiedliche Werte der effektiven Äquivalentdosis, d.h. das RLD-Konzept ergibt für normale Luftverhältnisse zwischen 2 und 3mal höhere Äqivalentdosen als das MLD-Konzept.

Wenn die schon erwähnten jährlichen natürlichen Expositionen von 0,19 und 0,09 WLM berücksichtigt werden, erhält man für die jährlichen effektiven Äqivalentdosen eines Erwachsenen nach dem RLD-Konzept (Lungenmasse 1000g, Atemfrequenz 0,8 m^3/h):

aus 222Rn und Folgeprodukten:	120 mrem/J
aus 220Rn und Folgeprodukten:	15 mrem/J
	135 mrem/J

Dies ist ca. 1/3 der Dosis, welche die Arbeiter in bestimmten Minen erhalten. Für die gleiche Exposition ist die Lungendosis bei Kindern sehr wahrscheinlich um den Faktor 1,5 höher.

Literaturverzeichnis

1. Altshuler B., Nelson N. and Kuschner M.: Estimation of lung tissue dose from the inhalation of Radon and Daughters. Health Phys., 10, 1137 (1964)
2. Bethe H.: Zur Theorie des Durchgangs schneller Korpuskularstrahlen durch Materie. Annal. Phys., 5, 325 (1930)
3. Bloch F.: Zur Bremsung rasch bewegter Teilchen beim Durchgang durch Materie. Annal. Phys., 16, 285 (1933)
4. Elster J. and Geitel M.: Weitere Versuche über die Elektrizitätszerstreuung in abgeschlossenen Luftmengen. Phys.Z., 2, 560 (1901)
5. Gastineau R.M., Walsh P.J. and Underwood N.: Thickness of Bronchial Epithelium with Relation to Exposure to Radon. Health Phys., 23, 857 (1972)
6. Harley N.H. and Pasternack B.S.: Experimental Absorption Applied to Lung Dose from Thoron Daughers. Health Phys., 24, 379 (1973)
7. International Commission on Radiological Protection , Report 23, 1975, Reference Man
8. International Commission on Radiological Protection, Report 26 (1977)

9. Jacobi W.: Die natürliche Radioaktivität der Atmosphäre und ihre Bedeutung für die Strahlenbelastung des Menschen. Hahn-Meitner-Institut für Kernforschung, Berlin, HMI-B 21 (1962)
10. Jacobi W.: Possible Lung Cancer Risk from indoor Exposure to Radon Daughters. Radiation Protection Dosimetry, Vol. 7, No. 1-4, 395 - 401, Nuclear Technology Publishing (1984)
11. Jacobi W. and Eisfeld K.: GSF Report. p.626 (1980)
12. James A.C., Jacobi W. and Steinhäusler F.: Radiation Hazard in Mining, International Conference, Golden, USA, 1981, Am. Inst. Mining, Metallurgy and Pretroleum Eng. 1981, p.42
13. Martin F. and Jacobi W.: Diffusion Deposition of small-sized Particles in the Bronchial Tree. Health Phys., 23, 23 (1972)
14. Neufeld J. and Snyder W.: Selected Topics in Radiation Dosimetry, IAEA Symposium, Vienna 1961
15. UNSCEAR Report 1982, New York (USA)
16. Vohra K.G., Mishra U.C. et al. (Hrsg.): Natural Radiation Environment, Proceedings of the Second Special Symposium on Natural Radiation Environment, Wile Easters Limited, New Delhi, 1982
17. Weibel E.R.: Morphometry of the Human Lung, Springer Verlag, 1963
18. Yeh Hsu-Chi and Schun G.M.: Inhaled Particle Deposition of Human Lung Airways. Bull. Math. Biology 42, 461 (1980)

Ergebnisse einer Radonstudie im Südwesten Deutschlands

Gert Keller, Fachrichtung Biophysik, Universität des Saarlandes, 6650 Homburg

Einleitung

Eine der ersten Formen von strahleninduzierten Gesundheitsschäden, über die in der Literatur berichtet wurde, ist der Lungenkrebs. Schon im 16. Jahrhundert wurde bei Untertage-Bergarbeitern in den Schneeberger Gruben der Tschechoslovakei die sogenannte "Schneeberger Bergkrankheit" beobachtet, die Ende des 19. Jahrhunderts als primärer Lungenkrebs erkannt wurde. Die fast ausschließlich auftretenden Lymphosarkome waren die Todesursache für fast alle dort arbeitenden Bergleute. Erst in der Dekade 1930-1940 wurde schließlich nachgewiesen, daß ionisierende Strahlung ("Alphastrahlung") diese Schädigung verursacht. Mitte dieses Jahrhunderts wurde eindeutig der kausale Zusammenhang zwischen den an Staubpartikeln angelagerten kurzlebigen ^{222}Rn-Folgeprodukten (radioaktive Aerosole) und der Erkrankung der Untertage-Bergarbeiter hergestellt. Auch bei der Problematik der Umweltradioaktivität wurde das Radon sehr früh als Komponente der natürlichen Strahleneinwirkung erkannt. Schon 1927 hat Lazarus in seinem "Handbuch der gesamten Strahlenheilkunde" den Versuch unternommen, die Strahlenumwelt der Menschen anschaulich darzustellen und dabei auch Radon mit seinem früheren Namen, der Emanation, einen wichtigen Stellenwert eingeräumt.

Radon ist ein radioaktives Edelgas, das natürlicherweise in drei bedeutenden Radioisotopen vorkommt, und zwar als Radon-222 aus der Uran-Radium-Reihe, als Radon-220 (Thoron) aus der Thorium-Reihe und als Radon-219 (Actinon) aus der Actinium-Reihe. Das wichtigste Isotop aus der Sicht des Strahlenrisikos ist das Radon-222, das aus dem überall vorkommenden Radium-226 entsteht und mit einer Halbwertzeit von 3,8 Tagen durch Alphaumwandlung in das ebenfalls radioaktive Polonium-218 zerfällt. Weitere wichtige Radon-Folgeprodukte sind die Alphastrahler Polonium-214 und Polonium-210. Die Radontöchter lagern sich an Aerosole und Luftteilchen an und gelangen über die Inhalation in den Atemtrakt. Die Ablagerungen im Bronchial- und Pulmonarbereich der Lunge führen zu einer direkten Einwirkung der biologisch sehr wirksamen Alphastrahlung auf das Lungengewebe. Die Konzentrationen der deponierten Radon-Folgeprodukte im Atemtrakt und damit die resultierende Lungendosis stehen in direktem Zusammenhang mit einer Erhöhung des strahleninduzierten Lungenkrebsrisikos. Durch epidemiologische Untersuchungen an Uranbergarbeitern konnte dies auch qualitativ beschrieben werden. Die erste Abbildung zeigt den Zusammenhang zwischen der kumulierten Radonexposition und der Häufigkeit der Lungenkarzinome für die Bergarbeiter der Schneeberger Gruben [1].

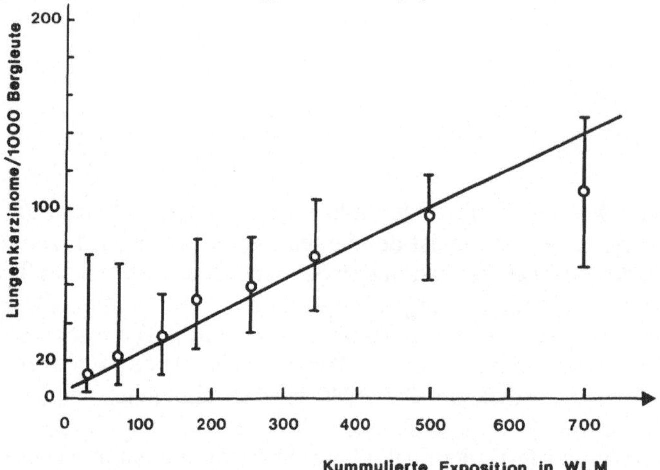

Abbildung 1: Anzahl der beobachteten Lungenkarzinome in Abhängigkeit von der kumulierten Exposition durch ^{222}Rn- Zerfallsprodukte für Bergleute der Schneeberger Gruben

In Einzelfällen wurden Konzentrationswerte in Wohnräumen ermittelt, die in einer vergleichbaren Größenordnung wie in Urangruben lagen. In solchen Häusern ist eine zusätzliche Gesundheitsgefährdung nicht auszuschließen.

Während in den siebziger Jahren der Beitrag der externen Gammastrahlung zur gesamten Strahlenexposition der Bevölkerung untersucht wurde, verlagerte sich der Schwerpunkt der Arbeiten Anfang der achtziger Jahre auf die Radon-Inhalation, die gegenüber der Gammakomponente für etwa den 10fachen Anteil zur zusätzlichen Strahleneinwirkung in Häusern verantwortlich ist. Die medianen Konzentrationen des Edelgases Radon in unseren Wohnungen betragen etwa 40 Bq/m^3, während in Freiluft die Werte bei etwa 10 Bq/m^3 liegen.

Radonmessungen in Wohnungen

Das Edelgas Radon entsteht durch radioaktive Umwandlung aus seinem Mutternuklid Radium, das natürlicherweise im Erdreich, im Wasser und im Baumaterial vorhanden ist und das zu einem gewissen Teil durch Diffusion und Trans- port in die Atemluft gelangt . Durch die Verringerung der Luftwechselrate in unseren Häusern als Folge der Energiesparmaßnahmen kann sich das Edelgas in den Wohnräumen konzentrieren. Die Hauptquelle für hohe Radonkonzentrationen in Häusern ist eindeutig das Erdreich, wobei die Eintrittswege des Radons primär über schlecht abgedichtete Kellergeschosse erfolgt (fehlende Fundamentplatte,

Setzrisse des Hauses, Kabel- und Rohrdurchbrüche sowie mangelhaft isoliertes Mauerwerk).

Besonders gefährdete Regionen, sogenannte "high radon areas", sind vor allem dort zu erwarten, wo entweder das Erdreich hohe Uran-Radium-Konzentrationen (Granit-, Porphyr- und Feldspatgebiete) aufweist oder bevorzugte Transportwege für Radon zu finden sind (geologische Verwerfungen, Vulkanismus, hoher Grundwasserspiegel usw.). In einer postvulkanischen Landschaft im Hunsrück, nahe des Nürburgringes, wurden in der Ortschaft Döttingen die Radonkonzentrationen in Häusern untersucht. Hier ist geologisch ein Schiefer- und Sandsteingebiet vorzufinden mit einem geringen Uran-Radium-Gehalt. Die relativ hohe Radonabgabe des Erdbodens wird durch tektonische Risse und Verwerfungen als Folge der früheren Vulkantätigkeit bedingt, durch die das Radon über ausströmendes CO_2 und zirkulierendes Wasser an die Oberfläche gelangt. In der dortigen Untersuchung wurden Maximalwerte der Radonkonzentrationen in Wohnungen von etwa 1500 Bq/m^3 ermittelt. In der reizvollen Hunsrück-Landschaft um die Kreisstadt Birkenfeld/Nahe kommen alte Feldspatgruben und sogar frühere Abbaustätten für Uranerze vor. Die geologische Formation des Rotliegenden ist in dieser Region geprägt durch Felsporphyre, Konglomerate, Feldspatsandstein und Schiefertone

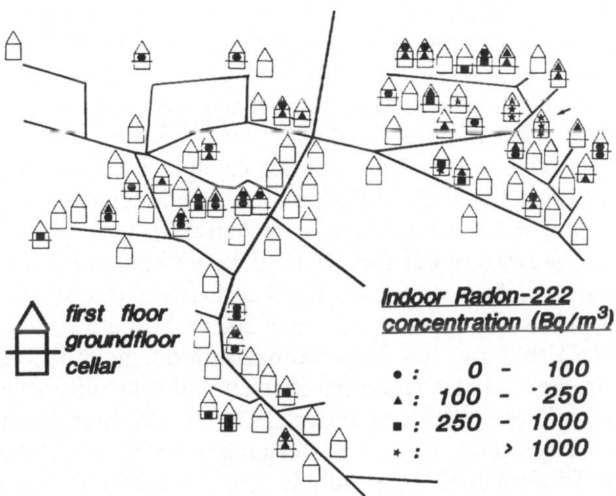

Abbildung 2: ^{222}Rn-Konzentration (Bq/m^3) in Wohnungen in Ellweiler

mit einem relativ hohen Urangehalt. Die Radonkonzentrationen im Freien bei der Ortschaft Ellweiler lagen im Mittel zwischen 20 und 50 Bq/m^3 mit Höchstwerten bis zu 150 Bq/m^3. In fast 2/3 der Wohnungen wurden die Radonkonzentrationen mit Aktivkohle-Dosimetern gemessen [2]. Die Ergebnisse sind in der Abbildung 2 dargestellt.

Nur in 15% der untersuchten Häuser lagen die Werte unter dem bundesweiten Mittel von 50 Bq/m^3. Mit 55% wiesen mehr als die Hälfte der Wohnungen Konzentrationen zwischen 50 und 250 Bq/m^3 auf und weitere 20% sogar Radonwerte zwischen 250 und 1000 Bq/m^3. 10% der Häuser lagen über 1000 Bq/m^3, wobei die Höchstwerte mit 6000 Bq/m^3 in einem Schlafzimmer und 35000 Bq/m^3 in einem Kellerraum gefunden wurden. Eine Radonkonzentration von 6000 Bq/m^3 entspricht in der "Bergwerkseinheit" einem Wert von fast 100 WLM, der in den epidemiologischen Untersuchungen der Uranbergarbeiter schon eine signifikante Erhöhung des Lungenkrebsrisikos erkennen läßt.

In dem Haus mit den maximalen Radonwerten wurden mögliche Sanierungsmethoden in einem Kellerraum getestet, über den das Radon in das Haus eindringen konnte. Eine Versiegelung des rissigen Betonbodens sowie der Kellerwände durch eine 4 mm dicke Polyurethanschicht führte zu einer Reduzierung der Radonkonzentration um etwa den Faktor 10. Durch zusätzliches Absaugen der Bodenluft unter der Fundamentplatte konnten die Radonwerte noch einmal um annähernd den Faktor 5 verringert werden. Durch diese Sanierungsmaßnahmen konnten die Radonkonzentrationen bis auf wenige Prozent ihres ursprünglichen Wertes reduziert werden. Die Kosten dieser Maßnahmen betrugen etwa 200,- DM pro m^2 Kellerfläche.

In der Nähe der Ortschaft Ellweiler befindet sich ein Betrieb, der aus Uranerzen aus Menzenschwand als Endprodukt den sogenannten "Yellow Cake", ein Ammoniumdiuranat, gewinnt. Der nicht gelöste und ausgewaschene Gesteinsrest bei diesem Uran-Extraktionsverfahren wird auf benachbarte Halden gepumpt. Dieses Haldenmaterial weist, wie das ursprüngliche Uranerz, einen hohen Radiumgehalt auf und ist damit ein dauernder Emittent des Edelgases Radon. In der direkten Umgebung dieses Betriebes sind die Radonkonzentrationen in der Freiluft selbstverständlich erhöht. Ein Zusammenhang zwischen dem Radonpotential der Halden und den Radonwerten in der Ortschaft Ellweiler kann nach unseren Untersuchungsergebnissen nicht bestätigt werden. Das Edelgas Radon verdünnt sich in der freien Atmosphäre sehr rasch und in etwa 200 m Abstand von den Halden ist keine signifikante Erhöhung der Radonkonzentration mehr festzustellen. Die Ausbreitungscharakteristik des chemisch inerten und sehr diffusiblen Edelgases unterscheidet sich grundsätzlich von anderen Gasen und ihren Berechnungsmodellen. Von der Topographie und den Entfernungen her ist nach unserer Ansicht kein signifikanter Einfluß der Halden auf die gemessenen Radonkonzentrationen in der Ortschaft Ellweiler abzuleiten. Die Quellen des Radons liegen hier in den besonderen geologischen Gegebenheiten dieser Region.

Literatur

1. Sevc J., Kunz E., Placek V. (1976): Lung cancer in uranium miners and long-term exposure to Radon daughter products. Health Physics, Vol. 30, pp 433-437
2. Keller G.: Environmental exposure to radon, sources, migration, concentration and methods for reduction. Proceeding XVth IRPA Congress, Visby, Sweden, Sept. 10-14, 1989, 9-14

Effekte niedriger Dosisleistung

J. Kiefer, Strahlenzentrum der Justus-Liebig-Universität, Giessen

Einleitung

Es gehört offenbar zu der Standardlehrmeinung der Strahlenbiologie, daß eine Reduzierung der Dosisleistung eine Verminderung des Effektes nach sich zieht, jedenfalls bei dünn ionisierenden Strahlen. Diese Anschauung gründet sich vor allem auf Versuche, bei denen der Verlust des Teilungsvermögens untersucht worden ist, und sie ist hier auch gut begründet. Die Verallgemeinerung auf andere Wirkungsparameter - wie z. B. Mutationen und Transformationen - die im Hinblick auf den Strahlenschutz von ungleich größerer Bedeutung sind, liegt zwar nahe, ist aber durchaus nicht zwingend und bedarf noch der klaren experimentellen Bestätigung. Unsere eigenen Versuche (s. Kiefer u. a. 1989) sowie neuere Arbeiten anderer Autoren (Furuno-Fukushi u. a. 1988) lassen zumindest für die Mutationsauslösung in Einzelzellsystemen in Kultur erhebliche Zweifel an der generellen Anwendbarkeit des Prinzips "Reduzierung der Dosisleistung = Verminderung des Effekts" aufkommen. Hinzuzufügen ist, daß die Lage bei dicht ionisierenden Strahlen noch in keiner Weise als geklärt gelten kann. Elkind und Mitarbeiter (Hill u. a. 1984) haben in einer Reihe von Arbeiten berichtet, daß neoplastische Transformationen mit *größerer* Ausbeute auftreten, wenn bei Neutronen die Dosisleistung reduziert wird. Versuche anderer Arbeitsgruppen, diese Ergebnisse zu reproduzieren, blieben allerdings erfolglos (Hieber u. a. 1987, Balcer-Kubitschek u. a. 1988). Man muß also ehrlicherweise bis zur Aufklärung der Widersprüche diese Frage noch als offen bezeichnen.

Dosisleistungseffekte sind bisher bei der Formulierung von Strahlenschutzempfehlungen nicht explizit berücksichtigt worden. Dies könnte sich in Zukunft ändern. In der Vergangenheit wurde die als generell gültig angenommene geringere Effektivität niedriger Dosisleistungen dünn ionisierender Strahlung als eine zusätzliche Sicherheitsmarge betrachtet. Die Neubewertung der Atombombenfolgen von Hiroshima und Nagasaki (s. z. B. Kellerer 1989) wird eine Revision der Grenzwertempfehlungen notwendig machen, die Diskussion darüber ist derzeit in vollem Gange. Dabei kann nicht ausgeschlossen werden, daß zum ersten Male auch Dosisleistungsfaktoren in die Bestimmungen eingebaut werden, da bekanntlich die Expositionen, welche im Strahlenschutz von Bedeutung sind, in der überwiegenden Mehrzahl der Fälle mit sehr geringer Dosisleistung erfolgen.

Das zu diskutierende Thema hat also unzweifelhaft an Aktualität gewonnen. Die schon oben angesprochenen prinzipiellen Unterschiede zwischen dicht und dünn ionisierenden Strahlen, wie sie von Elkind und Mitarbeitern postuliert werden, hätten - wenn sie allgemein akzeptiert würden - auch erhebliche Konsequenzen für die Qualitätsfaktoren, welche zur Bewertung verschiedener Strahlenarten bei der Berechnung der Äquivalenzdosis benutzt werden. Eine deutliche Erhöhung über den bisherigen Richtwert von 20 hinaus (ICRP 1977) wäre unumgänglich, wenn Expositionen mit niedriger Dosisleistung als "Normalfall" im Sinne des Strahlenschutzes eingeführt würden.

Begriffliche Abgrenzungen

Es hat sich an einigen Stellen eingebürgert, eine Verringerung der Dosisleistung als eine "Verdünnung" der Strahlenbelastung zu charakterisieren. Mit dieser Formulierung wird eine Analogie zu chemischen Noxen nahegelegt, welche die Besonderheit der Strahlenwirkung auf mikroskopischem Niveau verschleiert. Sie liegt darin, daß auch bei sehr niedrigen Dosen die auf mikroskopische Volumina übertragenen Energiebeträge nicht beliebig klein gemacht werden können. Dies ist anders bei chemischen Agentien, wo im Grenzfall nur ein einziges Molekül des Schadstoffes pro Zelle appliziert werden kann. Der Grund für diesen prinzipiellen Unterschied ergibt sich aus der Quantenstruktur der Strahlung. Mikroskopisch betrachtet erfolgt die Energieübertragung auf die empfindlichen Strukturen biologischer Systeme in Form von "Paketen", die eine bestimmte, nicht zu unterschreitende Minimalgröße besitzen, welche von der Strahlenart abhängen. Bei sehr niedrigen Dosen und Dosisleistungen verändert sich nur die *Zahl* der getroffenen Einheiten, nicht aber die *Größe* der im Einzelfall übertragenen Energiebeträge.

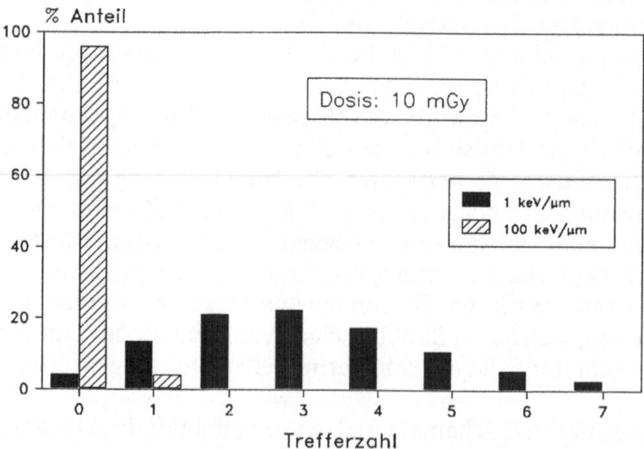

Abbildung 1: Prozentuale Verteilung der Trefferzahlen in Kernen von Säugetierzellen bei Röntgenstrahlen (LET: 1keV/m) und Alphapartikeln (LET: 100 keV/m), wenn die makroskopische Dosis 10 mGy beträgt

Diese Aussage bedeutet nichts anderes, als daß die Größe "Dosis" als Angabe der pro Masseneinheit übertragenen Energie im mikroskopischen Bereich ihre Eindeutigkeit verliert. Dem wird durch die Einführung eines neuen Begriffs Rechnung getragen, der "spezifischen Energie" (ebenfalls definiert als pro Masseneinheit übertragene Energie), welche sich nun auf mikroskopische Bereiche bezieht. Sie schwankt nach statistischen Gesetzen und wird durch Verteilungsfunktionen charakterisiert. Diese hängen sowohl von der Dosis als dem Mittelwert der spezifischen Energie als auch von der Strahlenart ab.

Das Gesagte soll an einem Beispiel verdeutlicht werden: Betrachtet man eine Dosis von 10 mGy, die entweder durch Röntgenstrahlen oder Alphapartikel appliziert wird, so ergeben sich für den Anteil getroffener Zellkerne (deren Durchmesser hier mit 8μm angenommen wird) gänzlich unterschiedliche Verteilungen (Abb. 1). Bei Röntgenstrahlen (LET =1 keV/μm) tragen über 90% der Kerne mindestens einen Treffer mit einem Maximum zwischen 2 und 3 Treffern pro Zellkern. Ganz anders bei Alphapartikeln (LET =100 keV/μm): Hier sind 97% der Kerne ungetroffen, die restlichen 3% haben nur einen Treffer zu verzeichnen. Die Verteilung der spezifischen Energie (Abb. 2) demonstriert die Verhältnisse möglicherweise noch überzeugender: Bei Röntgenstrahlen erhält man eine Funktion mit einem Mittelwert um 10 mGy, was der makroskopischen Dosis entspricht, bei Alphapartikeln jedoch für die getroffenen Kerne lediglich einen Gipfel bei 340 mGy - also dem 34fachen der makroskopischen Dosis. Um es noch einmal zu wiederholen: eine weitere Verringerung der Dosis wird an dem Grundsätzlichen

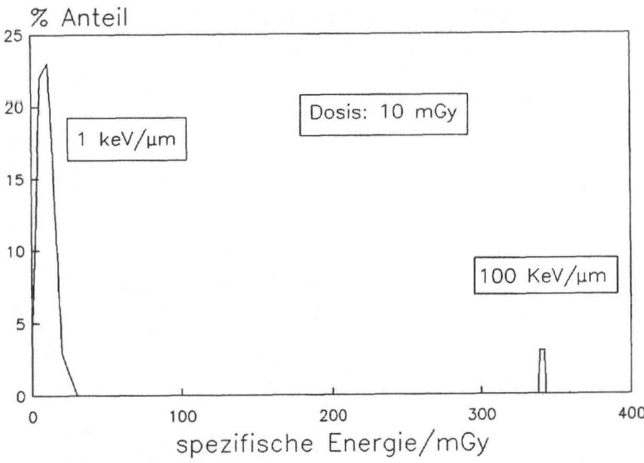

Abbildung 2: Prozentuale Verteilung der auf die Zellkerne entfallenden spezifischen Energien ("Mikrodosen") für die bei Abb. 1 angegebenen Verhältnisse

nichts ändern, die Minimalenergie pro Zellkern kann nicht unterschritten werden, lediglich die Zahl der getroffenen Zellen wird weiter abnehmen. Je geringer die Dosis wird, umso deutlicher tritt die Heterogenität der Energieübertragungsprozesse hervor. Man kann also Strahleneffekte nicht beliebig wie eine flüssige Medizin verdünnen. Eine ausführlichere Diskussion dieser Problematik findet man bei Kiefer (1990) auf S. 67 ff.

Dosisleistungseffekte auf zellulärer Ebene: Inaktivierung, Mutation, Transformation

Überlebenskurven bilden nach wie vor die beliebteste Ergebnisdarstellung des auf zellulärem Niveau arbeitenden Strahlenbiologen. Die relative Einfachheit der Technik und die unbestrittene Bedeutung der Inaktivierung des Teilungsvermögens dürfen jedoch nicht darüberhinwegtäuschen, daß die erzielten Ergebnisse nicht unbesehen auf andere Wirkungsparameter übertragen werden können. Es besteht kein Zweifel daran, daß bei dünn ionisierenden Strahlen die Effektivität der Zellinaktivierung mit der Dosisleistung abnimmt, obwohl Kinetik und Ausmaß

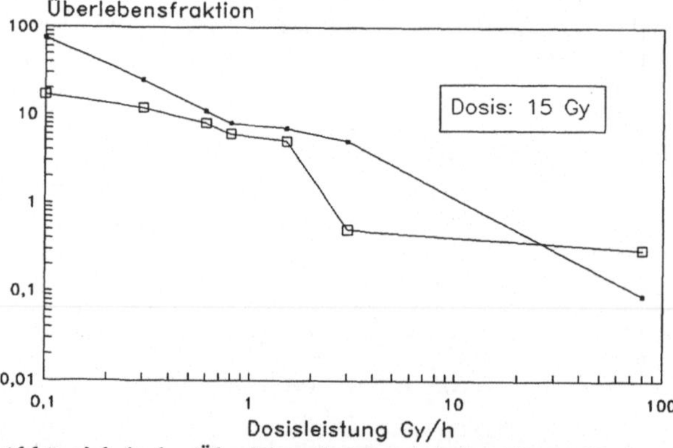

Abbildung 3: Abhängigkeit der Überlebensfraktion bei einer festen Dosis von 15 Gy von der Dosisleistung in aktiv proliferierenden Schweine-(obere Kurve) oder Rattenkänguruhzellen (untere Kurve). Daten aus Mitchell u. a. 1979

dieses Effekts von den Kulturbedingungen und der verwendeten Zellart abhängen. Abbildung 3 zeigt den Verlauf der Überlebensfraktion nach Bestrahlung mit 10 Gy Gammastrahlung als Funktion der Dosisleistung in exponentiell wachsenden Kulturen von Schweine- und Rattenkänguruhzellen. Die generelle Form ist offenbar ähnlich, die quantitativen Unterschiede sind auf Zellzykluseffekte zurückzuführen. Aus technischen Gründen liegt die Untergrenze der Dosisleistung bei 100 mGy/Stunde, was im Vergleich zu Strahlenschutzverhältnissen noch als sehr hoch zu bezeichnen ist. Unsere eigenen Untersuchungen, die sich bis zu 2 mGy/Stunde erstreckten, bestätigen jedoch das qualitative Bild. Bei nicht wachsenden, aber stoffwechselnden Zellen kann man mit niedrigeren Dosisleistungen arbeiten, da der Zeitfaktor nicht eine so entscheidende Rolle spielt. Auch hier zeigt sich (Abb. 4), daß sehr niedrige Dosisleistungen bei einer gegebenen Gesamtdosis in erheblich größeren Überlebensfraktionen im Vergleich zur akuten Kurzzeitbestrahlung resultieren. Das im unteren Bereich festzustellende Plateau läßt vermuten, daß auch eine weitere Reduzierung keine Änderung bewirken würde.

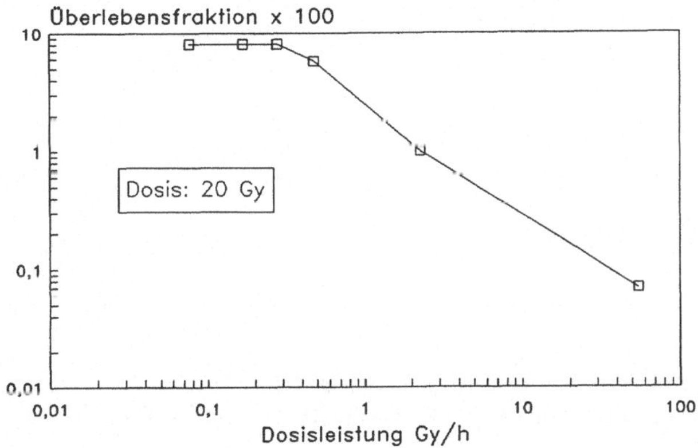

Abbildung 4: Wie in Abb. 3, jedoch für eine Gesamtdosis von 20 Gy in wachstumsgehemmten Säugerzellen. Daten von Wells und Bedford 1983

In Bezug auf die Mutationsauslösung liegen die Verhältnisse bei weitem nicht so klar. Obwohl auch hier - vor allem basierend auf Tierversuchen (Russell und Kelly 1982, Pomerantseva u. a. 1984) - häufig von einem "Verdünnungseffekt" ausgegangen wird, dürfte auf zellulärer Ebene in *wachsenden* Kulturen dies nicht zutreffen. Unsere eigenen Untersuchungen (Crompton u.a. 1985, 1990, Kiefer und König 1988, Kiefer u. a. 1989) sind zwischenzeitlich zumindest tendenziell von anderen Autoren bestätigt worden (Furuno-Fukushi u. a. 1988). Sie zeigen klar, daß die Effektivität der Mutationsauslösung mit sinkender Dosisleistung *nicht* abnimmt. Ob die bei Zellen des chinesischen Hamsters gefundene deutliche Erhöhung auf andere Systeme übertragbar ist, bedarf noch der weiteren Absicherung. Ein angelaufenes Programm mit menschlichen Zellen (P3, Hubermann u. a. 1984) erbrachte als erstes vorläufiges Ergebnis, daß bei einer Dosisleistung von 5 mGy/Stunde auf jeden Fall keine Verringerung der strahleninduzierten Mutationsrate festzustellen ist (Abbildung 5, M. Kohlpoth und J. Kiefer, unveröffentlicht). Insofern fügen sich diese neuen Ergebnisse nahtlos in das bisherige Bild ein, das generell durch ein Fehlen eines Dosisleistungseffekts in Richtung einer Schadensminderung charakterisiert werden kann. Experimente mit Hefezellen unter

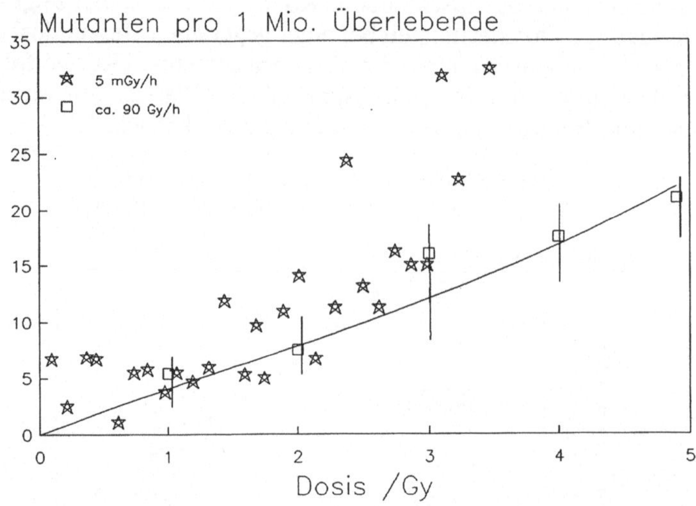

Abbildung 5: **Mutationsinduktion in menschlichen P3-Zellen nach Gammabestrahlung mit hoher (ca. 90 Gy/h, Kurve) und sehr niedriger Dosisleistung (5 mGy/h, Sterne). (M. Kohlpoth und J. Kiefer, unveröffentlicht)**

vergleichbaren Bedingungen (Kiefer u. a. 1988, 1989, Stoll und Kiefer, bisher unveröffentlicht, sowie B. S. Rao, persönliche Mitteilung) stützen diesen Befund und deuten auf ein generelles strahlenbiologisches Prinzip hin. Es sei jedoch noch einmal nachdrücklich darauf hingewiesen, daß in allen zitierten Fällen mit wachsenden Zellkulturen gearbeitet wurde. Dies kann von entscheidender Bedeutung sein und möglicherweise die Diskrepanzen zu den Tierversuchen erklären, bei denen vor allem das Spermatogoniensystem betrachtet wurde, das sich durch eine recht geringe Zellteilungsaktivität auszeichnet. Untersuchungen mit ruhenden Zellsystemen, welche in unserem Labor in Vorbereitung sind, könnten helfen, diese Unklarheiten aufzuklären.

Dosisleistungsuntersuchungen mit dem Endpunkt der neoplastischen Transformation liegen nur in sehr geringer Zahl vor und auch nur über einen vergleichbar schmalen Dosisleistungsbereich. Abbildung 6 zeigt schematisch das Verhalten nach Gammabestrahlung; es wäre wünschenswert, wenn der Dosisleistungsbereich um mindestens noch eine Größenordnung nach unten erweitert werden könnte, um Vergleiche mit den Mutationsstudien zu ermöglichen.

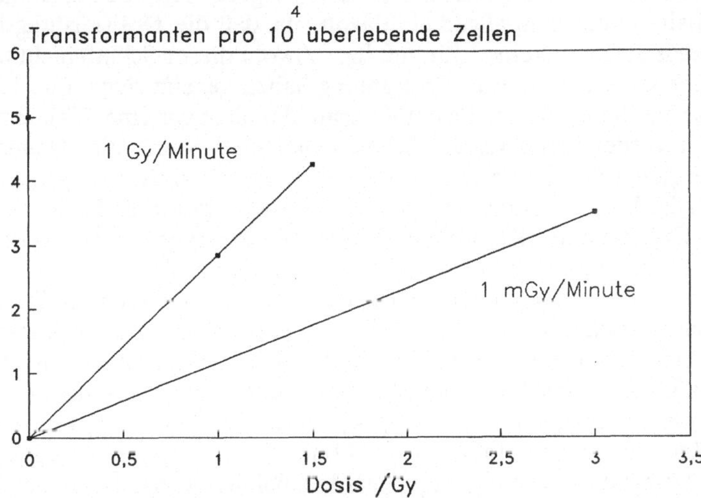

Abbildung 6: Abhängigkeit der Transformationsfrequenz von der Dosisleistung nach Gammabestrahlung bei Mäusezellen (Nach Hill u. a. 1984)

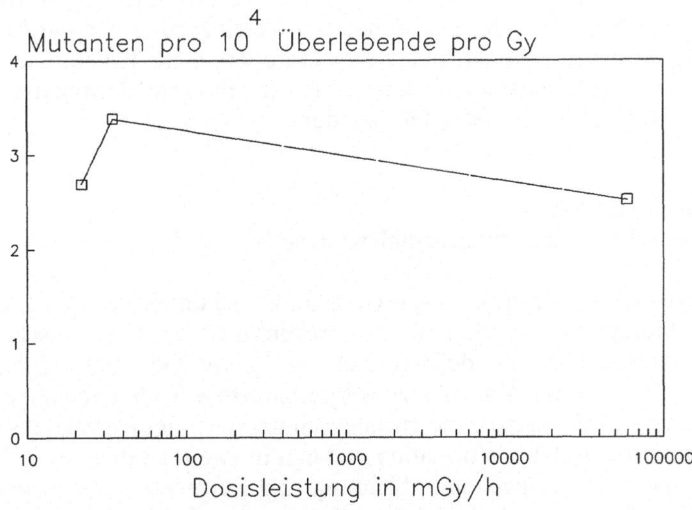

Abbildung 7: Mutationsfrequenzen in Zellen des chinesischen Hamsters bei unterschiedlichen Dosisleistungen von ^{242}Am-Alphateilchen.(T. Kranert und J. Kiefer unveröffentlicht)

Der Einfluß der Strahlenqualität im Hinblick auf Dosisleistungseinflüsse ist auf Grund der als sensationell empfundenen Befunde der Elkindschen Arbeitsgruppe in den letzten Jahren in das besondere Interesse gerückt. In Bezug auf das Überlebensverhalten geht man allgemein davon aus, daß die Dosisleistung bei dicht ionisierenden Strahlen keinen Einfluß hat, obwohl dieser Schluß nicht zwingend ist. Versuche mit fraktionierter Bestrahlung haben gezeigt (Ngo u. a. 1981), daß durch diese Veränderung der Bestrahlungsmodalität sogar eine Wirkungsverstärkung erzielt werden kann, was den Schluß nahelegt, daß auch eine Dauerbestrahlung im Vergleich zur Kurzzeitexposition eine höhere Inaktivierungsrate nach sich ziehen würde. Es gibt jedoch nur wenige Versuche in dieser Richtung. Eigene vorläufige Experimente (Kranert und Kiefer, bisher unveröffentlicht) deuten darauf hin, daß die geäußerte Vermutung zutrifft, allerdings mit Unterschieden, die an der Grenze der statistischen Signifikanz liegen. Das Gleiche trifft zu für die Mutationsauslösung in wachsenden Kulturen. Exposition mit Alphapartikeln mit geringer Fluenzrate führt im Vergleich zur Akutbestrahlung zu einer leicht erhöhten auf die Dosiseinheit bezogenen Mutationsrate. Eine Zusammenfassung der Dosisleistungsabhängigkeit in Zellen des chinesischen Hamsters, wie sie sich aus unseren Untersuchungen ergibt, ist in Abbildung 7 schematisch dargestellt. Die Schlußfolgerung kann daraus gezogen werden, daß weder bei dünn noch bei dicht ionisierender Strahlung von einer Reduzierung der Effektivität bei sehr niedrigen Dosisleistungen ausgegangen werden kann.

Die Verhältnisse in Bezug auf die neoplastische Transformation sind umstritten. Hill u.a. (1984) berichteten in einer Reihe von Veröffentlichungen über eine Erhöhung der Effektivität von Neutronen bei Verringerung der Dosisleistung, jedoch schlugen mehrere Versuche anderer Gruppen, diese Ergebnisse nachzuvollziehen, fehl (s. o.). Im Augenblick muß bis zur weiteren Klärung der Diskrepanzen diese Frage als offen betrachtet werden.

Abschließende Bemerkungen:
Dosisleistung und Strahlenschutz, Strahlenhormesis

Wie schon eingangs betont, beanspruchen Untersuchungen der Dosisleistungsabhängigkeit biologischer Strahleneffekte durchaus nicht nur akademisches Interesse. Eine nicht auszuschließende Berücksichtigung von "Dosisleistungsfaktoren" bei der Erarbeitung neuer Äquivalenzdosisgrenzwerte erfordert sowohl eine kritische experimentelle Untersuchung strahlenschutzrelevanter Parameter - d.h. vor allem von Mutation und Transformation und erst in zweiter Linie der Zellinaktivierung - als auch eine eingehende Sichtung und Bewertung des vorhandenen Materials. Die referierten zellbiologischen Daten geben keine Veranlassung, eine Reduzierung der Wirkung dünn ionisierender Strahlen bei sehr geringen Dosisleistungen als gesichert anzunehmen. Dies gilt zumindest für die Mutationsauslösung, könnte aber auch Bedeutung für die Krebsinduktion haben, da hierbei in vielen

Fällen Mutationsprozessen entscheidende Bedeutung zukommt. Die direkte Untersuchung der neoplastischen Transformation muß sicherlich zu niedrigeren Dosisleistungen hin ausgeweitet werden, um zu sehen, ob eine mögliche Parallelität beider Parameter - Mutation und Transformation - einer Nachprüfung standhält. Ähnliches gilt für die Wirkung dicht ionisierender Strahlen. Falls sich die Ergebnisse bezüglich Transformation verifizieren lassen, ergäbe sich für den Fall sehr niedriger Dosisleistungen die Notwendigkeit, den Qualitätsfaktor für Neutronen sehr deutlich anzuheben. Die für die neuen Empfehlungen zuständigen Gremien befinden sich also in zweierlei Hinsicht in einem Dilemma: Werden Expositionen bei geringer Dosisleistung zum "Normalfall" im Sinne des Strahlenschutzes erklärt und durch die Anwendung von dosisleistungsbedingten Reduktionsfaktoren die Grenzwerte nicht in dem Maße verringert, wie es auf Grund der neuen Ergebnisse aus Hiroshima und Nagasaki notwendig wäre, so müßten selbst bei konventioneller Betrachtungsweise (d. h. unter Nichtberücksichtigung der Elkindschen Transformationsexperimente) die Qualitätsfaktoren erheblich über den bisherigen Maximalwert von 20 angehoben werden. Verzichtet man auf Dosisleistungsfaktoren - was unsere Arbeiten und die anderer Autoren dringend nahelegen - so wird man nicht um eine drastische Reduzierung der Grenzwerte herumkommen, wenn man an den bisherigen Risikoschwellen festhält.

Dosisleistungseffekte spielen allerdings noch in einer ganz anderen Richtung eine Rolle, die nur mittelbar eine Berührung mit Strahlenschutzproblemen hat, nämlich der neuerdings aufgekommenen Diskussion um "biopositive" Wirkungen kleiner Strahlendosen, der sogenannten *Strahlenhormesis*. Es ist hier nicht der Raum, diese Problematik umfassend zu diskutieren, daher nur einige kurze Bemerkungen: Es ist erstaunlich, daß im Zeitalter der kritischen Auseinandersetzung mit möglichen Strahlenfolgen der Besuch von Heilbädern mit erhöhter natürlicher Radioaktivität in keiner Weise abnimmt. Die dort zu erwartenden Dosen sind im Sinne des Strahlenschutzes zumindest für den Heilungssuchenden durchaus als gering einzustufen (nicht aber notwendigerweise für das ganzjährig beschäftigte und somit auch exponierte Personal), aber der Glaube an mögliche Heileffekte ist schwer nachzuvollziehen. Die Überlegungen, die ihm zugrundeliegen, speisen sich aus denselben Quellen wie die Homöopathie, d.h. der Überzeugung, daß alles, was in hohen Dosen schädlich ist, bei geeignet großer Verdünnung die Gesundheit fördert. Insofern könnte die "Strahlenhormesis" auch und gerade für viele Menschen einen gewissen Charme entwickeln, die moderner Technik und speziell der Kernenergienutzung ausgesprochen kritisch gegenüberstehen. Ohne in Einzelheiten zu gehen, dürfte in dieser Hinsicht der im zweiten Abschnitt dieses Beitrags dargestellte kurze mikrodosimetrische Exkurs nützlich sein. Im Gegensatz zu chemischen Pharmaka läßt sich Strahlung eben *nicht* beliebig verdünnen. Für sie gilt, anders als für normale Medikamente, der in anderem Zusammenhang geprägte lateinische Spruch:

Semper aliquid haeret.

Literatur

Balcer-Kubitschek, E. K., Harrison, G. H., Zeman, G. H., Mattson, P. J. and Kunska, A., 1988, Lack of inverse dose-rate effect on fission neutron induced transformation of C3H/10T1/2 cells. Intern. J. Radiat.Biol. 54, 531-536

Crompton, N. E. A., Zoelzer, F., Schneider, E., Kiefer, J., 1985, Increased mutant induction by very low dose-rate gamma irradiation. Naturwissenschaften 72, 439-440

Crompton, N. E. A., Barth, B., Kiefer, J., 1990, Inverse dose-rate effect for the induction of 6-thioguanine resistant mutants in V79S Chinese hamster cells by ^{60}Co gamma-rays. Radiat. Res., im Druck

Furuno-Fukushi, I., Ueno, A. M. and Matsudaira, H., 1988, Mutation induction by very low dose rate gamma rays in cultured mouse leukemia cells L5178Y. Radiat. Res. 115, 273 - 280

ICRP 26, Int. Commission on Radiological Protection, 1977, Recommendations of the International Commission on Radiological Protection. Ann. ICRP 1, No. 3.

Hieber, L., Ponsel, G., Roos, H., Fenn, S., Fromke, E. and Kellerer, A., 1987, Absence of a dose-rate effect in the transformation of C3H10T1/2 cells by α-particles. Intern. J. Radiat. Biol. 52, 859-870

Hill, C. K., Han,A., and . Elkind M. M, 1984, Fission-spectrum neutrons at low dose rate enhance neoplastic transformation in the linear low dose region (0-10cGy). Intern. J. Radiat. Biol. 46, 11-16

Hubermann, E., McKeown, C. K., . Jones, C.A., . Hoffman, D. R., Murao S., 1984, Induction of mutations by chemical agents at the hypoxanthine-guanine phosphoribosyl transferase locus in human epithelial teratoma cells. Mutat. Res. 130, 127-137

Kellerer, A. M., 1989, Die neue Bewertung der Strahlenrisiken: Folgerungen aus der Revision der Dosimetrie in Hiroshima und Nagasaki, in: Die Wirkung niedriger Strahlendosen (W. Köhnlein, H. Traut, M. Fischer, Hrsg.), Springer-Verlag, S. 37 - 56

Kiefer, J., 1990, Biological Radiation Effects, Springer-Verlag

Kiefer, J., Kranert,T., König, F., Stoll, U., 1989, Der Zeitfaktor bei der strahleninduzierten Mutationsauslösung, in: Die Wirkung niedriger Strahlendosen (W. Köhnlein, H. Traut, M. Fischer, Hrsg.), Springer-Verlag, S. 23 - 36

Kiefer, J., Müller, J. and Götzen, J., 1988, Mitotic recombination in continuously gamma-irradiated diploid yeast. Radiation Research 113, 71 - 78

König, F., Kiefer, J., 1988, Lack of dose-rate effect for mutation induction by gamma-rays in human TK6 cells. Int. J. Radiat. Biol. 54, 891-897

Mitchell, J.B., Bedford, J.S., Baily, S.M., 1979, Dose rate effects in mammalian cells in culture. III. Comparison of cell killing and cell proliferation during continuous irradiation for six different cell lines. Radiat. Res. 79, 537-551

Ngo, F. H., Blakely, E. A., Tobias, C. A., 1981, Sequential irradiation of mammalian cells with low and high LET radiation. Radiat. Res. 87, 59-78

Pomerantseva, M. D., Goloshchapov, P. V., Vilkina, G. A., and Sevchenko, V. A., 1984, Genetic effects of chronic exposure of male mice to gamma rays. Mutat. Res. 141, 195 - 200

Russell, W. L., Kelly, E. M., Mutation frequencies in male mice and the estimation of genetic hazards of radiation in men, 1982, Proc. Natl. Acad. Sci. USA. 79, 542-544

Wells, R. I., Bedford, J. S., 1983, Dose rate effects in mammalian cells. IV. Repairable and non repairable damage in non cycling C3H 10T1/2 cells. Radiat. Res. 94, 105-134

Die Abschätzung der Dosis ionisierender Strahlung mit Hilfe der Chromosomenanalyse - Biologische Dosimetrie

Jürgen Weber, Institut für Strahlenbiologie, Universität Münster

Einführung

Die biologische Dosimetrie (BD) ist ein Verfahren zur Abschätzung der Dosis einer ionisierenden Strahlung, die auf ein Individuum eingewirkt hat. Das Verfahren beruht darauf, daß eine *biologische* Wirkung der Strahlung gemessen wird, und zwar die Häufigkeit bestimmter Chromosomenaberrationen, die in Lymphozyten des peripheren menschlichen Blutsystems induziert werden: dizentrische Chromosomen und Ringchromosomen. Die durchschnittliche Zahl der dizentrischen Chromosomen pro Zelle nimmt, wie seit langem bekannt, mit der Dosis zu. Mit Hilfe geeigneter Eichkurven kann die absorbierte Dosis ermittelt werden. Ein wesentlicher Vorteil der BD ist es, daß jeder sein "Dosimeter" (Blut) stets bei sich trägt. So können auch solche Strahlenexpositionen erkannt werden, die trotz des Tragens eines Film-, Stab- oder Fingerringdosimeters unentdeckt blieben. Darüber hinaus kann eine BD auch noch Jahre nach der Bestrahlung durchgeführt werden, allerdings dann mit geringerer Genauigkeit.

Bereits in den 30er und 40er Jahren wurde die Abhängigkeit der chromosomalen Aberrationsfrequenz in bestrahlten Zellen von der Dosis erkannt, allerdings zunächst nur an Pflanzen- und Tierzellen. Erst nach der endgültigen Bestimmung der Chromosomenzahl des Menschen (46 im diploiden Satz) und der Verfügbarkeit mitosestimulierter menschlicher Lymphozyten in Kultur in den 50er Jahren ist es Bender & Gooch [1] erstmals gelungen, aus der Häufigkeit der dizentrischen Chromosomen in bestrahlten Lymphozyten die Dosis einer Röntgenstrahlung zu bestimmen. Seither ist diese Methode mehrfach verfeinert und oft angewendet worden. Eine umfassende neuere Übersichtsarbeit über die BD wurde von Bender et al. veröffentlicht [2] .

Methodik

Objekt der biologischen Dosimetrie ist der menschliche Chromosomensatz in der Metaphase der Zellteilung. Abbildung 1 zeigt solche Metaphase-Chromosomen, wie sie sich im mikroskopischen Bild darstellen. Entsprechend der Denver-Nomenklatur werden die Chromosomen paarweise geordnet und in einem Karyogramm zusammengefaßt. Als Ordnungskriterien für die Einteilung der

Chromosomen in Gruppen werden sowohl die Größe der Chromosomen als auch die Lage des jeweiligen Zentromers verwendet. Neben den Autosomen werden dann noch die Geschlechtschromosomen gesondert eingeordnet.

Wie gelangt man zu einem Chromosomenpräparat und wie analysiert man die Chromosomen?

Vor der Blutentnahme müssen einige die Art der zu untersuchenden Strahlenexposition betreffende Fragen geklärt werden, so zum Beispiel, ob eine Teilkörper- oder Ganzkörperbestrahlung vorgelegen hat, ob eine locker oder dicht ionisierende Strahlung eingewirkt hat, oder, ob der Verdacht auf externe Bestrahlung oder auf Inkorporation eines Radionuklids besteht. Ebenso wichtig ist der Zeitabschnitt zwischen Bestrahlung und Blutentnahme. Eine Strahlen-oder Zytostatikatherapie, die beide eine hohe Aberrationsrate verursachen, schließt eine BD aus. Dies kann auch bei einer überdurchschnittlich hohen diagnostischen Strahlenvorbelastung der Fall sein.

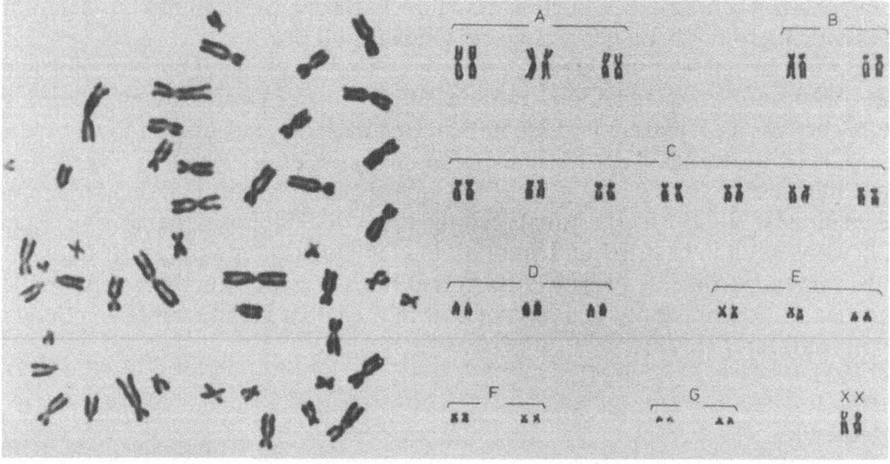

Abbildung 1: Linke Hälfte: Menschliche Metaphase-Chromosomen (ohne Aberrationen) aus einem peripheren Lymphozyten einer weiblichen Spenderin. Rechte Hälfte: Dieselben Chromosomen, gemäß der Denver-Nomenklatur nach Gruppen geordnet.

Möglichst unmittelbar nach der Blutentnahme werden Vollblutkulturen angelegt, in denen die Lymphozyten, die sich normalerweise nicht mehr teilen, durch Phytohämagglutinin (6μg/ml) zur Teilung angeregt werden. Das Kulturmedium (ca. 6 ml) besteht aus ca. 65 % (v/v) McCoy5a-Medium, ca. 18 % (v/v) foetalem

Kälberserum, Heparin-Natrium (5 Einheiten/ml), Streptomycin (0.1 mg/ml), Penicillin (100 Einheiten/ml) und 10 % (v/v) heparinisiertem Blut. Nach 45 h Inkubation bei 37°C wird Colcemid (0.33 mg/ml) zugegeben und nochmals 3 h weiterinkubiert. In dieser Zeit werden Metaphasen akkumuliert, weil Colcemid den weiteren Ablauf der Zellteilungen verhindert. Abbildung 2 ordnet die Metaphase sowohl in die Mitose als auch in den Gesamtablauf des Zellzyklus ein. Nach Zellernte, Hypotonisierung (0.075 M KCl) und Fixierung in Methanol/Eisessig (3:1) werden die Metaphasen auf Objektträgern gespreitet und mit Giemsa gefärbt (3%ige Lösung).

Mit länger andauernder Kulturzeit steigt der Anteil der Zellen, die sich bereits in der 2. oder einer weiteren Teilung befinden. Daher empfiehlt sich unbedingt die 48stündige Kulturdauer. Würde der Anteil von zweiten und weiteren Metaphasen zu hoch, käme man bei der Auswertung zu falschen Ergebnissen, weil Zellen mit instabilen Chromosomenaberrationen während der 1. Mitose zugrunde gehen können. Hier erlaubt es die **FPG**-Technik (Fluoreszenz Plus Giemsa, nach Perry & Wolff, 1974) [7], ausschließlich Zellen der *ersten* Teilung auszuwerten. Man bietet den Zellen während der Kultur, die zur Vermeidung von zusätzlichen Strangbrüchen im Dunkeln gehalten werden muß, BUdR an, welches als Basenanalogon bei

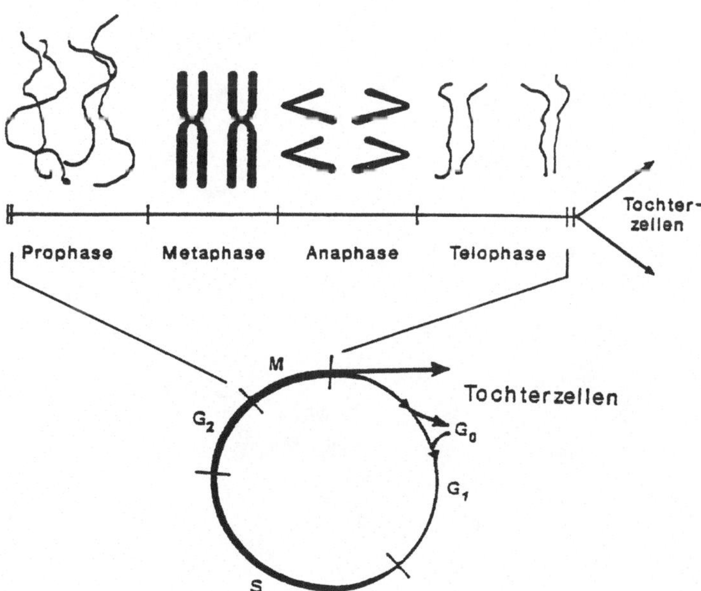

Abbildung 2: Zellzyklus und Einordnung der Metaphase in den Ablauf der Zellteilung (Mitose). S = DNA-Synthesephase, M = Mitose, G_1, G_2 = Gap-Phasen (Teilungspausen), G_0 = Phase der Teilungsruhe, z.B. bei Lymphozyten (verändert nach Bender et al. 1988)

der Replikation in die DNA eingebaut wird. Dies führt zu differentieller Färbbarkeit der beiden Chromatiden jener Chromosomen, die sich in der zweiten oder einer weiteren Teilung befinden. In Abbildung 3 ist eine FPG-gefärbte Metaphase zu sehen.

Wie eingangs erwähnt, handelt es sich bei jenen strahlenspezifischen Chromosomenaberrationen, die quantitativ ausgewertet werden, um dizentrische Chromosomen. Auch Ringchromosomen spielen eine wichtige Rolle, auf die später noch eingegangen wird. Abbildung 4 stellt diese Chromosomenaberrationen schematisch dar. Die Chromosomen werden lichtmikroskopisch bei 1200facher Vergrößerung analysiert, und zwar in mindestens zwei voneinander unabhängigen Durchmusterungen der Objektträger. Für eine BD werden in der Regel etwa 1000 Zellen ausgewertet, wobei ausschließlich Zellen mit mindestens 46 Zentromeren berücksichtigt werden. Alle dizentrischen Chromosomen und Ringchromosomen werden auf ihre "Ergänzung" durch das zugehörige azentrische Fragment geprüft. Abbildung 5 zeigt eine Zelle mit einem dizentrischen Chromosom und Abbildung 6 eine Zelle mit einem zentrischen Ringchromosom, jeweils mit zugehörigem azentrischem Fragment.

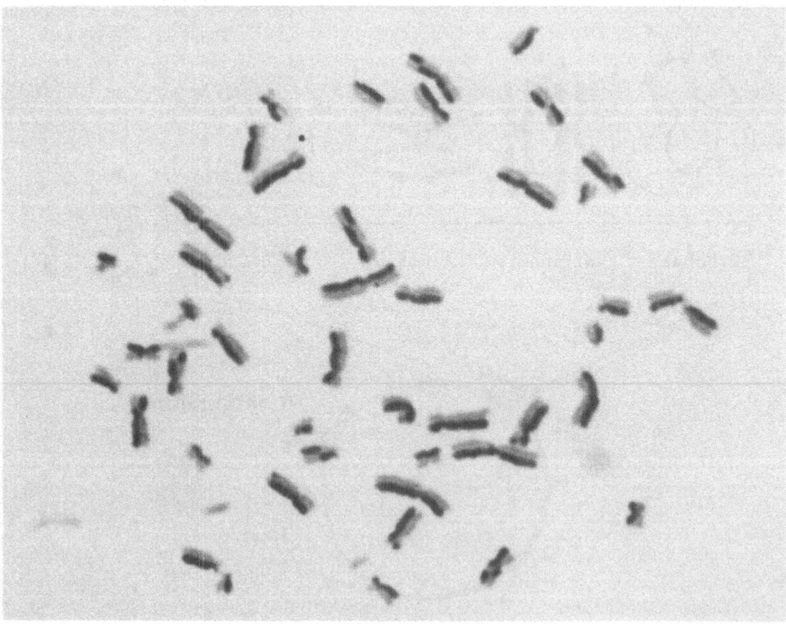

Abbildung 3: Metaphase-Chromosomen (ohne Aberrationen), mit Hilfe der FPG-Technik gefärbt. Die unterschiedliche Färbung der Chromatiden zeigt, daß es sich hier um eine Metaphase der zweiten Teilung handelt.

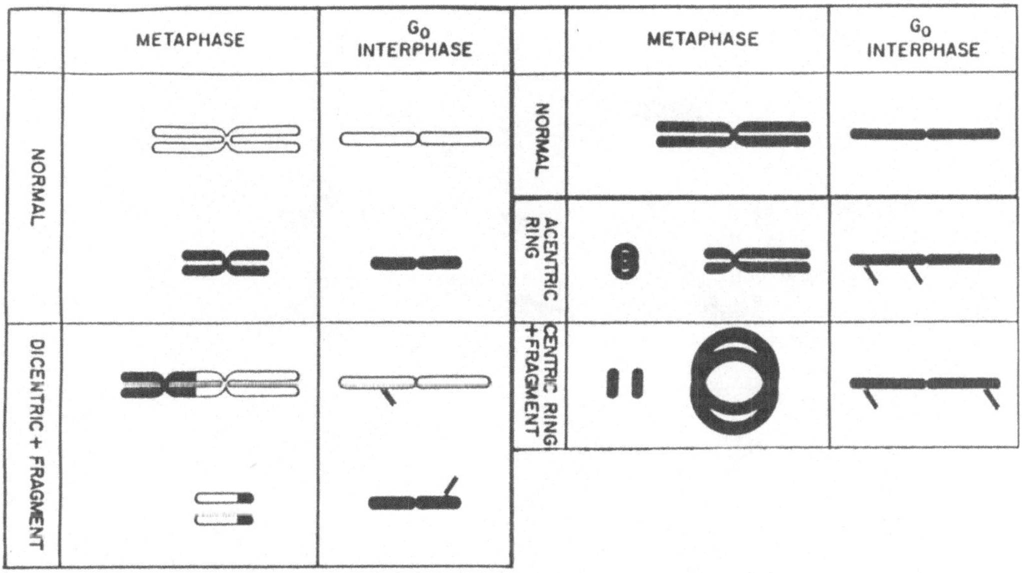

	METAPHASE	G_0 INTERPHASE
NORMAL		
DICENTRIC + FRAGMENT		

	METAPHASE	G_0 INTERPHASE
NORMAL		
ACENTRIC RING		
CENTRIC RING +FRAGMENT		

Abbildung 4: Schema jener Chromosomenaberrationen, die für die biologische Dosimetrie von Bedeutung sind. Rechte Hälfte: **intra**chromosomale Umlagerungen, die zur Bildung von Ringchromosomen führen. Linke Hälfte: **inter**chromosomale Umlagerungen, die zur Bildung eines dizentrischen Chromosoms führen. Die Markierungen bezeichnen die Orte der Bruchereignisse (jeweils DNA-Doppelstrangbrüche), die durch die ionisierende Strahlung induziert werden (verändert nach Lloyd & Dolphin 1977) [5]

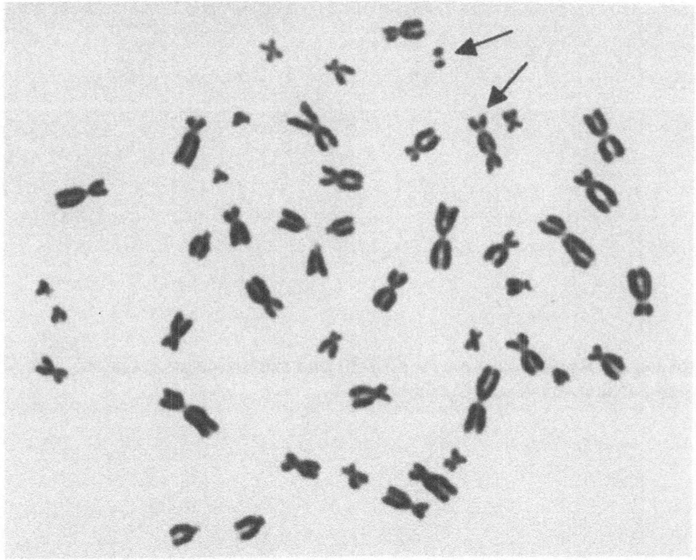

Abbildung 5: Metaphase mit dizentrischem Chromosom und azentrischem Fragment (s. Pfeile)

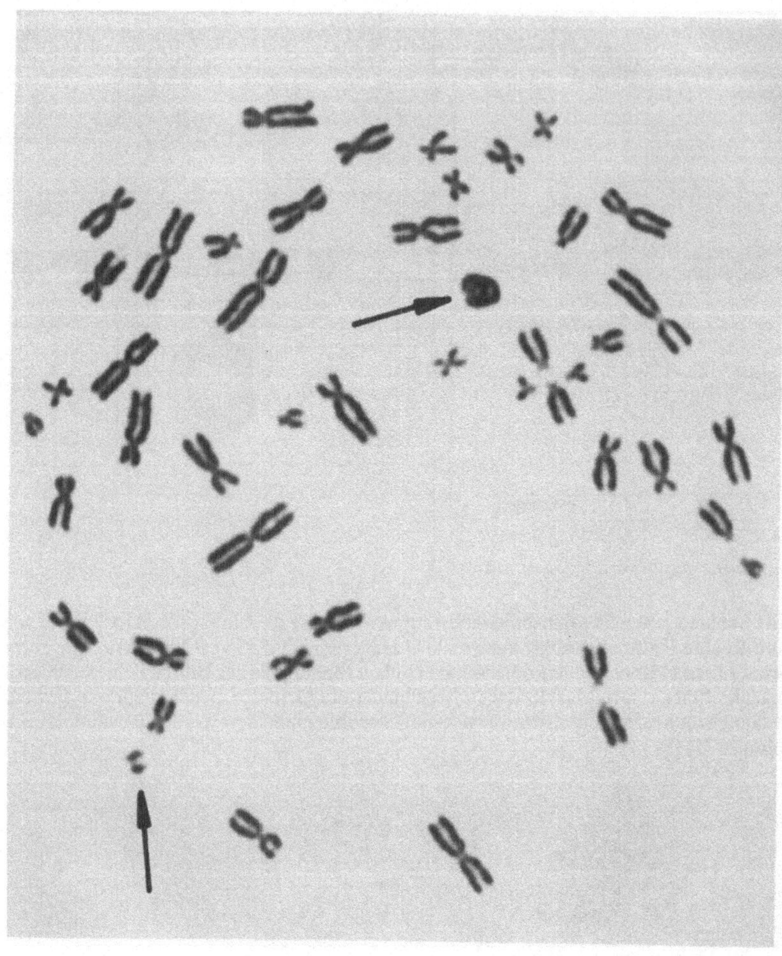

Abbildung 6: Metaphase mit Ringchromosom (zentrisch) und azentrischem Fragment, das die Zahl der chromosomalen Partikel von 46 auf 47 erhöht

Theorie und Anwendung

Die BD nutzt - wie bereits erwähnt - den Umstand aus, daß dizentrische Chromosomen dosisabhängig auftreten, d.h. mit steigender Strahlendosis wächst auch die durchschnittliche Zahl der dizentrischen Chromosomen pro Zelle. Diese Dosis-Wirkungs-Beziehung gehorcht bei locker ionisierender Strahlung prinzipiell der Formel $\mathbf{Y = aD + bD^2}$. Hier handelt es sich um eine linear-quadratische Dosis-Effekt-Beziehung mit Y = Zahl der dizentrischen Chromosomen pro Zelle und D = Dosis. Die Koeffizienten a und b werden von der Strahlenart bestimmt; der Koeffizient b hängt außerdem von der Dosisleistung ab. Abbildung 7 zeigt beispielhaft den Verlauf solcher Dosis-Effekt-Kurven, wie sie als Eichkurven für die Abschätzung der Strahlenbelastung benutzt werden [2, 3, 5, 6].

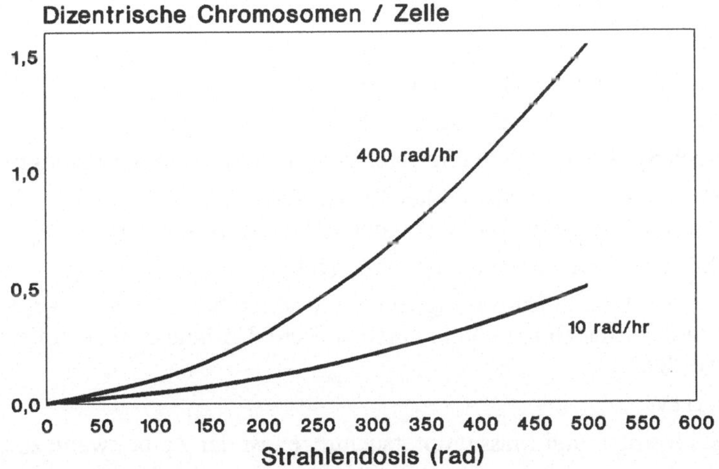

Abbildung 7: Dosis-Effekt-Kurven: Die Abhängigkeit der durchschnittlichen Zahl der dizentrischen Chromosomen pro Zelle von der Dosis locker ionisierender Strahlung (Caesium-137-Gammastrahlung), aufgezeichnet für zwei Dosisleistungen, 10 rad/h und 400 rad/h (nach Bender et al. 1988)

Das primäre Ziel der biologischen Dosimetrie ist es also, eine eventuell vorhandene Erhöhung der Rate der dizentrischen Chromosomen gegenüber der Kontrollrate aufzuzeigen. Die statistische Signifikanz dieser Erhöhung muß daher stets geprüft werden. In einem zweiten Schritt wird dann gegebenenfalls gemäß einer geeigneten Eichbeziehung eine Dosis ermittelt. Die so bestimmte Dosis wird als Ganzkörper-Äquivalentdosis angegeben, d.h., eine eventuelle Teilkörperbestrahlung wird ausgedrückt als jene Dosis, die, hätte sie gleichmäßig den ganzen

Körper betroffen, dieselbe Zahl von dizentrischen Chromosomen pro Zelle verursacht hätte, wie die tatsächlich aufgenommene Teilkörperdosis.

Welche Dosen sind noch nachweisbar?

Qualitativ lassen sich noch Dosen unter 50 mSv (5 rem) nachweisen, allerdings bei Auswertung sehr vieler Zellen. Quantitativ dagegen ist gegenwärtig die untere Grenze etwa bei 100 mSv (10 rem) anzusetzen. Prinzipiell gilt: je mehr Zellen ausgewertet werden, desto kleiner wird die minimale nachweisbare Dosis.

In welchen Fällen ist eine Anwendung der BD sinnvoll?

Die folgende Aufstellung beurteilt die möglichen Anwendungen der BD:

POSITIV:

- Bei fehlender physikalischer Dosimetrie
- Bei vermeintlicher Bestrahlung einzelner Personen
- Nach Strahlenunfällen einzelner Personen oder kleiner Kollektive
- Zum Nachweis medizinischer Expositionen (therapeutische *und* hohe diagnostische Expositionen)
- Bei beruflicher Strahlenexposition (Stichproben)
- Bei Einstellung/Entlassung von mit Strahlen beschäftigten Personen. Vor der Einstellung können medizinische Vorbelastungen aufgedeckt werden

NEGATIV:

- Bei Reihen- und Massenuntersuchungen ist der Zeitaufwand zu groß
- Bei niedrigen Dosen unter 100 mSv (10 rem).

Abhilfe schafft hier bis zu einem gewissen Grad die Automation der Chromosomenanalyse.

Die automatische Präparateauswertung ist in unserem Institut bereits teilweise realisiert. Diese Teilautomation führt zu wesentlich kürzeren Analysezeiten, wodurch bei gleichzeitiger Erhöhung der ausgewerteten Zellzahl eine Steigerung der Empfindlichkeit der BD erreicht werden kann. Wir verwenden hierzu einen computergesteuerten "Metaphasenfinder" vom Typ Metafer2 der Firma MetaSystems, welcher über Nacht bis zu 8 Objektträger durchmustert, die Positionen der Metaphasen auf den Objektträgern registriert, auf Diskette speichert und für eine erneute Einstellung an anderen, ebenfalls computergesteuerten Mikroskopen, den sogenannten Relokierungsstationen, aufbereitet. Die eigentliche Chromosomenanalyse der einzelnen Metaphasen erfolgt dann auf konventionelle Weise. Zwar wird auf dem Gebiet der automatisierten Chromosomenanalyse und der Erkennung chromosomaler Aberrationen intensiv gearbeitet, aber für die Zwecke der BD sind diese Methoden gegenwärtig noch unzulänglich.

Die Anwendungen der biologischen Dosimetrie soll an einigen Beispielen illustriert werden:

1) Ein **Strahlenunfall** [9]: Ein Ingenieur bediente im Rahmen der Materialprüfung ein defektes Röntgengerät, das nach dem Ausschalten noch für ca. 3 Sekunden 60 kV Strahlung emittierte. Die erste BD erfolgte ca. 2 Wochen nach der letzten Bestrahlung und ergab eine Rate der dizentrischen Chromosomen von 0.014 (16 dizentrische Chromosomen unter 1147 ausgewerteten Zellen), also eine Erhöhung gegenüber der Kontrollrate (ca. 0.0005) um den Fakter 28 ($p < 10^{-5}$). Im Lauf der folgenden 4 Jahre wurden weitere Untersuchungen durchgeführt. Auf den spezifischen Verlauf der Abnahme der Rate der dizentrischen Chromosomen soll hier nicht eingegangen werden. Als biologische Halbwertzeit für die Rate der dizentrischen Chromosomen konnten 8.5 Monate und für die Frequenz der Zellen mit mindestens einem dizentrischen Chromosom 18.2 Monate ermittelt werden. Der Vergleich mit anderen ähnlich gelagerten Untersuchungen zeigt, daß es eine universelle biologische Halbwertzeit für dizentrische Chromosomen in Lymphozyten nicht zu geben scheint. Für die Praxis der BD folgt hieraus, daß bei externer Bestrahlung die Blutentnahme möglichst unmittelbar (wenige Wochen) nach der Exposition erfolgen sollte. Jede später ermittelte Ganzkörper-Äquivalentdosis muß daher als *minimale* Dosis betrachtet werden.

2) Eine **berufliche Strahlenexposition** [8]: Diese BD wurde bei einem an Leukämie erkrankten, früher unter anderem in Westafrika beschäftigten Uranprospektor durchgeführt, und zwar 10 Jahre nach seiner 17jährigen beruflichen Tätigkeit. Der Patient war weder strahlentherapiert noch mit Zytostatika behandelt worden. Unter 1040 ausgewerteten Metaphasen wurden 11 dizentrische Chromosomen und 7 Ringe gefunden. Die Zahl der dizentrischen Chromosomen pro Zelle lag bei 0.011 und war damit etwa 20mal höher als die in unserem Labor ermittelte Kontrollrate ($p < 10^{-6}$). Da Ringchromosomen nicht spontan auftreten, dürften diese durch ionisierende Strahlung induziert worden sein. Die ungewöhnliche interzelluläre Verteilung der Chromosomenaberrationen (1 Zelle mit 3, 1 mit 4, 1 mit 6 Aberrationen) war Anlaß, zu prüfen, ob diese Verteilung von der Zufallsverteilung (nach Poisson) abweicht. In der Tat war diese Abweichung vorhanden und zudem hochsignifikant ($p < 2.7 \times 10^{-6}$; Ergebnis des exakten Goodness-of-Fit-Tests) und zwar als eine "überdispergierte Verteilung" (Overdispersion). Charakteristisch für eine solche Verteilung ist das Auftreten von Zellen mit mehreren Aberrationen, wobei außerdem die Klasse der Zellen ohne Aberrationen überre-

präsentiert ist, während die Klasse mit nur einer Aberration unterbesetzt ist. Die plausibelste Deutung dieser ausgeprägten Überdispersion ist folgende: Der Patient hat während seiner beruflichen Tätigkeit im Uranabbau α-Teilchen emittierende Nuklide inkorporiert, also Nuklide der Uran-238- und der Thorium-232-Zerfallsreihen, einschließlich Einatmung von Radon. Diese Annahme wird durch Beispiele aus der Literatur gestützt.

Für die biologisch-dosimetrische Praxis bedeutet dies, daß es zumindest bei vermuteter Exposition mit α-Strahlen ratsam ist, die interzelluläre Verteilung der dizentrischen Chromosomen und Ringchromosomen zu prüfen. Im Unterschied zur externen Bestrahlung sollte allerdings zwischen Inkorporation eines α-Strahlers und einer BD ein längerer Zeitabschnitt verstreichen, damit sich eine für den biologischen Nachweis ausreichende Dosis "aufbauen" kann. Die hier vorgestellte Argumentation reicht in der gutachterlichen Praxis und bei gerichtlichen Auseinandersetzungen aus, um die Inkorporation eines α-Strahlers wahrscheinlich erscheinen zu lassen.

Auch bei locker ionisierender Strahlung mit sehr hohen Dosen, wie sie zum Beispiel in der Strahlentherapie verwendet werden, tritt eine solche Überdispersion auf [4]. Dies gilt generell für alle Teilkörperbestrahlungen. Im folgenden wird ein Überblick über die Zusammenhänge zwischen Bestrahlungsparametern und der interzellulären Verteilung von Chromosomenaberrationen gegeben [8]:

1) Ganzkörperbestrahlung, niedriger LET[1]: Zufallsverteilung (Poisson)
2) Teilkörperbestrahlung, unabhängig vom LET: Überdispersion
   a) Niedriger LET , niedrige Dosis (Röntgendiagnostik, berufliche Überexposition): Überdispersion angedeutet
   b) Niedriger LET, hohe Dosis (Strahlentherapie): starke Überdispersion
   c) Hoher LET, niedrige Dosis (inkorporierte α-Strahler): starke Überdispersion.

Abschließend sei bemerkt, daß man bemüht ist, auch andere biologische Dosimetrieverfahren zu entwickeln. In der Praxis bewährt hat sich jedoch bis heute ausschließlich die hier beschriebene Methode.

[1] LET (Linearer Energie-Transfer, gemessen in keV/μm) ist die für jede Strahlenart charakteristische Energiemenge, die die ionisierenden Partikel auf ihrer Bahn durch die Materie pro Wegstreckeneinheit abgeben.

Danksagung:

Herrn Prof. Dr. W. Scheid und Herrn Prof. Dr. H. Traut danke ich für wertvolle Diskussionen.

Literatur

1. Bender, M.A. & P.C. Gooch, Types and Rates of X-ray-induced Chromosome Aberrations in Human Blood Irradiated in vivo, Proc. Natl. Acad. Sci. USA 48, 522 - 532 (1962)
2. Bender, M.A. et al., Current Status of Cytogenetic Procedures to Detect and Quantify Previous Exposures to Radiation, Mutat. Res. 196, 103 - 159 (1988)
3. Clemenger, J.F. & D. Scott, In vitro and in vivo Sensitivity of Cultured Blood Lymphocytes to Radiation Induction of Chromosome Aberrations, Nature New Biol. 234, 154 (1971)
4. Kuttner-May, S. & H. Traut, Strahlentherapeutisch induzierte Chromosomenaberrationen: Untersuchungen zur "biologischen Dosimetrie", Strahlentherapie 157, 607 - 612 (1981)
5. Lloyd, D.C. & G.W. Dolphin, Radiation-induced Chromosome Damage in Human Lymphocytes, Brit. J. Industr. Med. 34, 261 - 273 (1977)
6. Lloyd, D.C. & A.A. Edwards, Chromosome Aberrations in Human Lymphocytes: Effects of Radiation Quality, Dose, and Dose Rate. In: Radiation Induced Chromosome Damage in Man, A.R. Liss: New York, 23 - 49 (1983)
7. Perry, P. & S. Wolff, New Giemsa Method for the Differential Staining of Sister Chromatids, Nature 251, 156 - 158 (1974)
8. Scheid, W. & H. Traut, Biologische Dosimetrie und Strahlenqualität. In: Niklas, K., W. Boerner, F. Holeczke & O. Messerschmidt (Hrsg.), Strahlenschutz in Forschung und Praxis, Bd. 29: Tschernobyl und die Folgen, Fischer: Stuttgart, New York, 149 - 155 (1987).
9. Scheid, W., J. Weber & H. Traut, Chromosome Aberrations Induced in Human Lymphocytes by an X-Radiation Accident: Results of a 4-Year Postirradiation Analysis, Int. J. Radiat. Biol. 54, 395 - 402 (1988)

Radonbelastung in Häusern in Abhängigkeit von Baustoffen

Martin Schmid und Eckhard H. Krüger, Umweltinstitut München

Einleitung

Tabakrauch, Asbest und Radon gelten als die wesentlichen, zivilisatorisch bedingten Faktoren für zusätzliche Lungenkrebserkrankungen in der Bevölkerung. Durch die Änderung der Bauweise unserer Häuser und durch die Änderung der Lüftungsgewohnheiten auf Grund unserer Erkenntnisse über den Wärmeverlust von Gebäuden erhalten wir eine steigende Radonkonzentration in Innenräumen. Während die Radonkonzentration in der Außenluft regional in der Bundesrepublik zwischen 15 und 26 Bq/m^3 schwankt, liegt der Medianwert in Innenräumen zwischen 40 und 50 Bq/m^3 mit einem hohen Anteil an Werten über 100 Bq/m^3 [1]. Die Weltgesundheitsorganisation stuft Meßwerte von mehr als 70 Bq/m^3 als solche ein, die zur Besorgnis Anlaß geben [2].

Dagegen empfiehlt die Strahlenschutzkommission der Bundesrepublik ein Eingreifen erst bei Werten über 250 Bq/m^3.

Radon ist ein Zerfallsprodukt der natürlichen radioaktiven Zerfallsreihen. Es tritt daher ständig aus dem Boden aus. Für die Radonkonzentrationen in Innenräumen werden verantwortlich gemacht: Radonausgasungen aus dem Boden, in das Kellergeschoß oder in das Erdgeschoß von Häusern. Ursache sind hier: undichte Kellerfußböden, undichte Kellerumfassungswände, Ausgasen aus Grundwasser, Eindringen von Radon von außen durch Fugen und Fenster, Ausgasen von Radon aus Baustoffen.

Soweit als Hauptquelle das Ausgasen aus dem Boden in die Kellerräume von Gebäuden in Frage kommt, nimmt die Radonkonzentration in Innenräumen mit der Höhe über dem Boden, d.h. mit dem Stockwerk, ab. Auch in höheren Stockwerken oberhalb der zweiten Etage ist jedoch die Radonkonzentration im allgemeinen doppelt so hoch wie in der Außenluft. Hier spielen Baumaterialien als wesentliche Quelle eine Rolle.

Der Radonkonzentration in Kellerräumen kommt eine erhöhte Bedeutung zu. Mit sich ausweitender, intensiver Nutzung der Kellerräume als Arbeitsräume, Hobbyräume, Partyräume gewinnt die Radonkonzentration hier an Bedeutung.

Untersuchungsprogramm

Das Umweltinstitut München führt ein Untersuchungs- und Sanierungsprogramm zur Reduzierung der Radonkonzentration in der Raumluft durch. Um für Sanierungsmaßnahmen einen besseren Überblick über die wesentlichen Ursachen der Radon- konzentration in der Raumluft zu gewinnen, wurden viele Einzelmessungen gemacht. Aus Gründen der Vergleichbarkeit orientiert sich unsere Untersuchung an den entsprechenden Studien des Bundesgesundgesundheitsamtes und des Instituts für Strahlenhygiene. Es wird die Adsorption von Radon an Aktivkohle benutzt. Die Aktivkohledosen werden ca. 3 Tage exponiert und anschließend möglichst schnell gammaspektrometrisch gemessen. Parallel dazu werden bei Vorliegen hoher Raumluftkonzentrationen die verwendeten Bautoffe untersucht. Dazu werden die Baustoffe fein zerstoßen und unter Luftabschluß 14 Tage eingeschlossen, um eine Ausgleichskonzentration zu erreichen. Die Messung wird mit dem Gammaspektrometer durchgeführt.

Das Meßprogramm wurde zunächst bewußt auf Häuser in der Münchener Schotterebene beschränkt. In der Münchener Schotterebene ist die natürliche Belastung durch aus dem Boden ausgasendes Radon geringer als in anderen Teilen Bayerns. Die Münchener Schotterebene ist vom Untergrund als recht gleichmäßig anzusehen. Deshalb können Erhöhungen der Radonkonzentration in Gebäuden leichter entdeckt werden. Die Suche nach Ursachen für erhöhte Radonkonzentrationen wird dadurch erleichtert.

Ergebnisse:

Radonkonzentrationen in Abhängigkeit von der Stockwerkshöhe

Abbildung 1 zeigt die einzelnen Meßwerte für Untergeschoß- und Erdgeschoßräume. Man erkennt, daß im Untergeschoß insgesamt 6 Meßwerte über 100 Bq/m^3 liegen und damit den Mittelwert erheblich beeinflussen.

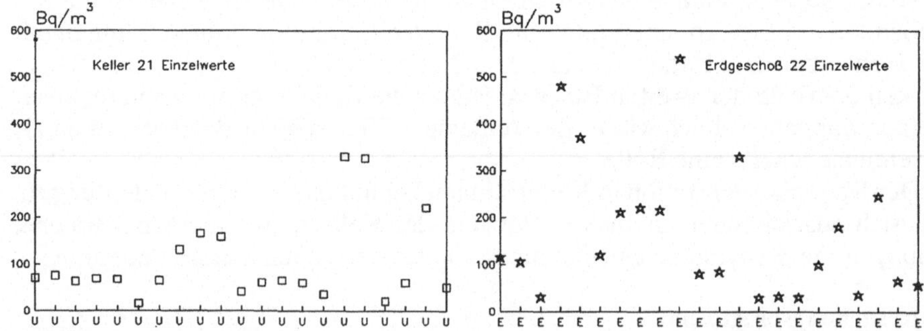

Abbildung 1: Radonkonzentrationen in Kellerräumen und in Erdgeschoßräumen in München

Bei den Meßwerten aus Erdgeschossen sind die Schwankungen größer und die Extremwerte höher als bei den Messungen im Keller. Während unter den Meßwerten in Kellerräumen keiner wesentlich über 300 Bq/m^3 liegt, sind es bei den

Erdgeschoßwerten allein 4 Meßwerte, wobei einer sogar über 500 Bq/m^3 und ein weiterer über 400 Bq/m^3 liegen.

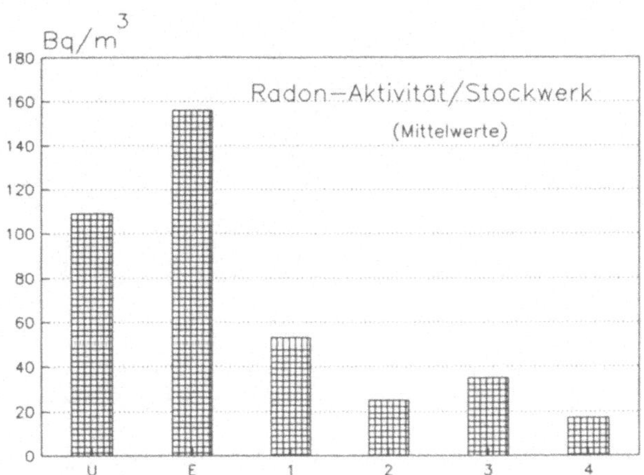

Abbildung 2: Ergebnisse der Radonmessungen des Umweltinstituts München in Häusern gemittelt und geordnet nach Stockwerken

Abbildung 2 zeigt die Mittelwerte der Radonkonzentration in Abhängigkeit von der Stockwerkshöhe. Wir erhalten für Häuser in München und Umgebung eine Verteilung, die abweicht von den sonst gefundenen Ergebnissen. In unseren Messungen ist die Radonkonzentration in Erdgeschoßräumen höher als im Kellergeschoß. Nicht unterkellerte Erdgeschossräume wurden zu den Kellerräumen gezählt. Der Mittelwert für Kellergeschosse beträgt etwa 110 Bq/m^3, während er für Erdgeschoßräume etwa 155 Bq/m^3 beträgt. Die Werte für die anderen Geschosse schwanken zwischen 20 Bq/m^3 und 50 Bq/m^3. Die Werte für Untergeschoß und Erdgeschoß weichen deutlich von den sonst gefundenen Mittelwerten ab. Da es sich um Mittelwerte aus 20 bis 30 Messungen handelt, können wenige Extremwerte die Mittelwertbildung erheblich beeinflussen.

Die erhöhten Einzelwerte ließen sich eindeutig als verursacht durch Baustoffe identifizieren.

Flächen-Volumen-Verhältnis

Wenn die Radonkonzentration in Räumen wesentlich durch Baustoffe mitverursacht wird, dann muß sich dies in der Radonkonzentration in Abhängigkeit vom Volumen Flächenverhältnis des Raumes widerspiegeln. Je kleiner das Volumen-Flächen-Verhältnis ist, desto höher muß bei gleicher Baustoffkonzentration die Radonkonzentration im Raum sein.

Abbildung 3 zeigt die bisher vorliegenden Ergebnisse. Die Ergebnisse sind noch nicht aussagekräftig, da die Gesamtheit der untersuchten Räume zu klein ist.

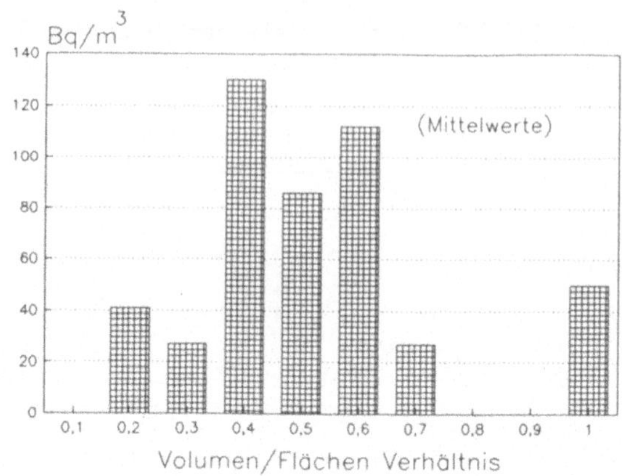

Abbildung 3: Radonkonzentration in Abhängigkeit vom Volumen- Flächen-Verhältnis

Wäre die Radonkonzentration nur durch Baustoffe bedingt, müßte sie in Abhängigkeit vom Flächen-Volumen-Verhältnis zu höheren Werten absinken. Eine genauere Untersuchung mit größeren Gesamtheiten ist notwendig.

Anhand von Einzelbeispielen läßt sich der Einfluß der Parameter gut verfolgen.

Beispiel 1: Radonbelastung im Umweltinstitut München.
Es wurde in drei Räumen gemessen. Ein Raum lag im Untergeschoß und zwei Räume lagen im Erdgeschoß. In Abbildung 4 sind die Ergebnisse graphisch dargestellt. Die Meßwerte im Untergeschoß mit 57 Bq/m^3 liegen deutlich über den Werten in Raum AZD des Erdgeschosses. Die 3 Balken geben Messungen zu unterschiedlichen Zeiten im gleichen Raum wieder. Die beiden erhöhten Werte zeigen den Einfluß der verminderten Luftwechselrate. Für diese Messungen wurden die Fugen von Tür und Fenster mit dauerdichten, elastischen Dichtungen beklebt.
Durch den Einfluß der Dichtung steigt die Radonkonzentration in der Raumluft von etwa 26 Bq/m^3 auf 60 Bq/m^3, d.h. sie verdoppelt sich.

Im gleichen Geschoß wie der Raum AZD aber in einem anderen Bauteil liegt der Raum AZU.
Hier ist der Unterschied zwischen Messung mit Fugendichtung und ohne Fugendichtung geringer. Mit Fugendichtung ergeben sich 120 Bq/m^3, ohne Fugendichtung 110 Bq/m^3.
Eine eingehende Untersuchung der Baumaterialien im Raum AZU ergab, daß der Deckenaufbau zwischen Kellergeschoß und Erdgeschoß aus Ziegelgewölbe besteht. Auf dieser Gewölbedecke liegt eine Holzbalkendecke mit Holzdielen. Auf den Holzdielen ist ein PVC-Belag verklebt. Auf dem PVC-Belag liegt ein Teppich-

boden. Eine Untersuchung des Holzfußbodens zeigt, daß der Zwischenraum zwischen Gewölbedecke und Holzdielen mit Schlacke angefüllt ist.

Dagegen ist der Fußboden im Raum AZD mit Isarkieseln gefüllt.

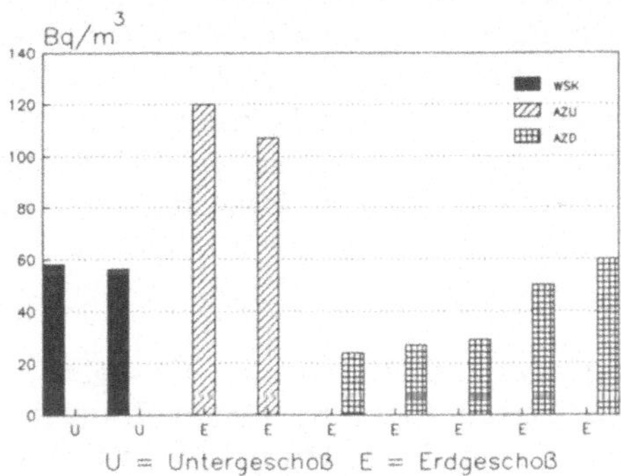

Abbildung 4: Radonkonzentration im Umweltinstitut München, es bedeuten: Raum Untergeschoß WSK, Räume im Erdgeschoß AZU, AZD

Beispiel 2: Einfamilienhaus in Aubing

Abbildung 5 zeigt die Ergebnisse als Balkendiagramm. Man erkennt deutlich eine Abnahme der Radonkonzentration mit der Geschoßhöhe über dem Erdboden. Allerdings sind die Meßwerte für die vier Erdgeschoßräume sehr unterschiedlich. Eine genaue Untersuchung ergibt, daß das Einfamilienhaus aus mehreren Anbauten besteht. Für den Bauteil, in dem Lagerraum und Schlafzimmer liegen, wurden andere Baustoffe für Wände und Boden verwendet als für den Hausteil, in dem Toilette und Wohnzimmer liegen. Da es sich um einen Siedlungsbau in Eigenhilfe handelt, ist die genaue Zusammensetzung und Bezeichnung der einzelnen Baustoffe nicht mehr rekonstruierbar.

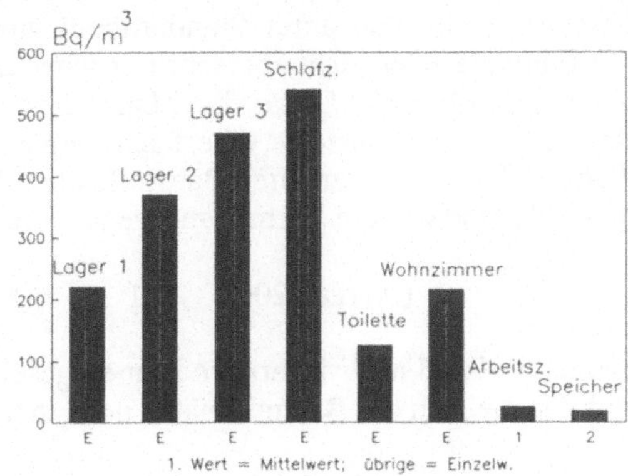

Abbildung 5: Radonkonzentrationen in einem Einfamilienhaus mit unterschiedlichen Anbauten

Eine Messung der unterschiedlichen Baustoffe ergab einen deutlich erhöhten Anteil an natürlicher Radioaktivität bei den Baustoffen des Bauteils, in dem Lagerraum und Schlafzimmer liegen.

Zusammenfassung der Ergebnisse der Raumluftmessungen:

Trotz relativ geringer Radonausgasung aus dem Boden der Münchener Schotterebene finden sich in Häusern dieser Region oft erhöhte Radonkonzentrationen. Neben dem verminderten Luftwechsel auf Grund dichter Türen und Fenster spielt der Einsatz von Baustoffen mit unterschiedlichen Konzentration an natürlicher Radioaktivität eine wesentliche Rolle für hohe Radonkonzentrationen in Innenräumen.

Baustoffe

Für die Beurteilung von Baustoffen wird oft die sogenannte Leningrader Formel herangezogen. Sie beurteilt Baustoffe nur auf Grund ihrer Gamma-Aktivität. Es werden die natürlichen radioaktiven Stoffe Kalium 40, Radon 226 und Thorium 232 berücksichtigt. Auf Grund der unterschiedlichen Energie und Emissionswahrscheinlichkeit der Gammaquanten wurde die folgende Formel als Bewertungsgrundlage abgeleitet:

$$(A_{K}/4810) + (A_{RA226}/370) + (A_{TH232}/259) < 1 \qquad (L)$$

Hierbei bedeuten A = Aktivitätsmenge des jeweiligen Nuklids

Bei Berücksichtigung der Exhalation ohne Berücksichtigung der Gammastrahlung aus den Wänden ergibt sich allein auf Grund der Lungenbelastung durch das exhalierte Radon bei Keller [3] die Formel K1 mit:

$$(A_{RA226}/65) \quad + \quad (A_{TH232}/85) \quad < 1 \qquad (K1)$$

Die Formel beruht darauf, daß die Internationale Strahlenschutzkommission einen Referenzwert von 0,5mSv/a für die mittlere Strahlenbelastung angibt. Durch diese Formel wird sichergestellt, daß unter Standardbedingungen dieser Wert durch den Beitrag aus Baumaterialen nicht überschritten wird. Die Formel gilt für bestimmte Voraussetzungen über die Dicke der Mauer und die Diffusionsgeschwindigkeit von Radon durch die Baustoffe, Oberfläche/Volumenverhältnis usw. Allerdings liegen viele der derzeit verwendeten Baustoffe über dieser Einstufung. Vom gleichen Autor wurde eine weitere Formel angegeben. Sie lautet:

$$(A_{RA226}/150) \quad + \quad (A_{TH232}/200) \quad < 1 \qquad (K2)$$

Hier wird als Referenzdosis 1.5 Millisievert pro Jahr eingesetzt, mit dem schönen Ergebnis, daß nun die meisten der Baumaterialen noch innerhalb des Grenzwertes liegen.

Die drei unterschiedlichen Bewertungsformeln wurden auf die von uns untersuchten Baustoffe angewendet. Abbildung 6 zeigt die Ergebnisse der Baustoffbewertung nach den drei unterschiedlichen Kriterien.

Es bedeuten: Z = Ziegel, Y = Gasbeton, Sl = Schlacke, Kl = Klinker, Gl = Gips, Fl = Fliesen, ES = Estrich, P = Putz, Ho = Holz

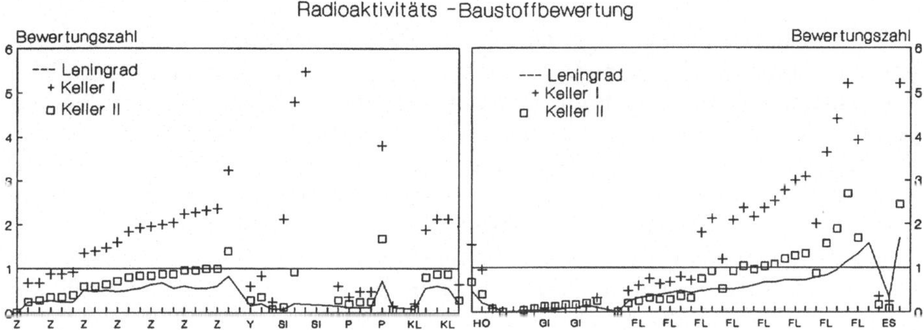

Abbildung 6: Vergleich der verschiedenen Bewertungskriterien bei Anwendung auf unterschiedliche Baustoffe. Die durchgezogene Linie ergibt sich aus der Leningrader Fornel (siehe auch Text)

Bei Bewertung gemäß Leningrader Formel (durchgezogene Linie) ergibt sich, daß bis auf einige Schlacken-Bausteine, Klinker und Fliesen alle Baustoffe die Anforderungen erfüllen. Dabei zeigt sich bei Fliesen besonders die hohe Bewertung des Kaliumanteils (Gammastrahlung) im Baumaterial durch die Leningrader Formel. Hier liegt die Bewertung durch die Formel Keller 2 niedrieger, da sie nur den Radon 226- und Thorium 232-Anteil berücksichtigt. Bei allen anderen Baustoffen liegt die Bewertung höher, ist also schärfer. Die Anwendung der Formel 2 nach Keller zeigt, daß tatsächlich immer noch die Mehrheit der Baustoffe, die derzeit verwendet werden, unterhalb des Bewertungskriteriums liegen. Unter diesem Gesichtspunkt war die Bewertung von Keller richtig ausgewählt.

Wählt man dagegen eine Bewertung auf Grund der Minimierung, daß die zusätzliche Strahlenbelastung weniger als 0,5 Milli-Sievert pro Jahr betragen soll, so erhält man nur noch für wenige Ziegelbaustoffe, für einige Klinker und wenige Fliesen und Putze eine Bewertung unter 1. Allerdings bedarf die Anwendung dieser Formel auf Fliesen noch besonderer Untersuchungen. Fliesen werden im allgemeinen in einer dünneren Schicht als herkömmliche Wandbaustoffe eingebaut. Das gleiche gilt für Putze und Estrich. Zur Minimierung der Strahlenbelastung ist daher bei einer Reihe von Baustoffen wie Ziegel, Klinker, Fliesen noch ein deutlicher Bedarf an Untersuchungen zur Reduktion der natürlichen Strahlenbelastung notwendig. Dazu müssen entweder neue Normen geschaffen werden, die auf einer Strahlenminimierung basieren oder ein zusätzliches Gütesiegel für radioaktivitätsarme Baustoffe eingeführt werden.

Zusammenfassung

In den Gebieten mit geringer natürlicher Radonkonzentration durch Ausgasen aus dem Boden wird eine hohe Radonbelastung in der Innenraumluft, die über dem Mittelwert von ca. 46 Bq/m^3 liegt, im wesentlichen durch Baustoffe hervorgerufen. Extremwerte werden besonders in Altbauten durch Schlackenbaustoffe, Schlackenfüllungen in Holzfußböden und Schlackenwärmedämmungen in Dekken und Dachstühlen hervorgerufen. Die vorliegenden Grenz- und Richtwerte für Radonkonzentrationen in der Innenraumluft und für Radioaktivitäts- konzentrationen in Baustoffen wurden nicht unter dem Gesichtspunkt der Strahlenminimierung aufgestellt. Sie stellen vielmehr den Versuch dar, die Mehrzahl der vorhandenen Raumluftkonzentrationen und die Mehrzahl der derzeit gebräuchlichen Baustoffe so zu beurteilen, daß sie als strahlenbiologisch positiv eingestuft werden können.

Die Grenz- und Richtwertfindung unter dem Gesichtspunkt, daß möglichst viele Fälle unterhalb der gewählten Grenzwerte liegen, entspricht nicht dem Gebot des Strahlenschutzes. Folgt man dem Gebot der Strahlenminimierung, dann müssen die Grenzwerte mindestens so gelegt werden, daß auf der Basis einer zulässigen oder resultierenden Strahlenbelastung ein Grenzwert gewählt wird. Ziel für das weitere Vorgehen in der Zukunft kann nur sein, dem Minimierungsgebot zu folgen. Mit dem Ausweiten der Energiesparmaßnahmen auf noch stärkere Lüfungskontrolle ist hier geboten, die Radonkonzentration in Räumen so gering wie möglich zu halten. Da die Strahlenschutzkommission bei der Auswahl ihrer Richtwerte sich nicht in der Lage gesehen hat, dem Minimierungsgebot zu folgen, ist ein Gütesiegel für strahlenbiologisch unbedenkliche Baustoffe und ein Gütesiegel für strahlenbiologisch überprüfte Innenräume zu fordern .

Literatur

1. Urban,M., Wicke,A., Kiefer,H. Bestimmung der Strahlenbelastung durch Radon und dessen kurzlebiger Zerfallsprodukte in Wohnhäusern und im Freien, KfK-Bericht 3805 1985
2. Luftschadstoffe in Innenräumen: Exposition und gesundheitliche Auswirkungen. Bericht über eine WHO-Tagung Kopenhagen 1982
3. Keller,G., Folkerts,K.H., Muth,H. Discussing possible standards of natural radioaktivity in building materials. Radiation and environmental biophysics (1987) 26:143-150

Die Wirkung von Radon und dessen Zerfallsprodukten auf das peptiderge System bei Mensch und Tier.

Günther Bernatzky, Zoologisches Institut und Zentrale Tierhaltung der Naturwissenschaftlichen Fakultät der Universität Salzburg, Österreich

Zusammenfassung

Über die Wirkungen niedrig dosierter ionisierender Strahlung existieren zahlreiche Publikationen. Häufig wird auf die schädigenden Effekte hingewiesen. Allerdings gibt es auch Berichte über positive Effekte niedrig dosierter ionisierender Strahlung. In der vorliegenden Studie wurden die Wirkungen von Radon-222 (^{222}Rn) und dessen Zerfallsprodukten auf das peptiderge System von Versuchstieren (Swiss-Mäuse und Sprague Dawley-Ratten) untersucht. Dabei wurden anhand eines Labor-Tier-Modells die Bedingungen im Heilstollen Böckstein (Badgastein, Österreich) simuliert. Mittels immuncytochemischer und radioimmunologischer Methoden wurden Blut- und Gewebsproben von 6 Tage lang mit ^{222}Rn bestrahlten Ratten analysiert.

Weiter wurde neben einer reinen Verhaltensbeobachtung aller Tiere auch die Reaktionszeit bestrahlter männlicher Mäuse im Vergleich zu nicht bestrahlten Tieren auf der Hot-plate ermittelt. Bei den durchgeführten Blutanalysen fiel eine signifikante Verminderung des Kaliumspiegels bei den ^{222}Rn bestrahlten Tieren auf. Bei diesen Tieren zeigte sich, daß lediglich die drei Peptide Substanz P (SP), Calcitonin-Gene Related Peptide (CGRP) und Neurokinin A (NKA) signifikant erhöht waren: CGRP war in der Schilddrüse um das 2.6-fache, im Rückenmark um das 2-fache, SP war in der Lunge und im Bronchus um das 2-fache, NKA in der Lunge um das 2.4-fache höher konzentriert als in den Kontrolltieren.

Ein Zusammenhang zwischen der Bestrahlung mit ^{222}Rn und dem Auftreten einer Hyperalgesie konnte an Mäusen festgestellt werden. In Übereinstimmung mit Beobachtungen anderer Autoren lassen unsere Ergebnisse den Schluß zu, daß die bei Patienten während einer Heilstollentherapie auftretenden Hypersensibilitätserscheinungen auf die erhöhte CGRP-Konzentration im Rückenmark zurückzuführen sein dürften.

Einleitung

Die Wirkungen niedrig dosierter ionisierender Strahlung werden in der Literatur kontrovers behandelt. Verschiedene Arbeiten geben zwar Hinweise auf positive Effekte (HORMESIS: LUCKEY, 1980; COHEN, 1987), doch wird von vielen Autoren schon bei Einwirkung von niedrigen Strahlendosen über eine Zunahme des Strahlenrisikos berichtet (MORGAN, 1979; NUSSBAUM, 1989). Neue Arbeiten zeigen, daß niedrig dosierte ionisierende Strahlung Mutationen im genetischen Apparat von Säugetierzellen durch Austausch einzelner Basen von Nukleinsäuren auslösen kann (BREIMER, 1988).

Dennoch wird das radioaktive Edelgas Radon in verschiedenen Kurorten der Bundesrepublik Deutschland, Italiens, Ungarns, der Sowjetunion und Österreichs für therapeutische Zwecke verwendet. Zu den Hauptindikationen einer Radon-Behandlung im österreichischen Kurort Badgastein (und auch Bad Hofgastein) gehören die Erkrankungen des rheumatischen Formenkreises (GÜNTHER, 1959, 1960). Die dabei von Patienten immer wieder angegebene schmerzlindernde Wirkung einer Heilstollenbehandlung wird vor allem dem ^{222}Rn zugeschrieben (SCHEMINZKY, 1965; THALER, 1985).

In letzter Zeit wurden einige Arbeiten über die Kurzzeitwirkungen niedriger Strahlendosen, wie sie im Rahmen einer Therapie mit natürlich vorkommenden Radionukliden Anwendung finden, publiziert (BERNATZKY et al.,1988; DEETJEN, 1988; FRICK und PFALLER, 1988; KRONBERGER, 1988; WITTAUER, 1988; BLUM, 1989; HOLZLEITHNER, 1989). Obwohl in vielen Arbeiten Änderungen des hormonalen Systems und verschiedener physiologischer Faktoren dargestellt werden und Radon auch zur Therapie bestimmter Erkrankungen empfoh- len wird (THALER, 1985), ist über Wirkungen auf regulatorische Peptide und andere Hormone nur wenig bekannt.

Im Heilstollen Badgastein-Böckstein sind mindestens drei Faktoren für den Therapieerfolg bei verschiedenen rheumatischen Erkrankungen oder auch Erkrankungen des respiratorischen Systems wesentlich:

- Radon und dessen Zerfallsprodukte,
- erhöhte Temperatur und
- erhöhte Feuchtigkeit der Luft.

Die mittlere Radonkonzentration wird mit ca. 4 nCi/l Luft angegeben. Die Inkorporation erfolgt hauptsächlich durch Inhalation über den Respirationstrakt. Wegen der geringen Reichweite der α-Strahlung spielt die Aufnahme über die Haut nur eine untergeordnete Rolle. Bei der Inhalation gelangen alle freien Rn-Atome unmittelbar ins Blut (JACOBI und EISFELD, 1980). Nur ca. 30 % der Rn-Zerfallsprodukte werden vom Epithel aufgenommen (JAMES et al., 1981). Freie Nuklide lagern sich auf Grund ihres hohen Diffusionskoeffizienten in der Schleimhaut des Tracheobronchialbereichs ab (HOFMANN und STEINHÄUSLER, 1976). Schließlich stellt sich ein Löslichkeitsgleichgewicht in verschiedenen Geweben und Organen ein, wobei ebensoviel ^{222}Rn ausgeatmet wie eingeatmet wird (POHL-RÜLING und SCHEMINZKY, 1954).

Die ^{222}Rn-Konzentration in den meisten Geweben und Organen des Körpers erreicht nach ungefähr einer Stunde Inhalationsdauer 30-40 % der ^{222}Rn-Konzentration der inhalierten Luft (POHL, 1964). Auf Grund seiner großen Lipidlöslichkeit wird ^{222}Rn im gut durchbluteten Fettgewebe gespeichert und stark angereichert (POHL, 1964). Im Zentralnervensystem erfolgt diese Speicherung in den myelinisierten Nervenfasern. Auch in Drüsen mit innerer Sekretion wird ^{222}Rn abgelagert (SCHEMINZKY, 1957; POHL, 1964).

Beim Schmerzgeschehen sind verschiedene regulatorische Peptide von Bedeutung: Vor allem Substanz P (SP) wird die Rolle des zentralen Schmerzreiz-Transmitters im dorsalen Rückenmarksbereich beigemessen (LEMBECK, 1954; TAKAHASHI und OTSUKA, 1975; HENRY, 1982; OTSUKA und KONISHI, 1983). SP stellt einen der Transmitter der nociceptiven afferenten Neuronen dar, sie wurden im Rückenmark des Menschen (CUELLO, 1976) nachgewiesen. Nach Applikation von Schmerzreizen ist SP in den dorsalen Rückenmarksabschnitten gegenüber den ventralen deutlich erhöht (HENRY, 1982). SP bewirkt außerdem eine Kontraktion der glatten Muskulatur, unter anderem in der Bronchialschleimhaut und der Lunge sowie in Blutgefäßen (OTSUKA, 1983).

Mit SP koexistiert der exzitatorische Transmitter Calcitonin Gene-Related Peptide im dorsalen Rückenmarksabschnitt (CGRP; WIESENFELD-HALLIN et al., 1984; GIBSON et al., 1984; GIBBINS et al., 1985). CGRP führt neben einer Gefäßdilatation (UDDMAN et al., 1986) unter anderem zu einer Erniedrigung des Calciumspiegels im Plasma (ZAIDI et al.,1987) und intrathekal appliziert zu einer Hyperalgesie (OKU et al., 1987).

Ein weiterer von sensorischen C-Fasern freigesetzter Transmitter der nociceptiven primären Neurone ist Neurokinin A (NKA). NKA erhöht die mukoziliäre Aktivität im Sinus maxillaris des Kaninchens (LINDBERG et al., 1986), führt zu einer Kontraktion der glatten Muskulatur (MURAMATSU et al., 1987) und verlängert die Reaktionszeit im Tail-Flick Test, einem Schmerz-Test (GAMSE und SARIA, 1986).

In der vorliegenden Studie wurden im Tierversuch mittels eines Labormodells die wesentlichen Bedingungen, wie sie im Heilstollen Badgastein-Böckstein herrschen, simuliert. Ziel der Studie war, Indikatoren für eine kurzfristige Wirkung von ^{222}Rn auf Mensch und Tier zu finden.

Material und Methoden:

Tiere und Versuchsanordnung:

Für die Untersuchungen wurden 23 Ratten (Stamm: Sprague Dawley, Himberg; Österreich) beiderlei Geschlechts mit einem mittleren Lebensalter von 70 Tagen und einem Körpergewicht von 250 bis 390 g verwendet. Von den 23 Ratten wurden 12 Tiere exponiert, 11 Tiere dienten als Kontrolle. Für den Schmerztest wurden 23 männliche Mäuse (Stamm: Swiss OF-1, Himberg; Österreich) mit einem mittleren Lebensalter von 50 Tagen und einem Körpergewicht von 26 bis 32 g in die Untersuchungen miteinbezogen. Auch von den Mäusen wurden 12 Tiere exponiert, während 11 als Kontrolle fungierten.

Die Tiere blieben für zwei Wochen unter standardisierten Bedingungen (12 Stunden hell, 12 Stunden dunkel, 21° C Lufttemperatur und 60 % relative Luftfeuchtigkeit) zur Eingewöhnung in der Zentralen Tierhaltung der Universität

Salzburg. Alle Tiere erhielten Altromin-Futter (Chemie-Linz, Österreich) und Wasser ad libitum.

Die Versuchsanordnung bestand aus 2 nebeneinander aufgestellten, geschlossenen Systemen mit je einem Exsikkator und einer Pumpe. Für die Expositionstiere waren eine Radium (Ra)-Quelle und drei zwischengeschaltete Waschflaschen (Abb. 1 a), für die Kontrolltiere war nur eine Waschflasche in das System eingebaut (Abb. 1 b). Mittels der Pumpe wurde Zimmerluft durch eine abgeschirmte Ra-Wasser-Lösung gepreßt und in den großen Exsikkator eingebracht. Die Aktivität der Lösung betrug 5.7 mCi/l (2.1 x 10^5 kBq/l) Luft; im Versuchsbehälter stellte sich damit eine ^{222}Rn-Konzentration von 60± 10 μCi/l (2,2 x 10^3 kBq/l) Luft ein. Um zu vermeiden, daß Ra- und Rn-Zerfallsprodukte in die Atemluft der Tiere gelangten, wurden der Ra-Quelle zwei Waschflaschen nachgeschaltet. Dadurch und durch Diffusionsabscheidung in den Schläuchen lag im Exsikkator der Gehalt an Zerfallsprodukten bei nur ca. 7 x 10^4 WLM, was bei einer täglich zweistündigen Ver-

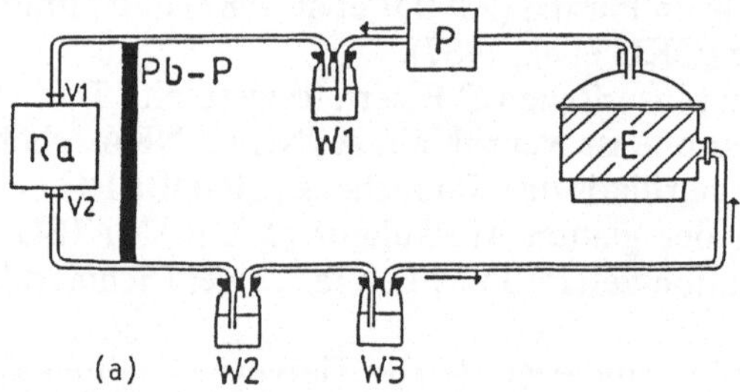

E: Exsikkator; P: Pumpe; Ra: Radiumquelle;
W1, W2, W3: Waschflaschen; Pb-P: Bleiplatten;
V1, V2: Ventile

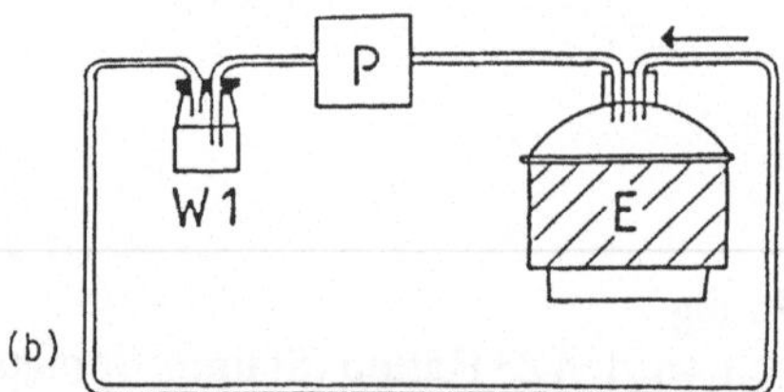

Abbildung 1: Schematische Darstellung der Versuchsanordnung zur ^{222}Rn-Exposition (a). Die Tiere der Kontrollgruppe waren zur gleichen Zeit in einer identischen Anlage ohne Radium-Quelle mit nur einer Waschflasche untergebracht (b)

suchsdauer etwa 840 WLM entsprach. Die Tiere in dem Kontrollbehälter atmeten in ihrem geschlossenen System reine Zimmerluft. In den Versuchsbehältern beider Tiergruppen wurden die Lufttemperatur auf 21° C und die relative Luftfeuchtigkeit auf 90 % konstant gehalten (BERNATZKY et al., 1988). Je 4 Ratten oder je

6 Mäuse wurden im Frühjahr (März, April) sechs Tage hindurch täglich zweimal (um 9.00 Uhr und um 14.00 Uhr) für je eine Stunde in die Exsikkatoren gesetzt.

1) Verhaltensbeobachtung, Abnahme von Blutproben und Entnahme von Gewebsproben:

Während der Verweilzeit der Tiere in beiden Exsikkatoren wurde das Verhalten der Tiere beobachtet und protokolliert. Das Körpergewicht aller Tiere wurde täglich kontrolliert.

Die Tiere wurden am Vormittag des siebten Tages mit Pentobarbiton (Nembutal, CEVA, Frankreich; 50 mg/kg i.p.) narkotisiert. Nach Öffnen des Thorax erfolgte die Blutabnahme durch Herzpunktion. Unmittelbar nach der Blutentnahme wurden Gewebsproben aus Trachea mit Bifurkation, linkem Hauptbronchus, linker Lunge und die Schilddrüsen entnommen. Nach Laminektomie wurde das Rückenmark in dorsalen, ventralen sowie linken und rechten Abschnitt unterteilt. Gewebsproben wurden jeweils aus den thorakalen, lumbalen und sakralen Bereichen entnommen. Dabei wurden Gewebe der rechten Seite in Bouinsche Lösung für immuncytochemische Untersuchungen fixiert; Gewebe der linken Seite wurden für radioimmunologische Bestimmungen gewogen, auf Trockeneis tiefgefroren und bei -70° C aufbewahrt.

2) Untersuchung der Blutproben:

Ein Teil des abgenommenen Blutes wurde in EDTA-Vacutainer (BECTON DICKINSON) gefüllt und bei + 4° C aufbewahrt. Der verbliebene Teil wurde bei 3500 U/min für 10 min zentrifugiert (Minifuge-Laborzentrifuge) und das auf diese Weise erhaltene Serum für die weiteren Bestimmungen bei -70° C tiefgefroren. Es wurde die Anzahl der roten Blutkörperchen mit Serum-Hämoglobin-Gehalt und Hämatokrit sowie durchschnittliches korpuskuläres Volumen (MCV) und durchschnittliches korpuskuläres Hämoglobin (MCH) ebenso wie die Anzahl der Leukocyten und Thrombocyten mit einem CC-780 Analysegerät (Firma Toa Medical Electronics; Kobe, Japan) bestimmt.

3) Untersuchung der Gewebsproben:

a) Immuncytochemische Methoden:

Als immuncytochemische Nachweismethoden wurden das Immunogold-Silver Staining (IGSS; HACKER et al., 1985) mit Silberazetat-Autometallographie (HACKER et al., 1988) und die Streptavidin-Biotin-Peroxidase-Methode (SBP; COGGI et al., 1986) verwendet. Beide Techniken wurden mit spezifischen Antikörpern gegen regulatorische Peptide und generelle Gewebstypmarker durchgeführt.

Primäre Antikörper und sekundäre Immunogold-Antikörper wurden 1 Stunde lang, sekundäre biotinylierte Antikörper und Extravidin-Peroxidase 30 Minuten lang bei Raumtemperatur inkubiert. Zur Vermeidung unspezifischer Reaktionen in Bouin-fixiertem Nervengewebe erfolgte bei den Rückenmarksschnitten eine

Trypsin-Vorbehandlung (0,1 % Trypsin in Phosphatpuffer (PBS); pH 7,2). Immungefärbte Schnitte wurden mit Haematoxylin und/oder Eosin gegengefärbt. Es wurden zwischen beiden Gruppen von Tieren die relative Anzahl der Nervenfasern, Perikaryen und endokrinen Zellen pro Flächeneinheit verglichen.

b) Radioimmunologische Methode:

Die tiefgefrorenen Gewebsproben wurden in 2N Essigsäure gelöst, anschließend homogenisiert, lyophilisiert und in Pufferlösungen verdünnt. RIA-Messungen wurden für SP (GAMSE et al., 1979), CGRP (GAMSE und SARIA, 1985), und für NKA (SARIA et al., 1986) durchgeführt. Die genaue Charakterisierung der für die RIA-Untersuchung verwendeten CGRP und SP Antikörper findet sich in BERNATZKY et al., 1988.

4) Schmerztest: Hot plate-Test

Die Durchführung des Hot plate-Tests erfolgte mittels einer hohlen Kupferplatte, die ständig von 55° C warmem Wasser durchspült wurde. Expositions- und Kontrolltiere wurden an jedem der sechs Versuchstage unmittelbar vor und unmittelbar nach dem einstündigen Exsikkator-Aufenthalt auf diese Platte gesetzt. Die Zeitdauer, für die das Tier auf dieser Platte saß, ohne aufzuspringen oder die Vorderpfote zu heben, wurde als Reaktionszeit gemessen (GAMSE, 1982). Falls ein Tier nach 20 Sekunden noch keine Reaktion zeigte, wurde dieser Wert als Reaktionszeit angenommen und der Versuch abgebrochen (cut-off Zeit). Dieser Test wurde zweimal hintereinander durchgeführt, so daß sich je Tier und Versuch zwei Meßwerte ergaben.

5) Statistische Auswertung:

Tabelle 1: Übersicht über die für die immuncytochemischen Färbungen verwendeten sekundären Antikörper

ANTIKÖRPER	CODE	OPT. VERDÜN.	QUELLE
Schwein anti-Kaninchen IgG 5 nm Gold-adsorbiert	G 386	1/25	Dakopatts, DK
Kaninchen anti-Maus IgG 5 nm Gold-adsorbiert	G 385	1/25	Dakopatts, DK
Ziege anti-Kaninchen IgG 5 nm Gold-adsorbiert	GAR G5 IgG	1/50	Jansen, Belgien
Ziege anti-Maus IgG 5 nm Gold-adsorbiert	GAM G5 IgG	1/50	Jansen, Belgien
Extravidin™-Biotin-Anti-Maus Ig-Kit	7801-1	1/15	BioMarkor, Israel
Extravidin™-Biotin-Anti-Kaninchen Ig-Kit	7871-1	1/15	BioMarkor, Israel

Die gewonnenen Daten wurden statistisch ausgewertet. Die Ergebnisse der Blut- und Gewebsuntersuchungen sowie des Hot plate-Tests von Expositions- und Kontrolltieren wurden mit Hilfe des Student t-Tests und des Mann-Whitney U-Tests auf Signifikanz geprüft.

Ergebnisse:

1. Verhaltensbeobachtung und Blutanalysen:

Die ^{222}Rn-exponierten Tiere zeigten ein ausgeprägteres Putzverhalten (Grooming) als die Kontrolltiere. Während die Kontrolltiere am Ende der Untersuchungszeit häufig schliefen, waren die exponierten Tiere äußerst lebhaft. Das täglich festgestellte Körpergewicht der exponierten Tiere zeigte keine Unterschiede zu dem der Kontrolltiere. Die gemessenen Blutparameter (Tabelle 2) der ^{222}Rn exponierten Tiere zeigten gegenüber den Kontrolltieren keine Unterschiede. Einzig die Konzentration von Kalium war bei den exponierten Tieren signifikant erniedrigt.

Tabelle 2: Vergleich der gemessenen Blutparameter von ^{222}Rn-exponierten Ratten und Kontrolltieren. MCV (mean corpuscular volume) = mittleres Volumen des einzelnen Erythrocyten MCH (mean corpuscular haemoglobin) = mittlerer Hämoglobingehalt des einzelnen Erythrocyten. n = Anzahl der Tiere, x = Mittelwert, ±SEM = Standardfehler

	222-Rn EXPONIERTE TIERE n = 12		KONTROLLTIERE n = 11		STUDENT t- TEST
	x	± SEM	x	± SEM	p
LEUCOCYTEN (pro mm^3)	3600.00	361.58	4209.09	599.29	p=0.40
THROMBOCYTEN (pro mm^3)	$63 \cdot 10^4$	$72 \cdot 10^3$	$58 \cdot 10^4$	$63 \cdot 10^3$	p=0.63
ERYTHROCYTEN (pro mm^3)	$6.61 \cdot 10^6$	0.08	$5.96 \cdot 10^6$	0.55	p=0.27
HÄMOGLOBIN (g/dl)	13.95	1.19	12.69	1.14	p=0.31
MCV (fl)	64.81	0.69	64.36	0.90	p=0.69
MCH (pg)	21.18	0.28	21.36	0.51	p=0.76
HÄMATOKRIT	43.00	0.74	38.25	3.52	p=0.74
KALIUM (g/dl)	4.25	0.77	5.17	0.30	p=0.02 *

* signifikanter Unterschied: $p < 0.05$

2. Gewebsanalysen:

a) Immuncytochemische Untersuchungen:

Die relative Anzahl der immunreaktiven Nervenfasern, Perikaryen und endokrinen Zellen pro Flächeneinheit war bei beiden immuncytochemischen Methoden vergleichbar und ergab **keinen** Hinweis auf Unterschiede zwischen Expositions- und Kontrollgruppe (Tabelle 3).

Tabelle 3: Vorkommen und Verteilung von Substanz P (SP) und Calcitonin Gene Related Peptide (CGRP) in der grauen Substanz des Rückenmarks (Ratte) bei Expositions- und Kontrolltieren.

PEPTID	DORSAL-HORN		VENTRAL-HORN	
SP	+ +	o	(+)	-
CGRP	+ + +	-	(+)	oo

Nervenfasern: einige wenige (+), wenige +, mäßig viele + +, sehr viele + + +
Zellkörper: wenige o, mäßig viele oo, sehr viele ooo
Negativ: -

b) Radioimmunologische Bestimmungen:

Bei den radioimmunologischen Bestimmungen der Konzentrationen von SP und NKA im Respirationstrakt und CGRP im Rückenmark und in der Schilddrüse konnten signifikante bis hochsignifikante Unterschiede (Tabelle 4a, 4b, Tabelle 5) in den Geweben von ^{222}Rn-exponierten Tieren im Vergleich zu den und Kontrolltieren festgestellt werden:

Im Hauptbronchus und der Lunge wurden für SP und NKA signifikante Unterschiede gefunden (Tabelle 4 a, b): SP war in der Bronchialschleimhaut der exponierten männlichen Tiere signifikant ($p = 0.023$), und in der Lunge der exponierten weiblichen Tiere hoch signifikant ($p = 0.008$) erhöht. NKA war in der Bronchialschleimhaut beider Geschlechter der exponierten Tiere ($p = 0.036$ bei weiblichen Tieren; $p = 0.027$ bei männlichen Tieren) und in der Lunge der exponierten weiblichen Tiere signifikant erhöht ($p = 0.024$). In denSchilddrüsen konnten um das 2.6-fache erhöhte CGRP-Konzentrationen bei den exponierten Tieren festgestellt werden (Tabelle 5). Zusätzlich zeigte sich bei ^{222}Rn exponierten männlichen Ratten gegenüber den Kontrolltieren eine signifikante Erhöhung der CGRP-Konzentration in den dorsalen Anteilen des Rückenmarks, wobei im Thorakal- und Lumbalbereich eine hoch signifikante ($p = 0.006$) Zunahme um das 2-fache beobachtet wurde.

Tabelle 4: (a), (b) **Radioimmunologische Bestimmungen der Neurokinin A (NKA)- und Substanz P (SP)- Immunreaktivität im Hauptbronchus und in der Lunge weiblicher (a) und männlicher (b) ^{222}Rn exponierter Ratten und Kontrolltiere. AK = Antikörper (Angaben in ng/g Gewebe), n = Anzahl der Tiere, x = Mittelwert, ±SEM = Standardfehler**

ORGAN (a)	AK	Rn-222 EXPONIERTE TIERE Bronchus n=8 Lunge n=8 x	± SEM	KONTROLL TIERE n=8 n=8 x	± SEM	STUDENT t-Test p< 0.05	MANN-WHITEY p<0.01
Bronchus	NKA	1.620	0.292	0.633	0.118	p=0.036 *	p=0.083 *
	SP	8.120	1.830	4.733	0.678	p=0.104	p=0.227
Lunge	NKA	0.446	0.094	0.189	0.037	p=0.024*	p=0.041*
	SP	1.723	0.226	0.971	0.091	p=0.008**	p=0.014*

ORGAN (b)	AK	Rn-222 EXPONIERTE TIERE Bronchus n=8 Lunge n=8 x	± SEM	KONTROLL TIERE n=8 n=8 x	± SEM	STUDENT t-Test p< 0.05	MANN-WHITEY p<0.01
Bronchus	NKA	1.480	0.235	0.787	0.152	p=0.027*	p=0.021*
	SP	9.481	1.551	5.008	0.824	p=0.023*	p=0.014*
Lunge	NKA	0.090	0.034	0.137	0.040	p=0.374	p=0.134
	SP	1.170	0.193	0.815	0.183	p=0.206	p=0.227

* signifikanter Unterschied: p<0.05
** hoch signifikanter Unterschied: p<0.01

3. Schmerztest: Hot plate-Test

Bei den im Verlauf der sechstägigen Untersuchung gemessenen Reaktionszeiten der männlichen Mäuse (Abbildung 2) zeigte sich erstmalig am 3. Tag nachmittags nach der Exposition ein signifikanter (p = 0.015) Unterschied zwischen der ^{222}Rn-exponierten Gruppe und der Kontrollgruppe. Dabei zeigten die ^{222}Rn-exponierten Tiere eine signifikante Verkürzung der Reaktionszeit. Am 4. Tag konnte diese signifikant verkürzte Reaktionszeit sowohl nach der vormittägigen (p = 0.0125), als auch nach der nachmittägigen (p = 0.0176) Exposition festgestellt werden. Am 5. Tag zeigte sich dasselbe Erscheinungsbild (p = 0.0428 und p = 0.0445), doch war am Nachmittag zusätzlich auch vor der einstündigen Exposition ein signifikanter ($p = 0.0152$) Unterschied im Vergleich zu den Kontrolltieren festzustellen. Am 6. Tag schließlich waren diese Unterschiede nach dem Verweilen in den Versuchskammern hochsignifikant ($p = 0.0037$ und $p = 0.0066$).

Tabelle 5: Radioimmunologische Bestimmung der Calcitonin Gene-Related Peptide (CGRP) Immunreaktivität im Rückenmark (dorsaler Thorakal- und Lumbalbereich männlicher Tiere) und der Schilddrüse von Ratten. RM: Rückenmark (dorsaler Thorakal- und Lumbalbereich); SCH: Schilddrüse; AK: Antikörper; Angaben in pg/mg Gewebe und ng/g Schilddrüse, n = Anzahl der Tiere, x = Mittelwert, ±SEM = Standardfehler

ORGAN	AK	Rn-222 EXPONIERTE TIERE		KONTROLL TIERE		STUDENT	MANN-WHITEY
		n = 8		n = 7			
		x	± SEM	x	± SEM	p < 0.05	p < 0.05
RM	CGRP	2729	362.89	1411	100.81	p = 0.006**	p = 0.012**
		n = 11		n = 10			
SCH	CGRP	644.76	127	243.43	54.27	p = 0.011*	p = 0.0079*

* signifikanter Unterschied: p < 0.05
** hoch signifikanter Unterschied: p < 0.01

Wurden die Vormittags- und Nachmittagswerte jeweils gemeinsam ausgewertet und verglichen, so ergaben sich signifikante Unterschiede einzig am Nachmittag (Abbildung 2): Die ^{222}Rn-exponierten Tiere zeigten im Vergleich "vor Exposition" zu "nach Exposition" eine signifikante ($p = 0.0238$) Verkürzung der Reaktionszeit. Ebenso waren die Reaktionszeiten der ^{222}Rn bestrahlten Tiere vor der Exposition im Vergleich zu den Kontrolltieren signifikant ($p = 0.020$) kürzer. Auch nach der ^{222}Rn Exposition waren diese Reaktionszeiten noch signifikant ($p = 0.014$).

Diskussion:

Die pathophysiologischen Wirkungen ionisierender Strahlung waren in den letzten Jahren wiederholt Gegenstand zahlreicher Publikationen (siehe KÖHNLEIN et al., 1989). In vielen Arbeiten wird eine lineare Abhängigkeit der Strahlenwirkung im Niedrig-Dosis-Bereich beschrieben (BEIR II 1980; BEIR III, 1980). So geht auch die Internationale Kommission für Strahlenschutz (ICRP, 1977) davon aus, daß eine lineare Beziehung zwischen der Strahlendosis und den dadurch ausgelösten negativen biologischen Wirkungen besteht. Auf dieser Annahme beruht das ALARA-PRINZIP (ALARA = AS LOW AS REASONABLY ACHIEVABLE), d.h. die Empfehlung, eine berufliche Strahlenexposition so gering zu halten, wie vernünftigerweise zu erreichen ist.

Diese allgemeine Annahme einer linearen Beziehung von Dosis zu Wirkung widerspricht jedoch dem biologischen Grundgesetz von Arndt-Schulz. Dieses besagt, daß große Dosen von Arzneimitteln, UV-Strahlen oder Ähnlichem hemmen und lähmen, kleine aber reizen und fördern können (SCHULZ, 1888; SOUTHAM und EHRLICH, 1943; WACHSMANN, 1989). So gibt es auch Publikationen, die von einer gesundheitsfördernden Wirkung niedrig dosierter ionisierender Strahlung sprechen (siehe COHEN, 1987). LUCKEY sichtete 1980 die zu diesem Thema publizierte Literatur, in der sowohl Erfahrungen an Menschen und Daten aus Tierexperimenten als auch Untersuchungen an Pflanzen dargestellt wurden. Es konnte gezeigt werden, daß nach Einwirkung niedriger Dosen ionisierender Strahlung die Krebsrate im allgemeinen unterhalb derjenigen von unbestrahlten Kontrollen liegt. LUCKEY trug wesentlich zur Entwicklung der generellen Theorie der HORMESIS bei. Dieser Begriff wurde erstmals 1943 von SOUTHAM und EHRLICH verwendet. Unter Hormesis versteht man allgemein den stimulierenden positiven Effekt von niedrigen Dosen einer bestimmten Substanz (oder eines bestimmten Reizes), die in größeren Dosen schädigend wirkt.

Das über den Respirationstrakt in das Blut aufgenommene ^{222}Rn und dessen Zerfallsprodukte werden über das Blutgefäßsystem in verschiedenen Organen und Geweben des Körpers unterschiedlich verteilt (POHL und POHL-RÜLING, 1977). Dabei haben unter den zirkulierenden Blutzellen die Lymphozyten eine besonders hohe Strahlenempfindlichkeit. Die Zahl dieser Zellen sinkt mit zunehmender Strahlendosis (FLIEDNER und STODTMEISTER, 1962). Allerdings konnten schon TUSCHL und KLEIN 1984 zeigen, daß es bei niedrig dosiert ^{222}Rn-exponierten Versuchspersonen (14 bis 96 mrad/Monat) zu einer erhöhten Aktivität der Reparaturmechanismen in der DNA der Lymphoyzten kommt. Übereinstimmend mit den Ergebnissen von BECKER et al.(1976), die den ausgereiften Blutzellen der weißen und roten Reihe eine hohe Strahlenresistenz beimessen, konnten auch wir im Blut ^{222}Rn-exponierter Ratten keine Unterschiede im Vergleich zum Blut der Kontrolltiere feststellen (Tab. 2). Unsere Ergebnisse stimmen auch mit Daten, die an Patienten des Heilstollens Badgastein-Böckstein erhoben wurden, überein. In diesbezüglichen Arbeiten konnten **keine** Änderungen im roten und weißen Blutbild nach Aufenthalt im Heilstollen festgestellt werden (HENN, 1959; SCHEMINZKY, 1966).

Hinsichtlich des Verhaltens der Tiere zeigten die ^{222}Rn-exponierten Tiere im Vergleich zu den Kontrolltieren deutlich häufiger Grooming. Die exponierten Tiere waren auch wesentlich aktiver als die Kontrolltiere. GAMSE und SARIA konnten 1986 zeigen, daß an der Maus intrathekal verabreichtes SP oder NKA verkehrt proportionale dosisabhängige Verhaltensänderungen wie Kratzen, Lekken und Beißen auslöst. Möglicherweise stehen unsere Beobachtungen mit der von uns gefundenen erhöhten Konzentration der Peptide SP und NKA in Zusammenhang.

Im Heilstollen Badgastein-Böckstein wurden auch bei der Therapie von Asthma bronchiale gute Erfahrungen gemacht (SCHEMINZKY, 1957). Bei der Entstehung und beim Verlauf von Asthma bronchiale spielen genetischen Faktoren ebenso wie Umweltfaktoren eine wesentliche Rolle. Diese Umweltfaktoren wirken vor allem auf die Bronchialschleimhaut, wobei u. a. eine Stimulation neuromuskulärer Elemente von Bedeutung ist (HARGRAEVE, 1986).

Bisher wurden im Respirationstrakt schon zahlreiche regulatorische Peptide als Regulatoren für den Blutfluß und für die Drüsensekretion beschrieben (SAID und MUTT, 1977; SAID et al., 1982; BURNSTOCK und GRIFFITH, 1983; PALMER et al., 1985; GASHI et al., 1986; SAID, 1987; PALMER et al., 1987). Auch wurde von möglichen Zusammenhängen zwischen den - in unserer Studie untersuchten - regulatorischen Peptiden CGRP und SP und Erkrankungen des Atemtraktes berichtet. COLES et al. (1981), MORICE et al. (1983) und RICHARDSON und WEBBER (1987) vermuten, daß diese Peptide auch das Krankheitsbild von Asthma bronchiale beeinflussen. BARNES (1986) schreibt, daß SP möglicherweise durch einen Axonreflex sezerniert wird und bei Asthma bronchiale und einer Inflammation der Atemwege von Bedeutung ist. PALMER et al. (1987) konnten zeigen, daß SP eine Kontraktion der glatten Muskulatur der Bronchien bewirkt. LUNDBERG und SARIA berichteten 1983, daß SP auch an der Pathogenese des Bronchialödems und der Antwort auf Irritantien beteiligt ist. Von SP ist darüber hinaus eine histaminfreisetzende Wirkung aus Mastzellen der Haut bekannt (FOREMAN, 1987). BOGOLJUBOV et al. berichteten 1984, daß nach ^{222}Rn-Exposition die Histaminkonzentration in der Haut ansteigt. In unserer Untersuchung

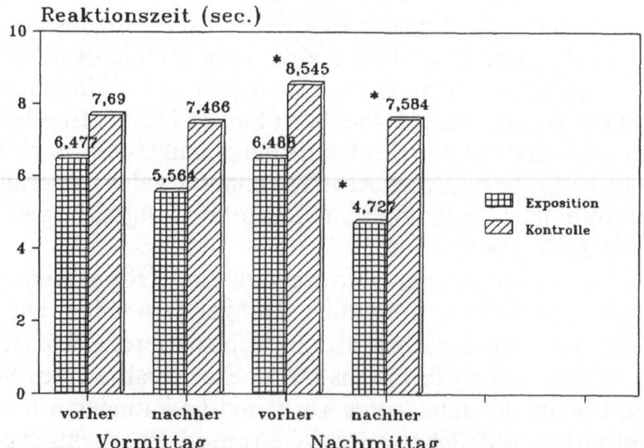

Abbildung 2: Gesamtergebnisse der Hot plate- Tests: Alle Reaktionszeiten der ^{222}Rn-exponierten Tiere wurden mit den jeweiligen Zeiten der Kontrolltiere verglichen. Jeder Balken stellt den Mittelwert aus 144 (^{222}Rn-exponierten Tiere) und 132 (Kontrolltiere) Einzelmessungen dar;
* signifikanter Unterschied: $p < 0.05$

war die SP-Konzentration in der Lunge und in der Trachea erhöht (Tab. 4 a, b). Ob es dadurch zu einer Histaminausschüttung kommen kann, ist nicht bekannt. Vielleicht könnte daraus geschlossen werden, daß durch die kontraktionsfördernde Wirkung von SP der Abtransport von Irritantien erleichtert ist. NKA und SP bewirken jedenfalls im Sinus maxillaris des Kaninchens eine Erhöhung der mukoziliären Aktivität (LINDBERG et al., 1986).

Zusammenfassend lassen die Ergebnisse dieser Untersuchungen darauf schließen, daß durch Stimulation der C-Faser-Endigungen ein Axon-Reflex ausgelöst wird, wobei die Peptide SP und NKA erhöht freigesetzt werden. Das bedeutet, daß damit unter Umständen ein Zusammenhang auch mit der Pathogenese von Erkrankungen des respiratorischen Systems gesehen werden kann.

Schon in den sechziger Jahren beschrieben SCHEMINZKY, 1965, sowie HAUS und INAMA (1965), daß Patienten während der Gasteiner Heilstollenkur eine erhöhte Empfindlichkeit gegenüber verschiedenen Reizen, wie Kälte, Nässe oder Sonnenbestrahlung zeigen. Damals wurde diese erhöhte Empfindlichkeit mit einer gesteigerten Adrenalinausschüttung erklärt. Die von EIGELSREITER und SCHMIDT (1967) untersuchten Patienten mit Erkrankungen des rheumatischen Formenkreises zeigten - bei Schmerzlinderung im Bereich der erkrankten Körperstellen - zum überwiegenden Teil eine Erhöhung der Schmerzempfindlichkeit der Haut.

In unserer Untersuchung konnte ein signifikanter Anstieg der CGRP-Konzentration im dorsalen Rückenmarksanteil des thorakalen und lumbalen Abschnittes bei den ^{222}Rn-exponierten Ratten festgestellt werden (Tab. 5).

Das Vorkommen von CGRP in endokrinen Zellen und Nervenfasern deutet auf eine zweifache Rolle von CGRP hin: einerseits als Hormon und andererseits als neuraler Regulator des endokrinen Systems. Es wirkt als starker Vasodilatator (BRAIN et al., 1985, UDDMAN et al., 1986) und könnte damit auch eine bessere Durchblutung (BRAIN et al., 1986; TIPPINS, 1986; DIBETTE et al., 1987; THOM et al., 1987) im peripheren Kreislauf bewirken. Die schmerzstillende Wirkung einer Radon-Kur wird auch mit einer Verbesserung der Durchblutung erklärt (POHL-RÜLING und SCHMEMINZKY, 1954; BOGOLJUBOV et al., 1984; THALER, 1985). Die mögliche Funktion von CGRP in der Nociception und in der Modulation des autonomen und endokrinen Systems wird von WIMALAWANSA et al. (1987), und SKOFITSCH und JACOBOWITZ (1985) beschrieben. Auch die Co-Lokalisation mit SP in einigen Neuronen läßt auf das gleiche schließen (GOODMAN und IVERSEN, 1986).

In der Schilddrüse, wo wir bei ^{222}Rn-exponierten Tieren signifikant erhöhte CGRP-Werte fanden (Tabelle 5), lassen die entlang der Blutgefäße verlaufenden, CGRP-enthaltenden Nervenfasern auf Grund ihres engen Kontakts zu C-Zellen und Follikeln und deren Verteilung auf eine mögliche Funktion in der Kontrolle der Schilddrüsenaktivität, wie sie für SP von UDDMAN et al. (1986) gezeigt wurde, schließen.

Im Schmerztest (Hot plate-Test) konnte bei ^{222}Rn-exponierten männlichen Mäusen eine kürzere Reaktionszeit ab dem 3. Tag (Abb. 2) festgestellt werden. Diese Verkürzung der Reaktionszeit kann als Ausdruck einer Hyperalgesie interpretiert werden. In unserer Studie fanden wir CGRP bei ^{222}Rn-exponierten Ratten im dorsalen Rückenmarksbereich signifikant erhöht (Tab. 5).

Unsere Ergebnisse stehen in Übereinstimmung mit den Ergebnissen von OKU et al. (1987), die zeigen konnten, daß intrathekal verabreichtes CGRP (5 nmol/Ratte) eine signifikante Hyperalgesie gegenüber mechanischen Reizen verursacht. In diesen Arbeiten wurde gezeigt, daß im dorsalen Anteil des Rückenmarks CGRP die Freisetzung des eher heterogen verteilten Schmerztransmitters SP in primären afferenten Fasern verstärkt. Durch diese erhöhte SP-Freisetzung kommt es zu einer Verstärkung der Schmerzreizleitung. Damit liegt der Schluß nahe, daß bei einer größeren Konzentration von SP eine höhere Empfindlichkeit gegenüber peripheren Schmerzreizen besteht und damit die Reaktionszeit der getesteten Mäuse verkürzt ist.

Unsere Ergebnisse stehen in Widerspruch zu den von TESKEY und KAVALIERS (1984) beschriebenen, in denen sie nach Exposition mit niedrig dosierter ionisierender Strahlung eine Analgesie feststellen konnten. Allerdings wurde dabei mit Gamma- Strahlung gearbeitet und darüber hinaus geht die Jahreszeit, in der diese Untersuchungen an CF-1 Mäusen durchgeführt wurden, nicht hervor. Von unserer Arbeitsgruppe konnten in Opiatbindungsversuchen an Hühnerkükken Hinweise darauf gefunden werden, daß eine jahreszeitliche Abhängigkeit im Mechanismus der Opiatwirkung besteht (noch nicht publiziert).

Unsere Ergebnisse lassen den Schluß zu, daß die während einer Kur bei Patienten des Heilstollens Badgastein-Böckstein teilweise auftretenden, vorübergehenden Hypersensibilitätserscheinungen auf die durch die ^{222}Rn-Einwirkung erhöhte CGRP-Konzentration im dorsalen Anteil des Rückenmarks zurückzuführen sein dürften.

Obwohl in unseren bisherigen Arbeiten keine Hinweise auf eine schädigende Kurzzeitwirkung des ^{222}Rn gefunden werden konnten, müssen die Ergebnisse dennoch kritisch gesehen werden. Nach wie vor **fehlen** typische "Peptid-Indikatoren" für den Nachweis einer Positiv-Wirkung ionisierender Strahlung im Niedrig-Dosisbereich. Besonders muß darauf hingewiesen werden, daß es sich bei den von uns untersuchten Effekten um Kurzzeiteffekte handelt. Im Gegensatz dazu stehen die von uns nicht untersuchten möglichen stochastischen Langzeiteffekte wie Mutagenese und Karzinogenese. Wie bei jeder Therapie muß deshalb vor allem bei der Indikationsstellung für den therapeutischen Einsatz niedrig dosierter ionisierender Strahlung ein gründliches Abwägen der möglichen Risiken gegen den erhofften Nutzen erfolgen. Dabei wird neben der Art und Schwere des jeweiligen Krankheitsbildes sowie seiner Resistenz gegenüber herkömmlichen Therapien auch das Lebensalter des Patienten eine wesentliche Entscheidungsgrundlage darstellen.

In Zukunft werden weitere Untersuchungen, wie zum Beispiel die Überprüfung der Schmerzwahrnehmung bei Patienten im Laufe einer Radon-Kur und weitere physiologische Tests, u.a. Messung des Zellmembranpotentials und die Durchführung zusätzlicher Verhaltenstests, notwendig sein, um die Wirkungen niedrig dosierter ionisierender Strahlung noch exakter differenzieren zu können.

Schließlich wären auch Langzeituntersuchungen an mehreren Rattengenerationen von Bedeutung, um die Wirkung von niedrig dosiertem ^{222}Rn auf den genetischen Apparat zu dokumentieren. Nur so kann bewiesen oder ausgeschlossen werden, daß niedrig dosiertes ^{222}Rn über kurzzeitige Einwirkung mutagen und damit potentiell karzinogen wirkt.

Danksagungen:

Ich danke dem Forschungsinstitut "Gastein-Tauernregion" (vor allem Herrn Univ. Prof. Dr. H. ADAM und Herrn Univ. Prof. Dr. P. DEETJEN), der Forschungs- und Förderungsgesellschaft der Universität Salzburg und der Forschungsgemeinschaft Wien für die großzügige finanzielle Unterstützung der Forschungsprojekte. Weiter gebührt besonderer Dank der Salzburger Krebsgesellschaft, insbesondere Herrn Medizinalrat Dr. O. BRUNNER, für die Unterstützung durch einen Personal Computer, Herrn Univ.-Doz. Dr. W. HOFMANN und Frau Dr. B. REUBEL (Abteilung für Biophysik der Universität Salzburg) für die Messungen der Radonkonzentrationen und Herrn Dr. A.-H. GRAF für die statistische Auswertung und Darstellung. Für kritische Diskussionen danke ich auch Herrn Doz. Dr. G. W. HACKER und für die radioimmunologischen Bestimmungen Herrn Doz. Dr. A. SARIA. Den technischen Mitarbeiterinnen Frau Mag. F. BLUM, Frau Mag. H. HOLZLEITHNER, Frau Mag. C. KRONBERGER und Frau Mag. U. WITTAUER sei besonders gedankt.

LITERATURVERZEICHNIS:

BARNES, P. J.: Asthma as an axon reflex. Lancet 1, 242-245, 1986

BECKER, J., KUHN, H.M., WENZ, W., WILLICH, E.: Kursus: Radiologie und Strahlenschutz. 333 Seiten. Springer Verlag, Berlin, Heidelberg, New York, 1976

BEIR-Report II: COMMITEE ON THE BIOLOGICAL EFFECTS OF IONIZING RADIATION: The effects on populations of exposure to low-levels of ionizing radiation. Washington, DC.: National Academy Press, 1980

BEIR-Report III: The effects on population of exposure to low levels of ionizing radiation. Washington, DC.: National Academy Press, 1980

BERNATZKY, G., HACKER, G.W., HOFMANN, W., SARIA, A., KULLICH, W., ADAM, H.: Einfluß von Radon und Radon-Zerfallsprodukten auf das peptiderge System. Z. Phys. Med. Baln. Med. Klim. 39-46, 1988

BLUM, F.: Die Wirkung von Radon-222 und dessen Zerfallsprodukten auf Blut und Knochenmark von Rattus norvegicus. Diplomarbeit, Universität Salzburg, 1989

BOGOLJUBOV, W.M., RACHMANOVA, T.B., GUSAROV, I.I., CHUDOTJOPLY, A.S.: Biologische und klinische Wirkungsmechanismen von verschiedenen Arten der Radonbehandlung. Z. Phys. Med. Baln. Med. Klin. (Sonderheft 1) 13, 25-31, 1984

BRAIN, S.D., WILLIAMS, T.J., TIPPINS, J.R., MORRIS, H.R., MacINTYRE, I.: Calcitonin gene-related peptide is a potent vasodilator. Nature 313, 54-56, 1985

BRAIN, S.D., TIPPINS, J.R., MORRIS, H.R., MacINTYRE, I., WILLIAMS, T.J.: Potent vasodilator activity of calcitonin gene-related peptide in human skin. J. Invest. Dermatol. 87 (4), 533-536, 1986

BREIMER, L.H.: Ionizing radiation-induced mutagenesis. Br. J. Cancer, 57, 6-18, 1988

BURNSTOCK, G., GRIFFITH, S.G.: Neurohumoral control of the vasculatrue. In: Biology and pathology of the vessels wall. Woolf ed., Praeger Publishers. Eastborne, 15-40, 1983

COGGI, G., DELL'ORTO, P., VIALE, G.: Avidin-biotin-methods. In: Immunocytochemistry, 2nd edition., POLAK, J. M. and Van NOORDEN, S. (eds.), Wright, Bristol, 54-70, 1986

COHEN J.J. (Hrsg.).: Conference on Radiation Hormesis: An overview: Health Physics 52, 519-626, 1987

COLES, S.J., SAID, S.I., REID, L.M.: Inhibition by VIP glucoconjugate and lysozyme secretion by human airways in vitro. Am. Rev. Respir. Dis. 124, 531-536, 1981

CUELLO, A.G.: Substance P: a naturally occurring transmitter in human spinal cord. Lancet, 1976

DEETJEN, P.: Biologische und therapeutische Effekte von Radon. Z. Phys. Med. Baln. Med. Klim. 17, Sonderheft 1, 5-75, 1988

DIPETTE, D.J., SCHWARZENBERGER, K., KERR, N., HOLLAND, O.B.: Systemic and regional hemodynamic effects of calcitonin gene-related peptide. Hypertension 9 (6 Pt 2), 142-146, 1987

EIGELSREITER, H., SCHMIDT, W.: Die Schmerzempfindlichkeit der Haut während einer Gasteiner Thermalbadekur bzw. einer Kur im Thermalstollen von Badgastein/Böckstein. Bäder und Klimaheilkunde 4, 430-436, 1967

FLIEDNER, T., STODTMEISTER, R.: Experimentelle und klinische Strahlungshämatologie. 80 Seiten. J. F. Lehmanns Verlag. München, 1962

FOREMAN, J.C.: Substance P and calcitonin gene-related peptide: effects on mast cells and in human skin. Int. Arch. Allergy - Appl. Immunol. 82 (3-4), 366-371, 1987

FRICK, H., PFALLER, W.: Die Auswirkung niedriger Alpha-Strahlendosen auf epitheliale Zellkulturen. Z. Phys. Med. Baln. Med. Klim. 17, Sonderheft 1, 23-31, 1988

GAMSE, R.: Capsaicin and nociception in the rat and mouse. Naunyn Schmiedeberg's Archives of Pharmacology 320, 208-216, 1982

GAMSE, R., SARIA, A.: Nociceptive behavior after intrathecal injections of substance P, neurokinin A and calcitonin gene-related peptide in mice. Neurosci.Lett. 70 (1), 143-147, 1986

GASHI, A.A., BORSON, D.B., FINKBEINER, W.E., NADEL, J.A., BASBAUM, C.B.: Neuropeptides degranulate serous cells of ferret tracheal glands. Am. J. Physiol. 251, C 223-229, 1986

GIBBINS, I.L., FURNES, J.B., COSTA, M., MacINTYRE, I., HILLYARD, C., GIRGIS, S.: Coexistence of calcitonin gene-related peptide, dynorphin, and cholecystokinin in substance P-containing dorsal root ganglion neurons of the guinea-pig. Neurosci. Lett. Suppl. 19, 65, 1985

GIBSON, S.J., POLAK, J.M., BLOOM, S.R., SABATE, I.M., MULDERRY, P. M., GHATEI, M.A., McGREGOR, G.P., MORRISON, J.F.B. , KELLY, J.S., EVANS, R.M., ROSENFELD, M.G.: Calcitonin gene-related peptide immunoreactivity in the spinal cord of man and eight other species. J. Neurosci. 4, 3191-3211, 1984

GOODMAN, E.C., IVERSEN, L.I.: Calcitonin gene-related peptide: Novel Neuropeptide. Life Sci. 38 (24), 2169-2178, 1986

GÜNTHER, G.: Die Rehabilitation Rheumakranker durch kurmäßige Heilverfahren. Forschung und Praxis 8, 1959/60

HACKER, G.W., POLAK, J.M., SPRINGALL, D.R., TANG, S.K., Van NOORDEN, S., LACKIE, P., GRIMELIUS, L., ADAM, H.: Immunogold-silver staining (IGSS) - a review. Mikroskopie (Wien) 42, 318-325, 1985

HACKER, G.W., GRIMELIUS, L., DANSCHER, G., BERNATZKY, G., MUSS, W., ADAM, H., THURNER, J.: Silver Acetate Autometallography: An alternative technique for immunogold-silver staining (IGSS) and silver - amplification of gold, silver, mercury and zinc in tissues. The Journal of Histotechnology 11 (4), 213-221, 1988

HARGRAEVE, F.: The origin of airway hyperresponsiveness. J. Allergy. Clin. Immun. 78, 825, 1986
HAUS, E., INAMA, K.: Wirkungen des Stollenklimas auf das endokrine System. Forschungen und Forscher der Tiroler Ärzteschule. In: Der Thermalstollen von Badgastein-Böckstein, Scheminzky, F. (ed), Tyrolia, Innsbruck, pp. 265, 1965
HENN, O.: Über die langandauernde Einwirkung kleinster Dosen Radiumemanation auf das hämatopoetische System von Versuchstieren. Aus dem Forschungsinstitut Gastein der Österreichischen Akademie der Wissenschaften 175, 52-114, 1959
HENRY, J.L.: Relation of substance P to pain transmission: neurophysiological evidence. In: PORTER, R., O'CONNOR, M. (eds.) Ciba Foundation Symposium 91, (Substance P in the nervous system). London: Pitman Co, 206-217, 1982
HOFMANN, W., STEINHÄUSLER, F.: Die Strahlenbelastung des Atemtrakts bei der Inhalation natürlicher radioaktiver Nuklide. Ber nat-med Ver Salzburg 2, 7-25, 1976
HOLZLEITHNER, H.T.: Wirkung von Radon auf das peptiderge System des Rückenmarks von Rattus norwegicus: Eine immuncytochemische und radioimmunologische Untersuchung. 134 Seiten. Diplomarbeit, Universität Salzburg, 1989
ICRP: INTERNATIONAL COMMISSION ON RADIOLOGICAL PROTECTION, 26. Oxford: Pergamon, 1977
JACOBI, W., EISFELD, K.: Dose to tissues and effective dose equivalent by inhalation of Radon-222, Radon-220 and their short-lived daughters. GSF-Report S-626, 1980
JAMES, A., JACOBI, W., STEINHÄUSLER, F.: Respiratory tract dosimetry of Radon and Thoron daughters. The state-of-the-art and implications for Epidemiology and Radiobiology. Proc Int Conf Radiation Hazards in Mining: Control, Measurement and Medical Aspects, Golden, CO (USA) 42-54, 1981
KÖHNLEIN, W., TRAUT, H., FISCHER, M. (Hrsg.): Die Wirkung niedriger Strahlendosen, Biologische und medizinische Aspekte. Springer-Verlag, Berlin, Heidelberg, New York, ISBN 3-540-51029-X, 258 Seiten, 1989
KRONBERGER, C.E.: Untersuchung der Auswirkung von Radon auf das diffuse neuroendokrine System im Respirationstrakt von Ratten: Eine immuncytochemische und radioimmunologische Studie. 141 Seiten. Diplomarbeit, Universität Salzburg, 1988
LEMBECK, F.: Zur Frage der zentralen Übertragung afferenter Impulse. III. Das Vorkommen und die Bedeutung der Substanz P in den dorsalen Wurzeln des Rückenmarks. Naunyn-Schmiedeberg's Arch. Pharmacol. 219, 197, 1953
LINDBERG, S., DOLATA, J., MERCKE, U.: Effects of neurokinin A and calcitonin gene related peptide on mucociliary activity in rabbit maxillary sinus. Regul. Pept. 16 (1), 15-25, 1986
LUCKEY, T.D.: HORMESIS WITH IONISING RADIATION. In: Boca Raton, CRC-press, 1980
LUCKEY, T.D.: Radiation Hormesis: Health Physics. 694 Seiten. Pergamon Press. New York, Oxford, Frankfurt, Sao Paulo, 1987
LUNDBERG, J., SARIA, A.: Capsaicin induced desensitization of airway mucosa to cigarette smoke mechanical and chemical irritants. Nature 302, 251-253, 1983
ORGAN, K.Z.: Cancer and Low level Ionizing Radiation. Bull. Atomic Scientist. 53-59, 1979
MORICE, A., UNWIN, R.J., SEVER, P.S.: Vasoactive intestinal peptide causes bronchodilatation and protects against histamine-induced bronchoconstriction in asthmatic subjects. The Lancet 26, 1225-1226, 1983
MURAMATSU, I., NAKANISHI, S., FUJIWARA, M.: Comparison of the responses to the sensory neuropeptides, substance P, neurokinin A, neurokinin B, and calcitonin gene-related peptide and to trigeminal nerve stimulation in the iris sphincter muscle of the rabbit. Jpn. J. Pharmacol. 44 (1), 85-92, 1987
NUSSBAUM, R.H.: Zunahme des Strahlenrisikos bei niedrigen Dosen: Übereinstimmung zwischen bisher als unvereinbar bezeichneten Studien. In KÖHNLEIN et al. (Hrsg.): Die Wirkung niedriger Strahlendosen, 258 Seiten, Springer Verlag Berlin, Heidelberg, New York, 1989
OKU, R., SATOH, M., FUJII, N., OTAKA, A., YAJIMA, H., TAKAGI, H.: Calcitonin gene-related peptide promotes mechanical nociception by potentiating release of substance P from the spinal dorsal horn in rats. Brain Res. 403 (2), 350-354, 1987
OTSUKA, M., KONISHI, S.: Substance P - the first peptide neurotransmitter? TINS, 317-320, 1983

PALMER, H., PERKINS, R., STUART, B.: The distribution and deposition of Radon daugthers attached to dust particles in the respiratory system of humans exposed to Uranium mine atmospheres. Health Phys. 10 (12), 1129-1135, 1964

PALMER, J., CUSS, F., MULDERRY, P., GATHEI, M., BLOOM, S., BARNES, P.: Calcitonin gene-related peptide is a potent constrictor of human airway smooth muscle. Thorax 40, 9, 713-717, 1985

PALMER, J.B., CUSS, F.M., MULDERRY, P.K., GHATEI, M.A., SPRINGALL, D.R., CADIEUX, A., BLOOM, S.R., POLAK, J.M., BARNES, P.J.: Calcitonin gene-related peptide is localised to human airway nerves and potently constricts human airway smooth muscle. Br. J. Pharmacol. 19 (1), 95-101, 1987

POHL, E.: Die Dosisverteilung im Organismus bei der Inhalation von Radon 222 und seinen Zerfallsprodukten. Tagungsbericht, Wien, 1964

POHL-RÜLING, J., SCHEMINZKY, F.: Das Konzentrationsverhältnis Blut/Luft bei der Radoninhalation und der Radonaufnahme in den menschlichen Körper im radioaktiven Thermalstollen von Badgastein-Böckstein. Strahlentherapie 95, 267, 1954

POHL, E. und POHL-RÜLING, J.: Dose calculations due to the inhalation of Rn-222, Rn-220 and their daughter. Health Phys. 32, 552-555, 1977

RICHARDSON, P.S., WEBBER, S.E.: The control of mucous secretion in the airways by peptidergic mechanisms. Resp. Dis. 136 (6), S 72-75, 1987

SAID, S.I., MUTT, V.: Relationship of spasmogenic and smooth musle relaxant peptides from normal lung to other vasoactive compounds. Nature 265, 84-86, 1977

SAID, S.I., GHEUMEI, A., HARA, N.: Bronchodilator effect of VIP in vivo: Protection against bronchoconstriction induced by histamine or prostaglandin 2. In: Vasoactive Intestinal Peptide. Raven Press. New York, 1982

SAID, S.I.: Influence of neuropeptides on airway smooth muscle. Resp. Dis. 136 (6), S 52-S 58, 1987

SCHEMINZKY, F.: Die Thermalquellen von Bad Gastein und ihre balneotherapeutische Nutzung. Badgast. Badebl., 36-39, 1957

SCHEMINZKY, F.: Der Thermalstollen von Badgastein/Böckstein, Tyrolia-Verlag GmbH, Innsbruck, 1965

SCHULZ, H.: Über Hefegiste, Arch. Ges. Physiol., 42, 517, 1888

SKOFITSCH, G., JACOBOWITZ, D.M.: Autoradiographic distribution of 125J calcitonin gene-related peptide binding sites in the rat central nervous system. Peptides 4, 975-986, 1985

SOUTHAM, C.M., EHRLICH, J.: Effects of extract of western red-cedar heartwood on certain wood decaying fungi in culture. Phytopathology 33, 517, 1943

TAKAHASHI, T., OTSUKA, M.: Regional distribution of substance P in the spinal cord and nerve roots of the cat and the effect of dorsal root section. Brain Res. 87, 1-11, 1975

TESKEY, G.C., KAVALIERS, M.: Ionizing radiation induces opioid-mediated analgesia in male mice. Life-Sci. 35 (15), 1547-1552, 1984

THALER, H.: Gasteiner Kur- und Heilstollen-Buch. D. Fischer & Co, München, 1985

THOM, S.M., HUGHES, A.D., GOLDBERG, P., MARIN, G., SCHACHTER, M., SEVER, P.S.: The actions of calcitonin gene-related peptide and vasoactive intestinal peptide as vasodilators in man in vivo and in vitro. Br. J. Clin. Pharmacol. 24 (2), 139-144, 1987

TIPPINS, J.R.: CGRP: a novel neuropeptide from the calcitonin gene is most potent vasodilator known. J. Hypertension - Suppl. 4 (5), 102-105, 1986

TUSCHL, H., KLEIN, W.: Reparaturprozesse in Lymphocyten beruflich strahlenexponierter Personen. Z. Phys. Med. Baln. Med. Klim. 13, 44-55, 1984

UDDMAN, R., EDVINSON, L., EKBLAD, E., HAKANSON, R., SUNDLER, F.: Calcitonin gene-related peptide (CGRP) perivascular distribution and vasodilatory effects. Reg. Pep. 15, 1-23, 1986

WACHSMANN, F.: Die Strahlengefahr realistisch gesehen. Naturwissenschaften 76, 45-51, 1989

WIESENFELD-HALLIN, Z., HÖKFELT, T., LUNDBERG, J., FORSSMANN, W.G., REINEKKE, M., TSCHOPP, F.A., FISCHER, J.A.: Immunoreactive calcitonin gene-related peptide and substance P coexist in sensory neurons to the spinal cord and interact in spinal behavioral responses of the rat, Neurosci. Letters 52, 199-204, 1984

WIMALAWANSA, S.J., EMSON, P.C., MacINTYRE, I.: Regional distribution of calcitonin gene-related peptide and its specific binding sites in rats with particular reference to the nervous system. Neuroendocrinology 46, 131-136, 1987

WITTAUER, U.: Der Einfluß von Radon auf das peptiderge System der Rattenschilddrüse: Eine immuncytochemische und radioimmunologische Untersuchung. 100 Seiten. Diplomarbeit, Universität Salzburg, 1988

ZAIDI, M., FULLER, K., BEVIS, P.J., GAINES DAS, R.E., CHAMBERS, T.J., MacINTYRE, I.: Calcitonin gene-related peptide inhibits osteoclastic bone resorption: a comparative study. Calcif. Tissue. Int. 40 (3), 149-154, 1987

The Biological Mechanism of Low Dose Ionizing Radiation: Induction of Inflammatory Reactions in Human Blood

Michael G. Vicker, Heino Bultmann, Ulf Glade and Thomas Häfker, Department of Biology, University of Bremen, Postfach 330440, 2800 Bremen 33, Federal Republic of Germany

Zusammenfassung

Niedrige Dosen ionisierender γ-Strahlung von 137-Cäsium wirken im menschlichen Blut als unphysiologisches Stimulanz von Entzündungsreaktionen. Strahlung erhöht die Aktivierung des "oxidative burst" nach Behandlung des Blutes mit Aktivatoren, wie Ca^{2+} Ionophor A23187 oder Phorbolester. Diese Reaktion wird durch Amplifizierung der zellulären Chemilumineszenz mit Luminol gemessen. Die erhöhte Lumineszenz kann einige Minuten nach der Bestrahlung beobachtet werden, dauert mindestens 1 h, ist durch die interzelluläre Verbreitung eines Vermittlermoleküls gekennzeichnet und ist γ-dosisabhängig (5-50 μSv, in vitro). Eine ähnliche Reaktion konnte bei Patienten nach einer routinemäßigen Röntgenaufnahme der Lunge festgestellt werden. Die Reaktion ist gehemmt durch EGTA und Adenosin (zwei Zeichen ihrer Ca^{2+}-Abhängigkeit) und durch den Phospholipase A_2-Blocker *p*-Bromphenacylbromid. Der Cyclo-oxygenase-Blocker Aspirin ist dagegen nur teilweise effektiv. Diese Reaktionen auf niedrige Dosen implizieren die Wirkung von zweiten Boten-Systemen, insbesondere Metaboliten von Arachidonsäure und sind von molekularer "Beschädigung- & Reparatur-" Reaktionen unabhängig. Die Ergebnisse zeigen einen Mechanismus der niedrigen Strahlendosen mit Konsequenzen für die Homöeostasis von Entzündungs- und zweiten Boten-Reaktionen.

Introduction

Ionizing radiation may modify or destroy biological molecules, and high doses, e.g., several Sv, perturb cell physiology severely enough in humans so as to be immediately life-threatening. Radiation fluxes below this dose range which do not kill outright are dense enough to attack the genetic information in DNA and thereby contribute to carcinogenesis and heritable mutations despite even highly efficient repair systems, because such systems are not absolutely efficient. Present radiation biology is discussed exclusively in terms of this single paradigm involving cell killing and genetics (DNA, cancer and mutation) [1-3].

At still lower doses, damage and repair are difficult to discern and knowledge about low dose effects relies exclusively, but for a few studies [e.g. 4], on epidemiological investigations. However, these suffer from notorious difficulties, because of the large sample sizes and observation times required and because of the uncontrolled quality and origin of the environmental radiation and other contributing effects, e.g. toxins, etc. Therefore, predictions about the biological effects and mechanisms of the low doses typical of most terrestrial exposures rest on extrapolation from reactions to higher doses, which are assumed to be determined by a single qualitative effect of irradiation on biological molecules. Thus, radiation damage and protection is presently equated with the mutation of molecular structures by collisions with energetic particles, with the production and scavenging of radicals and with rates of molecular repair [1,2,5-7]. Yet, intrinsic uncertainties about the legitimacy of alternative extrapolation models still beget vigorous disputes on the existence of pathological "thresholds" ranging from positive to negative in the low dose world [1,2,5,6] and will continue to do so as long as the mechanism of response to low dose irradiation remains enigmatic. But the relevance of dose levels and cell behavior, i.e., the second messenger physiology of cell reactions, remain virtually unproblematized.

Numerous phenomena have been associated with the radiation paradigm in order to clarify how radiation damages cells: included are radical chain reactions and lipid peroxidation [8] in membranes, oscillatory membrane depolarization in fibroblasts [9], ion fluxes [10,11], histamine and prostaglandin synthesis [12], stress protein synthesis [13] similar to oxidative stress by H_2O_2 and heavy metals, loss of enzyme function [7] resembling that after heat shock, and the specific amplification of genome-integrated oncogenes and tumor viruses [14,15] and HIV-I retrovirus [16]. Although these phenomena involved doses capable of inducing cell death, they are distinctly reminiscent of reactions to hormones and tumor promoters [17], and provide grounds for entertaining a new perspective of biological sensitivity to low doses: rather than destroying chromosome and membrane integrity, might it specifically interfere with the normal amplification and mediation of intercellular communication?

Here we examine this hypothesis in the cellular reactions of whole blood to low dose ionizing radiation *in vitro* and *in vivo* using luminol-amplified chemiluminescence (CL), a convenient and efficient indicator of the diverse oxygen radicals, peroxides and other oxidants produced during the oxidative burst in phagocytes [18-22],(Fig. 1). Physiological activation of inflammation requires signal-receptor and G-protein interactions to induce plasmalemmal depolarization and mediate the synthesis of second messengers by plasmalemma-associated enzymes, e.g., phospholipase A_2 (PLA2), which generates lysolecithin (LL) and fatty acids, including arachidonic acid (Arac), from lecithin [23-27], (Figs. 2-4). Inflammation is mediated and regulated by the transformation of Arac into a cascade of potent intercellular agents, including thromboxanes, prostaglandines and prostacyclins by the cyclo-oxygenase pathway, and leukotrienes and their eicanosoid derivatives by the lipoxygenase pathway [21,22,27]. The stimulation of protein kinase C (PKC) induces NADPH-oxidase and CL. We chose to investigate whole blood, because although presenting considerable drawbacks it offers a nearly intact tissue system in which the interactive behaviour of particularly the white cell population might be observed. The results demonstrate that radiation pulses enhance the oxidative burst in activated blood through the generation of a soluble inflammatory mediator and that the damage and repair of cellular molecules is not involved. The effects occur at doses lower than those reported in previous studies and may be relevant to particular aspects of human health.

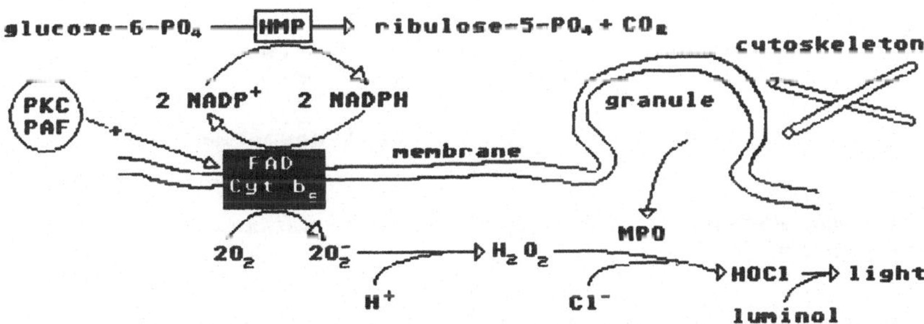

Figure 1. Generation of oxidants and chemiluminescence in phagocytes. O_2 -, superoxide; MPO, myloperoxidase; HMP, hexose monophosphate shunt; NADPH-oxidase = FAD (flavin adenine dinucleotide) and Cyt b_5 (cytochrome b_5); PKC, protein kinase C; PAF platelet activating factor. Modified after Brestal, p. 93, in [22].

Results

Irradiation and Chemiluminescence

Irradiation of whole blood enhances the CL response to activators of inflammation. In the biphasic response to *Escherichia coli* during irradiation, CL lags slightly behind that of non-irradiated blood during the first 10 min, but subsequently becomes more intense and prolonged (Fig. 5).

The response to γ-irradiation increases monotonically with the dose up to about 50μ Sv (Fig. 6A), delivered at about 8400- fold the nominal "background" rate for man, considering terrestrial, medical, and internal sources to sum to 1.35 mSv/y

(29). Increased CL was detected at 5.4 μSv (approximating 35 h at the background rate), i.e., 15 s at 1.30 mSv/h. At this rate, roughly one γ-quantum may be absorbed by each phagocyte in 6.5-25 s and by each platelet in about 150 s, which suggests that a few quanta, perhaps but one, suffice to stimulate a cell and that the dose effect is related to the number of hits/cell and/or cells struck. Therefore, it might be practical to consider low doses in terms of absorbtion events and retain the units of absorbed energy/mass for higher doses (30).

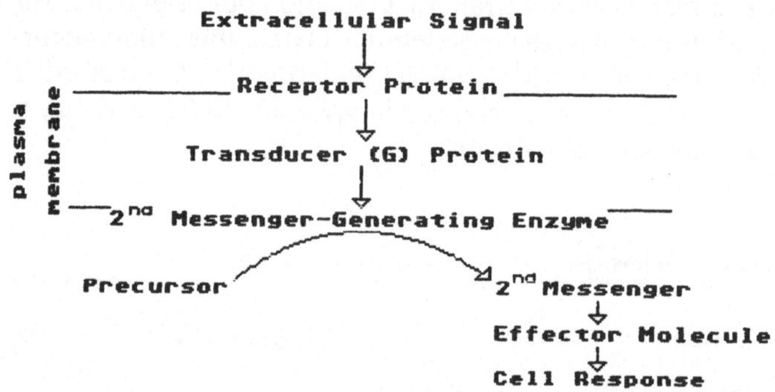

Figure 2. A general scheme of second messenger reactions in eukaryotic cells. "G" protein is the GTP-binding protein.

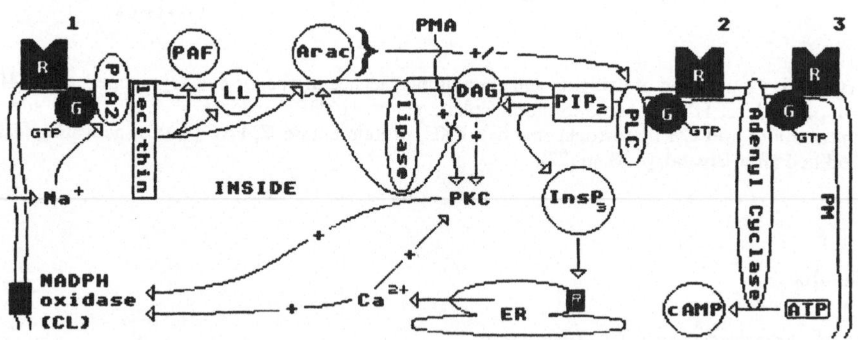

Figure 3. A simplified sketch of the 3 major second messenger systems. Rectangles are substrates, ellipses are generating enzymes, open circles are products. R, receptor protein; G, G-protein; ER, endoplasmic reticulum; PMA, phorbol ester; PM, plasma membrane. 1) PLA$_2$, phospholipase A$_2$; Arac, arachidonic acid; LL, lysolecithin; PAF, platelet activating factor. 2) PLC, phospholipase C; PIP2, phosphatidyl inositol biphosphate; DAG, diacylglycerol; InsP$_3$, inositol-3,4,5-triphosphate; PKC, protein kinase C. 3) cAMP, cyclic AMP. There is crosstalk between all systems.

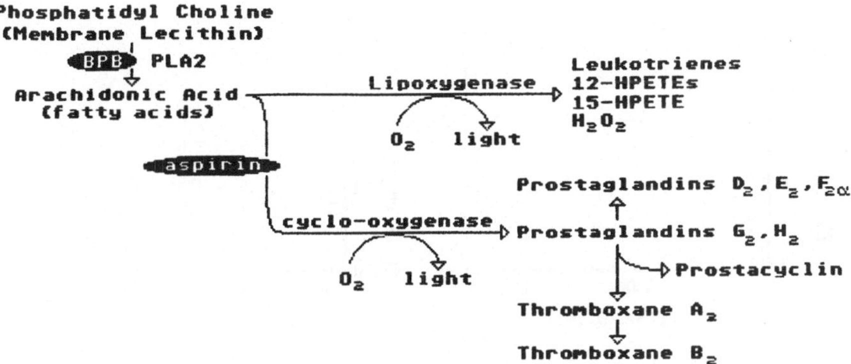

Figure 4. Chemiluminescence and metabolism of arachidonic acid. Pathway inhibitors are indicated in dark ellipses; BPB, *p*-bromphenacyl bromide; HPETE, hydroxy eicanosoids. Modified after [21].

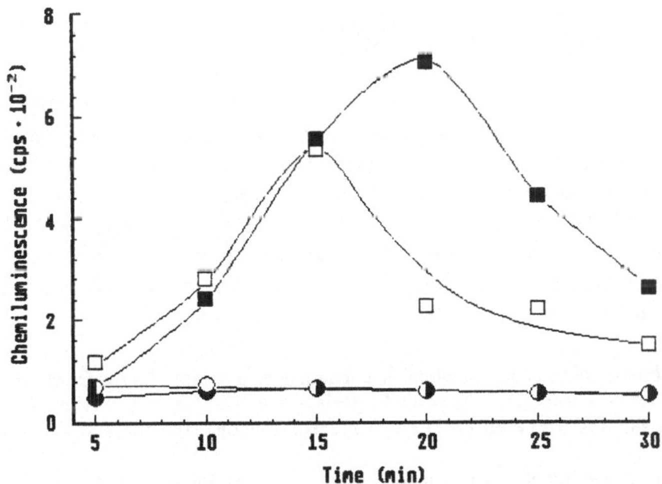

Figure 5. Activation of luminol-amplified chemiluminescence in whole human blood by *E. coli* is enhanced by ^{137}Cs γ-irradiation at 2.34 mSv/h beginning at t_0. The squares and circles indicate blood with and without bacteria, respectively. The irradiated samples are indicated by the closed symbols. "CPS" = counts/s.

Methods. Heparinized (10 IU/ml) venous blood from healthy volunteers was diluted in Hanks' salts and glucose solution (HHBS) containing 20 mM Hepes buffer and 22.6 μM luminol [28]. All experiments were repeated on at least 3 occasions and CL values were averaged from 3 or more replicates. For irradiation, 0.5 ml blood in plastic tubes was placed in a well of a lead block under 37°C thermostated air flow. 250 μCi of ^{137}Cs sealed in a steel cylinder was placed under the tubes. CL was measured with a Berthold-Lumac M 2010 luminometer at 37°C.

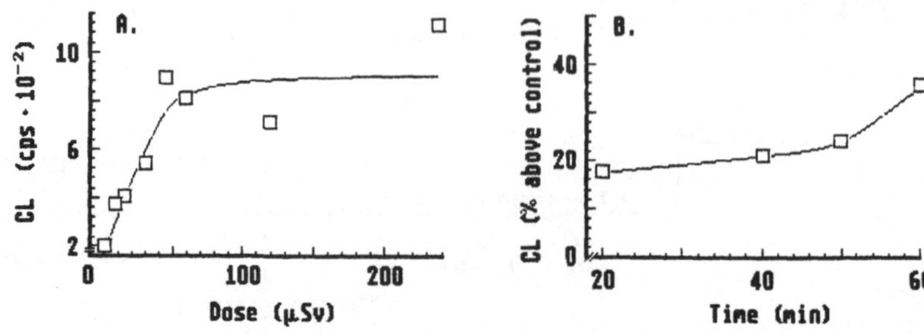

Figure 6. (A) The chemoluminescence of blood activated with *E. coli* varies directly with the γ-irradiation dose. The symbols represent the average of triplicates, minus the value of a non-activated control between 15 and 480 s of irradiation at 1.30 mSv/h. (B) The response to γ-irradiation is persistent. Each symbol represents the ratio (%) of CL of irradiated blood to CL of a matched, non-irradiated control. Irradiation from t_0 to t_{10} delivered 235 μ Sv. The abscissa indicates time after t_0 when the samples were activated. The CL was read 20 min later.

Methods. (A) 15 min after irradiation, A23187 was added to 2μ M and CL was measured 5 min later. (B) Diluted blood was irradiated 10 min at 1.41 mSv/h. Replicate aliquots from one pair of irradiated and control tubes were activated at intervals with *E. coli* plus saponin.

The response to irradiation persists for at least 1 h after γ-irradiation (Fig. 6B). The possibility that the effect is transmissible intercellularly was examined by exposing non-irradiated blood to γ-irradiated blood across a filter, which prevented cellular contact but allowed molecular diffusion. Table 1 shows that irradiation induces blood to release a factor that enhances CL in non-irradiated blood exposed to it. Analogous results were obtained by replacing irradiation with activation by *E. coli.* This indicates some degree of similarity between the soluble factor produced after irradiation and that after bacterial activation.

Table 1. The chemiluminescence of blood is enhanced by a soluble factor from non-activated, irradiated blood or from blood activated by bacteria alone. The CL values from chamber-2 are percent of the activated control value (= "100%") after subtraction of the non-activated control value (= "0%").

Methods. Whole blood irradiated 15 min at 1.41 mSv/h received 353 μSv. 0.33 ml of irradiated or non-irradiated blood was added to each chamber of a filter assembly with a 150 μm-thick nitrocellulose filter of 5 μm pore size sandwiched between chambers. Analogous experiments used *E. coli* instead of irradiation. After 35 min of diffusion at 37°C, the samples were diluted in HHBS containing luminol and *E. coli* and the CL was measured.

Chamber 1 vs.	Chamber 2	CL2 (%)	Activation
irradiated	irradiated	148.5	+
-	irradiated	142.4	+
irradiated	-	141.2	+
E. coli	-	129.0	+
-	-	100	+ Control
-	-	35.9	- (= "0")

Primary Responses to Irradiation

The full response to irradiation requires both phagocytes and thrombocytes (not shown) and is sensitive to various activators and inhibitors of the respiratory burst (Table 2). Gamma-irradiation enhances CL-induction by the neutrophil leukocyte (PMN) taxin formyl-Met-Leu-Phe (fMLP), the tumor promoter PMA, the detergent saponin, *E. coli*, the Ca^{2+} ionophore A23187 and PLA2 (alone or in combination with PMA or fMLP). Arac inhibits activation by *E. coli*. The PKC inhibitor sphingosine (31) reduces activation by saponin and fMLP (not shown), enhances that by PMA, but has no effect on the irradiation response of PMA- or saponin-stimulated blood. Irradiation stimulates CL during inhibition by the Na^{+}-transport blocker amiloride in the presence of fMLP or saponin and by cytochalasin B (CB), an inhibitor of cytoskeletal actin polymerization, in the presence of A23187. Amiloride inhibits activation by saponin, suggesting that saponin stimulates ion transport rather than damaging membranes and causing leakage. Some leakage of erythrocytes was reported after irradiation doses at least a 1000-fold higher than the greatest used here [10]. Amiloride alone has no influence on CL after irradiation (not shown). The enhancement of CL is also detectable in the blood of patients following a single routine thorax X-ray examination.

The Ca^{2+}-requirement of the irradiation response was examined by inducing CL with bacteria, which activates independently of Ca^{2+} [21], and with A23187. The radiation response was essentially eliminated if, during irradiation, adenosine was present or if EGTA was present with A23187. These results suggest that the reaction to irradiation depends on Ca^{2+}-availability rather than on a perturbation of the plasmalemma similar to that induced by the ionophore. The effects of Ca^{2+} sequestration by EGTA and the disruption of Ca^{2+} metabolism regulation by adenosine [32,33] raise the possibility that a Ca^{2+}-dependent PLA2 [22] plays a critical role in the irradiation response. It is unlikely that irradiation stimulates either adenyl cyclase (AC), phospholipase C (PLC) or PKC [34], because CL should then be induced independently of a second activator, which is not the case.

A more direct examination of PLA2 employed PMA, because it reportedly has no effect on PLA2 [35]. Blood was treated with PMA and irradiated in the presence of BPB to inhibit PLA2 [36,37]. BPB completely suppressed the irradiation-induced response ($p << 0.01$, $N = 4$), but also slightly reduced the reaction to PMA perhaps because the reaction to PMA involves a subsequent stimulation of PLC (38). The difference between the irradiated and non-irradiated BPB-inhibited samples is not significant. Little or no inhibition of the irradiation response was detectable after addition of the cyclo-oxygenase inhibitor aspirin [22]. Although the average effect was insignificant ($N = 5$), distinct inhibition was evident in two experiments. PMA-activated CL was also slightly reduced by aspirin.

Table 2. Activators and inhibitors of chemiluminescence and PLA2 affect the CL response of whole human blood to γ -irradiation. CL values for each experiment are expressed as % of those induced by an activator, set at "100%", for comparison with a control without activator (subtracted from all other values) and a combination of activator and a second effector. In the "relative" column, the CL value of non-irradiated blood is normalized to 100% to compare the irradiation response of blood treated with activator to that treated with activator plus a second effector.
Methods. Blood was treated as in Fig. 1 with dose regulated by exposure time. The concentrations of chemicals were: 2 μM A23187, 100 μM adenosine, 10 μg/ml aspirin, and 20 μM BPB. In experiments with A23187, EGTA in HHBS was added at 2 mM to all tubes to sequester free Ca^{2+}, and 3 mM Ca^{2+} was added to controls before irradiation and to others ("inhibitor" column) after irradiation, since luminol-activity requires Ca^{2+}. The CL value is the light emission integrated over the measurement period. Average γ-doses were obtained from the integrated dose (based on a standard measurement) calculated across the sample tube dimensions. Blood from clinical patients was obtained from routine samples immediately before and at least 5 min after x-irradiated of the thorax. X-ray dose was derived from the range of heart and lung doses (150-300 and 300-600 μSv, respectively) and an estimated thorax to body blood volume ratio of 0.25 to yield 56-113 μSv, or an average 84 μSv for the total blood volume. CL values after X-irradiation are averaged from 3 individuals.

Dose (μ Sv)	Activator	Control (%CL)	("0%")	Inhibitor + Activator	Relative (%CL)		(%CL)
γ -ray							
-	E. coli	100	6.46	adenosine	143.5	=	100
152	"	132.8		"	124.5		86.8
-	A23187	100		EGTA	109.9	=	100
780	"	117.4		"	112.9		102.7
-	PMA	100	3.26	BPB	84.7	=	100
152	"	118.9		"	88.0		103.9
-	"	100	4.34	aspirin	87.4	=	100
152	"	118.2		"	96.5		110.3
X-ray							
-	"	100	15.9				
84	"	221.6					

Discussion

Possible Mechanisms of the Response

Low dose ionizing irradiation has 5 main effects on whole blood. 1) It enhances CL after physiological activation. 2) Its effect is transmitted intercellularly by a soluble factor and 3) persists for some time after irradiation. 4) The response requires Ca^{2+}, is inhibited by BPB, is inconsistently affected by aspirin, and appears primarily independent of effects on DNA, PKC, AC, and PLC. 5)X-irradiation *in vivo* induces an inflammatory response resembling that *in vitro*.

Irradiation probably induces PLA2 and lipoxygenase activity, whose products may be detected in Table 1; but a role for cyclo-oxygenase cannot be definitively excluded. The failure of aspirin to significantly or consistently inhibit the irradiation response is puzzling, but one interpretation may be that cyclo-oxygenase is not invariably stimulated during the response to irradiation and that variations occur in the effect of lipoxygenase products regulating CL in the absence of cyclo-oxygenase activity.

The complex of stimulatory and inhibitory signals released during inflammation and formation of leukotrienes and their derivatives requires platelet-phagocyte interactions and feedback and crosstalk regulation [39-42]. However, most work has employed isolated single cell types. The role of some leukotrienes and eicanosoids appears one of Arac-concentration-dependent regulation of the inflammatory response, rather than direct induction of CL by PLC or PKC activation [43,44].

Precedents for cell stimulation by factors unable to induce CL directly include γ-interferon, which enhances the effect of activators like PMA added subsequently. Maximal enhancability appears 12 h after interferon treatment [45]. Another example is the Na^+ ionophore monensin [46]. Na^+ transport itself is independent of Ca^{2+} influx [47] and, thus, is inadequate alone to directly induce CL. Although PLA_2 is reportedly stimulated by Na^+-transport [48], the amiloride-sensitive activation by saponin is unlike the response to irradiation alone. However, a putative Na^+-permeability increase due to irradiation, although itself insufficient to induce CL, may antagonize the amiloride block. This latent effect of irradiation may be exposed by its slight reversal of the amiloride-inhibition of activation by fMLP. Irradiation might augment supply of a critical component necessary for CL, i.e., Na^+, despite the presence of amiloride.

Our evidence does not unambiguously characterize the irradiation response. LL may play a role [42] and important reactions may be modulated or suppressed by whole blood constituents, including serum proteins (which absorb factors like LL), and free-radical scavengers like vitamins C and E, and especially albumin SH groups [21]. The initial radiation receptor, probably not PLA_2, remains unidentified. Irradiation might affect the cellular redox potential or perturb lipid membranes [8] and affect a critical early process. Altered Na^+ permeability appears an interesting candidate. The radiolytic generation of significant amounts of H_2O_2 [49] seems unlikely, since only f moles may be expected at low doses. One conceivable target is the iron associated with the heme groups bound to the membrane-associated enzymes lipoxygenase, cyclo-oxygenase and NADPH-oxidase. Iron may absorb quanta and effect lipid peroxidation by producing, e.g., singlet oxygen through the resonant π-electron structure of the heme group. The transport of lipoxygenase to the plasmalemma provides a possible basis for the inconsistent effect of aspirin, due to differences in the sources of Arac available to lipoxygenase and cyclo-oxygenase [50]. Furthermore, a role for actin in lipoxygenase transport might be relevant to the CL-amplifying effect of CB after irradiation.

Some Consequences of Low Doses

Post-irradiation release of histamine and prostaglandins from brain, mast cell and other sources occurs in humans [51,52] and animals [12,53] at doses (0.5-300 Gy) which make it difficult to compare responses with that reported here; e.g., the imminent death of organisms after some treatments obviously involves secondary effects on prostaglandin metabolism. Although maximum prostaglandin synthesis occurred within days, production occasionally occurred within minutes, thus, possibly supporting our hypothesis that irradiation directly activates second messenger systems.

Responses to low and high doses differ, because the latter involves additional classes of molecular reactions. The effects of low doses are not accounted for in earlier concepts of the biological action of radiation, because PLA2-induction is a specific amplificatory process. For example, under the radiation damage paradigm, enhanced prostaglandin levels have been viewed as elements of radiation sickness [54] and acute tissue injury [12]. However, such effects of high doses involve complex cell interactions and stress, which are irrelevant to responses at low doses and might well obscure the salient issues of cause and effect. Caution should be used in interpreting the effects of low and high doses in terms of the same mechanism. For example, Barenboim et al. [55] reported the optimum induction of luminol-independent CL in lymphocytes and PMN at X-irradiation doses between 300-700 mSv. But this CL might depend on the reactions of peroxides produced directly by irradiation.

Being independent of cell and DNA damage and repair, low dose effects are rather to be understood within conventional principles of inflammation and second messenger physiology. Indeed, little is expected of low doses in regard to molecular damage, because DNA is a unique but rare target and almost every protein and lipid molecule is abundantly represented [4]. Speculation [1,5,7] about whether low doses might be hormetic or beneficial awaits confirmation, but is inconsistent with the results reported here.

Two possible explanations may be offered for the apparent irradiation response maximum at about 50 μSv. It may be due to the proportion of phagocytes and thrombocytes having absorbed one γ-quantum. Alternatively, the response may be adaptive and/or desensitized by continuous exposure to the signal, as are second messenger systems. Therefore, a radiation pulse or impulse might stimulate cells more efficiently than continuous exposure at the same cumulative dose. Investigation of the biological mechanism of low dose irradiation may require attention to the dynamical, non-linear and temporal properties of inducible cellular systems. Such critical physiological processes are highly sensitive to aberrant or untimely second messenger signals.

Inflammatory reactions by phagocytes and thrombocytes are crucial to the survival of higher organisms. The peroxides and other oxidants produced during the oxidative burst appear primarily directed toward killing invasive micro-organisms [21], but they also perpetuate the inflammatory response in blood and vessel endothelium [56] and may pose a serious threat to the host, e.g., after influenza virus-infection in mice [57] and tissue reoxygenation following cardiac infarction [21] or replacement of amputated organs. Activated phagocytes are carcinogenic, transforming cocultured fibroblasts [58] and, being associated with sites of chronic inflammation [59] and tumors [60], may contribute to tumorigenesis and neoplastic progress. Clastogenic factors derived partly from Arac are rapidly released after the stimulation of blood with PMA [60,61] or the irradiation of rats [62]. They remain in the circulation for months, inducing chromosome aberrations [60,62].

Among the questions about low dose ionizing radiation requiring further investigation are those concerning a) the roles of each blood cell type and the agents released; b) the dynamics of events following disruption of homeostasis by illicit inflammatory stimulation; c) whether the response might intensify inflammatory processes, e.g., allergic and arthritic reactions, heart and circulatory disease, and thrombosis; d) possess tumor promoter-like activity and e) interfere with embryogenesis, which is regulated by critically timed signal exchanges involving second messenger systems between cell territories [63]. A significant role for low doses in the aetiology of disease is evident after foetal X-irradiation [59], in cancer rates above those expected from extrapolations based on models of DNA-sensitivity to irradiation [31], in the temporal increase in infant mortality after the Chernobyl reactor incident [64] and in the complex pattern of excess mortality due to cancer and cardiovascular disease peculiar to radiologists [65].

Acknowledgements

Our thanks to M. Schulz and B. Warwas for help with experiments, to M. Harms (Biology) and K. Bergmann (Physics) for technical assistence, to U. Risch, H. von Bötticher, and G. Luska (Nuclear Medicine, "Links der Weser" Hospital, Bremen) and especially I. Schmitz-Feuerhake (Physics) for support, cooperation and discussions.

References

1. Sagan, L. (1989) On radiation, paradigms and hormesis. Science 245, 574 & 621
2. Wolff, S. (1989) Are radiation-induced effects hormetic? Science 245, 575 & 621
3. Fabrikant, J. I. (1987) Adaptation of cell renewal systems under continuous irradiation. Health Phys. 52, 561-570
4. Waldren, C., Corell, L., Sognier, M. A. & Puck, T. T. (1986) Measurement of low levels of x-ray mutagenesis in relation to human disease. Proc. Natl. Acad. Sci. (USA) 83, 4839-4843
5. Luckey, T. (1980) Hormesis with Ionizing Radiation. (CRC Press, Boca Raton, FL)
6. Jacobson, A. P., Plato, P. A. & Frigerio, N. A. (1976) The role of natural radiations in human leukemogenesis. Am. J.Publ. Health 66, 31-37
7. Feinendegen, L. E., Mühlensiepen, H., Lindberg, C., Marx, J., Porschen, W. & Booz, J. (1984) Acute and temporary inhibition of thymidine kinase in mouse bone marrow cells after low-dose exposure. Int. J. Radiat. Biol. 45, 205-215
8. Petkau, A. (1980) Radiation carcinogenesis from a membrane perspective. Acta Physiol. Scand., Suppl. 492, 81-90
9. Baisch, H. & Bluhm, H. (1978) Effects of x-rays on cell membranes. I. Changes of membrane potential of L-cells. Radiat. Environm. Biophys. 15, 213-219
10. Myers, D. K. & Bide, R. W. (1966) Biochemical effects of x- irradiation on erythrocytes. Radiat. Res. 27, 250-263
11. Konings, A. W. T. (1981) Radiation-induced efflux of potassium ions and haemoglobin in bovine erythrocyte at low doses and low dose-rates. Int. J. Radiat. Biol. 40, 441-444
12. Kandasamy, S. B. & Hunt, W. A. (1990) Involvement of prostaglandins in radiation-induced temperature responses in rats. Radiat. Res. 121, 84-90
13. Keyse, S. M. & Tyrrell, R. M. (1987) Both near ultraviolet radiation and the oxidizing agent hydrogen peroxide induce a 32-kDa stress protein in normal human skin fibroblasts. J. Biol. Chem. 262, 14821-14825
14. Nomura, S. & Oishi, M. (1984) UV-irradiation induces an activity which stimulates simian virus 40 rescue upon cell fusion. Molec. Cell. Biol. 4, 1159-1162
15. Lücke-Huhle, C., Pech, M. & Herrlich, P. (1986) Selective gene amplification in mammalian cells after exposure to ^{60}Co γ- rays, ^{241}Am α particles, or UV light. Radiat. Res. 106, 345-355
16. Valerie, K., Delers, A., Bruck, C., Thiriart, C., Rosenberg, H., Debrouck, C. & Rosenberg, M. (1988) Activation of human immunodifficiency virus type I by DNA damage in human cells. Nature 333, 78-81
17. Varshavsky, A. (1980) Tumor promoters, hormones, and genome "fluidity": studies on gene amplification and transfection. Cell 25, 561-572
18. Babior, B. M. (1978) Oxygen-dependent microbial killing by phagocytes. New Engl. J. Med. 298, 659-668
19. Becker, E. L., Sigman, M. & Oliver, J. M. (1979) Superoxide production induced in rabbit polymorphonuclear leukocytes by synthetic chemotactic peptides and A23187. Am. J. Path. 95, 81-97
20. Bender, J. G., McPhail, L. C. & van Epps, D. E. (1983) Exposure of human neutrophils to chemotactic factors potentiates activation of the respiratory burst enzyme. J. Immunol. 130, 2316-2323
21. Campbell, A. K. (1988) Chemiluminescence: Principles and Applications in Biology and Medicine, (Ellis Horwood, Chichester), pp. 315-369
22. van Dyke, K. (1987) Introduction to cellular chemiluminescence, neutrophils macrophages, and monocytes. In Cellular Chemiluminescence, (eds.) van Dyke, K. & Castranova, V., CRC Press, Boca Raton, FL, Vol. 1, pp. 3-22
23. Bokoch, G. M. & Gilman, A. G. (1984) Inhibition of receptor mediated release of arachidinic acid by pertussis toxin. Cell 39, 301-308

24. Kroll, M. H. & Schafer, A. I. (1989) Biochemical mechanisms of platelet activation. Blood 74, 1181-1195
25. Tao, W., Molski, F. P. & Sha'afi, R. I. (1989) Arachidonic acid release in rabbit neutrophils. Biochem. J. 257, 633-637
26. Burch, R. M., Luini, L. & Axelrod, J. (1986) Phospholipase A_2 and phospholipase C are activated by distinct GTP-binding proteins in response to a1-adrenergic stimulation in FRTL5 thyroid cells. Proc. Natl. Acad. Sci. (USA) 83, 7201-7205
27. Burgoyne, R. D., Cheek, T. R. & O'Sullivan, A. J. (1988) Receptor-activation of phospholipase A_2 in cellular signalling. Tr. Biochem. Sci. 12, 332-333
28. Kato, T., Wokalek, H., Schöpf, E., Eggert, H., Ernst, M., Rietschel, E. T. & Fischer, H. (1981) Measurement of chemiluminescence in freshly drawn human blood. I. Role of granulocytes, platelets and plasma factors in zymosan-induced chemiluminescence. Klin. Wochenschr. 59, 203-211
29. Black, D. (1984) Investigation of the Possible Increased Incidence of Cancer in West Cumbria, (HMSO, London)
30. Bond, V. P., Feinendegen, L. E. & Sondhaus, C. A. (1987) Microdosimetric concepts applied to hormesis. Health Phys. 52, 659-661
31. Hall, F. L., Fernyhough, P., Ishii, D. N. & Vulliet, P. R. (1988) Suppression of nerve growth factor-directed neurite outgrowth in PC12 cells by sphingosine, an inhibitor of protein kinase C. J. Biol. Chem. 263, 4460-4466
32. Roberts, P. A., Newby, A. C., Hallett, M. B. & Campbell, A. K. (1985) Inhibition by adenosine of reactive oxygen metabolite production by human polymorphonuclear leucocytes. Biochem. J. 227, 669-674
33. Lohse, M. J., Klotz, K. N., Salzer, M. J. & Schwabe V. (1988) Adenosine regulates the Ca^{2+} sensitivity of mast cell mediator release. Proc. Natl. Acad. Sci. (USA) 85, 8875-8879
34. Cooke, E. & Hallett, M. B. (1985) The role of C-kinase in the physiological activation of the neutrophil oxidase. Biochem. J. 232, 323-327
35. Brom, J., Schönfeld, W. & König, W. (1988) Metabolism of leukotriene B_4 by activated human polymorphonuclear granulocytes. Immunol. 64, 509-518
36. Roberts, M. F., Deems, R. A., Mincey, T. C. & Dennis, E. A. (1977) Chemical modification of the histidine residue in phospholipase A_2. J. Biol. Chem. 252, 2405- 2411
37. Nakadate, T., Yamamato, S., Iseki, H., Sonada, S., Takemura, S., Ura, A., Hosada, Y. & Kato, R. (1983) Inhibition of 12-O-tetradecanoylphorbol-13-acetate-induced tumor promotion by nordihydroguaiaretic acid, a lipoxygenase inhibitor, and *p*-bromophenacyl bromide, a phospholipase A_2 inhibitor. GANN 73, 841-843
38. Sweatt, J. O., Blair, I. A., Cragoe, E. J. & Limbird, L. E. (1986) Inhibitors of Na^+/H^+ exchange block epinephrine- and ADP-induced stimulation of human platelet phospholipase C by blockade of arachidonic acid release at a prior step. J. Biol. Chem. 261, 8660-8666
39. Marcus, A. J., Safier, L. B., Ullman, H. L., Islam, N., Broekman, M. J., Falck, J. R., Fischer, S. & von Schacky, C. (1988) Platelet-neutrophil interactions. J. Biol. Chem. 263, 2223-2229
40. Tohmatsu, T., Nakashima, S. & Nazawa, Y. (1989) Evidence for Ca^{2+}- mobilizing action of arachidonic acid in human platelets. Biochem. Biophys. Res. Comm. 1012, 97-102
41. Yoshimoto, S., Yoshimoto, T. & Tsubura, E. (1982) Arachidonic acid-induced chemiluminescence of human polymorphonuclear leukocytes. Biochem. Biophys. Res. Comm. 107, 779-784
42. Lackie, J. M. & Lawrence, A. J. (1987) Signal response transduction in rabbit neutrophil leukocytes: the effects of exogenous phospholipase A_2 suggest two pathways exist. Biochem. Pharmac. 36, 1941-1945
43. Croset, M. & Lagarde, M. (1983) Stereospecific inhibition of PGH_2-induced platelet aggregation by lipoxygenase products of icosaenoic acids. Biochem. Biophys. Res. Comm. 112, 878-883
44. Aharony, D., Smith, J. B. & Silver, M. J. (1982) Regulation of arachidonate-induced platelet aggregation by the lipoxygenase product, 12-hydroperoxyeicosatatraenoic acid. Biochim. Biophys. Acta 718, 193-200
45. Ito, M., Karmali, R. & Krim, M. (1985) The effect of interferon on chemiluminescence and hydroxy radical production in murine macrophages stimulated by PMA. Immunol. 56, 533-541

46. di Virgilio, F. & Gomperts, B. D. (1983) Ionophore monensin induces Na^+-dependent secretion from rabbit neutrophils. Requirement for intracellular Ca^{2+} stores. Biochim. Biophys. Acta 763, 292-298
47. Sha' afi, R. I., Molski, T. F. P. & Naccache, P. H. (1981) Chemotactic factors activate differentiable permeation pathways for sodium and calcium in rabbit neutrophils: effect of amiloride. Biochem. Biophys. Res. Comm. 99, 1271-1276
48. Krishnamurthi, S, Morgan, W. A. & Kakkar, V. V. (1990) Extracellular Na^+, but not Na^+/H^+ exchange, is necessary for receptor-mediated arachidonate release in platelets. Biochem. J. 265, 155-160
49. Chance, B., Seis, H. & Boveris, A. (1979) Hydroperoxide metabolism in mammalian organs. Physiol. Rev. 59, 527-605
50. Rouzer, C. A. & Kargman, S. (1988) Translocation of 5-lipoxygenase to the membrane in human leukocytes challenged with ionophore A23187. J. Biol. Chem. 263, 10980-10988
51. Lasser, E. C. & Stenstrom, K. W. (1954) Elevation of circulating blood histamine in patients undergoing deep Roentgen therapy. Am. J. Roentgenol. 72, 985-988
52. Black, A. K., Fincham, M. W., Greaves, M. W. & Hensby, C. N. (1980) Time course changes in levels of arachidonic acid and prostaglandin D_2 E_2 F_2 in human skin following ultraviolet B irradiation. Br. J. Clin. Pharmac. 10, 453-457
53. Doyle, I. F. & Strike, T. A. (1976) Radiation-released histamine in the rhesus monkey as modified by mast-cell depletion and antihistamine. Experientia 33, 1047-1049
54. Eisen, V. & Walker, D. I. (1976) Effect of ionizing radiation on prostaglandin-like activity in tissues. Br. J. Pharmac. 57, 527-532
55. Barenboim, G. M., Domanskii, A. N. & Turoverov, K. K. (1966) Luminescence of Biopolymers and Cells; (Moscow) Russian
56. Hong, K. W., Lee, W. S., Rhim, B. Y. & Shin, Y. W. (1989) Assessment of superoxide-mediated release of vascular-inhibitory factor(s) from endothelial cells by using a two-bath system. Experientia 45, 320-322
57. Oda, T., Akaike, T., Hamamato, T., Suzuki, F., Hirano, T. & Maeda, H. (1989) Oxygen radicals in influenza-induced pathogenesis and treatment with pyran polymer-conjugated SOD. Science 244, 974-976
58. Weitzman, S. A., Weitberg, A. B., Clark, E. P. & Stossel, T. P. (1985) Phagocytes as carcinogens: malignant transformation produced by human neutrophils. Science 227, 1231-1233
59. Kneale, G. W. & Stewart, A. M. (1977) Age variation in the cancer risks from foetal irradiation. Br. J. Cancer 35, 501- 510
60. Emerit, I. & Cerutti, P. (1983) Clastogenic action of tumor promoter phorbol-12-myristate-13-acetate in mixed human leukocyte cultures. Carcinogenesis 4, 1313-1316
61. Frenkel, K., Chrzan, K., Troll, W., Teebor, G. W., & Steinberg, J. J. (1986) Radiation-like modification of bases in DNA exposed to tumor promoter-activated polymorphonuclear leukocytes. Cancer Res. 46, 5533-5540
62. Faguet, C. B., Reichard, S. M. & Welter, D. A. (1984) Radiation induced clastogenic factors. Cancer Genet. Cytogenet. 12, 73-83
63. Vicker, M. G. & Rensing, L. (1987) Oscillations and the regulation of spatial order in developing systems. In Temporal Disorders in Human Oscillatory Systems, eds. L.Rensing, U. an der Heiden, & M.C. Mackey, (SpringerVerlag, Berlin, Heidelberg), pp. 24-29
64. Lüning, G., Scheer, J., Schmidt, M. & Ziggel, H. (1989) Early infant mortality in West Germany before and after Chernobyl. Lancet ii, 1081-1083
65. Matanoski, G. M., Sternberg, A. & Elliot, E. A. (1987) Does radiation exposure produce a protective effect among radiologists? Health Phys. 52, 637-643

Strahlensensibilität und DNA-Reparatur: Zum Mechanismus und Polymorphismus von Enzymsystemen zur Reparatur von DNA-Schäden

Roland Scholz, Institut für Physiologische Chemie, Physikalische Biochemie und Zellbiologie der Universität München, Goethe-Straße 33, D-8000 München 2

Unterschiedliche Sensibilität gegenüber ionisierenden Strahlen

Lebewesen reagieren unterschiedlich auf chemische und physikalische Noxen. Hinsichtlich der akuten Strahlenwirkung variieren die letalen Dosen ("LD50", d.i. die Dosis, bei der 50% der Bestrahlten nicht überleben) speziesabhängig über drei Größenordnungen; am empfindlichsten sind Säugetiere; unter denen gehört der Mensch zur besonders strahlensensiblen Gruppe [1]. Für Radiologen ist es eine alltägliche Erfahrung, daß Patienten nach therapeutischer Röntgenbestrahlung unterschiedlich heftig mit Nebenwirkungen reagieren. Auch die verschiedenen Zellarten eines Organismus unterscheiden sich in ihrer Strahlenempfindlichkeit. Ohne diese Tatsache wäre eine Tumorbestrahlung nicht möglich. Allgemein gilt, je rascher ein Gewebe wächst, je häufiger sich darin die Zellen teilen, um so strahlenempfindlicher ist es.

Hinsichtlich der stochastischen Spätwirkungen (Krebs, Leukämie) gibt es ebenfalls Hinweise für Unterschiede in der Strahlensensibilität, nicht nur zwischen Organen und Altersgruppen, sondern auch zwischen den einzelnen Individuen.

- Die Beobachtungen bei den Überlebenden von Hiroshima/Nagasaki und in den Fallout-Gebieten nach Atombombenversuchen [2] zeigen eine charakteristische Organpräferenz. Organe, die besonders häufig tumorös entarteten, waren (in fallender Reihe): Knochenmark (Stammzellen des blutbildenden Organs, einschließlich des Immunsystems), Drüsenorgane (Brust, Schilddrüse, Pankreas, Prostata u.a.) sowie Haut und Schleimhäute.
- In seinem Buch "Radiation and Human Health" versuchte John Gofman 1981 erstmals eine grobe Abschätzung des altersabhängigen Strahlenrisikos [3]: Es ist extrem hoch in utero sowie bei Neugeborenen und nimmt im Laufe des Lebens ab; bei Säuglingen ist es drei- bis vierfach höher als bei 20-Jährigen, deren Risiko wiederum dreifach über dem der 40-Jährigen und mehr als 30-fach über dem der 60-Jährigen liegen könnte. Jenseits des 50. Lebensjahres scheint das Risiko, aufgrund eines Strahlenschadens später an Krebs zu erkranken, minimal zu werden. Die von Gofman abgeleitete Altersabhängigkeit wird in etwa von den Radfordschen Analysen der 87er Krebsstatistik aus Hiroshima/Nagasaki [4] bestätigt. Danach wäre das Risi-

ko eines vorzeitigen Krebstodes bei denen, die 1945 als Kinder dem Atomblitz ausgesetzt waren, bis zu achtmal höher als bei den Überlebenden insgesamt [5].

- Zwar wird bei den meisten Krebserkrankungen eine umweltbedingte Ursache angenommen [6]. In jüngster Zeit verdichtet sich aber der Verdacht, daß die genetische Disposition verantwortlich ist, ob und wie ein Individuum auf externe Noxen reagiert. Einen wichtigen Hinweis lieferte das Phänomen der "Krebsfamilien", in denen Krebs gehäuft vorkommt und in denen bereits junge Erwachsene daran erkranken. Es scheint also weniger zufallsbedingt, sondern mehr genetisch determiniert zu sein, wer - bei gleicher Individualdosis - einen Krebs entwickelt und wann die Krankheit ausbricht [7,8].

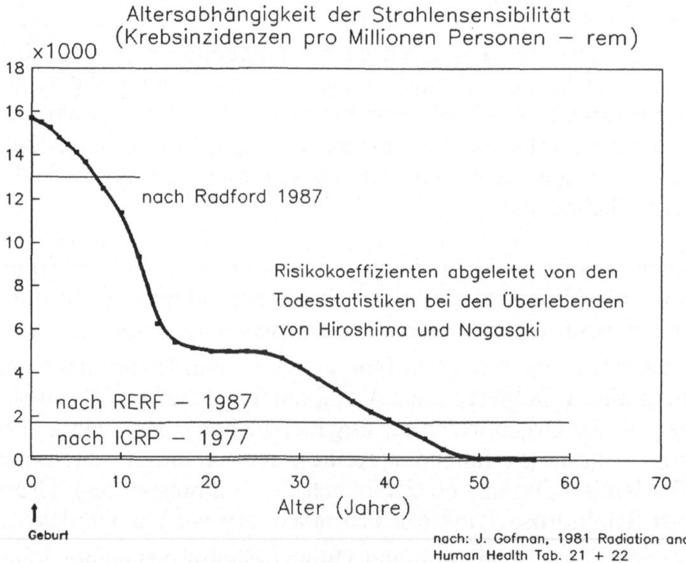

Abbildung 1: Die altersabhängige Strahlenempfindlichkeit, wie sie aus den Todesstatistiken der Überlebenden von Hiroshima und Nagasaki folgt, wird verglichen mit den Risikoabschätzungen der ICRP, der RERF und der von Radford [5] für eine Durchschnittsbevölkerung.

Reparatursysteme für die Behebung von DNA-Schäden

Für die oben genannten Phänomene könnte es eine gemeinsame Erklärung geben. Sie liegt in der unterschiedlichen Effizienz und Kapazität der Reparaturenzyme, mit denen die Zellen ausgestattet sind, um Mutationen zu eliminieren. Unterschiede bestehen zwischen Spezies, Subpopulationen, Individuen und den verschiedenen Zellarten eines Organismus, aber auch innerhalb eines Zellzyklus sowie in Abhängigkeit vom zellulären Stoffwechsel und vom Vorhandensein anderer Noxen, die selbst, d.h. bei alleiniger Einwirkung, nicht mutagen sein müssen.

Das Erbgut jeder Zelle ist einer permanenten Bestrahlung ausgesetzt. Auch die natürliche Radioaktivität und die Radikale des Sauerstoffs gehören zu den ständig einwirkenden Noxen. Die daraus hervorgehenden DNA-Schäden sind vielfältig: Mutationen infolge von Basenverlust oder -veränderungen, Einzel- und Doppelstrangbrüchen, Intra- oder Interstrangverknüpfungen und anderen Modifikationen. Die Folgen sind Verlust oder Veränderung der genetischen Information und umfassen ein weites Spektrum: minimale bis schwere Funktionsstörungen, einschließlich Teilungsunfähigkeit und Zelltod (Ursache für Strahlenfrühschäden) sowie geringfügige, die Zellfunktionen zunächst nicht beeinträchtigende Störung der Kontrolle von Teilung und Wachstum (Ursache für Strahlenspätschäden). An der Kontrolle sind die Genprodukte zahlreicher Gene beteiligt (Proto-Oncogene), deren Mutation zu graduellem Verlust der Kontrollfunktionen und schließlich zu unkontrollierter Zellteilung führen kann. Aus Proto-Oncogenen werden Oncogene ("Krebsgene"). Meist sind es mehrere, die in einer Zell-Linie nacheinander mutieren müssen, damit letztendlich, oft erst nach Jahren, eine Tochterzelle zur Krebszelle entartet.

Bei den Strahlenfrühschäden ist der Schweregrad davon abhängig, wieviele Zellen gleichzeitig eine schwere Funktionsstörung erlitten haben bzw. so sehr geschädigt wurden, daß sie sich nicht mehr teilen können (nicht-stochastische Schäden). Dagegen hängt das Auftreten von Strahlenspätschäden davon ab, ob zufällig im Bereich der Kontrollgene irgendeiner Zelle ein minimaler Schaden gesetzt wurde; die Dosis bestimmt die Wahrscheinlichkeit eines solchen Zufallsereignisses (stochastische Schäden).

Um die Funktionsfähigkeit der Zelle zu sichern und die Weitergabe einer unverfälschten genetischen Information an Tochterzellen zu gewährleisten, sind vielfältige Reparatursysteme erforderlich. Unsere Erkenntnisse über deren Art und Funktion stammen vorwiegend aus Untersuchungen an Coli-Bakterien [9] und sind nur bedingt auf den Menschen übertragbar. Entsprechende Untersuchungen an Säugetieren sind einstweilen noch spärlich [10]. In der Regel handelt es sich um Experimente mit Zellkulturen, deren Ergebnis zwar qualitative, jedoch kaum quantitative Aussagen zur Reparatur in vivo zulassen. Es wird vermutet, daß es auch beim Menschen mehrere Reparatursysteme gibt, die wiederum aus bis zu 10 verschiedenartigen Enzymen bestehen können (Schadenerkennungsproteine, Glykosylasen, Endo- und Exonukleasen, DNA-Polymerasen, Ligasen etc.) [9,11].

Ein DNA-Schaden kann entweder direkt behoben werden ("direct reversal", z.B. Verschluß eines Einzelstrangbruches durch Ligasen), oder es wird zunächst der Abschnitt, in dem der Schaden gesetzt wurde, herausgeschnitten ("excision repair"). Bestimmte Schäden können erst nach der nächsten Zellteilung eliminiert werden ("postreplication repair").

Der wichtigste Mechanismus scheint die Exzisionsreparatur zu sein (siehe Anhang). Voraussetzung ist, daß zunächst die Schadensstelle erkannt und markiert wird. Die dazu erforderlichen Erkennungsproteine haben außerdem die Funktion, spezifische Enzyme in die richtige Position zu bringen, damit einseitig aus dem DNA-Doppelstrang ein Abschnitt herausgeschnitten werden kann ("excision" durch Endo- und Exonukleasen). Anschließend wird ein neuer Strang komplementär zum verbliebenen Strang synthetisiert (DNA-Polymerase); zuletzt werden neuer und alter Strang verknüpft (Ligase).

Der Schaden kann eine einfache Basenänderung sein (z.B. aus Adenin wurde Hypoxanthin oder aus Thymin Uracil) und als "falsche Base" erkannt werden. Sicherer ist aber die Erkennung einer Verwerfung der helikalen DNA-Struktur (z.B. Interstrangverknüpfung durch Dimerisierung zweier benachbarter Thyminbasen). Im ersten Falle wird zunächst die "falsche Base" abgetrennt ("base exision" durch basenspezifische N-Glycosylasen) und dann erst ein Strangabschnitt herausgeschnitten; im zweiten Falle wird sofort mit der Exzision begonnen ("nucleotide excision").

Außer in Schadensart und Sicherheit bei der Schadenserkennung unterscheiden sich die beiden Mechanismen der Exzisionsreparatur auch hinsichtlich der Länge des ausgeschnittenen Stranges und der Zeitdauer, die verstreicht, bis der überwiegende Teil der Schäden repariert ist. Bei der "base excision" werden nur kurze Abschnitte ausgeschnitten; bei der "nucleotide excision" kann der Strang, der entfernt und neu synthetisiert wird, dagegen mehr als 30 Nukleotide umfassen. In Kulturen von Säugetierzellen werden durch "base incision" die meisten Schäden innerhalb einer Stunde repariert, während es bei "nucleotide excision" viele Stunden, ja sogar Tage dauern kann [11].

DNA-Reparatur in Abhängigkeit vom Zellzyklus

Das Erbmaterial (Nukleinsäure) liegt in einer hochkomplexen Organisationsstruktur vor. Es ist mit Proteinen "verpackt" (gepackte Nukleosomen, Schleifendomänen u.a.). Der Packungsgrad variiert im Verlauf eines Zellzyklus; kurzzeitig erreicht er in Form der Chromosomen seine höchste Dichte. Einzelne Bereiche werden vorübergehend "ausgepackt", wenn die in ihnen codierten Informationen abgerufen werden sollen (Transkription von DNA zu RNA). Nur im exponierten Zustand sind die Gene den Enzymen für Transkription, Replikation und Reparatur zugänglich.

Mutationen können zwar ständig in allen Bereichen gesetzt werden; ihre Elimination ist jedoch nicht zu jeder Zeit überall möglich [20]. Die Reparatur eines Genschadens erfordert nicht nur, daß der betreffende Abschnitt den Erkennungsproteinen sowie den Reparaturenzymen zugänglich ist; es muß außerdem genügend Zeit (Minuten bis Stunden) zur Verfügung stehen; denn eine unreparierte Basenveränderung kann bei der nächsten Replikation fixiert und dann als Mutation an die Tochterzelle "vererbt" werden. Spätere Korrekturen sind zwar noch möglich, jedoch erschwert.

Es ist also verständlich, daß Mutationen im Bereich "aktiver" Gene, die gerade transkribiert werden, sich schneller reparieren lassen als "ruhende" Gene. Zum Beispiel wird von menschlichen Zellkulturen berichtet, daß 8 Stunden nach dem Setzen eines DNA-Schadens 75% der Mutationen in "aktiven" Genen repariert waren, aber nur 35% in der gesamten DNA [20]. Die Effizienz der Reparatur hängt also vom Funktionszustand der Zelle ab. Sie hängt auch ab von der Länge des Zellzyklus. Bei kurzer Zyklusdauer in rasch wachsenden Geweben mit häufig sich teilenden Zellen verbleibt nicht genügend Zeit bis zur nächsten Replikation, um vorher alle Schäden zu beheben.

Die Komplexität der Strukturen und Vorgänge im Zellkern und die Effizienz der DNA-Reparatur in Abhängigkeit vom Zellzyklus liefern plausible Erklärungen für viele der eingangs angeführten Phänomene:

(a)Bakterien, die weniger Genmaterial und weniger komplexe DNA-Strukturen haben als die Zellen höher entwickelter Lebewesen, sind um zwei Größenordnungen weniger strahlenempfindlich als Säugetiere.

(b)Organe, deren Zellen auch beim Erwachsenen eine hohe Teilungsfrequenz haben (das sind: Knochenmark, Drüsenorgane, Schleimhautepithelien), sind in hohem Maße strahlensensibel.

(c)Ungeborene, Säuglinge und Kinder sind wesentlich strahlensensibler als Erwachsene. (Bei Kindern kommt hinzu, daß sie die lange Latenzphase vom Primär- zum Sekundärschaden erleben können; somit ist auch in dieser Hinsicht ein im Mutterleib oder in der Kindheit gesetzter Strahlenschaden folgenreicher als die Strahlenbelastung eines Erwachsenen.)

Hereditäre Defekte von Reparatursystemen

Ein hereditärer Defekt bei jedem einzelnen der zahlreichen, an einer DNA-Reparatur beteiligten Enzyme sollte die Fähigkeit zur Elimination von Mutationen beeinträchtigen. Bei gegebener Strahlenbelastung wäre somit der Schweregrad von Frühschäden und die Wahrscheinlichkeit von Spätschäden erhöht.

Inzwischen wurden bei folgenden Krankheiten mit rezessivem Erbgang Defekte der DNA-Reparatur nachgewiesen, bzw. es werden bei ihnen derartige Defekte vermutet: Ataxia teleangiectasia (AT), Xeroderma pigmentosum, Fanconi Anaemie, Bloom Syndrom, Cockayne Syndrome, Friedreich'sche Ataxie, Robert'sches Syndrom, Tuberosklerosis, Retinoblastom. Vielen dieser recht unterschiedlichen Krankheitsbilder ist gemeinsam ein Symptomkomplex bestehend aus Immunschwäche, neurologischen Störungen, Krebs im jugendlichen Alter und Hypersensibilität gegenüber Strahlung.

Am eingehendsten untersucht ist das AT-Syndrom [12]. Aus der Häufigkeit seines Auftretens in der Bevölkerung, die mit 1:40.000 angegeben wird [13], läßt sich eine Heterozygoten-Frequenz von 1:100 berechnen. Berücksichtigt man, daß beim voll ausgebildeten Krankheitsbild das Gen eines einzigen Enzyms innerhalb eines viele Enzyme umfassenden Reparatursystems homozygot vorliegen muß, dann sollte, falls die Einzeldefekte voneinander unabhängig sind, die Frequenz deutlich höher sein. 3% der Bevölkerung könnten demnach AT-Heterozygote sein, möglicherweise sogar mehr [14]. Hinzu kämen noch die Heterozygoten der anderen, oben genannten Krankheiten.

Die Strahlenhypersensibilität der AT-Patienten ist seit langem bekannt. Es wurde von Fällen berichtet, bei denen eine fraktionierte Tumorbestrahlung bereits nach geringen Dosen wegen massiver Nebenwirkungen (Haut- und Schleimhautulzerationen, Pneumonitis u.a.) abgebrochen werden mußte. Diese Hypersensibilität hat schließlich zur Aufdeckung des Pathomechanismus geführt. Sie läßt sich in vitro in Fibroblasten-Kulturen nachweisen: AT-Zellen werden durch deutlich geringere Strahlendosen in ihrer Funktion gestört als normale Zellen (Überlebensrate, Fähigkeit zur Ausbildung von Kolonien u.a.) [15]. Außerdem zeigen AT-Zellen bei protrahierter Bestrahlung nahezu die gleiche Ausprägung von Akutschäden wie bei einmaliger Applikation der gleichen Dosis [15]. Normalerweise werden bei geringer Dosisleistung höhere Strahlendosen toleriert. Offenbar können AT-Zellen den Zeitgewinn nicht zur Reparatur nutzen.

Doch nicht nur AT-Homozygotie, auch die Heterozygotie ist in vitro nachweisbar: Die Dosis/Wirkungs-Kurven (Strahlendosis vs. Überlebensrate) bei Fibroblasten von AT-Heterozygoten liegen zwischen denen von AT-Homozygoten und Normalen [15]. Demnach würde bereits ein defektes Gen von Vater oder Mutter ausreichen, um Kapazität und Effizienz der Reparatur von DNA-Schäden einzuschränken.

In dieselbe Richtung weisen auch Beobachtungen aus dem Umfeld von Patienten mit Ataxia teleangiectasia. Die Krebshäufigkeit bei AT-Heterozygoten im Alter bis zu 44 Jahren soll 6-fach über der in der Normalbevölkerung liegen (bei Leukämie 7-fach, beim Ovarialkarzinom sogar 10-fach); mit zunehmenden Alter gleicht sie sich dem normalen Risiko an [16,17]. Ausgehend von einer Heterozygoten-Frequenz von 3% wäre somit jeder fünfte Krebspatient im frühen Erwachsenenalter Träger des AT-Gens.

Unterschiedliche Strahlensensibilität in der Bevölkerung

Daß die Individuen unterschiedlich auf Strahlung reagieren, wird seit langem vermutet [18]. Die unterschiedliche Ausprägung von Nebenwirkungen nach therapeutischer Röntgenbestrahlung war der erste Hinweis. Daß dies eine inhärente

Eigenschaft der Körperzellen ist, konnte kürzlich im Arbeitskreis um Gentner in den Chalk River Nuclear Laboratories, Kanada, experimentell belegt werden [19]: Bei Blutzellen gesunder Probanden war die Fähigkeit, Strahlenbelastungen zu überstehen, breit gestreut. Gemessen wurde, wie schnell in Kulturen von lymphoblastoiden Zellen die Zellzahlen nach Verdünnung wieder anstiegen ("grow back"). Verglichen wurden die Geschwindigkeiten in bestrahlter Kultur und unbestrahlter Kontrolle ("grow back ratio" oder GBR). Die GBR-Werte lagen zwischen 0,7 (gering strahlenempfindlich) und nahe 0 (höchst strahlenempfindlich) mit einem breiten Maximum von 0,3 bis 0,5. Wie zu erwarten, befanden sich Zellen von AT-Patienten am unteren Ende der Skala (geringste Überlebensrate). Es überraschte aber, daß die Blutzellen von Krebspatienten nicht der normalen Verteilung entsprachen, sondern mehr im Bereich erhöhter Strahlensensibilität lagen. Während bei der gesunden Bevölkerung nur 12% der Zell-Linien eine ähnliche Strahlenempfindlichkeit hatten wie die von AT-Homozygoten, waren es bei den Krebspatienten mehr als ein Drittel.

Möglicherweise hängt der vorzeitige Ausbruch der Krebskrankheit kausal mit der eingeschränkten Fähigkeit zur Reparatur zusammen. Allerdings darf nicht übersehen werden, daß es sich bei den Gentnerschen Experimenten um akute, nicht-stochastische Strahlenschäden in einem artifiziellen System (Zellkultur) handelt. Die Ergebnisse können deshalb nur mit Vorsicht auf stochastische Spätschäden (Krebs, Leukämie) übertragen werden, auch wenn Früh- und Spätschäden gemeinsam ist, daß an ihrer Genese nicht-reparierte DNA-Schäden beteiligt sind.

In einer soeben publizierten Studie [21] wurde die DNA-Reparatur in vitro bei Probanden untersucht, deren Eltern bereits in relativ jungem Alter (unter 60 Jahren) an Krebs erkrankt waren. Die Reparaturfähigkeit war gegenüber Probanden aus Familien, in denen Krebs sehr selten ist oder bisher nur in hohem Alter auftrat, deutlich vermindert. Auch diese Ergebnisse belegen, daß eine Reparaturkapazität genetisch verankert ist und daß eine eingeschränkte Reparaturfähigkeit ein erhöhtes Krebsrisiko zur Folge hat.

Diskussion und Schlußfolgerungen

Reparaturen haben immer eine gewisse Fehlerquote; zwangsläufig werden sich somit bei einem Individuum im Laufe seines Lebens die DNA-Schäden akkumulieren. Diese ständig zunehmende Belastung des genetischen Materials der Zellen kann sowohl degenerative Prozesse als auch maligne Entartung verursachen. Die Geschwindigkeit, mit der sich die Schäden akkumulieren, variiert zweifellos von Mensch zu Mensch und beruht, neben unterschiedlicher Lebensweise und Umweltbelastung, auch auf der unterschiedlichen Fähigkeit, DNA-Schäden zu reparieren [11].

Die Einsicht in die Existenz individuell unterschiedlicher Strahlensensibilitäten kündigt sich bereits im BEIR-III-Report von 1980 an [7]: "Zunehmend findet Beachtung, daß es menschliche Genotypen gibt, die sowohl eine höhere Neigung zu DNA-Schäden als auch ein höheres Krebsrisiko haben, wenn sie karzinogenen Noxen, einschließlich der ionisierenden Strahlung, ausgesetzt werden". In diesem Sinne äußert sich auch der UNSCEAR-Report von 1986 [8]: "Ein nicht unbeachtlicher Teil der menschlichen Population, der zur Krebsentwicklung neigt, könnte sehr viel empfindlicher gegenüber Strahlung sein als andere. Das würde bedeuten, daß die durchschnittliche Dosis/Wirkungs-Beziehung ein relativ schlechter Indikator für das individuelle Risiko ist".

Die Hypothese, daß Individuen unterschiedlich auf Strahlenbelastungen reagieren, bedingt durch unterschiedliche Fähigkeit zur Reparatur von DNA-Schäden, und daß daraus eine unterschiedliche Neigung zur Krebskrankheit resultieren kann, wird durch in vitro Experimente und die Beobachtungen bei AT-Heterozygoten gestützt. Ein Polymorphismus der Proteine im menschlichen Organismus, wie er erstmals für Hämoglobin aufgezeigt wurde, scheint bei allen Enzymen gegeben zu sein; er ist die Ursache für graduelle Funktionsunterschiede (Kapazität, Effizienz und Regulierbarkeit von enzymatisch katalysierten Prozessen). Mit Sicherheit gibt es einen Polymorphismus auch bei den zahlreichen Komponenten der verschiedenen Reparatursysteme. Die AT-Heterozygoten sind dafür ein Beispiel. Letztlich ist jeder Mensch heterozygoter Träger vieler defekter Gene. Auch wenn er phänotypisch gesund erscheint, so determinieren dennoch Anzahl, Art und Komplementierung dieser Gene bzw. ihre meist mit halber Aktivität exprimierten Genprodukte (Enzyme, Rezeptoren, Wachstumsfaktoren), wie er auf Umweltnoxen reagiert.

Das Dogma "gleiche Dosis, gleiches Risiko" ist also ins Wanken geraten. Trotzdem wird beim Immissionsschutz der Bevölkerung nach wie vor vom Modell des Standard- oder Referenzmenschen ausgegangen, wie kürzlich noch bei der Novellierung der Strahlenschutzverordnung [22]. Die Vorstellung, daß alle Menschen in quantitativ gleicher Weise auf Umweltnoxen reagieren, mag verwaltungstechnische Vorteile haben; sie widerspricht aber der Lebenserfahrung und der wissenschaftlichen Erkenntnis und wird der individuellen Gefährdung nicht gerecht.

Auch unter diesem Aspekt dürften die für karzinogene Noxen festgesetzten Grenzwerte als zu hoch einzustufen sein; denn nicht am "Standardmenschen", sondern an Inviduen mit der höchsten Empfindlichkeit sollten die Schutzbestimmungen sich orientieren.

Ergänzungen und Erläuterungen

zur Komplexität der Strukturen und Vorgänge im Zellkern:

Reparaturenzyme wurden nach dem Tschernobyl-Unfall "entdeckt", um die Gefährlichkeit von Radioaktivität in niedriger Dosierung zu bagatellisieren. "Die Zellen verfügen über hochaktive Enzyme, die innerhalb von Sekunden Strahlenschäden bis zu einer bestimmten Höhe vollständig reparieren" [23]. Daß die Schadenserkennung aber nicht immer gelingt, daß die Reparatur ein langwieriger und komplexer Prozeß ist, daß eine Reparatur niemals vollständig sein kann, das wird von jenen, die dieses Argument zur Stützung der Atomindustrie vorbringen, offensichtlich nicht bedacht.

Um sich ein ungefähres Bild von der Komplexität der Strukturen zu machen, an denen die Reparatur ausgeführt wird, stelle man sich den Zellkern als einen Raum von 100 m^3 vor (millionenfache Vergrößerung). Darin befindet sich das genetische Material in Form von 100 km langen Strickleitern mit einer Sprossenbreite von 1 mm (Doppelhelix des Nukleinsäurefadens), 46 an der Zahl; außerdem "Verpakkungsmaterial" in Form zahlreicher Proteinkugeln mit 1 cm Durchmesser (Nukleosomen), sowie viele verschiedenartige Enzyme, die am genetischen Material arbeiten (Transkription, Replikation und Reparatur), alle zu denken als 1 cm Kugeln, jeweils Tausende. Das genetische Material ist "verpackt". Der niedrigste Packungsgrad läßt sich mit einer Perlenkette beschreiben, bei der der Faden (Nukleinsäure) mehrfach um die einzelnen Perlen (Nukleosomen) gewickelt ist. Die Perlenketten werden zu Schleifen, Rosetten u.a zusammengelegt. Die höchste Packungsstufe liegt kurzzeitig vor, wenn die Nukleinsäuren zu 1 m langen, X-förmigen Paketen (Chromosomen) aufgerollt werden, von denen es zeitweilig 92 gibt (Mitose). Der Packungsgrad verändert sich ständig, und zwar in Abhängigkeit von den Funktionen der Zelle und vom Zellzyklus.

Immer dann, wenn eine genetische Information abgerufen werden soll, muß vorher der entsprechende Bereich "ausgepackt" werden, damit die Transkriptionsenzyme Zugang haben. Das Gleiche gilt, wenn das genetische Material verdoppelt wird, indem die Strickleitern aufgespalten und die Einzelstränge zu zwei neuen Doppelsträngen (DNA-Synthese bei Replikation) ergänzt werden. Abgesehen von exponierten Außenbezirken ist das genetische Material ebenfalls nur im ausgepackten Zustand für Reparaturenzyme zugänglich. Gene, deren Genprodukte an der Kontrolle von Zellteilung und Wachstum beteiligt sind (Proto-Oncogene), sind vermutlich in sich häufig teilenden Zellen meist exponiert und sollten deshalb für Reparaturenzyme gut zugänglich sein. Andererseits steht bei den kurzen Zellzyklen dieser Zellen wenig Zeit für Erkennung und Reparatur von Schäden zur

Verfügung, so daß es dennoch leichter zu Mutationen (Ausbildung von Oncogenen) kommen kann als bei Zellen in Teilungsruhe.

zum Mechanismus der DNA-Reparatur:

Am Beispiel einer strahlenbedingten, Radikal-vermittelten A/Hx-Basenänderung (Adenin zu Hypoxanthin) sollen die Mechanismen beschrieben werden, über die dieser DNA-Schaden repariert werden kann, beziehungsweise wie er, falls eine Reparatur nicht erfolgt, als AT/GC-Mutation (Guanin-Cytosin anstelle von Adenin-Thymin) fixiert und dann als veränderte genetische Information vererbt wird. Dieses Beispiel wurde aus didaktischen Gründen gewählt, weniger um eine besonders repräsentative Form der Mutationsentstehung vorzustellen. Außerdem muß betont werden, daß die mechanistischen Vorstellungen sich vorwiegend aus Untersuchungen an Colibakterien ableiten und nicht unbedingt die Vorgänge in der Säugetierzelle beschreiben müssen.

1. Entstehung des DNA-Schadens als A/Hx-Basenänderung

Ein energiereiches Beta-Teilchen (primäres Elektron einer Beta-Strahlung oder sekundäres Elektron aus Beta- oder Gamma-Strahlung) versiegt am Ende seiner Bahnspur im wässrigen Lösungsraum eines Zellkerns und erzeugt durch Radiolyse des Wassers einen Cluster von Hydroxyl-Radikalen (OH-Moleküle mit ungepaartem Elektron in der äußeren Elektronenschale). Je zwei dieser Hydroxyl-Radikale können innerhalb von Mikrosekunden zu einem nicht-radikalischen Wasserstoffperoxid reagieren, das in die hydrophoben Nukleinsäure/Protein-Strukturen diffundieren kann. Dort zerfällt es im Verlauf von Millisekunden wieder in zwei Hydroxyl-Radikale. Angenommen, ein solches Radikal entreißt der Aminogruppe einer Adenin-Base ein Bindungselektron, dann kann an deren Stelle eine Sauerstoff-Funktion eingeführt werden. Adenin wird zu Hypoxanthin. Nach Tautomerie verliert diese Base die Fähigkeit, mit Thymin als komplementäre Base des anderen Stranges Wasserstoffbrücken einzugehen. Statt Anziehung kommt es zur Abstoßung der beiden Basen. Der DNA-Doppelstrang ist an dieser Stelle verbreitert; die helikale Struktur zeigt eine leichte Verwerfung.

Vorausgesetzt, der DNA-Bereich, in dem der Schaden erfolgte, ist exponiert (d.h. er gehört zu einem "aktiven" Gen, dessen Information gerade transkribiert wird, oder liegt in dessen Nähe), und vorausgesetzt, es verbleibt noch genügend Zeit bis zur nächsten Replikation (d.h. DNA-Synthese), dann kann die Basenänderung repariert werden.

2. Reparatur der A/Hx-Basenänderung durch "excision repair"

Ein Schadenserkennungsprotein, das den DNA-Doppelstrang abtastet, erfaßt dessen Verbreiterung bzw. die Verwerfung der helikalen Struktur. Es markiert die Schadensstelle und ermöglicht die Verankerung eines Enzyms, das unmittelbar vor dem Schaden den Einzelstrang durchschneidet (Endonuklease). Danach wird in einem gewissen Abstand hinter der Schadensstelle, mit Poly-ADP-Ribose als Abstandshalter, ein weiteres Enzym (Exonuklease) fixiert; das durchschneidet den Strang ein zweites Mal, so daß ein bis zu 30 Nukleotide (Base plus Desoxyribose plus Phosphat) enthaltendes Stück abgetrennt wird. Anschließend wird, beginnend an der ersten Einschnittstelle, komplementär zum anderen Strang, ein neuer Strang synthetisiert (DNA-Polymerase). Mit der Verknüpfung von altem und neuem Strang (Ligase) ist die Reparatur beendet. Mindestens fünf spezifische Enzyme sind an diesem Vorgang beteiligt.

Der DNA-Schaden kann auch als "falsche Base" erkannt werden, was jedoch schwieriger zu sein scheint. In diesem Falle würde nach Markierung durch ein Erkennungsprotein zunächst Hypoxanthin abgespalten (N-Glycosylase) und dann erst der basenfreie Bezirk als eigentlicher Schaden erkannt. Eine spezifische AP-Endonuklease (AP = apurin/apyrimidin) würde den ersten Schnitt in den Strang ausführen. Alle weiteren Schritte würden wie bei der Reparatur durch "nucleotide excision" ablaufen. Reparatur durch "base excision" erfordert somit ein zusätzliches Erkennungsprotein und ein weiteres Enzym.

3. Fixierung der A/Hx-Basenänderung als AT/GC-Mutationen

Gesetzt den Fall, die Basenänderung wird nicht als Strukturverwerfung oder "falsche Base" erkannt oder nicht rechtzeitig repariert, dann wird bei der nächsten Replikation komplementär zum Hypoxanthin ein Cytosin in den Parallelstrang eingeführt. Hypoxanthin kann mit Cytosin zwei Wasserstoffbrücken ausbilden; eine Verwerfung der helikalen Struktur ist dann nicht mehr gegeben. Der DNA-Schaden könnte jetzt nur noch als "falsche Base" erkannt werden. Sollte auch das nicht geschehen, dann wird bei der nun folgenden Replikation an das Cytosin das dazu komplementäre Guanin eingeführt. Anstelle von Adenin/Thymin stünde nun ein Guanin/Cytosin-Basenpaar. Die sich daraus ableitende Zell-Linie würde also ein mutiertes Gen besitzen, das an der fraglichen Stelle den Code für eine andere Aminosäure enthält. Die Mutation wäre fixiert.

Literatur

1. E. Lengfelder, 1988, "Strahlenwirkung - Strahlenrisiko: Ergebnisse, Bewertung und Folgerungen nach einem kerntechnischen Unfall aus ärztlicher Sicht", Kapitel 2.2, Hugenbubel-Verlag, München.
2. C.J. Johnson, 1984, "Cancer Incidence in an Area of Radioactive Fallout Downwind from the Nevada Test Site", Journal of the American Medical Association, JAMA 251:230-236.
3. J.W. Gofman, 1981, "Radiation and Human Health", Sierra Club Books, San Francisco.
4. D.L Preston, D.A. Pierce, 1987, "The Effect of Changes in Dosimetry on Cancer Morality Risk Estimates in the Atomic Bombs Survivors", Radiation Effects Research Foundation, Hiroshima, RERF TR 9-87.
5. E.P. Radford, "Recent Evidence of Radiation-induced Cancer in the Japanes Atomic Bomb Survivors", in: "Radiation and Health: The Biological Effects of Low-Level Exposure to Ionizing Radiation", p.87-96, 1987.
6. J. Higginson, C.S. Muir, 1979, "Environmental Carcinogenesis: Misconceptions and Limitations to Cancer Control", J. Natl. Cancer Inst., 61:1291-1298.
7. Committee on the Biological Effects of Ionizing Radiation, BEIR-III-Report, 1980, National Academy of Sciences, USA.
8. United Nations Scientific Committee on the Effects of Atomic Radiation, UNSCEAR, Vienna 1986, "Radiation Carcinogenesis in Man".
9. E.C.F. Friedberg, 1984, "DNA-Repair", W.H. Freeman Co., New York.
10. M. Schweiger, B. Auer, H.J. Burtscher, M. Hirsch-Kaufmann, H. Klocker, R. Schneider, 1986, "DNA-Repair in the Human Cell: Biochemistry of the Hereditary Disease Fanconi's Anaemia and Cocknayne Syndrome", Biol. Chem. Hoppe-Seyler, 367:1185-1195.
11. M.C. Paterson, N.E. Gentner, M.V. Middlestadt, M. Weinfeld, 1984, "Cancer Predisposition, Carcinogen Hypersensitivity, and Aberrant DNA-Metabolism", J. Cell. Physiol. Suppl. 3:45-62.
12. "Ataxia Teleangiectasia", Genetics, Neuropathology and Immunology of a Degenerative Disease of Childhood", R.A. Gatti, M. Swift, eds. Alan R. Liss, Inc., New York, 1985.
13. R.P. Sedwick, E. Boder, 1972, "Ataxia Teleangiectasia" in: "Handbook of Clinical Neurology", North Holland, Amsterdam, Vol. 14:267-339.
14. M. Swift, 1985, "Genetics and Epidemiology of Ataxia Teleangiectasia" in Zitat 12, p.133-146.
15. M.C. Paterson, N.T. Bech-Hansen, P.J. Smith, J.J. Mulvihill, 1984, "Radiogenic Neoplasia, Cellular Radiosensitivity and Faulty DNA-Repair" in: "Radiation Carcinogenesis: Epidemiology and Biological Significance", J.D. Boice, J.F. Fraumeni, eds., Raven Press, New York, p. 319-329.
16. N.E. Gentner, D.P. Morrison, D.K. Myers, 1988, "Impact and Radiogenetic Cancer Risk of Persons Exhibiting Abnormal Sensitivity to Ionizing Radiation", Health Physics, 55:415-425.
17. M.Swift, L. Sholman, M. Perry, C. Chase, 1976, "Malignant Neoplasma in the Families of Patients with Ataxia Teleangiectasia", Cancer Research, 36:209-215.
18. P.D. Lewis, 1987, "Variation in Individual Sensitivity to Ionizing Radiation", in: "Radiation and Health", R. Russel Jones, R. Southwood, eds., John Wiley, Chichester, p.167-177.
19. N.E. Gentner, D.P. Morisson, 1988, "Determination of the Proportion of Persons in the Population-at-Large who Exhibit Abnormal Sensitivity to Ionizing Radiation", 14th L.H. Gray Conference "Low Dose Radiation - Biological Bases of Risk Assessment", Oxford.
20. V.A. Bohr, K.Wassermann, 1988, "DNA-Repair at the Level of the Gene", Trends in Biochemical Sciences, TIBS, 13:429-433.
21. R.W. Pero, D.B. Johnson, M. Markowitz, M. Halper, D.G. Miller, 1989, "DNA Repair Synthesis in Individuals with and without a Family History of Cancer", Carcinogenesis, 10:693.
22. Verordnung über den Schutz vor Schäden durch ionisierende Strahlen vom 30. Juni 1989, Bundesgesetzblatt, Teil I, 1989, Nr. 34, S. 1321.
23. F. Wachsmann, 1989, "Die Strahlengefahr - realistisch gesehen", Naturwissensch., 76:45-51.

Gibt es auch eine biopositive Wirkung der ionisierenden Strahlung?

Edmund Lengfelder, Strahlenbiologisches Institut der Ludwig-Maximilians-Universität, Schillerstraße 42, 8000 München 2

Einleitung

Seit vielen Jahren wird unter Wissenschaftlern wie unter Laien die Frage diskutiert, ob ionisierende Strahlung auf Lebewesen lediglich nachteilige, schädigende Wirkungen ausübt oder ob unter bestimmten Bedingungen auch positive, nützliche oder förderliche Wirkungen beobachtet werden können. Das Interesse gilt insbesondere der Wirkung niedriger Strahlendosen, wie sie beispielsweise durch natürliche Quellen ionisierender Strahlung wie Höhenstrahlung, terrestrische Strahlung etc., durch die Freisetzung ionisierender Strahlung in der Technik, insbesondere im kerntechnischen Bereich, sowie durch die Anwendung von Strahlung in der Medizin bei der röntgenologischen und nuklearmedizinischen Diagnostik auf die Menschen einwirken.

Ausgelöst durch den Reaktorunfall in Tschernobyl im April 1986 erhielt die Diskussion um die Art der Wirkungen niedriger Strahlendosen sowohl in der Wissenschaft als auch in der Bevölkerung eine starke Belebung. In der Literatur findet sich eine große Zahl von Veröffentlichungen, in denen über nützliche und positive Wirkungen der ionisierenden Strahlung, insbesondere im niedrigen Dosisbereich, berichtet wird. Diese Arbeiten werden gerne dann zitiert, wenn in der uns Menschen umgebenden Welt durch Erscheinungsformen der Technik und der Zivilisation Strahlung freigesetzt wird.

Was bedeutet biopositiv?

Zunächst ist es notwendig, einige der häufig im Zusammenhang mit diesem Thema gebrauchten Begriffe zu erläutern oder zu definieren. Die Frage, was ein einzelner Mensch als positiv ansieht, hängt stark von dessen persönlichem, individuellem Werturteil ab. Gleiches gilt auch für den Begriff "biopositiv". Darunter werden in den oben angesprochenen Veröffentlichungen auch Begriffe wie stimulierend, gesundheitsfördernd, anregend, wachstumsfördernd, fruchtbarkeitssteigernd, nützlich usw. verstanden.

Aus ärztlicher Sicht ist unter biopositiv am ehesten all das zu verstehen, was der Wiederherstellung und dem Erhalt der Gesundheit dient, und zwar auf lange Sicht. Die Weltgesundheitsorganisation definiert Gesundheit als den Zustand völligen körperlichen, geistigen, seelischen und sozialen Wohlbefindens oder anders ausgedrückt, als das subjektive Empfinden des Fehlens körperlicher, geistiger, seelischer und sozialer Störungen. Dieser Zustand muß dauerhaft sein. Eine kurzfristige Stimulierung, z. B. des körperlichen Wohlbefindens, die langfristig mit erheblichen Schäden für das Individuum verbunden ist, kann somit keinesfalls als biopositiv bezeichnet werden. Hier wäre als Beispiel die Wirkung des Tabakrauchens zu nennen, die sicherlich von den meisten Rauchern als stimulierend empfunden wird, langfristig jedoch zu erheblichen Gesundheitsschäden wie Bronchitis, Herzinfarkt, Lungenkrebs, zu Lebenszeitverkürzung und zur Schädigung von ungeborenem Leben führen kann. Somit darf eine stimulierende, anregende Wirkung nicht isoliert als kurzfristige Erscheinung, sondern sie muß in ihrer Bedeutung für die gesamte Lebenserwartung des betreffenden Lebewesens betrachtet werden.

Als biopositiv bezeichnete Effekte müssen natürlich an dem betroffenen Lebewesen selbst auftreten, d. h. für dieses selbst biopositiv sein. Der Nutzen, den andere aus einer strahleninduzierten Veränderung oder Wirkung ziehen, kann keinesfalls als biopositiv gewertet werden. Das Stopfen und Mästen von Gänsen ist eben nicht biopositiv, auch wenn die so gewonnene Gänsestopfleber von manchen sehr geschätzt wird.

Bis zu welcher Höhe bezeichnet man eine Strahlendosis als niedrig? Diese Frage wird sehr uneinheitlich beantwortet. Als niedrig ist ohne Zweifel die Höhe der natürlichen Strahlenbelastung anzusehen, wie sie als Mittelwert für die Bevölkerung der Bundesrepublik angegeben wird: 2 mSv (200 mrem) pro Jahr. Strahlendosen in der für beruflich Strahlenexponierte vom Gesetzgeber zugelassenen Höhe von 50 mSv/Jahr (5 rem/Jahr) und 400 mSv (40 rem), verteilt auf das gesamte Berufsleben, werden ebenso noch als niedrige Dosis bezeichnet. Dies ist allerdings eine völlig willkürliche Festlegung.

Hypothese der Hormesis

Nach einer wissenschaftlichen Theorie übt jeder Wirkstoff, der in größeren Mengen und Konzentrationen für den Organismus schädlich ist, in niedrigen Konzentrationen eine günstige, nützliche Reizwirkung aus. Dieses Prinzip wird Hormesis genannt. In ähnlicher Weise ist auch der Satz von Paracelsus zu verstehen: Dosis facit venenum (die Menge macht das Gift aus). Als eine Art biologisches Grundgesetz wurde das Arndt-Schulz-Gesetz betrachtet. Danach sollen kleine Dosen eines Giftes fördernde Reize ausüben, während höhere Dosen hemmen und lähmen. Die medizinischen und biologischen Wissenschaften haben jedoch längst gezeigt, daß dieses Prinzip in vielen Fällen absolut unzutreffend ist. Der Begriff Hormesis wurde erstmalig 1943 in Zusammenhang mit der Wirkung bestimmter Pflanzenextrakte auf das Pilzwachstum verwendet [1]. Im folgenden werden einige typische Beispiele von wissenschaftlich durchgeführten Beobachtungen aufgezeigt, die von den entsprechenden Autoren als positive Wirkung der ionisierenden Strahlung gewertet werden.

Der bekannteste Vertreter der Hormesis-Theorie ist der amerikanische Biochemiker Luckey. In seinem Buch "Hormesis mit ionisierender Strahlung" [2] findet sich die mit über 1200 Zitaten bisher wohl umfangreichste Sammlung wissenschaftlicher Literatur zu diesem Thema. Luckey berichtet über die seiner Meinung nach biopositiven Wirkungen der Strahlung bei Viren, Bakterien, Pilzen, Algen, Pflanzen, Tieren und Menschen. Luckey hat mit großem Fleiß Berichte zusammengetragen, nach denen bei den verschiedensten Arten von Pflanzen, insbesondere bei den Nutzpflanzen, durch Strahleneinwirkung eine Verbesserung der Keimfähigkeit, eine Steigerung des Ertrags und in einigen Fällen auch eine Erhöhung des Vitamin- oder Nährstoffgehalts erreicht werden kann. Diese Effekte werden von ihm als biopositiv bezeichnet. Anhänger der Hormesis Theorie in der Bundesrepublik Deutschland berichten über Stimulationseffekte nach Einwirkung schwacher Strahlendosen auf Wasserpflanzen. Danach könne zum Beispiel bei der Wasserlinse nach einer Dosis von 4 Gy eine um 25 % erhöhte Gliederproduktion und eine um 50 % gesteigerte Bildung von Trockenmasse beobachtet werden [3].

Die stimulierende Wirkung ionisierender Strahlung wurde bereits 1898 von Atkinson beschrieben, der bei Algen nach Röntgenbestrahlung eine Wachstumsbeschleunigung festgestellt hatte [4]. Es ist seit langem bekannt, daß bei Getreide, Futter und Nutzpflanzen durch Bestrahlung der Saat mit geeigneten Strahlendosen eine Steigerung des Ertrags erzielt werden kann. Die ertragssteigernde Wirkung durch Röntgenbestrahlung der Saat konnte bereits in den 20er Jahren bei Kartoffeln [5] und Weizen [6] beobachtet werden. Bereits wenige Jahre nach der Inbetriebnahme der ersten Kernreaktoren, mit denen leistungsfähige Strahlenquellen verfügbar wurden, lagen auch erste Berichte über die ertragssteigernde Wirkung nach Gamma- bzw. Neutronenbestrahlung von Saatgut bei Buchweizen und Roggen [7] und bei Kartoffeln [8] vor. Seither wurden einige hundert Arbeiten zu diesem Thema publiziert, wobei die Stimulationseffekte bei den unterschiedlichsten Pflanzenarten und mit den verschiedensten Bestrahlungsparametern untersucht worden sind.

Wie Wachstum durch Strahlung stimuliert wird

Zum Mechanismus dieser Wachstumsstimulation wurden eine Reihe von Hypothesen aufgestellt. Es wurde z. B. vermutet, daß durch die Bestrahlung wachstumsregelnde Phytohormone inaktiviert werden und dadurch ein gesteigertes

Wachstum möglich gemacht wird. Eine andere Hypothese ging von der Vorstellung aus, daß durch die Bestrahlung Giftstoffe, sogenannte Radiotoxine, gebildet werden, welche durch Inaktivierung von Regulatorsubstanzen wachstumssteigernd wirkten [9]. Allerdings zeigten Extrakte aus bestrahlten Kartoffeln eine 20fach höhere Mutagenität als vergleichbare Extrakte aus unbestrahlten Kartoffeln [10].

Entscheidende Fortschritte im Verständnis des Wirkungsmechanismus erbrachten Untersuchungen in Kanada durch Petkau und Geisel [11]. Diese stellten fest, daß durch die Strahleneinwirkung die zellulären Membransysteme geschädigt werden. Die strahleninduzierte Bildung von freien Radikalen führt in einem Kettenprozeß zu einer Vervielfachung des Schadens an den Membranen. Durch diesen sehr komplexen Schädigungsprozeß der Lipidperoxidation, die übrigens auch bei der Strahlenwirkung am Menschen eine wichtige Rolle spielt, werden membranständige Pumpen und Carriersysteme geschädigt: dadurch steigt die Durchlässigkeit der Membran. Im Falle der Zellmembran kommt es als Folge davon zu einem gesteigerten Einströmen von Nährstoffen und Wasser aus dem Boden. Dies führt zur Erhöhung der Stoffwechselaktivität und damit letztlich zur Wachstumssteigerung (Tabelle 1).

Tabelle 1: Wachstumsstimulation von Pflanzen durch ionisierende Strahlung

Ionisierende Strahlung erzeugt freie Radikale in Zellen
(Schädigung von Membranen, Proteinen etc.)

⇓

Erhöhte Durchlässigkeit von Zellmembranen

⇓

Erhöhter Einstrom von Wasser, Kalium, Phosphor, Stickstoff etc.

⇓

Erhöhte Enzymaktivität in den Zellen

⇓

Erhöhte Oxidation von Wachstumsinhibitoren (z.B. Polyphenole)

⇓

Wachstumssteigerung

Die Dosis, die bei Kartoffeln zur höchsten Ertragssteigerung führte, betrug 1,5 Gy [11]. Bei dieser Dosis betrug die Ertragssteigerung gegenüber den gleichartigen unbestrahlten Saatkartoffeln 26 %. Auch nach Bestrahlung von Saatgetreide wurde bei einzelnen Sorten eine Ertragssteigerung von über 20 % beobachtet. Das durch Strahlung gesteigerte "Wachstum" bringt dem Menschen einen Vorteil, der ja an der Ertragssteigerung interessiert ist. Für die Weizen- und die Kartoffelpflanze selbst ist die strahleninduzierte Ertragssteigerung keinesfalls biopositiv. Denn die Gewichtszunahme der für den Menschen interessanten Pflanzenteile wurde durch Schädigung und Ausschaltung der natürlichen Steuer-und Kontrolleinrichtungen für die geregelte Nährstoffaufnahme erzwungen. Aus biologischer Sicht hat ein solches Wachstum in freier Natur durchaus Nachteile. Im Falle des Weizens z. B. würde das erhöhte Gewicht der Körner die Gefahr des frühzeitigen Abknickens des Halms und damit die mögliche Verhinderung der Ausreifung bewirken.

Eine Dosis von 4 Gy, die bei der Wasserlinse zu einer Wachstumssteigerung führt [3], hätte beim Menschen in 50 % der Fälle den kurzfristigen Tod durch akute Strahlenkrankheit zur Folge. Es ist unverständlich, wie aus den strahleninduzierten Ertragssteigerungen bei Pflanzen biopositive Wirkungen durch Strahleneinwirkung beim Menschen hergeleitet werden können. Nichtsdestoweniger werden gerade die Beispiele der strahleninduzierten Wachstums- und Ertragssteigerung von Anhängern der Hormesis-Theorie auch in der Bundesrepublik mit großer Beständigkeit immer wieder aufgeführt [3, 12, 13, 14].

Gesteigertes Wachstum ist nicht biopositiv

In Schriften von Luckey [2], Feinendegen u. a. [3], Wachsmann [12] und Buttermann [14] wird auch darüber berichtet, daß durch niedrige Strahlendosen u. a. bei Mäusen, Ratten und Meerschweinchen Stimulationseffekte in Form von Wachstumszunahmen beobachtet worden seien. Aus medizinischer wie auch aus biologischer Sicht ist jedoch eine Wachstumszunahme über das Normalmaß hinaus für das betroffene Lebewesen keinesfalls biopositiv, weder in Bezug auf die Körpergröße noch auf das Körpergewicht. Bei Nutztieren liegt die Wachstumssteigerung durch Erhöhung der Körpergröße oder des Körpergewichts keinesfalls im Interesse des betroffenen Lebewesens, sondern vielmehr in der Betrachtungsweise des Menschen, der seinen Nutzen durch die Verwertung des Tiers als Schlachtvieh im Auge hat. Eine derartige, durch Strahlung ausgelöste Wachstumssteigerung als biopositiv zu bezeichnen, ist abwegig.

Von Luckey [2] und Wachsmann [13] werden Untersuchungen zitiert, nach denen bei in utero bestrahlten Ratten und Mäusen eine Verbesserung der Lernfähigkeit dieser Tiere beobachtet worden sein soll. Auch dies wird zur Bekräftigung der These von den biopositiven Wirkungen niedriger Strahlendosen ins Feld geführt.

In vielen Berichten [2, 3, 12, 13, 14, 15] wird als angeblich besonders eindrucksvolles Beispiel der biopositiven Wirkungen niedriger Strahlendosen angeführt, daß durch Bestrahlung von Einzellern wie Bakterien oder Amöben eine Steigerung der Teilungsaktivität, d. h. eine Erhöhung der Vermehrungsrate induziert werde. Dieser Vorgang wird als Steigerung der Vitalität bezeichnet. Der Begriff Vitalität wird in diesem Zusammenhang in einer Weise gebraucht, die wohl nichts damit zu tun hat, wie Vitalität beim Menschen verstanden wird. Zur Beurteilung der Vitalität des Menschen wird es wohl weniger eine Rolle spielen, ob er sich in besonders hohem Maße fortgepflanzt hat. Im übrigen ist denjenigen, die in einer gesteigerten Teilungsgeschwindigkeit und Vermehrungsrate von Zellen einen biopositiven Effekt sehen, nicht gegenwärtig, daß gerade das gesteigerte Zellwachstum, welches über die normale Wachstumsrate hinausgeht, das Kennzeichen insbesondere bösartiger Tumoren ist. Und niemand käme wohl ernsthaft auf die Idee, in der hohen Teilungshäufigkeit von Tumorzellen und dem damit verbundenen Tumorwachstum einen biopositiven Effekt zu sehen.

Entzündungsbestrahlung: Therapie mit Nebenwirkung

Bei bestimmten Entzündungsprozessen, insbesondere Furunkeln, Schweißdrüsenabszessen und Entzündungen der weiblichen Brust, kann die Bestrahlung mit niedrigen Strahlendosen den Heilungsverlauf erheblich beschleunigen. Ob dieser Effekt allerdings als Beleg für die generelle biopositive Wirkung von Strahlung gelten kann, ist auf Grund nachfolgend dargelegter Fakten zweifelhaft. Über den der Entzündungsbestrahlung zugrundeliegenden Wirkungsmechanismus liegen neuere wissenschaftliche Erkenntnisse vor. Ohne weiter auf die verschiedenen Stadien des sehr komplexen Entzündungsgeschehens näher einzugehen, wird der Heilungsverlauf häufig durch Störungen des Stofftransports im betroffenen Gewebe beeinträchtigt. Dies gilt sowohl für die Zufuhr von Nährstoffen als auch für den Abtransport von Schad- und Schlackenstoffen. Diese müssen durch die Grundsubstanz des Bindegewebs diffundieren, um die Entfernung zum nächsten Blutgefäß zu überwinden. Zentraler Bestandteil dieser Grundsubstanz ist die Hyaluronsäure. Diese bildet zusammen mit an sie angelagerten anderen fadenartigen Riesenmolekülen ein filzartiges, dichtes Geflecht, das wie ein Filter den Stofftransport regelt. An dieser Stelle setzt nun die Wirkung der Entzündungsbestrahlung ein. Durch die Bestrahlung kommt es zu einer Auflockerung der Riesenmoleküle [16] und damit zu einer Auflockerung der "Filzstruktur". Die Folge hiervon ist die Verbesserung des Stoffwechseltransports und damit auch des Heilungsverlaufs.

Die Auslösung von Krebs durch Strahlung findet jedoch an anderen Stellen im Organismus statt, nämlich in den Zellkernen vermehrungsfähiger Zellen durch eine Veränderung des genetischen Materials. Somit sind die Wirksamkeit der Entzündungsbestrahlung einerseits und die Auslösung eines Tumors andererseits zwei selbständige, voneinander unabhängige Vorgänge. Vor vielen Jahren war die

Bestrahlung bei Brustentzündungen von Müttern im Wochenbett ein gängiges Verfahren. Die Entzündungen bildeten sich danach zwar meist bald zurück, jedoch traten viele Jahre später bei diesen Frauen gehäuft Brustkrebserkrankungen auf. Aus diesem Grunde ist eben die Bestrahlung bei Entzündungen der Brust inzwischen als Behandlungsmethode in den Hintergrund getreten [17].

Faktoren der Krebsentstehung und ihr Nachweis

Es ist seit langer Zeit in der Wissenschaft bewiesen, daß ionisierende Strahlung Krebs auslösen kann. Es gibt jedoch keinen strahlenspezifischen Krebs. Alle Arten von Krebs, wie sie heute bekannt sind, können auch durch Strahlung ausgelöst werden. Neben ionisierender Strahlung können auch UV-Licht und Fremdkörper von bestimmter Größe, Art und Form, die in Organe eingebracht werden, als physikalische Karzinogene wirken. Von großer Bedeutung sind viele chemische Stoffe, die als Karzinogene wirksam sind. Ferner können auch bestimmte Hormone, insbesondere Sexualhormone, sowie eine Reihe von Naturstoffen als Karzinogene wirken bzw. die Entwicklung von Krebs beschleunigen. Schließlich sind auch bestimmte Viren in der Lage, Krebs auszulösen. Die Entstehung von Krebs ist ein sehr komplizierter Vorgang, der nach heutiger wissenschaftlicher Kenntnis die Veränderung des genetischen Materials einer normalen, teilungsfähigen Zelle zur Voraussetzung hat.

Bei der Krebsauslösung können nun unterschiedliche Karzinogene zusammenwirken, so daß es in den allermeisten Fällen bis heute nicht möglich ist, beim Vorliegen mehrerer karzinogener Faktoren ein bestimmtes Karzinogen als Hauptursache für das Auftreten des Krebses anzugeben. Die Situation wird noch mehr durch den Umstand kompliziert, daß für den einzelnen Menschen das Auftreten von Krebs von weiteren Faktoren abhängig ist: Alter, Geschlecht, Zustand des Immunsystems, erbliche Erkrankungen oder Defekte, familiäre Häufung einer bestimmten Tumorart (Veranlagung), Leistungsfähigkeit körpereigener Reparatursysteme, Ernährungszustand, Art der Nahrung, Art der Lebensweise u. v. a. Soll eine Abschätzung darüber vorgenommen werden, ob einem einzelnen Karzinogen, z. B. der Strahlung, in einer Bevölkerungsgruppe eine besondere tumorauslösende Bedeutung zukommt, so sind die betrachteten Personen oder Bevölkerungsgruppen nicht nur im Hinblick auf dieses eine Karzinogen, sondern auch unter Berücksichtigung möglichst vieler der anderen Faktoren zu untersuchen, die an der Krebsauslösung beteiligt sein können [17].

Aus diesen Gründen werden aus statistischen, umweltepidemiologischen Erhebungen häufig fehlerhafte Schlüsse gezogen. Fachleute für Umweltepidemiologie sind sich darin einig, daß neue Risiken im allgemeinen nicht durch umweltepidemiologische Studien aufgedeckt werden können. Höchst fragwürdig sind daher Versuche, über umweltepidemiologische Studien Dosis-Wirkungs-Beziehungen oder gar Schwellenwerte aufzudecken. Im Bereich der Umweltepidemiologie wird häufig der Fehler gemacht, ein nicht signifikantes Ergebnis oder den Umstand, daß man nicht in der Lage war, einen bestimmten Befund zu erheben, als Nachweis einer Nichtwirkung darzustellen [18]. Wenn man nicht in der Lage ist, etwas zu finden (oder einen Zusammenhang aufzuklären), ist dies eben kein Beweis dafür, daß eine Sache oder ein Zusammenhang nicht vorliegt. Es ist Aufgabe des Wissenschaftlers, im Interesse der wissenschaftlichen Wahrheit ein Untersuchungsergebnis mit dem entsprechenden Unsicherheitsfaktor zu kennzeichnen, wenn eine genauere Aussage nicht möglich ist. Welzl und Scherb, zwei Experten für umweltepidemiologische Studien, erklären zu diesem Thema [18]: "Mag auch diese Sichtweise politischen Entscheidungsträgern wenig attraktiv erscheinen, so zeigt sie dennoch die einzige Möglichkeit auf, um auf wissenschaftlichem Weg Erkenntnisse über umweltbedingte Gesundheitsrisiken zu erhalten und stellt damit den Preis für das Etikett 'wissenschaftlich' dar."

Die Nutzung von Strahlung, auch im niedrigen Dosisbereich, hat auch in der Medizin unter der Überlegung zu erfolgen, ob der beabsichtigte Effekt den gleichzeitigen Risikobeitrag zur Tumorinduktion rechtfertigt und ob nicht andere Verfahren mit geringerem Risikopotential zur Verfügung stehen.

Strahlenbelastung durch Radon

Das radioaktive Edelgas Radon und die beim Radonzerfall entstehenden radioaktiven Tochterprodukte gelangen über die Atemluft in den Organismus und tragen dort nach heutiger wissenschaftlicher Auffassung zur Entstehung von Bronchial-und Lungenkrebs bei. Die Radonkonzentration in Wohnungen hängt in starkem Maße vom geologischen Untergrund, aber auch von den verwendeten Baumaterialien und anderen Faktoren ab. Hohe Radonkonzentrationen finden sich in der Regel in Bergwerken. Nach Auffassung der amerikanischen Gesundheitsbehörden sterben in der Bevölkerung der USA jährlich ca. 15 000 Personen infolge Radonbelastung. Luckey [19], aber auch andere Autoren wie Cohen [20] vertreten die Auffassung, daß die Strahlenbelastung durch erhöhte Radonkonzentrationen nicht nur unschädlich ist, sondern in der betroffenen Bevölkerung das Lungenkrebsrisiko sogar vermindert und somit biopositive Wirkungen aufweist. Als Beweis für seine These vergleicht Cohen die Zahl von Lungenkrebsraten in Gebieten mit hoher Radonbelastung mit der in Gebieten mit niedriger Radonbelastung.

Auf Zahlen aus Südostfinnland und aus der Provinz Guangdong in China soll hier nicht weiter eingegangen werden, da dort die Unterschiede der Lungenkrebsraten statistisch nicht signifikant waren. Cohen berichtet, daß in ganz Finnland die Radonbelastung etwa 2,5mal höher sei als im Weltdurchschnitt, die Lungenkrebsrate bei Frauen jedoch nur 70 % des Durchschnitts für industrialisierte Staaten betrage. Auch in ganz Schweden sei die Höhe der Radonbelastung etwa um das 2,8fache über dem Weltdurchschnitt, die Rate der Lungenkrebse bei Frauen sei aber ebenfalls unter dem Durchschnitt der Industrienationen. In bevölkerungsreichen Gebieten mit hohen Lungenkrebsraten sei die Radonkonzentration in der Luft erheblich niedriger als im Landesdurchschnitt. Dies treffe auf das Stadtgebiet von New York ebenso zu wie auf das Gebiet von San Francisco. In den zentralen Gebieten von Pennsylvania dagegen sei die Lungenkrebsrate weit unter dem nationalen Durchschnitt, die Radonkonzentrationen seien dort zweifach höher als der Mittelwert für die USA.

Es bedarf wohl keiner besonderen Erläuterung, daß ein Vergleich der Lungenkrebszahlen aus Finnland und Schweden mit denen aus anderen Industrienationen sowie der Vergleich der Ballungszentren San Francisco und New York mit den ländlichen Gebieten in Pennsylvania völlig ungeeignet ist, eine biopositive Wirkung durch Radonstrahlung zu belegen. Wesentliche andere an der Auslösung von Lungenkrebs beteiligte Ursachen wie Industrie und Autoabgase, chemische Belastungen sowie die Lebensweise wurden nicht berücksichtigt.

Strahlenbelastung und Lebenserwartung

Ähnlich ist die Situation bei einem Vergleich der Höhe der Krebsrate mit der Höhe der natürlichen Hintergrundstrahlung. Wachsmann [13] beruft sich auf Untersuchungen des Argonne National Laboratory in den USA [21], um die biopositiven Wirkungen eines erhöhten Strahlenpegels auf eine Population glaubhaft zu machen. Diese Untersuchungen hatten ergeben, daß die Staaten Colorado und Wyoming, die bezogen auf die USA die höchsten Werte natürlicher Hintergrundstrahlung aufweisen, zu den Staaten mit den geringsten Krebstodesraten zählen. Auch dies kann keinesfalls als Beispiel für Strahlen-Hormesis gewertet werden. Beide genannten Staaten haben sehr wenig Industrie und einen hohen Anteil an Reinluftgebieten. Ferner wurden alle anderen Karzinogene völlig außer acht gelassen.

Buttermann [14] berichtet, daß in den letzten Jahrzehnten bei beruflich strahlenexponierten Personen im Vergleich zu anderen Berufsgruppen eine höhere Lebenserwartung beobachtet worden sei. Im Steinkohlebergbau sei die Lebenserwartung rund 3 Jahre, in der Bauindustrie etwa 1 Jahr geringer als die durchschnittliche Lebenserwartung in der Industrie. Beruflich strahlenbelastete Personen, wie z. B. Ärzte, technisches Personal u. a. hätten dagegen eine höhere Lebenserwartung als der Durchschnitt der in der Industrie tätigen Menschen. Buttermann möchte aus diesem Beispiel die biopositiven, gesundheitsförderlichen Wirkungen ionisierender Strahlung ableiten. Er läßt außer Betracht, daß Unterschiede in der Lebenserwartung der verschiedenen Berufsgruppen u. a. von Faktoren wie Berufsunfällen mit tödlichem Ausgang, Berufserkrankungen, Unterschieden der medizinischen Versorgung und vom persönlichen Lebensstil abhängig sind. Berufsunfälle mit tödlichem Ausgang sind im Bergbau etwa 10mal häufiger als im Durchschnitt in der Industrie. Die unterschiedlichen Werte für die Lebenserwartung verschiedener Berufsgruppen sind also im wesentlichen durch den Tod infolge Unfall oder berufsbedingter Krankheit zu suchen und nicht in einem Mangel an Strahlendosis, wie dies der Nuklearmediziner Buttermann glauben machen will.

Tabelle 2: Beurteilung von Beobachtungen beim Menschen, die der positiven Wirkung kleiner Strahlendosen (Hormesis) zugeschrieben werden

Art der Exposition	Beobachteter Effekt	Beurteilung
Entzündungsbestrahlung	Heilung/Besserung nach Mastitisbestrahlung	Stark erhöhte Brustkrebsrate
Natürliche Radonbelastung	Bei erhöhter Radonkonzentration geringeres Lungenkrebsrisiko Vergleich: Finnland + Schweden mit anderen Industrienationen, Pennsylvania mit New York + San Francisco	Andere karzinogene Schadstoffe in der Luft nicht berücksichtigt
Natürliche Hintergrundstrahlung	Geringere Krebsrate bei erhöhter Hintergrundstrahlung Vergleich: Colorado + Wyoming mit USA-Durchschnitt	Andere Faktoren der Karzinogenese nicht berücksichtigt
Berufliche Strahlenexposition	Höhere Lebenserwartung als Durchschnitt der Industriearbeiter	Vergleich mit falscher Referenzgruppe
3H-Inkorporation bei menschlichen Chromosomen	Verminderte Aberrationshäufigkeit bei nachfolgender Röntgen-Bestrahlung. Stimulierung der Reparatursysteme angenommen.	Die Wiederholung dieses Befundes durch andere Forscher war nicht möglich

Kann sich der Körper an Strahlenbelastung gewöhnen?

Olivieri u. a. [22] berichteten erstmals 1984, daß nach einer Vorbehandlung von Lymphozyten mit kleinen Strahlendosen durch Tritium-Thymidin eine erheblich reduzierte Empfindlichkeit für die Induktion von Chromosomenaberrationen nach akuten hohen Dosen von Röntgenstrahlen auftrat.

Diese Anpassungsreaktion (adaptive response) wurde dahingehend interpretiert, daß durch die niedrig dosierte Vorbestrahlung eine Verbesserung der Leistung zellulärer Reparatursysteme ermöglicht wurde. Über derartige Anpassungsreaktionen wurde auch nach weiteren Experimenten berichtet [23]. Die Kontrolle solcher Befunde durch eine japanische Arbeitsgruppe [24] ergab, daß sich die Anpassungsreaktionen nur bei einem Teil der untersuchten Personen nachweisen ließen. Eine weitere Überprüfung solcher Befunde durch die auf diesem Gebiet in der Bundesrepublik führende Arbeitsgruppe [25] ergab, daß sich die Ergebnisse von Olivieri nicht wiederholen ließen. Die Autoren [25] weisen unter Bezug auf eigene frühere Arbeiten sowie Publikationen weiterer Autoren darauf hin, daß Anpassungsreaktionen der beschriebenen Art nicht bei allen Menschen, sondern nur bei einem bislang nicht mehr bekannten Teil der Bevölkerung möglich sein könnten. Selbst bei denjenigen Personen, bei denen eine Anpassungsreaktion beobachtet werden konnte, kann aus dem Umstand, daß der kurzfristige Schaden geringer ausfiel als erwartet, niemals ein genereller biopositiver Effekt, insbesondere auf lange Zeit betrachtet, abgeleitet werden.

Untersuchungen von Feinendegen und Mitarbeitern [26, 27, 28] ergaben, daß ein für die Synthese von DNA notwendiges Enzym, die Thymidin-Kinase, durch niedrige Strahlendosen gehemmt werden konnte und sich durch Gabe einer zweiten Dosis wieder auf die Normalaktivität anheben ließ. Für die Zeitdauer von einigen Stunden wurde danach die Enzymaktivität durch weitere niedrigere Strahlendosen nicht mehr beeinflußt. In einem in der Atomwirtschaft viel beachteten Artikel: Wirkung kleiner Strahlendosen - die Illusion des Null-Risikos [29] versucht Feinendegen, an den Modellreaktionen der Thymidin-Kinase sowie anhand seiner Überlegungen über intrazelluläre Radikalreaktionen die Nützlichkeit kleiner Strahlendosen im Hinblick auf die Stimulierung zellulärer Abwehrreaktionen plausibel zu machen. Die Untersuchungen von Feinendegen zeigen jedoch auch, daß die Thymidin-Kinase in ihrer Aktivität auch durch Narkose, Kältebehandlung und ein starkes statisches Magnetfeld leicht beeinflußt werden kann.

Zutreffend weist Feinendegen [29] darauf hin, daß die Wirkung ionisierender Strahlung durch die Bildung und die Reaktionen von Radikalen, insbesondere auch von Sauerstoffradikalen und anderen reaktiven Sauerstoffspezies vermittelt wird. Diese Radikale und andere reaktive Stoffe entstehen auch im normalen Stoffwechsel und sind auch von großer Bedeutung bei den Prozessen der Karzinogenese und Mutagenese. Auf diesem Gebiet sowie bezüglich der Wirksamkeit körpereigener Radikalabwehr und anderer Reparatursysteme liegen bereits umfangreiche wissenschaftliche Erkenntnisse vor [30, 36]. Feinendegen stellt die Hypothese auf [29], daß ein plötzlicher Anstieg im Niveau der intrazellulären Radikale das Radikal-Entgiftungssystem vorübergehend über Stunden anregt, und das unabhängig von der Art und Weise, wie Radikale erzeugt würden. Wenn dem so sei, so Feinendegen, könne eine durch Bestrahlung herbeigeführte Anregung im Radikal-Entgiftungssystem die Abschirmung der Zelle gegen die normalerweise im Stoffwechsel erzeugten Radikale verbessern und somit auch deren toxische Auswirkungen auf DNA verringern.

Die am Modell der Thymidin-Kinase gewonnenen Ergebnisse sind keineswegs ein Beleg für diese Hypothese, sie vermögen auch nichts über die Effizienz der Reparatur radikalabhängiger Schäden auszusagen. Feinendegen nimmt in seiner Hypothese ferner an, daß durch kleine Strahlendosen zwar einzelne Zellstrukturen geschädigt werden, insgesamt aber die Abwehr und Reparaturleistung im Organismus so gestärkt wird, daß für den Betroffenen ein positives, nützliches Ergebnis resultiert. Feinendegen läßt allerdings offen, welche wissenschaftlichen Erkenntnisse oder Befunde eine solche Auffassung stützen können. Die Realität spricht nämlich für den gegenteiligen Effekt: Die Zunahme der in den vergangenen Jahrzehnten zu verzeichnenden karzinogenen Faktoren, die auf den Menschen einwirken, haben zu einem Anstieg der Krebsmortalität auf einen Wert von heute ca. 25 % geführt. Ferner zeigt sich eine Verschiebung der Krebsinzidenz zu jüngeren Altersstufen hin, dies alles trotz erheblicher Verbesserungen in der

Tabelle 3: Internationaler Hormesis -Kongreß (Oakland 1985). Korrelation der Schlußfolgerungen der 20 in den Kongreßbericht aufgenommenen Publikationen zum Thema Strahlen-Hormesis mit der Fachrichtung der jeweiligen Forschungseinrichtung, der die Autoren angehören

Fachrichtung der Forschungseinrichtung	Schlußfolgerung: Hormesis wahrscheinlich	Schlußfolgerung: Hormesis unwahrscheinlich
Medizin/ Medizinstatistik	-----	5 (USA, Schweden, Japan)
Strahlenbiologie/ Biophysik	2 (USA, China)	2 (USA)
Biologie	2 (USA, Frankreich)	-----
Physik	2 (USA, Japan)	-----
Nationale Strahlen-und Kernforschungszentren	5 (USA, Bundesrepublik, Kanada, Indien)	-----
Energietechnik	2 (USA)	-----

medizinischen Versorgung von Krebskranken. Nach der Hypothese von Feinendegen hätte durch "Training" körpereigener Abwehrsysteme durch die vermehrte Auseinandersetzung mit Karzinogenen in den vergangenen Jahrzehnten ein Absinken der Krebsmortalität unter 20 % erwartet werden müssen.

Der menschliche Organismus verfügt über ein hohes Maß an Anpassungsfähigkeit gegenüber den auf ihn einwirkenden Agenzien und Situationen. Die Immunreaktion sei, wie Feinendegen hierzu zutreffend ausführt, ein wohl bekanntes Beispiel einer Anpassungsreaktion auf die Zerstörung von Zellen durch Mikroorganismen und sonstige Faktoren. Nur darf eben nicht gleichzeitig vergessen werden, daß abgesehen von einer ohnehin erheblichen biologischen Schwankungsbreite unter den Menschen die Leistungsgrenzen menschlicher Immunsysteme oft sehr deutlich erkennbar werden, z. B. bei der HIV-Infektion (Aids), bei den Autoimmunerkrankungen oder beim erkennbaren Ausbruch eines Krebsleidens, dem Zeitpunkt, an dem das Immunsystem des betroffenen Menschen den unsichtbaren, jahrelangen Kampf mit der sich entwickelnden Krebsgeschwulst verloren hat. Der Organismus des einzelnen Menschen kann sich nicht an Karzinogene anpassen und dadurch resistent werden. Der Mechanismus der Evolution und Selektion kann aber sehr wohl dazu führen, daß als Folge der erhöhten Menge an Karzinogenen in der Biosphäre die Menschen mit weniger leistungsfähigen Immun- und Reparatursystemen über viele Generationen hinweg frühzeitig sterben und die dann Übrigbleibenden mit höheren Mengen an Karzinogenen zurechtkommen [17].

Wissenschaft im Umfeld vielschichtiger Einflüsse

Auch die Wissenschaftler, welche die zur Debatte stehende biopositive Wirkung von Strahlung untersuchen, unterliegen in ihrem Urteil einer Reihe von meinungsprägenden Faktoren: Ihrer Erziehung, der Fachrichtung ihrer Ausbildung, der Fähigkeit zu vernetztem, interdisziplinärem Denken, der Art des wissenschaftlichen Umfeldes, in welches sie eingebunden sind, der Einbeziehung der eigenen Person in das Ergebnis ihrer wissenschaftlichen Aussage, persönlichen Erfahrungen und vielem mehr. 1985 fand in Oakland ein internationaler Kongreß über Strahlen-Hormesis statt. Von 33 zur Publikation eingereichten Beiträgen wurden 22 als Conference Proceedings von der Health Physics Society publiziert [37]. Darunter befaßten sich 20 Arbeiten mit dem Thema der Strahlen-Hormesis. In der Tabelle 3 sind die Schlußfolgerungen dieser 20 Arbeiten (Hormesis möglich/wahrscheinlich bzw. Hormesis unwahrscheinlich) mit der Fachrichtung der jeweiligen Forschungseinrichtung, welcher die Autoren angehören, korreliert. Das Ergebnis spricht für sich und bedarf keiner näheren Erläuterung. Die Mitarbeiter von Einrichtungen mit dem größten Bezug zum Menschen und zu seiner Gesundheit kommen zu der einheitlichen Beurteilung: Hormesis unwahrscheinlich. Die Mitarbeiter von Einrichtungen aus dem Bereich von Technik und Wirtschaft, also

Einrichtungen der Physik, der Energietechnik sowie von nationalen Strahlen- und Kernforschungszentren kommen ebenfalls zu einer einheitlichen Beurteilung: Hormesis wahrscheinlich.

Überlegen wir noch einen Schritt weiter. Der Wissenschaftler, der seine Ergebnisse unter dem Einfluß der oben genannten Faktoren betrachtet, interpretiert und wichtet, ist sich oft nicht bewußt, welcher Einfluß mit welchem Stellenwert in seine wissenschaftliche Aussage eingeht. Dies gilt natürlich auch für die Anhänger der Theorie der biopositiven Wirkung von Strahlung. Lassen wir die führenden Vertreter dieser Theorie selbst sprechen:

Luckey [19]: "Das Hormesis-Modell dagegen stimmt mit der Mehrzahl der Daten überein. Das bedeutet, daß sich die Krebsrate und Krebsmortalität verringern würden, wenn kleine Dosen ionisierender Strahlung zur derzeitigen Grundbelastung hinzukämen. Die Strahlenschutzkommissionen müssen von der Existenz des Hormesis-Phänomens Kenntnis nehmen, andernfalls stellen sie weiterhin Vorschriften auf, die natürliche Schutzmechanismen der Homöostase am Wirksamwerden hindern - sehr zum Schaden für Industrie und menschliche Gesundheit."

"Eine positive Einstellung gegenüber niedrigen Dosen ionisierender Strahlung ist möglicherweise segensreich für die Entwicklung einer technologischen Gesellschaft."

"Die für die Volksgesundheit verantwortlichen Stellen sollten allmählich damit beginnen, darüber nachzudenken, wie sichergestellt werden kann, daß jeder die Dosis, die er zur Erhaltung seiner Vitalität und Gesundheit benötigt, auch wirklich erhält" (zitiert nach Wachsmann [15]).

Wachsmann, Leiter des Institutes für Strahlenschutz a. D. der Gesellschaft für Strahlen-und Umweltforschung mbH, fährt nach einer Aufzählung sogenannter biopositiver Wirkungen der ionisierenden Strahlung fort [15]: "Unabhängig von all diesem wird das Strahlenrisiko in der Bundesrepublik Deutschland ... in der Öffentlichkeit im allgemeinen stark überschätzt. Dies gilt insbesondere hinsichtlich der am meisten gefürchteten Strahlenwirkung, nämlich der Induktion bösartiger Erkrankungen wie Krebs und Leukämie...Hier drängt sich einem der Vergleich mit anderen Risiken auf. Betrachten wir z. B. nur das Rauchen. Es ist bekannt, daß von über 22 000 Lungenkrebs-Todesfällen jährlich in Deutschland mindestens 75 %, d.h. mehr als 16 000, auf das Zigarettenrauchen zurückzuführen sind. Muß da denjenigen, die gegen Wackersdorf protestieren, nicht zugerufen werden: 'Geht doch lieber in die Zigarettenfabriken!' "

"Eine übertrieben große Strahlenangst aber kann auch schädlich sein. Diese hat der Medizin und Wirtschaft schon erheblichen Schaden zugefügt. Falls es wirklich zu einem Ausstieg aus der Kernenergie kommt, wird dieser Schaden noch viel größer werden." [12].

Feinendegen, Direktor des Instituts für Medizin der Kernforschungsanlage Jülich GmbH, spricht die Frage nach dem Verhältnis von Risiko zum Nutzen von ionisierender Strahlung und Radioaktivität an [29]: ...diese Frage zündet öffentlichen Streit, und es gibt sogar den immer stärker werdenden Ruf nach dem Null-Risiko vor allem im Bereich der Kerntechnik, wo der Nutzen für Wohlstand und Lebensstandard für so viele so deutlich ist. Die Situation ist natürlich eine Herausforderung an den Fachmann. Aber die Fachleute von heute sind selbst in Schwierigkeiten. Während sie früher gewöhnlich Vertrauen genossen und Überzeugungskraft hatten, begegnet ein großer Teil der Bevölkerung von heute den Fachleuten mit Mißtrauen ...Es ist denkbar, daß eine Bestrahlung mit niedriger Dosis die Häufigkeit des Vorkommens von Krebs in der strahlenexponierten Bevölkerung insgesamt vermindert ... Bestimmte Risiken müssen akzeptiert werden, weil sie notwendig zum Leben gehören. Trotzdem, die Akzeptanz von Risiken sollte basieren auf einem ausgewogenen Kosten/Nutzen-Verhältnis, auf einer ethischen Einstellung für die Handlungsweise des einzelnen, bei der Caritas oder Nächstenliebe Mißbrauch verhindert, bei der die schöpferische und nicht die zerstörerische Kraft gefördert wird, bei der Gewinn einiger weniger nicht auf Kosten von vielen erkauft wird, und bei der schließlich die einzelnen und die Gesellschaft unter dem Gesichtspunkt der Gesamt-Systemstabilität und der Evolution zu beurteilen sind."

Solche Gedanken fanden beim Vortrag anläßlich der Jahrestagung des Deutschen Atomforums und der Kerntechnischen Gesellschaft im Mai 1989 in Düsseldorf lebhaften Beifall. Die Erklärungen dieser drei Verfechter der Hypothese über die biopositiven Wirkungen der ionisierenden Strahlung erscheinen nicht als ein abwägendes Resümee eines vielschichtigen wissenschaftlichen Erkenntnisstandes, sondern als ein wissenschaftspolitisches Credo. Die Opfer und Leidtragenden des Reaktorunfalls in Tschernobyl, die Toten, mehrere 100 000 Personen in Weißrußland und in der Ukraine, die bereits evakuiert sind bzw. noch nach Jahren evakuiert werden müssen, mehrere 100 000 Soldaten, meist Rekruten, die in das strahlenbelastete Katastrophengebiet geschickt worden waren, die Mütter, die auch heute noch um die Gesundheit ihrer Kinder fürchten - für all diese Menschen ist in diesem Credo kein Raum!

Literatur

1. Southam, C.M., Ehrlich, J.: Effects of extract of western redcedar heartwood on certain wood decaying fungi in culture. Phytopathology, 33, 517, 1943
2. Luckey, T.D.: Hormesis with ionizing radiation. CRC Press, Boca Raton, Florida, 1980
3. Feinendegen, L.E., Feldmann, A., Münch, E., Paschke, M.: Strahlenschutz - Radioaktivität und Gesundheit. Im Auftrag des Bayerischen Staatsministeriums für Landesentwicklung und Umweltfragen, 1986

4. Atkinson, G.F.: Report Upon Some Preliminary Experiments With the Röntgen Rays on Plants. Science 7, 7-10, 1898
5. Jacobsen, M. : X-raying seeds improves crop yield. Sci. Am. 136, 197-201, 1923
6. Halberstaedter, L., Simons, A.: Zum Problem der Reizwirkung der Röntgenstrahlen - Biologische Ergebnisse aus Versuchen an Pflanzen. Fortschr. Feb. Roentgenstr., 28, 499-502, 1922
7. Kuzin, A.M.: The utilization of ionizing radiation in agriculture. Proc. Int. Conf. Peaceful Uses Atomic Energy, United Nations, Geneva, 12, 149-159, 1955
8. Sparrow, A.H., Christensen, E.: Effects of X-ray-, neutron-, and chronic gamma irradiation on growth and yield of potatoes. Am. J. Bot., 37, 667-674, 1950
9. Kuzin, A.M., Kopylov, V.A., Vagabova, M.E.: On the role played by radiotoxins in stimulation of the growth and development of irradiated seeds. Stim. Newsl., 9, 27-36, 1976
10. Kuzin, A.M., Yurov, S.: The mutagenic effect of radiotoxins. Radiobiology (Moscow), 8, 456, 1968
11. Petkau A., Geisel, B.: Growth enhancement with X-ray stimulated seed. Atomic Energy of Canada Limited, WNRE-662, Pinawa, Manitoba , 1985
12. Wachsmann: Über die Gefährlichkeit ionisierender Strahlungen. Fusion, 7. Jg., Nr. 6, 1-4, 1986
13. Wachsmann: Die Strahlengefahr - realistisch gesehen. Naturwissenschaften 76, 45-51, 1989
14. Buttermann, G.: Radioaktivität und Strahlung: Tschernobyl, Medizin, Technik. In: Kommentar zum Strahlenschutzvorsorgegesetz (Schiwy, P. Hrsg.). Verlag R.S. Schulz, Percha/Starnberg, 1988
15. Wachsmann, F.: Sind kleine Dosen wirklich so gefährlich? Elektromedica 55, 86-90, 1987
16. Lengfelder, E., Fink, R.: Der oxidative Hyaluronsäureabbau - Mechanismus und Konsequenzen. In: Reaktive Sauerstoffspezies in der Medizin (Elstner, E.F. et al., Hrsg.) Springer Verlag, Berlin, 112-124, 1987
17. Lengfelder, E., Forst, D., Feist, H., Pratzel, H.: Strahlenwirkung - Strahlenrisiko. Hugendubel Verlag, 1988
18. Welzl, G., Scherb, H.: Auswertestrategien und Studienkonzepte bei umweltepidemiologischen Studien. In: Umwelt und Gesundheit - Statistisch-methodische Aspekte von epidemiologischen Studien über die Wirkung von Umweltfaktoren auf die menschliche Gesundheit (van Eimeren, W. et al. Hrsg.) Springer Verlag, Berlin, 13-18, 1987
19. Luckey, T.D.: Hormesis bei Krebsinduktion durch radioaktive Strahlung hoher Ionisationsdichte. Z. Phys. Med. Baln. Med. Klim. 13, 11-16, 1984
20. Cohen, B.L.: Tests of the linear, nothreshold dose-response relationship for highLET radiation. Health Physics, 52, 629-636, 1987
21. Frigerio, N.A., Eckerman, K.F., Stowe, R.S.: Carcinogenic hazard from low-level, low-rate radiation. In: The Argonne Radiological Impact Program, Part I, Rep. ANL/ES26, Argonne National Laboratory, Argonne, 1973
22. Olivieri, G., Bodycote, J., Wolff, S.: Adaptive response of human lymphocytes to low concentrations of radioactive thymidine. Science, 223, 594-597, 1984
23. Wolff, S., Afzal, V., Wiencke, J.K., Olivieri, G., Michael, A.: Human lymphocytes exposed to low doses of ionizing radiations become refractory to high doses of radiation as well as to chemical mutagens that induce doublestrand breaks. Int. J. Radiat. Biol., 53, 39-55, 1988
24. Morimoto, K., Sato-Mizuno, M., Koizumi, A.: Adaption-like response to the chemical induction of sister chromatid exchanges in human lymphocytes. Hum. Genet., 73, 81-85, 1986
25. Bauchinger, M., Schmid, E., Braselmann, H., Nahrstedt, U.: Absence of adaptive response to low level irradiation from tritiated thymidine and X-rays in lymphocytes of two individuals examined in serial experiments. Mutation Research, 227, 103-107, 1989
26. Feinendegen, L.E., Mühlensiepen, H., Lindberg, C., Marx, J., Porschen, W., Booz, J.: Acute and temporary inhibition of thymidine kinase in bone marrow cells after low-dose exposure. Int. J. Radiat. Biol. 45, 205-215, 1984
27. Feinendegen, L.E., Mühlensiepen, H.: Magnetic field effects thymidine kinase in vivo. Int. J. Radiat. Biol. 47, 723-730, 1985
28. Feinendegen, L.E.: Kleine Strahlendosen und biologische Effekte. In: Radioaktivitätsmessungen in der Schweiz nach Tschernobyl und ihre wissenschaftliche Interpretation. Schweizerisches Bundesamt für Gesundheitswesen (Hrsg.) Bern, 697-724, 1986
29. Feinendegen, L.E.: Die Illusion des Null-Risikos. Atomwirtschaft, 412-417, 1989

30. Ciba Foundation Symposium 65: Oxygen free radicals and tissue damage. Excerpta Medica, Amsterdam, 1979
31. Halliwell, B., Gutteridge, J.M. (Eds.): Free radicals in biology and medicine. Clarendon Press, Oxford, 1985
32. Lengfelder, E.: Strahleninduzierte und biochemische Bildung von Sauerstoffradikalen: Nachweis, Reaktivität, pathophysiologische und regulatorische Aspekte. Habilitationsschrift, LudwigMaximilians-Universität München, 1980
33. McBrien, D.C., Slater, T.F. (Eds.): Free radicals, lipid peroxidation and cancer. Academic Press, New York, 1982
34. Nygaard, O.F., Simic, M. G.: Radioprotectors and anticarcinogens. Academic Press, New York, 1983
35. Pryor, LW.-A. (Ed.): Free radicals in biology. Vol I-VI. Academic Press, 1976-1984
36. von Sonntag, C.: The Chemical Basis of Radiation Biology. Taylor and Francis, London, 1987
37. Radiation Hormesis. Health Physics, 52, 1987

Kann ein Lungenkrebs auf Strahlenbelastung zurückgeführt werden?

H. Kuni, Abteilung für klinische Nuklearmedizin, Medizinisches Zentrum für Radiologie, Philipps-Universität Marburg/Lahn

Zusammenfassung

Am Beispiel eines Lungenkrebses wird das Problem abgehandelt, im Einzelfall einen Zusammenhang zwischen (hier beruflicher) Strahlenbelastung und einem Krebs zu beurteilen. Die von manchen betriebene Anwendung der radioepidemiologischen Tabellen wird abgelehnt. Sie erweisen sich als ein Instrument, auf vermeintlich rationaler Grundlage Kompensationsansprüche im Regelfall abzuwehren. Durch das abwegige Denkmodell und das Kriterium der Verdopplungsdosen ergeben sich als Voraussetzung für eine Anerkennung groteske Dosen. Zudem vereiteln häufig Mängel in der Dosimetrie und Lücken im Wissen über Dosiswirkungsrelationen den Erfolg dieses Verfahrens.
Am Beispiel eines besonders belasteten Arbeiters wird gezeigt, daß eine individuelle Beurteilung unter geeigneten Umständen einen Zusammenhang evident machen kann. Solche Evidenzbeweise sind bei der Beurteilung einer Karzinominduktion und auch von Infektionskrankheiten aufgrund der rechtlichen Grundlagen und der ausformenden Rechtsprechung sozusagen sozialer Besitzstand geworden.
Mit naturwissenschaftlichen Methoden kann durchaus die Aushöhlung dieses sozialen Besitzstandes auf dem Sektor der beruflichen Strahlenbelastung betrieben werden, eine weitere Klärung ist aber nicht nur naturwissenschaftlich zu erreichen. Mit wissenschaftlichen Methoden sollten die Zusammenhänge lediglich verdeutlicht und nicht implizit negative Sozialpolitik betrieben werden. In erster Linie ist es dringende Aufgabe von Parteien und Gewerkschaften, den sozialen Schutz des beruflich Strahlenbelasteten im Falle eines Gesundheitsschadens durch Verbesserung der rechtlichen Grundlagen sicherzustellen.

Es wird vorgeschlagen,

- zunächst aus den spezifischen Tumormerkmalen individuell die Latenzzeit und damit auch den Zeitpunkt abzuschätzen, bis zu dem eine Strahlenbelastung tumorinduzierend gewirkt haben kann,
- die Anerkennung auszusprechen, wenn bis zu diesem Zeitpunkt eine signifikante berufliche Strahlenbelastung angenommen werden muß und
- die Erkrankung sich vor Erreichen des Rentenalters manifestiert hat.

Einleitung

Die Fragestellung erscheint auf den ersten Blick unsinnig. Schließlich ist eine Häufung von Lungenkrebs bei Radon-belasteten Bergwerksarbeitern schon beschrieben worden, als Radioaktivität noch nicht entdeckt worden war. Heute gibt es recht fundierte Kenntnisse über die Dosis-Wirkungsrelation sowohl für locker-

als auch für dicht-ionisierende Strahlen. Der Sinn der Frage liegt im Singular. Typischerweise stellt sie sich, wenn es um die Anerkennung einer Berufskrankheit geht.

Voraussetzungen für die Anerkennung einer Berufskrankheit

Die Anerkennung einer Berufskrankheit ist an zwei Voraussetzungen gebunden [Renz, Seitz 1988]:

- 1. Haftungsbegründende Kausalität:
  Ursächlicher Zusammenhang zwischen der verrichteten Tätigkeit und der schädigenden Einwirkung.
- 2. Haftungsausfüllende Kausalität:
  Ursächlicher Zusammenhang zwischen der schädigenden Einwirkung und der Erkrankung.

Im Falle einer Berufskrankheit durch ionisierende Strahlen scheint die Prüfung der ersten Voraussetzung meist weniger Probleme zu bereiten. Verlangte man für die zweite Voraussetzung eine streng kasuistische Beweisführung, wäre bei stochastischen Wirkungen wie der Krebserzeugung durch chemische Agentien oder ionisierenden Strahlen die Anerkennung eines Krebses als Berufskrankheit, von wenigen Ausnahmen abgesehen, unmöglich. Selbst wenn es spezifische Merkmale für Strahlenkrebse gäbe, könnte man zwischen den grundsätzlich möglichen Quellen einer Exposition, der natürlichen und beruflichen, meist auch einer medizinischen Strahlenbelastung, nicht unterscheiden. In der Realität kann aber nicht einmal zwischen Strahlen und anderen, meist unbekannten Ursachen differenziert werden.

Die Rechtsprechung hat entwickelt, daß es ausreicht, daß der Zusammenhang wahrscheinlich ist, d.h., die auf eine berufliche Verursachung deutenden Faktoren überwiegen so stark, daß darauf eine Entscheidung gestützt werden kann. Es scheint auf dieser Grundlage zunächst plausibel zu prüfen, ob die festgestellte Dosis zu mehr als 50% Wahrscheinlichkeit einen Krebs verursacht haben kann, ob es sich also um mindestens eine sog. Verdopplungsdosis gehandelt hat. Dazu scheint es sich anzubieten, als Grundlage für eine Entscheidung die radioepidemiologischen Tabellen des NIH [NIH 1985] heranzuziehen. Deshalb haben wir uns mit diesem Instrument bereits unmittelbar nach seiner Herausgabe kritisch befaßt [Blum, Kuni 1985]. Nachdem es von einem Fachkollegen jüngst in einem konkreten Fall in Deutschland benutzt wurde, muß die Kritik nochmals aufgegriffen und vertieft werden. Zugleich soll auch der konkrete Fall angesprochen werden, weil dies die Problematik anschaulicher macht: Es handelt sich um einen ausländischen Arbeitnehmer, der von einer Dienstleistungsfirma als Reinigungskraft in kerntechnischen Betrieben eingesetzt worden war. Am 5.5.1988 wurde bei ihm im Alter von ca. 42 Jahren ein Lungenkrebs diagnostiziert. In der angesprochenen Begutachtung wurde der Zusammenhang mit der beruflichen Strahlenbelastung verneint, da aufgrund einer angenommenen gesamten Lungendosis von 80,1 mSv nur eine

Wahrscheinlichkeit von 1-2% errechnet wurde, daß diese Strahlenbelastung den Krebs verursacht habe.

Radioepidemiologie und Verdopplungsdosis

In die Berechnung der "Wahrscheinlichkeit der Verursachung" nach NIH geht nicht nur die Dosis-Wirkungsrelation, sondern auch die spontane Krebshäufigkeit ein. Im Fall der Lunge, bei der NIH für Männer und Frauen die gleiche Dosis-Wirkungsrelation annimmt, errechnet sich wegen der höheren "spontanen" Lungenkrebshäufigkeit bei Männern bei gleicher Dosis eine niedrigere Wahrscheinlichkeit der Verursachung als bei Frauen. Bei einem Expositionsalter von 40-60 Jahren liegt der Unterschied etwa bei Faktor 3-4. Das bedeutet, daß bei gleicher Strahlenbelastung und damit gleicher absoluter Anzahl induzierter Lungenkrebse bei einer bestimmten Dosis alle Krebsfälle von Frauen, auch die "spontanen", als beruflich bedingt anerkannt würden, in einem Kollektiv von Männern aber keine einzige Erkrankung. Der o.g. Arbeiter würde erst nach einer Dosis von 10 Sv anerkannt werden, also einer Dosis, die als homogene Ganzkörperdosis bei kurzzeitiger Einwirkung kaum überlebt werden kann!

Offensichtlich liegt der Fehler darin, daß eine Wahrscheinlichkeitsbetrachtung, die auf Daten aus vergleichenden Beobachtungen eines belasteten gegenüber einem nicht belasteten Kollektiv beruht, in einem anderen belasteten Kollektiv relativ sichere Vorhersagen über Schadenshäufigkeiten ermöglicht, im Einzelfall aber umso weniger taugt, eine Aussage über eine zutreffende Ursache zu machen, je häufiger die Erkrankung bereits im unbelasteten Kollektiv auftritt. Würde man beispielsweise die überlebenden Bombenopfer von Hiroshima und Nagasaki, die als Kollektiv die wesentliche Datenbasis für die radioepidemiologische Tabelle des Bronchialkarzinoms lieferten, einzeln nach dem Kriterium der Verdopplungsdosis begutachten, müßte wohl in den meisten Fällen die Atombombe als wahrscheinliche Ursache abgelehnt werden. Würde man danach eine Summenstatistik anfertigen, könnte vorgetäuscht werden, daß die Atombombe keine zusätzlichen Bronchialkarzinome ausgelöst hat. Die Abwägung einer überwiegenden Wahrscheinlichkeit ist also nur in den Fällen sinnvoll und auch ursprünglich nur für solche Fälle gedacht gewesen, wo mehrere kausale Ursache-Folge-Beziehungen zu einer Krankheit geführt haben können und der Arzt vor der Aufgabe steht, den jeweiligen Anteil der verschiedenen möglichen Kausalbeziehungen gegeneinander abzuwägen. Im Vergleich zu diesem systematischen methodischen Fehler ist es relativ unerheblich, daß die Annahmen der "spontanen" Krebshäufigkeit aus Industrienationen nicht auf einen Gastarbeiter aus einem südosteuropäischen Land übertragen werden können.

Das Kriterium der Verdopplungsdosis, das bei Krankheiten mit einer seltenen "spontanen" Inzidenz wie z.B. Leukämie noch scheinbar zu plausiblen Ergebnissen führt, versagt also bei der Mehrzahl der Krebserkrankungen. Daran wird sich auch grundsätzlich nichts ändern, wenn bei der fälligen Revision der NIH-Tabellen die Verdopplungsdosen z.B. für Bronchialkarzinom nach unten korrigiert werden müssen. Von vornherein ist eine Anwendung dieses Konzeptes in den Fällen ausgeschlossen, in denen (noch) keine quantitativen Tabellen erarbeitet worden sind, wie z.B. für Tumore des ZNS und der Haut. (Hier sei daran erinnert, daß ein großes Kontingent der Karzinome, die bislang als Berufserkrankungen nach Einwirkung ionisierender Strahlen anerkannt worden sind, Hautkrebse waren [Rahm 1974, Klüpfel 1983]. Das Kriterium der Verdopplungsdosis spielte hierbei keine Rolle).

In welcher Dosisklasse ist ein Tumor zu erwarten?

Die Diskrepanz zwischen kollektiver und individueller Betrachtung erschließt sich auch, wenn man versucht, als Ersatz für die untaugliche Verdopplungsdosis andere Dosen als Kriterium zu objektivieren. In unserem Fallbeispiel soll die Statistik der amtlichen Personendosimetrie für Strahlenpassinhaber herangezogen werden, die vom Durchschnitt der beruflich Exponierten abweichen. So errechnete sich 1984 für die 3997 Passinhaber, bei denen amtlich eine Belastung registriert wurde, eine durchschnittliche Dosis von 5,2 mSv gegenüber 2,3 mSv als Durchschnittswert bei der Gesamtheit der beruflich Exponierten, für die 1984 amtlich eine Dosisbelastung festgestellt worden war. Insgesamt errechnete sich für die

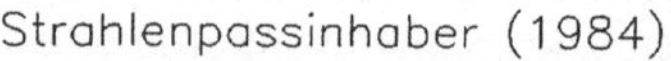

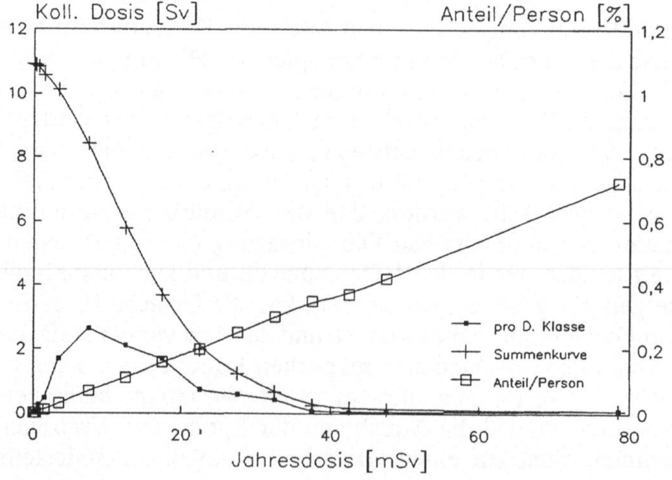

Abbildung 1: Verteilung der Strahlenbelastung von Strahlenpassinhabern. Ergebnisse der amtlichen Personendosimetrie 1984 nach Ritzenhoff 1985. Aufgetragen sind die Kollektivdosis in Personen-Sv in den einzelnen Dosisklassen (mSv Jahresdosis), die Summenkurve der Kollektivdosis für Überschreitung jeweils der Dosisgrenze sowie der Anteil der Einzelperson an der Kollektivdosis in den einzelnen Dosisklassen. Personen ohne registrierte Dosis wurden nicht berücksichtigt.

Passinhaber eine Kollektivdosis von nahezu 10,9 Personen-Sievert pro Jahr [Nitschke 1985, Ritzenhoff 1985]. Man kann also mit dem Auftreten von in der Größenordnung etwa einem berufsbedingten Karzinom pro Jahr in diesem Kollektiv rechnen.

Sucht man, in welcher Dosisklasse dieses Karzinom am wahrscheinlichsten anzutreffen ist, kann man von einer Proportionalität zwischen der Verteilung der Kollektivdosis und der Krankheitshäufigkeit über die Dosisklassen ausgehen. Das Karzinom wird also am häufigsten in den Dosisklassen um den Durchschnittswert von ca. 5 mSv/Jahr auftreten. Dort wird es allerdings durch die starke personelle Besetzung der Klasse so "verdünnt", daß die individuelle Ereigniswahrscheinlichkeit etwa 10mal geringer ist als bei den einzelnen Beschäftigten in den höchsten Dosisklassen mit Überschreitung der zulässigen Jahresdosis. Umgekehrt betrachtet heißt das: bei hohen Dosen ist zwar individuell gesehen die Wahrscheinlichkeit größer, daß das Karzinom berufliche und keine andere Ursachen hat, wegen der geringen Gesamtinzidenz der beruflich bedingten Strahlenkarzinome ist es aber eher unwahrscheinlich, daß es sich um das zu erwartende Karzinom handelt, weil dieses eher im Maximum der Kollektivdosisverteilung zu erwarten ist.

Latenzzeit und Dynamik des Tumorwachstums

Ein weiteres Problem schafft die Latenzzeit zwischen Strahlenbelastung und klinischer Manifestation des Krebses. Im statistischen Durchschnitt wird der Zusammenhang umso unwahrscheinlicher, je kürzer sie ist, bei weniger als fünf Jahren nehmen die NIH-Tabellen eine Wahrscheinlichkeit von Null an. Dabei wird subjektiv der Zusammenhang gerade bei kurzer Latenzzeit häufiger vermutet, weil eine Krebserkrankung bei einem dann in aller Regel noch jüngeren Menschen ungewöhnlich und zugleich die Anerkennung einer Berufskrankheit für ihn und seine Familie erhebliche finanzielle Konsequenzen haben kann. Auch in dem bereits angesprochenen konkreten Fall wurde durch den Vorgutachter die Abhängigkeit der "Wahrscheinlichkeit der Verursachung" von der Latenzzeit herangezogen, um mit einem zweiten Argument eine Berufskrankheit zu verneinen, denn fünf Jahre vor der Feststellung der Erkrankung war der Betroffene noch keiner beruflichen Strahlenbelastung ausgesetzt gewesen.

In der epidemiologischen Betrachtung ist die Latenzzeit auch abhängig von statistischen Merkmalen wie Kollektivgröße und "spontaner" Häufigkeit des Karzinoms. Wenn z.B. im Kollektiv erst nach fünf Jahren die Häufung der Karzinome statistisch signifikant wird, bedeutet das nicht, daß nicht im Einzelfall ein strahlenbedingtes Karzinom schon vorher klinisch manifest geworden sein kann.

Die Ursachen der Latenzzeit liegen noch weitgehend im Dunkeln. Nach der Theorie eines Mehrschrittprozesses bei der Tumorinduktion muß auch mit einer latenten Phase unterschiedlicher Dauer zwischen verschiedenen Induktionsschritten gerechnet werden, von denen die Strahleneinwirkung eventuell nur einer ist. Im Fall des Lungenkrebses sind Arbeiten von Interesse, die zeigen, daß nach einer Strahlenbelastung zunächst die undifferenzierten (also rascher wachsenden) Karzinome relativ überwogen, später die differenzierteren (also langsamer wachsenden) Typen [Saccomanno et al. 1981]. Auch die Symptomaufmerksamkeit des Patienten, die Qualität der ärztlichen Diagnostik und andere Einflußgrößen für eine Krankheitsverschleppung spielen eine Rolle, wie auch im Fallbeispiel zu zeigen ist.

Hier konnte die Tumorgröße zum Zeitpunkt der Diagnose relativ gut mit 133 g aus dem CT ausgemessen werden. Der Versuch einer Rückrechnung des Tumorwachstums lag nahe. Da im Rahmen einer strahlenschutzärztlichen Untersuchung am 12.3.1987 eine Röntgenaufnahme des Thorax mit Normalbefund mitgeteilt worden war, lag ein zweiter Stützpunkt für diese Rückrechnung vor.

Für die Rückrechnung wurde die Gombertzfunktion angewendet. Sie geht von einem exponentiellen Wachstum aus, dessen Exponentialkonstante sich ihrerseits exponentiell verändert. Zellbiologisch kann sie so interpretiert werden, daß die reine Zellverdopplungsgeschwindigkeit mit wachsender Tumorgröße sich immer weniger in einer Tumorgrößenzunahme auswirkt, weil zunehmend Zellen absterben oder in einen Pool "ruhender" Zellen übergehen. Bei Lungentumoren hat sich die Gombertzfunktion als besonders gut anwendbar erwiesen, und über Lungentumore liegen auch besonders viele empirische Daten zur Wachstumsdynamik in Abhängigkeit vom histologischen Typ vor [Steel 1973].

Die Rechnung führte jedoch zunächst - auch bei großzügiger Annahme für die Wahrnehmungsgrenze eines Lungenkrebses - zu einer ungewöhnlich kurzen Verdoppelungszeit, um den "Normalbefund" am 12.3.1987 erklären zu können. Das daraufhin angeforderte Originalbild zeigte eine hilusnahe Verschattung von 2•2 cm, also eine Tumorgröße von 4,19 g. Mit dem korrigierten Stützpunkt ergibt sich eine durchschnittliche Verdopplungszeit von 48-120 Tagen. Dieser Wert stimmt gut mit Literaturangaben für rasch proliferierende Bronchialkarzinome, wie dem hier histologisch gesicherten großzelligen Typ, überein [Zeller 1981].

Die Parameter der Gombertzfunktion wurden iterativ so genähert, daß die resultierende Kurve nicht nur diese beiden Stützpunkte berührte, sondern zu Beginn einer Zellverdopplungszeit von 8,9 Tagen entsprach, wie sie für undifferenzierte Lungenkrebse zellkinetisch ermittelt wurde [Steel 1973]. Es errechnet sich als Ausgangspunkt für die Kurve relativ stabil gegen Variationen der Parameter der 1.8.1985.

Belastungsspitze und Tumorauslösung

Betrachtet man die berufliche Strahlenbelastung des Erkrankten bis zu diesem Zeitpunkt, muß nicht nur das Dosisintegral, sondern auch das differentielle zeitliche Muster gewürdigt werden. Dieses zeigt eine Belastungsspitze durch locker ionisierende Strahlen im 2. Quartal 1985. Nach Aussagen über die Tätigkeiten in dieser Zeit (Reinigung von Tanks für flüssigen radioaktiven Abfall) trat diese Strahlenbelastung jeweils innerhalb von in der Regel 1,5 h auf. In dieser Zeit wurden im statistischen Durchschnitt 15% der Zellkerne von Ionisationsspuren einer locker ionisierenden Strahlung getroffen. Mit Hilfe der Poissonverteilung berechnen sich für etwa 1% der Zellen sogar zwei- und mehrfache Treffer, wodurch die Wahrscheinlichkeit nicht oder fehlerhaft reparierter DNS-Treffer wächst. Nachdem ein Vergleich zwischen der amtlichen Filmdosimetrie und der biologischen Dosimetrie bei Beschäftigten der Kernindustrie eine Unterschätzung durch die amtliche Dosimetrie um durchschnittlich Faktor 4,8 ergab [Gabriel, Traut, Scheid,1987], kann auch im vorliegenden Fall eine Unterschätzung der Strahlenbelastung nicht ausgeschlossen werden.

Im besprochenen Fall gibt es noch folgende Indizien für eine zusätzliche Strahlenbelastung:

- In einer Urinprobe vom 31.10.83 fand sich bereits eine deutlich erhöhte Betaaktivität von 485 Bq/l, deren Ursache damals nicht nachgegangen worden war.
- In einer Lungenprobe fanden sich Pu-238 und Pu-239/240 (1244 bzw. 1650 mBq/kg Trockensubstanz, 3,4 g aus 38,9 g Gewebe) sowie Am-241 und Co-60 (8 bzw. 123 Bq/kg Feuchtgewicht).
- Ein (anfangs im Kontrollbereich getragener) Ledergürtel war erheblich kontaminiert: Am-241 1640 Bq, Co-60 171 Bq, Cs-134 128 Bq, Cs-137 41450 Bq, Eu-154 107 Bq.
- Aus 3 Urin- und 4 Stuhlproben vom 29.11.86 und 6.-8.3.87 und 2 in-vivo-Messungen vom 11.2. und 2.6.87 ergab sich eine erhebliche Inkorporation von Am-241.

Die Fülle dieser Indizien steht in einem Kontrast zur Unvollständigkeit der Datenbasis, wenn eine quantitative Abschätzung der Dosis oder eine zeitliche Zuordnung der Belastung versucht wird. Im Fall der Inkorporation von Am-241 gibt es starke Indizien dafür, daß im März und April 1985 1197 Bq der Klasse W und 107 Bq der Klasse Y inhaliert wurden, also eine markante Überschreitung der maximal zulässigen Jahresaktivitätszufuhr. Bei den anzunehmenden biologischen Halbwertszeiten in der Lunge (Klasse Y in diesem Fall bis 1300 d) berechnet sich eine 50-Jahre-Folgeäquivalentdosis von zusammen 111 mSv. Aus der Aktivität der Lungenprobe und dem Radionuklidvektor im Gürtel konnte eine zusätzliche Inhalation hauptsächlich von Spaltprodukten in der Größenordnung von 450 kBq im wesentlichen der Klasse D abgeleitet werden. Die 50-Jahre-Folgeäquivalentdosis von insgesamt 8,8 mSv stellt danach einen untergeordneten Beitrag dar. Vermutlich ist mit diesen Dosen aber nur die Spitze des Eisbergs erfaßt.

Die Belastungsspitze der Lunge fällt in den Zeitabschnitt, in dem nach der rückgerechneten Wachstumskurve mit dem Beginn des Tumorwachstums gerechnet werden kann. Diese Form einer Beweisführung kann man einen Anscheinensbeweis oder Evidenzbeweis nennen.

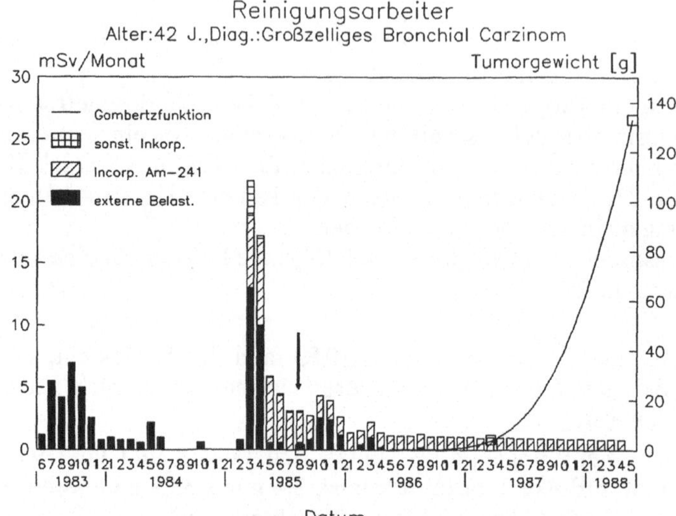

Abbildung 2: Zeitliches Muster der beruflichen Strahlenbelastung eines als Reinigungskraft beschäftigten Strahlenpaßinhabers und der Entwicklung des Bronchialkarzinoms. Säulen: Monatliche Dosis in mSv. Externe Belastung: Amtliche Personendosimetrie; Inkorp. Am-241, sonst. Inkorp.: Berechnete Lungendosis nach Inhalation; Senkrechter Pfeil: Berechneter Beginn des Tumorwachstums. Wachstumskurve des Tumorgewichtes mit der Gombertzfunktion berechnet. Offene Vierecke in der Wachstumskurve: Röntgenologisch ermitteltes Tumorgewicht

Evidenzbeweis substituiert Kausalbeweis

Würdigt man die Anerkennungspraxis von stochastisch hervorgerufenen Berufserkrankungen, stellt man fest, daß solche Evidenzbeweise die Regel sind. Zur Anerkennung waren z.B. ausreichend:

- der berufliche Umgang mit Asbest und der Nachweis vermehrter Asbestfasern in der Lunge beim Auftreten eines Bronchialkarzinoms;
- der berufliche Umgang mit blasenschleimhautbelastenden Chemikalien und der Nachweis eines Blasenkrebses;
- der Umfang mit infektiösen Patienten und das Auftreten z.B. von Tuberkulose oder Hepatitis;
- die Arbeit in einem Uranbergwerk und die Erkrankung an Bronchialkarzinom.

Die bereits zitierten Zusammenstellungen anerkannter Berufskrankheiten durch ionisierende Strahlen zeigen, daß es sich bei den Krebserkrankungen hauptsächlich um Haut- oder Lungenkrebs handelt. Dabei mußte jeweils aus einer speziellen Strahlenbelastung dieser Organe der Evidenzbeweis abgeleitet werden, da eine Dosis im besten Fall nur grob geschätzt werden konnte und ein gesichertes Wissen über den quantitativen Dosis-Wirkungszusammenhang nicht existierte. Bei den Lungenkrebspatienten handelte es sich ausschließlich um Bergarbeiter.

Der Evidenzbeweis stellt sich gewissermaßen als sozialer Besitzstand dar, der in einem Konsensbildungsprozeß erworben wurde. Geht man von dieser Praxis ab, indem man mit dem Kriterium der Verdopplungsdosis auf vermeintlich rationaler Grundlage im radiologischen Bereich die meisten berechtigten Kompensationsansprüche abweist, höhlt man im Endeffekt diesen sozialen Besitzstand aus. Es gehört aber zum Grundkonsens in unserer Industriegesellschaft, daß ein Schaden auch dann zu kompensieren ist, wenn ein statistisch sehr niedriges Schadensrisiko sich in einem Einzelfall manifestiert. Der nach strengen Kriterien bei stochastischen Schäden unmögliche Kausalbeweis muß deshalb durch eine Praxis substituiert werden, die den sozialen Frieden bewahrt. Der Autor hat vor einigen Jahren vorgeschlagen, die berufliche Verursachung einer strahlenbedingten Krebserkrankung anzuerkennen, wenn das formale Kriterium einer Überschreitung von festzulegenden Dosisgrenzen (z.B. Vielfache der zulässigen Jahresdosis) erfüllt ist.

Nicht selten ist eine relevante berufliche Strahlenbelastung durch Mängel in der Dosimetrie (wie im vorliegenden Fall) nicht oder nur ungenügend quantifizierbar, ohne daß dies vom Arbeitnehmer zu vertreten oder zu beeinflussen ist. Im Anerkennungsverfahren von Berufskrankheiten existiert das Prinzip der Beweislastumkehr (bisher noch) nicht. Dies führt beim Konzept der Verdopplungsdosis zu dem schwer erträglichen Umstand, daß ein Geschädigter umso schwerer seine Ansprüche durchsetzen kann, je größer die Mängel in der Dosimetrie waren und damit meist auch die Gefährdung, denn mangelhafte Dosimetrie ist oft Begleitumstand und auch Ursache von vermehrter Belastung.

Wegen der Schwierigkeiten in der Dosimetrie möchte ich deshalb auch meinen Vorschlag zur Substitution des Kausalbeweises modifizieren. Es wird vorgeschlagen, bei der Anerkennungspraxis so vorzugehen:

- zunächst aus den spezifischen Tumormerkmalen individuell die Latenzzeit und damit auch den Zeitpunkt abzuschätzen, bis zu dem eine Strahlenbelastung tumorinduzierend gewirkt haben kann,
- die Anerkennung auszusprechen, wenn bis zu diesem Zeitpunkt eine signifikante berufliche Strahlenbelastung angenommen werden muß und
- die Erkrankung sich vor Erreichen des Rentenalters manifestiert hat.

Bei den ersten beiden Kriterien handelt es sich um einen vereinfachten Evidenzbeweis. Das dritte Kriterium nimmt darauf Rücksicht, daß ein spontanes "Karzinom" in der Regel umso unwahrscheinlicher ist, je jünger der Betroffene ist, zugleich aber die Anerkennung als Berufserkrankung hinsichtlich der sozialen Konsequenzen für ihn und seine Familie dann besonders wichtig ist.

Literatur:

Blum, A.,Kuni, H. 1985 Bericht zum BMFT-Projekt KWA 3309 A7 Arbeitsbedingungen in nuklearen Wiederaufarbeitungsanlagen, Projektabschnitt II Medizin, Teil III: Aufgaben der medizinischen Betreuung, Marburg

Gabriel, H.W., Traut, H., Scheid, W. 1987 Vergleich der biologischen und physikalischen Personendosimetrie, Teilbericht 3 KWA 3309 A 7 - 1.4.5

Klüpfel, H.U. 1983 Berufserkrankungen durch Einwirkung ionisierender Strahlen, Dissertation, Ulm

NIH 1985 Report of the National Institutes of Health, Ad Hoc Working Group to Develop Radioepidemiological Tables, NIH Publ. 85-2748

Nitschke, J. 1985 Überblick über die berufliche Strahlenexposition in der Bundesrepublik Deutschland in SSK 1985, S. 32-44

Rahm, G. 1974 Die beruflich bedingten Strahlenschäden in der Bundesrepublik für die Zeit von 1953-1969, in: Strahlenschutz in Forschung und Praxis, Bd. XV, Thieme Verlag, Stuttgart, S. 126-134

Renz, K., Seitz, G. 1988 Entschädigungspraxis der Berufsgenossenschaften bei Erkrankungen durch ionisierende Strahlen, in: Veröffentlichungen der Strahlenschutzkommission Band 12, Bundesminister für Umwelt, Naturschutz und Reaktorsicherheit (Hrsg.) : Aktuelle Fragen zur Bewertung des Strahlenkrebsrisikos, Gustav Fischer Verlag, Stuttgart, New York, S. 129-138

Ritzenhoff, K.-H. 1985 Überblick über vorliegende Daten von Strahlenpaßinhabern in SSK 1985, S. 149-162

Saccomanno, G., Archer, V.E., Auerbach, O., Kuschner, M., Egger, M., Wood, S., Mick, R. 1981 Age Factor in Histological Type of Lung Cancer among Uranium Miners: A Preliminary Report, in: Gomez, M. (Hrsg.) Radiation Hazards in Mining: Control, Measurements and Medical Aspects, American Institute of Mining, Metalurgical and Petroleum Engineers, New York, NY, S. 675-679 zitiert nach: U.S. Department of Energy, Office of Energy Research DOE, Office of Health and Environmental Research OHER Radon Epidemiology. A Guide to the Literature, Washington, D.C. 20545, 1988, DOE/ER-0399

SSK 1985 Veröffentlichungen der Strahlenschutzkommission Band 8; Bundesminister für Umwelt, Naturschutz und Reaktorsicherheit (Hrsg.): Zur beruflichen Strahlenexposition in der Bundesrepublik Deutschland, Gustav Fischer Verlag, Stuttgart, New York

Steel, G.G. 1973 Cytokinetics of Neoplasia, in: Holland,J.F., Frei,E.III. Cancer Medicine Lea & Febinger, Philadelphia, S. 125 ff.

Zeller, W.J. 1981 Das Krebswachstum - Experimentelle und klinische Beobachtungen in: Schmähl, D. (Hrsg.): Maligne Tumore, Editio Cantor, Aulendorf, S. 324 ff.

KAPITEL II

Epidemiologische Fragestellungen

Leukämieerkrankungen bei Kindern in der Umgebung von Atomanlagen

Matthias Demuth, Kassel

Einleitung

Das grundsätzliche Problem epidemiologischer Studien, die einen möglichen Zusammenhang zwischen dem Betrieb von Atomanlagen und einer Auswirkung auf die Leukämiehäufigkeit bei Kindern überprüfen, liegt in der geringen Fallzahl derartiger Erkrankungen. Dies liegt zum einen daran, daß Leukämie und Tumoren glücklicherweise bei Kindern verhältnismäßig selten vorkommen, andererseits an der allgemein geringen Bevölkerungsdichte in der Umgebung derartiger Anlagen. So geht man derzeit davon aus, daß in der Bundesrepublik jährlich ca. 13 - 14 Tumorfälle pro 100.000 Kinder neu auftreten, wobei die Rate für Leukämieerkrankungen bei ca. 4,3 Fällen pro 100.000 Kinder liegt. In anderen Ländern werden ähnliche Inzidenzen gefunden [1].

Von derartigen Durchschnittswerten ausgehend, werden nun die zu erwartenden Fallzahlen den tatsächlich aufgetretenen Fällen gegenübergestellt. Ergebnisse solcher Einzeluntersuchungen sind aber wegen der geringen Fallzahlen und der damit verbundenen Möglichkeit zufallsbedingter Abweichungen häufig umstritten und tatsächlich oft nicht sehr aussagefähig. Deshalb soll im folgenden der Versuch gemacht werden, zusammenfassend über die wichtigsten bisher erschienenen Studien zu berichten, um somit einen besseren Überblick über dieses komplexe Thema zu ermöglichen.

Erste Untersuchungen in den USA

Erste Berichte über eine erhöhte Säuglingssterblichkeit in der Umgebung von Kernkraftwerken stammen von Sternglass [2] und wurden Ende der sechziger Jahre veröffentlicht. Dabei bezog sich seine Untersuchung auf vier Kernkraftanlagen: Dresden 1, Big Rock Point, Indian Point 1 und Shippingport. In der Umgebung dieser Anlagen fand er eine erhöhte Säuglingssterblichkeit in enger zeitlicher Relation zu erhöhten Radioaktivitätsabgaben. Flußabwärts des Kernkraftwerkes Shippingport war nach seinen Angaben auch die Krebsrate nach einer gewissen zeitlichen Latenz angestiegen. Diese Studien waren heftig umstritten.

Kritisiert wurde insbesondere, daß Sternglass unsystematisch vorgegangen sei und häufig mit statistisch nicht einwandfreien Methoden gearbeitet habe [3,4]. Allerdings gab es auch Untersuchungen, die seine Ergebnisse tendenziell bestätigten [5].

Nach einiger Zeit wurde es dann aber wieder still um dieses Thema. In den siebziger Jahren wurden derartige Untersuchungen kaum noch durchgeführt. Erst zu Beginn der achtziger Jahre erschienen einige Studien, die keinen Zusammenhang zwischen dem Betrieb von Kernkraftanlagen und Leukämiefällen nachweisen konnten [6,7].

Erhöhte Leukämiefallzahlen um britische Atomanlagen

In Großbritannien erregte dann im Jahre 1983 ein von Yorkshire Television Programme ausgestrahlter Fernsehbericht über eine auf das ca. 10fach erhöhte Leukämierate bei Kindern in der Ortschaft Seascale nahe der Wiederaufbereitungsanlage Sellafield (früher: Windscale) die Öffentlichkeit derart, daß in der Folgezeit in Großbritannien eine Vielzahl von Untersuchungen wie in keinem anderen Land durchgeführt wurden.

Zunächst setzte die Regierung eine unabhängige Untersuchungskommission unter Leitung von Sir D. Black ein, die nicht nur die Aussage des Fernsehfilms in bezug auf die Fallzahlen bestätigte, sondern darüberhinaus auch nachwies, daß die Leukämierate in der Gemeinde Sellafield die dritthöchste unter 765 Gemeinden war und daß der an Sellafield angrenzende Regierungsbezirk Millom rural district die zweithöchste Leukämierate bei Kindern unter 152 vergleichbaren Bezirken aufwies. Es wurde aber auch angemerkt, daß die Fallzahlen trotz eines langen Beobachtungszeitraumes sehr niedrig lagen und ein Zusammenhang zwischen dem Betrieb der Anlage in Sellafield und diesen Leukämiefällen zwar nicht ausgeschlossen, aber auch nicht bewiesen sei [8].

Genauere Angaben sind einer Untersuchung von Gardner et al.[9,10] zu entnehmen, die Leukämie- und Tumorfälle der Kinder in Seascale dahingehend analysierten, daß sie die Fallzahlen in einer Gruppe von Kindern, deren Mütter während der Schwangerschaft in der Umgebung von Sellafield gewohnt hatten, einer anderen Gruppe von Kindern gegenüberstellten, die zwar dort zur Schule

Tabelle 1: Todesursachen von Kindern in Seascale (in Klammern: zu erwartende Fallzahlen)

		"Birth Cohort"	"School's Cohort"
Mortalität (1950 - 1986)	Leukämien	5 (0,53)	0 (0,83)
	andere Tumoren	4 (1,06)	1 (2,04)
	sämtliche Tumoren	9 (1,60)	1 (2,87)
zusätzliche Krebsfälle		3 (1,19)	3 (2,04)

gingen, aber außerhalb geboren wurden und erst später in die Gegend von Sellafield zogen. In der ersten Gruppe, der sogenannten "Birth cohort", fand sich eine deutlich erhöhte Rate von Leukämie- und anderen Tumorfällen, während die Fallzahlen in der "School cohort" unter dem Landesdurchschnitt lagen (s. Tab. 1).

Demzufolge wurde die Frage diskutiert, ob hier nicht eine Bestrahlung schon im Mutterleib für die später aufgetretenen Tumorfälle verantwortlich sein könnte.

In einer weiteren Untersuchung, die sich mit der Leukämiehäufigkeit bei 0-24-jährigen in der Umgebung der schottischen Wiederaufbereitungsanlage Dounreay befaßte, wurde ebenfalls eine signifikante Erhöhung in einem 12,5 km-Radius um die Anlage nachgewiesen [11]. Allerdings sind auch hier die Fallzahlen gering (s. Tab. 2). Hier wurde vereinzelt kritisiert, die Wahl des 12,5 km-Radius erscheine willkürlich; in etwas geringerem oder größerem Abstand seien die Abweichungen nicht so deutlich.

Tabelle 2: Leukämierate bei 0 bis 24-jährigen in der Umgebung von Dounreay (in Klammern: zu erwartende Fallzahlen)

Zeitraum	0 - 12,5 km	12,5 - 25 km
1968 - 1978	0 (1,1)	0 (0,99)
1979 -1984	5 (0,5)	1 (0,45)
1968 - 1984	5 (1,6)	1 (1,44)

Eine andere Studie wies aber darauf hin, daß auch in der Umgebung von drei britischen Atomanlagen eine erhöhte Leukämierate insbesondere in der Gruppe der 0-4-jährigen aufgetreten sei [12].

Auch in der Umgebung der schottischen Atomanlagen Holy Loch, Chapel Cross, Faslane und Hunterston fand man eine allerdings zumeist nicht sehr ausgeprägte Erhöhung der Leukämiefälle in Relation zum Landesdurchschnitt [13].

Die OPCS - Studie

Im Jahre 1987 wurde die bisher ausführlichste Untersuchung vom Office of Population Censuses and Surveys (OPCS) publiziert [14]. Diese Untersuchung bezog sich auf 15 in England und Wales gelegene Atomanlagen. Diese wurden in eine Gruppe von älteren (pre - 1955) und jüngeren Anlagen unterteilt, wobei die Küstenregion um Sellafield getrennt untersucht wurde. In vier Radien um die Nuklearanlagen wurde die Häufigkeit einzelner Tumorarten getrennt für verschiedene Altersgruppen ermittelt, die sowohl mit dem Landesdurchschnitt verglichen als auch der Tumorhäufigkeit in Kontrollgebieten gegenübergestellt wurden, die in bezug auf Bevölkerungsdichte und -struktur vergleichbar waren. Dabei war generell keine Abweichung in den Gebieten um die Atomanlage feststellbar, vor allem nicht bei Personen über 24 Jahren. Auffallend war allerdings bei den 0-24-jährigen und ganz besonders in der Gruppe der 0-9-jährigen, daß sowohl in der Umgebung von Sellafield als auch um sämtliche älteren Atomanlagen erhöhte Leukämieraten nachweisbar waren. Besonders deutlich waren diese Effekte in der Gruppe der 0-9-jährigen, wo in der Umgebung von Sellafield eine signifikant erhöhte Leukämierate nachgewiesen wurde. In dieser Altersgruppe fand sich auch eine deutliche Erhöhung insbesondere bei den Leukämieraten um die älteren Anlagen, die um so eindeutiger in Erscheinung trat, je geringer der Abstand zu den untersuchten Objekten war. In der inneren Zone mit einem Radius von 6 Meilen lag die Rate der lymphoblastischen Leukämie, die den überwiegenden Teil der kindlichen Leukämien ausmacht, fast viermal so hoch wie in den Kontrollgruppen.

Zusammenfassend stellten die Autoren fest, daß kein genereller Anstieg der Krebsmortalität um die untersuchten Atomanlagen feststellbar sei, daß aber auch verschiedene Fakten darauf hindeuten, daß die erhöhten Leukämieraten bei Kindern nicht auf eine zufällige Abweichung zurückzuführen seien [15].

Nur wenige Untersuchungen in der Bundesrepublik Deutschland

Derartige ausführliche Untersuchungen wie in Großbritannien gibt es in anderen Ländern bislang nicht. In der Bundesrepublik wurde ein möglicher Zusammenhang zwischen dem Betrieb von Kernkraftwerken und einer erhöhten Leukämierate bei Kindern erstmals Ende der siebziger Jahre diskutiert, nachdem Soyko auf eine erhöhte Leukämierate in der Umgebung des Kernkraftwerkes Lingen hingewiesen hatte. Einer größeren Öffentlichkeit war dies erst durch eine Veröffentlichung im niedersächsischen Ärzteblatt bekannt geworden [16]. Einen Beweis für die Richtigkeit seiner Behauptungen konnte Soyka nicht erbringen, vielmehr deutet doch einiges daraufhin, daß ihm mehrere Doppelzählungen unterlaufen sind. Allerdings muß man auch eine daraufhin vom niedersächsischen Sozialministerium in Auftrag gegebene landesweite Studie zur Leukämiemortalität bei Kindern in der Umgebung der niedersächsischen Kernkraftwerke als wenig aussagefähig bezeichnen [17]. Zum einen waren nämlich Ende der siebziger Jahre die Heilungschancen für kindliche Leukämien schon recht gut, so daß eine Untersuchung der Leukämiemorbidität (Erkrankungshäufigkeit) größere Fallzahlen und eine bessere Aussagekraft ergeben hätte. Darüberhinaus wurde nicht die nähere Umgebung der Kernkraftwerke untersucht, sondern nur die Mortalität auf Landkreisebene. Im Landkreis Emsland, in dem das Kernkraftwerk Lingen gelegen ist, war jedenfalls keine erhöhte Leukämiesterblichkeit nachweisbar. Allerdings lag die Leukämie- und Tumormortalität bei Kindern in allen an die niedersächsischen Kernkraftwerke angrenzenden Landkreise höher als im Landesdurchschnitt, wenngleich diese Abweichung auch nicht signifikant war.

Im Jahr1981 wurde dann eine Untersuchung von Elsasser et al. zur Leukämiesterblichkeit in Bayern unter dem Aspekt der natürlichen und künstlichen Umweltradioaktivität veröffentlicht [18]. Auch in dieser Studie wurde nur auf die Leukämiemortalität auf Landkreisebene eingegangen, zudem war aus datenschutzrechtlichen Gründen offenbar keine vollständige Erfassung der Leukämietodesfälle möglich. Auch hier jedenfalls konnten die Untersucher keine erhöhte Leukämietodesrate in den Landkreisen um die bayrischen Atomanlagen nachweisen.

Die erste wirklich aussagefähige bundesdeutsche Untersuchung wurde 1987 vom Institut für Strahlenhygiene in Neuherberg veröffentlicht [19]. Erstmals wurde nämlich der Versuch gemacht, die Leukämiemorbidität zu ermitteln und dabei auch die nähere Umgebung der Atomanlagen zu erfassen. Die Erfassung war aufgrund ungenügender Mitarbeit einiger Kliniken zwar vor allem bei älteren Personen sehr mangelhaft, ermöglichte aber bei Kindern und Jugendlichen doch eine vergleichende Betrachtung. Dabei wurde in der Umgebung des Forschungsreaktors Garching eine Erhöhung der Leukämiefallzahl bei Jungen im 5 km-Radius ($p < 0{,}05$) und um den Forschungsreaktor Neuherberg eine Erhöhung der Morbiditätsrate bei Jungen im 10 km-Radius gefunden, die aber nur bei einem 90 %-Vertrauensintervall signifikant ausfiel. In der Umgebung der weiteren bayrischen Atomanlagen wurde keine signifikant erhöhte Leukämiemorbidität gefunden, wobei allerdings keine Fallzahlen angeführt wurden.

Abgesehen von der Untersuchung von Frau Schmitz-Feuerhake et al. zur erhöhten Leukämierate in der direkten Umgebung der Uranaufbereitungsanlage Ellweiler[20] wurden bundesweit bisher keine weiteren Erhebungen zu dieser Fragestellung veröffentlicht.

Das Kernkraftwerk Würgassen

Ich möchte an dieser Stelle abschließend noch auf eigene Untersuchungen zu diesem Thema eingehen, die sich mit der Leukämiemorbidität bei Kindern und Jugendlichen in der Umgebung des Kernkraftwerkes Würgassen auseinandersetzen. Anlaß für diese Untersuchung war die Anfrage einer Bürgergruppe, zu der auch Eltern krebskranker Kinder gehörten, ob es möglich sei, Gerüchte über eine erhöhte Leukämierate in der Umgebung dieser Anlage zu überprüfen. Würgassen ist schon von daher ein interessantes Untersuchungsobjekt, da es das zweitälteste noch in Betrieb befindliche Kernkraftwerk in der Bundesrepublik ist und Jahr für Jahr die höchste Strahlenbelastung aller bundesdeutschen KKW aufweist.

Die mir von Eltern übermittelten Daten in bezug auf junge Leute, die in der Umgebung an Leukämie erkrankt waren, überprüfte ich mehrmals, auch durch Rückfragen bei den behandelnden Ärzten oder den Familien, falls dies erforderlich schien. Danach übermittelte ich meine Daten an das Kinderkrebsregister in Mainz, das mir diese Fallzahlen bestätigte . Ein Fall eines akut an einer bis dahin nicht diagnostizierten Leukämie verstorbenen Mädchens war dort nicht registriert worden, dafür lag dort eine Meldung über eine Leukämieerkrankung bei einem

Jugendlichen vor, die mir bis dahin nicht bekannt war. Durch eigene Nachforschungen konnte ich aber auch diesen Fall herausfinden. Als nach meiner Anfrage beim Kinderkrebsregister in Mainz noch zwei weitere Fälle auftraten, die mir später auch offiziell bestätigt wurden, entschloß ich mich, über diese Leukämiefälle zu referieren [21].

Die entsprechenden Daten sind aus den Tab. 3-5 ersichtlich. Ich möchte hier noch kurz auf die sich anschließende Diskussion eingehen, die zeigt, wie angreifbar grundsätzlich Studien sind, die sich auf derartig geringe Fallzahlen stützen. Zunächst einmal hatte es Kritik an dem statistischen Rechenmodell gegeben, woraufhin ich in einer zweiten Auflage [22] die Poisson-Wahrscheinlichkeit nach einem strengeren Maßstab hatte berechnen lassen. Dabei stellte es sich heraus, daß die Irrtumswahrscheinlichkeit für die Abweichung in der Gruppe der 0-15jährigen mit 5,2% knapp am Signifikanzniveau lag, während in der Gesamtgruppe der 0-20jährigen eine signifikante Abweichung ($p = 0{,}015$) vorlag.

Tabelle 3 : Beobachtete Leukämiefälle bei Kindern von 0-15 Jahren in der Umgebung des KKW Würgassen

Umgebung bis	10 km	15 km	20 km	25 km
Beobachtete Fälle von 1980 - 1987		1	4	11
Zu erwartende Fälle von 1980 - 1987		1,58	3,16	6,21

Tabelle 4: Beobachtete Leukämiefälle bei Jugendlichen von 15 -20 Jahren in der Umgebung des KKW Würgassen

Umgebung bis	10 km	15 km	20 km	25 km
Beobachtete Fälle von 1980 - 1987	1	2	4	4
zu erwartende Fälle von 1980 - 1987	**0,41**	**0,80**	**1,65**	**2,88**

Dennoch wurde mit Recht darauf hingewiesen, daß diese Ergebnisse durchaus auch zufälligerweise zustandegekommen sein könnten

So wies Prof. Michaelis vom Kinderkrebsregister Mainz in einer Stellungnahme darauf hin, daß eine Abweichung wie die ursprünglich von mir aufgeführten 10 Leukämiefälle bei Kindern bis 15 Jahren im 20 km-Radius anstelle der zu erwar-

Tabelle 5: Beobachtete Leukämiefälle bei Kindern und Jugendlichen von 0 -20 Jahren in der Umgebung des KKW Würgassen

Umgebung bis	10 km	15 km	20 km	25 km
Beobachtete Fälle von 1980 - 1987	2	6	15	18
zu erwartende Fälle	**1,99**	**3,96**	**7,86**	**13,6**

tenden 6,22 Fälle einer Abweichung entspreche, wie sie in den Jahren 1983-1986 in 8% aller bundesdeutschen Landkreise zu finden war. Selbst wenn man berücksichtigt, daß sich diese Zahl durch eine Nachmeldung auf 11 erhöhte und die Schwankungsbreite in den Landkreisen bei einer längeren Beobachtungsdauer weniger stark sein dürfte, so muß man sagen, daß bei gleichlanger Beobachtungszeit sicherlich in 3-4% aller bundesdeutschen Landkreise solche Leukämieraten gefunden werden können.

Auffallend war zudem, daß die Abweichung erst in einer gewissen Entfernung von KKW auftrat.

Für einen möglichen Zusammenhang zum Betrieb des Kernkraftwerkes könnte hingegen die Tatsache sprechen, daß die meisten Leukämiefälle in den Hauptwindrichtungen aufgetreten waren.

Derzeit bin ich gemeinsam mit anderen Kliniken bemüht, weitere Daten zusammenzutragen, die eine mögliche Korrelation zwischen dem Betrieb des Kernkraftwerkes und Leukämie- bzw. Tumorerkrankungen in der Umgebung der Anlage überprüfen lassen. Obwohl diese Untersuchungen, die insbesondere auch einen größeren Zeitabschnitt seit Inbetriebnahme des Kernkraftwerkes 1972 umfassen, noch nicht abgeschlossen sind, so zeigt sich doch schon jetzt, daß hier weitere Fragen aufgeworfen werden, die Interpretationsmöglichkeiten und Spekulationen zulassen, aber nichts beweisen. So liegt beispielsweise in diesem längeren Untersuchungszeitraum die Leukämierate nur leicht über den zu erwartenden Werten, während sich bei Tumoren teilweise erhöhte, aber auch erniedrigte Werte im Vergleich mit dem Bundesdurchschnitt ergeben. Daraus wäre ein Zusammenhang mit dem Betrieb des Kernkraftwerkes Würgassen sicher nicht abzuleiten. Andererseits aber findet sich sowohl bei den Leukämien als auch bei den anderen Tumoren ein deutlicher Anstieg in den achtziger Jahren, bei den Leukämien besonders in den Jahren 1980-1982, bei den anderen Tumoren während der gesamten achtziger Jahre. Wegen der langen Latenzzeiten bis zum Entstehen von Tumoren nach Bestrahlung könnte dies wieder für einen möglichen Zusammenhang mit dem Betrieb des Kernkraftwerkes sprechen.

Ich bin auch deshalb genauer auf diese Untersuchung eingegangen, um zu zeigen, wie wenig aussagefähig allein aufgrund der geringen Fallzahl derartige Einzeluntersuchungen sind. Dennoch ist es wichtig, viele solcher Studien zu erstellen, da sich daraus möglicherweise ein Gesamtüberblick gewinnen läßt, der zu genaueren Aussagen berechtigt.

Derzeit muß man insbesondere unter Hinzuziehung der Vielzahl der britischen Untersuchungen zu dem Schluß kommen, daß Leukämieerkrankungen bei Kindern vermutlich durch den Betrieb von kerntechnischen Anlagen hervorgerufen werden können.

Allerdings widerspricht dies unserem bisherigen Wissensstand über die Auswirkungen niedriger Strahlendosen, da die Emissionen dieser Atomanlage zumeist doch deutlich unter dem Niveau der natürlichen Strahlenbelastung liegen.

Es erscheint mir daher wichtig, weitere derartige Studien durchzuführen und auch zu überprüfen, ob es sich bei diesem Phänomen nicht auch um Einwirkungen auf menschliches Leben im Mutterleib handeln könnte, die bisher noch zu wenig erforscht wurden.

Literaturverzeichnis

1. Michaelis J., Kaatsch P., Jahresbericht 1988 des Krebsregisters. Institut für medizinische Statistik und Dokumentation der Universität Mainz, 1989
2. Sternglass E.J., Radioaktive "Niedrig"-Strahlung, Oberbaumverlag Berlin 1977
3. Tompkins E., Infant mortality around three nuclear reactors, Proc. of the 6th Berkeley Symposion on Mathematical Statistics and Probability, Berkeley. University of California Press, 1971
4. Hull A.P., Shore F.J., Standards, Statistics and Sternglass guilt by association, Proc. of the 6th Berkeley Symposion on Mathematical Statistics and Probability, Berkeley. University of California Press, 1971
5. De Groot M.H., Statistical studies of the effect of low level radiation from nuclear reactors on human health, Proc. of the 6th Berkeley Symposion on Mathematical Statistics and Probability, Berkeley. University of California Press, 1971
6. Stensel-Moll H., Childhood leukaemia in the Netherlands, Promotionsarbeit, Erasmus-Universität, Rotterdam, 1983
7. Enstrom J.E., Cancer mortality patterns around the San Onofre nuclear plant 1960-1978, Am. Journal of Publ. Health 73, 83-92, 1983
8. Black D.(Chairman), Investigation of the possible increased incidence of cancer in West Cumbria, Report of the independent advisory group, Her Majesty's Stationary Office 5, 1984
9. Gardner M.J., Hall A.J., Downes S., Terrell J.D., Follow up study of children born elsewhere but attending schools in Seascale, West Cumbria, Brit. Med. Journal 295, 819-822, 1987
10. Gardner M.J., Hall A.J., Downes S., Terrell J.D., Follow up study of children born to mothers resident in Seascale, West Cumbria, Brit. Med. Journal 295, 822-827, 1987
11. Heasman M.A., Kemp I.W., Urquhart J.A., Childhood leukaemia in northern Scotland, Black-Lancet 1, 266, 385ff, 1986
12. Roman E., Beral V., Carpenter L., Watson A., Barton C., Ryder H., Aston D.L., Childhood leukaemia in the West Berkshire and Basingstoke and North Hampshire district health authorities in relation to nuclear establishments in the vicinity, Brit. Med. Journal, 294, 597ff., 1987
13. Hole D.J., Gillis C.R., Childhood leukaemia in the west of Scotland, Lancet II, 524ff., 1986
14. Cook-Mozzafari P.J., Ashwood F.L., Vincent T., Forman D., Alderson H., Cancer incidence and mortality in the vicinity of nuclear installations in England and Wales 1959-1980, Medical and population Studies No. 51, Office of Population Censuses and Surveys, HMSO 1987

15. Forman D., Cook-Mozzafari P.J., Darby S.C., Davey G., Stratton I., Doll R., Pike M., Cancer near nuclear installations, Nature 9, 499-505, 1987
16. Kater H., Erhöhte Leukämie- und Krebsgefahr durch Kernkraftwerke?, Niedersächsisches Ärzteblatt 20, 674, 1978
17. Bericht über die Leukämiesterblichkeit in Niedersachsen unter besonderer Berücksichtigung der Altersgruppe unter 15 Jahren, Information des niedersächsischen Sozialministeriums, 1980
18. Elsasser U., Huber O., Hinz G., Untersuchung der Leukämiesterblichkeit in Bayern unter dem Aspekt der natürlichen und künstlichen Umweltradioaktivität, STH-Bericht 10, 1981
19. Grosche B., Hinz G., Kaul A., Tsavachidis C., Analyse der Leukämiemorbidität in Bayern 1976-1981, ISH Heft 73/76, 1987
20. Hoffmann W., Kuni H., Artmann A., Bahr A., Götz A., Herrwerth C., Schmitz-Feuerhake I. und Schubert F., Leukämiefälle in Birkenfeld und Umgebung: Eine erste Bestandsaufnahme, dieser Band 175 - 181
21. Demuth M., Leukämiemorbidität bei Kindern und Jugendlichen in der Umgebung des Kernkraftwerkes Würgassen, Symposion "Die Wirkung niedriger Strahlendosen auf den Menschen", Universität Münster, 1988
22. Demuth M,. Leukämiemorbidität bei Kindern und Jugendlichen in der Umgebung des Kernkraftwerkes Würgassen, 2. Auflage, Kassel, 1989

Über die Durchführbarkeit von epidemiologischen Studien in Westeuropa nach dem Reaktorunfall in Tschernobyl

Joachim Breckow und Albrecht M. Kellerer, Institut für Medizinische Strahlenkunde der Universität Würzburg, Versbacher Str.5, 8700 Würzburg

Einleitung

Der Reaktorunfall in Tschernobyl im April 1986 hatte eine tiefgreifende und langandauernde öffentliche Beunruhigung über die radioökologischen Auswirkungen auf die Bevölkerung zur Folge. In der Folgezeit beschäftigte sich daher eine Reihe nationaler und internationaler Gremien mit der Abschätzung der durch die radioaktive Kontamination möglicherweise verursachten Strahlenschäden.

Im Januar 1988 beauftragte die Kommission der Europäischen Gemeinschaft eine internationale Arbeitsgruppe, die Durchführbarkeit von epidemiologischen Studien zur Aufdeckung von Gesundheitsschäden aufgrund des Unfalls in den Ländern der Europäischen Gemeinschaft zu prüfen [1]. Diese Durchführbarkeitsstudie (Feasibility Study) wurde im April 1989 fertiggestellt und beinhaltet eine Zusammenfassung der wichtigsten Quellen unseres Wissens über die Wirkung kleiner Strahlendosen, die Beschreibung der möglichen Strahlenschäden sowie eine Abschätzung über das Ausmaß der radioaktiven Kontamination durch den Reaktorunfall und die damit verbundenen Dosen in Westeuropa. In der Studie werden quantitative Risikoschätzungen für verschiedene Strahleneffekte angegeben sowie eine Abschätzung der möglicherweise zu erwartenden erhöhten Schadensraten aufgrund der zusätzlichen Strahlenexposition. Darüber hinaus wird die Frage untersucht, ob solche Effekte in der Gesamtbevölkerung oder in Bevölkerungsgruppen mit epidemiologischen Methoden aufgespürt werden und mit genügender statistischer Signifikanz nachgewiesen werden könnten.

Auf der Grundlage dieser Studie gab Anfang 1989 ein internationales Expertengremium eine Empfehlung an die Kommission der Europäischen Gemeinschaft ab, welchen Studien von möglichen Folgen des Reaktorunfalls künftig Priorität eingeräumt werden sollte [2].

Der vorliegende Artikel faßt die wichtigsten Ergebnisse der Durchführbarkeitsstudie sowie die Empfehlungen an die Kommission zusammen. Es wird dabei insbesondere auf folgende Punkte eingegangen:

- Überblick über die zusätzliche *Strahlenexposition* in der Gesamtbevölkerung und in Teilen der Bevölkerung (kritische Regionen, kritische Gruppen)

- Auflistung möglicher *Strahleneffekte*
- Abschätzung der *Risikokoeffizienten*
- Bestimmung der *Risikoerhöhung* in kritischen Gruppen in kritischen Regionen
- Abschätzung der Wahrscheinlichkeit für das Auffinden einer *signifikanten Erhöhung* der Schadensrate
- Überblick über geeignete *Register* (Früh-/Todgeburten, Mißbildungen, Krebs)
- Auswahl möglicher *epidemiologischer Methoden*

Die zusätzliche Strahlenexposition in den Ländern der Europäischen Gemeinschaft

Nach Bekanntwerden des Unfalls in Tschernobyl wurden in den meisten Ländern umfangreiche Meß- und Überwachungsprogramme zur Ermittlung des Ausmaßes der radioaktiven Kontamination begonnen oder ausgeweitet. Die gewonnenen Daten wurden von einer Reihe nationaler und internationaler Gremien gesammelt und ausgewertet. Ein besonderes Merkmal der Freisetzung von radioaktivem Material aus dem beschädigten Reaktor war nicht nur das unerwartet hohe Ausmaß, sondern auch die ungewöhnlich weite Verteilung über fast die gesamte nördliche Erdhemisphäre, vor allem aber über ganz Europa. Obgleich die radioaktive Wolke eine große Anzahl verschiedener Spaltprodukte enthielt und die meisten davon in Spuren auch fast überall nachgewiesen wurden, waren von hauptsächlicher radioökologischer Bedeutung lediglich das Jod-Isotop I-131 und die beiden Cäsium-Isotope Cs-134 und Cs-137. Abb.1 zeigt die durchschnittlichen *effektiven Äquivalentdosen* im ersten Jahr nach dem Unfall für verschiedene Mitgliedsstaaten der Europäischen Gemeinschaft, gemittelt aus Berichten der Organisation für wirtschaftliche Zusammenarbeit und Entwicklung (OECD)[3], des Britischen National Radiological Protection Board (NRPB)[4] und des Bundesgesundheitsamtes (BGA)[5].

Die beiden wesentlichen Expositionspfade waren interne Exposition durch Nahrungsaufnahme und externe Exposition durch Kontamination des Erdbodens. Der durchschnittliche Anteil der externen Exposition zur Gesamtexposition betrug im ersten Jahr nach dem Unfall im Mittel 30%. Die über die Gesamtbevölkerung der Europäischen Gemeinschaft gemittelte individuelle effektive Äquivalentdosis betrug in diesem Zeitraum etwa 0,2 mSv (etwa 10 % der natürlichen Strahlenbelastung), was einer Kollektivdosis von etwa 60.000 persSv entspricht (320 Mio. Einwohner) gegenüber 600.000 persSv aufgrund der natürlichen Exposition.

In den Berichten der OECD [3] und des NRPB [4] werden Spitzenwerte für bestimmte Personengruppen in höherbelasteten Regionen (sog."critical groups" und "critical regions") angegeben. In Griechenland, Norditalien, Österreich (nicht Mitglied der EG) und in Süddeutschland können effektive Äquivalentdosen von 1 mSv bis 3 mSv erreicht werden. Durchschnittswerte für diese Regionen liegen bei 0,5 bis 1 mSv.

Wegen der Dominanz von I-131 in der anfänglichen Kontaminationsphase und wegen der Anreicherung von Jod in der Schilddrüse wurden Expositionen der Schilddrüse getrennt abgeschätzt. Bei Erwachsenen konnten in den höchstbelasteten Regionen Schilddrüsendosen von einigen mSv, bei Kleinkindern einigen 10 mSv, für das erste Jahr nach dem Unfall erreicht werden. Die Schilddrüsenexposition trug im ersten Jahr etwa 10 bis 30% zur effektiven Äquivalentdosis durch interne Strahlenexposition bei und etwa 5 bis 10% zur effektiven Äquivalentdosis durch die Gesamtexposition.

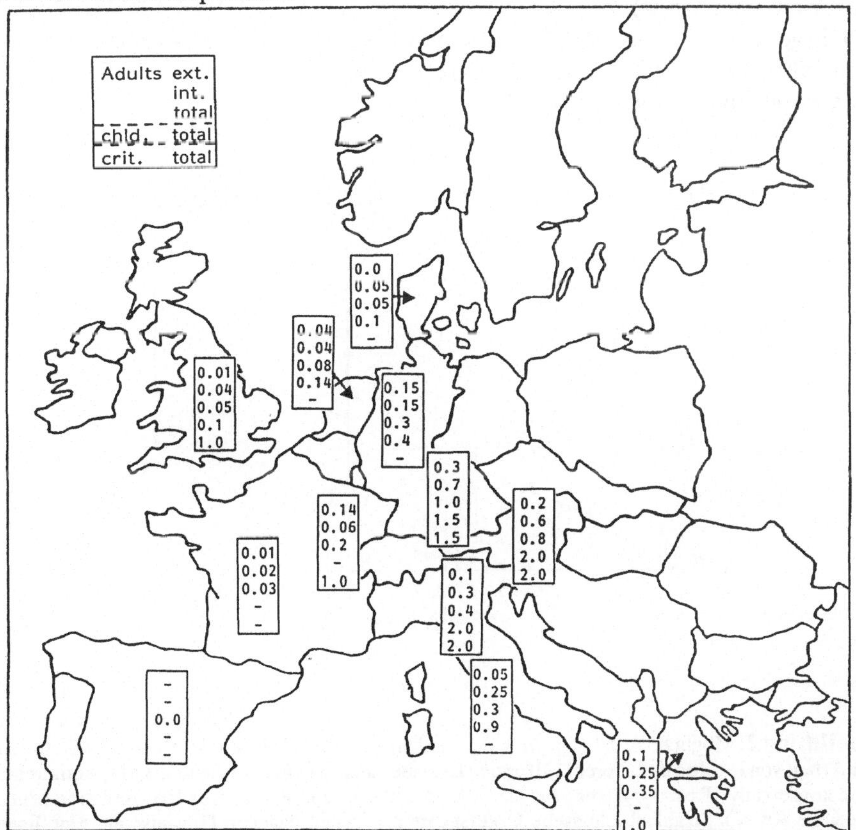

Abbildung1: Zusätzliche effektive Äquivalentdosis (in mSv) in Westeuropa im ersten Jahr nach dem Unfall von Tschernobyl. Angegeben sind die durchschnittlichen externen, internen und die gesamten Dosen für Erwachsene sowie die Gesamtdosen für Kinder und sog. "kritische Gruppen".

Mit Ausnahme der Schilddrüsendosis wurden keine Dosen für andere Organe einzeln diskutiert. Solche Dosen gehen vielmehr als gewichtete Organdosen entsprechend der Definition in die Angabe der effektiven Äquivalentdosis ein. Die Knochenmarksdosis, beispielsweise, konnte für die Zwecke dieser Studie etwa der Ganzkörperdosis durch Cäsium gleichgesetzt werden.

In der Regel wurden die "kritischen Gruppen" nicht näher identifiziert und ihre Zusammensetzung und Größe nicht bestimmt. Werden dagegen z.B. alle Säuglinge eines bestimmten Landes oder einer bestimmten Region als kritische Gruppe zusammengefaßt, so kann deren Kollektivdosis abgeschätzt werden. In diesem Fall kommt man für Italien oder die Bundesrepublik Deutschland zu Kollektivdosen von je etwa 400 persSv. Eine obere Abschätzung für die etwa 60.000 im ersten Jahr nach dem Unfall geborenen (also auch pränatal exponierten) Säuglinge der höchstbelasteten Regionen Südostbayerns ergibt eine durchschnittliche effektive Äquivalentdosis von etwa 1,5 mSv, was einer Kollektivdosis von etwa 100 persSv entspricht (vgl. Tab. 4).

Die genannten Dosisabschätzungen beruhen weitgehend auf Berechnungen aus dem Jahre 1987. Nachfolgende Messungen deuten darauf hin, daß die tatsächlichen Expositionen geringer waren.

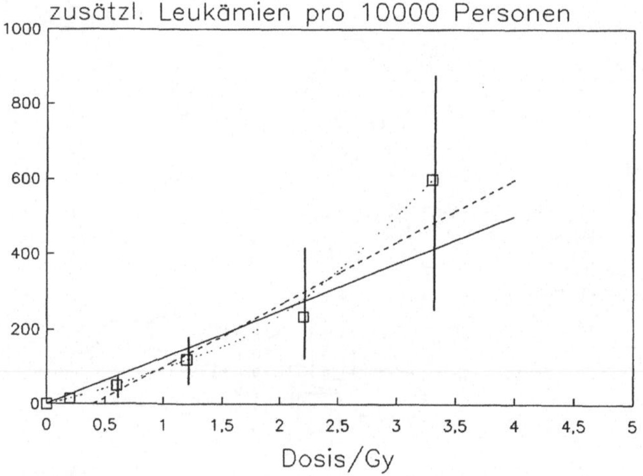

Abbildung 2: Mögliche Abhängigkeiten der Leukämiesterblichkeit von der Dosis. Die Daten sind der Arbeit von Preston und Pierce [10] für den Dosisbereich zwischen 0,1 Gy und 3,5 Gy entnommen. Eine konservative Risikoschätzung für kleine Dosen basiert auf der linearen Extrapolation (durchgezogene Kurve). Strahlenbiologische Untersuchungen geben dagegen Hinweise auf eine linear-quadratische Dosiswirkungsbeziehung (gestrichelte Kurve). Es gibt keine Anhaltspunkte für die Annahme einer Dosisabhängigkeit mit Dosisschwelle (gepunktete Kurve).

Die unterschiedlichen Arten der Strahleneffekte

Ionisierende Strahlen können je nach Dosis und Strahlenqualität ein breites Spektrum unterschiedlicher Wirkungen hervorrufen. Es ist daher nötig, zunächst zu prüfen, welche besonderen Strahlenwirkungen Gegenstand epidemiologischer Beobachtung sein können, wenn große Bevölkerungsgruppen einer vergleichsweise geringen zusätzlichen Strahlenbelastung ausgesetzt sind.

Akute Effekte, Frühschäden

Hohe Dosen ionisierender Strahlung (>0,5 Sv) verursachen *massiven Zelluntergang* im exponierten Gewebe. Die Schwere bzw. die Ausprägung eines damit verbundenen Effekts hängt von der Dosis ab. Symptome solcher akuten Effekte können Hautrötungen, Übelkeit, Erbrechen, Fruchtbarkeitsstörungen oder - bei pränataler Exposition - angeborene Mißbildungen sein. Nach Ganzkörperdosen von mehreren Sv kann eine Strahlenexposition zum Tode führen. Gemeinsames Merkmal dieser akuten Effekte ist die Existenz einer *Dosisschwelle*, unterhalb derer die Bestrahlung ohne Effekt bleibt. Da die Dosisschwellen bei einigen 100 mSv liegen, kann mit Sicherheit davon ausgegangen werden, daß die durch den Tschernobyl-Unfall verursachten zusätzlichen Belastungen von maximal einigen mSv keinen akuten Strahleneffekt ausgelöst haben. Insbesondere wird nicht angenommen, daß strahleninduzierte Früh- oder Todgeburten aufgetreten sein könnten [6].

Geistige Retardierung

Eine wichtige Ausnahme von den oben erwähnten Wirkungen könnte ein bestimmter Effekt bilden, der ebenfalls als akute Strahlenwirkung eingestuft werden kann. Es handelt sich hierbei um geistige Retardierung, ausgelöst durch Strahlenexposition eines Fötus während der 8. bis 15. Woche nach der Befruchtung. Unter den Kindern der Überlebenden der Atombombenabwürfe auf Hiroshima und Nagasaki, die pränatal während dieser kritischen Schwangerschaftsperiode exponiert wurden, fand sich eine erhöhte Anzahl von Fällen mit angeborener geistiger Retardierung [7]. Die statistische Analyse legt einen linearen Dosiswirkungszusammenhang für diesen Effekt mit einem Risikokoeffizienten von etwa 0,4/Sv nahe [7, 8]. Die Existenz einer Dosisschwelle im Bereich von 10 oder 100 mSv kann allerdings nicht ausgeschlossen werden.

Es ist nicht davon auszugehen, daß ein Fötus, auch in den höchstbelasteten Regionen Westeuropas, während der kritischen Schwangerschaftsperiode größeren Dosen als 0,2 mSv ausgesetzt gewesen war. Mit einem Risikokoeffizienten von 0,4/Sv (Tab. 1) und unter der Annahme, daß kein Schwellenwert existiert, ergibt sich im Fall einer Exposition mit 0,2 mSv während der kritischen Phase lediglich eine Wahrscheinlichkeit für strahleninduzierte geistige Retardierung von 1 zu 10.000 (Tab. 2). Dies ist wesentlich geringer als die natürliche Rate für geistige Retardierung (20 Fälle pro 10.000 Geburten). Es ist daher nicht anzunehmen, daß eine Erhöhung der Rate für geistige Retardierung aufgrund des Tschernobyl-Unfalls statistisch nachgewiesen werden kann.

Tabelle1: Schätzungen der Risikokoeffizienten für verschiedene Strahleneffekte.

Schaden	Alter bei Bestrahlung	Quelle	Risikokoeffizient 1/Sv	Abschätzungen in Ref. [1] 1/Sv
Geistige Retardierung	pränatal (8.-15.Woche)	UNSCEAR [8]	0,4	0,4
Erbschäden		ICRP 26 [14]	0,004	
		UNSCEAR [8]	0,01	0,01
Krebs	gemittelt	ICRP 26 [14]	0,0125	
	gemittelt	RERF [12]	0,1	0,1
	< 20 a	RERF [12]	0,15	0,15
Leukämie	gemittelt	ICRP 26 [14]	0,002	
	gemittelt	RERF [11]	0,01	0,01
Kindheitskrebs				
Leukämie	pränatal	RERF [11]	< 0,03	
alle Krebse	pränatal	OSCC [16]	0,2	0,1

Spätschäden

Wird ein Organ oder ein Organismus ionisierender Strahlung ausgesetzt, so unterliegt die dabei auf die einzelnen Zellen übertragene Energie beträchtlichen statistischen Schwankungen. Die Dosis ist lediglich ein Mittelwert der Energiedepositionen im exponierten Gewebe, d.h. in einer Vielzahl von Zellen. Bei kleinen Dosen wird nur eine Minderheit von Zellen überhaupt von einem geladenen Teilchen durchquert, wobei dann jedoch beträchtliche Energien auf die getroffenen Zellen übertragen werden können. Die Anzahl der dabei geschädigten Zellen, die proportional zu der Zahl der getroffenen Zellen und somit auch zu der Dosis ist, bestimmt die *Wahrscheinlichkeit* dafür, daß ein durch die Strahlung induzierter Genschaden mit der Folge von *Erbschäden* oder *Krebs* hervorgerufen wird.

Eine Schädigung, die zu einem solchen Spätschaden führen kann, besteht in einer Veränderung an der zelleigenen DNA, die zwar nicht das Absterben der Zelle, wohl aber eine Mutation bewirkt, die dann, im Falle von Krebsentstehung, eine Transformation der Zelle und unkontrolliertes Teilungsverhalten zur Folge hat. Man hat es also mit Schäden zu tun, die durch *gentoxische Wirkung* ausgelöst werden, also durch Veränderungen am genetischen Material einer einzelnen Zelle.

Aufgrund eines solchen Wirkungsmechanismus ist davon auszugehen, daß es *keinen Dosisschwellenwert* gibt, unterhalb dessen ein Schaden ausbleibt und oberhalb dessen die Strahlung "gefährlich" ist. Man muß also annehmen, daß die strahleninduzierte Mutation auch nur einer einzelnen Zelle die Ausbildung eines Spätschadens zur Folge haben kann und daß daher auch kleine Strahlendosen ein gewisses, wenn auch geringes Risiko bergen.

Tabelle 2: Mögliche Risikoerhöhungen für verschiedene Strahleneffekte in den höher belasteten Regionen Westeuropas.

Schaden	Dosis	Risiko-koeffizient	Verdopplungs-dosis	relative Erhöhung
Geistige Retardierung	0,2 mSv (8.-15. Woche)	0,4/Sv	5 mSv	5%
Erbschäden	1mSv	0,01/Sv	1 Sv	0,1%
Krebs	1mSv	0,1/Sv (Lebenszeitrisiko)	2 Sv	0,05%
Kindheits-krebs	1,5 mSv (pränatal)	0,1/Sv (0....10 Jahre)	10 mSv	15%

Zur Möglichkeit epidemiologischer Studien

Strahlenbiologische Experimente können grundlegende Hinweise auf die Wirkungsmechanismen liefern, die der Mutationsinduktion durch ionisierende Strahlen zugrundeliegen. Um jedoch zu quantitativen Aussagen bzgl. der mit Strahlenexposition verbundenen Risiken zu gelangen, ist man in erster Linie auf epidemiologische Studien am Menschen angewiesen. Solche *Risikoschätzungen* beziehen sich auf die Erhöhung der Wahrscheinlichkeit an Krebs - als eines der mit Strahlung verbundenen Risiken - zu erkranken (Inzidenz) oder daran zu sterben (Mortalität).

Eine direkte Beobachtung der Erhöhung der Krebsinzidenz- oder Mortalitätsraten aufgrund einer Strahlenexposition ist in Dosisbereichen von einigen mSv, wie sie durch den Tschernobyl-Unfall verursacht wurden, schwer oder gar nicht möglich, da sie weit unterhalb der spontan auftretenden Krebsraten bleiben. Außerdem sind die beobachteten Effekte nicht strahlenspezifisch, d.h. sie können durch verschiedene Faktoren ausgelöst werden und sind der Strahlenexposition nicht eindeutig ursächlich zuzuordnen. Abschätzungen der Strahlenrisiken für diese Dosisbereiche beruhen also auf *Extrapolationen* von Ergebnissen epidemiologischer Studien, die sich auf höhere Dosen beziehen, und sie verlangen Hypothesen bzgl. der Art und Weise dieser Extrapolationen, die vermutlich unbeweisbar bleiben. Überhöhte Risikoschätzungen können daher nicht widerlegt werden, und ebenso unmöglich ist es, extreme Gegenpositionen zu falsifizieren, die generell Schwellendosen für Strahlenkanzerogenese oder sogar allgemein positive Wirkungen kleiner Strahlendosen postulieren.

Der epidemiologische Nachweis von strahleninduzierten Erbschäden am Menschen ist äußerst schwierig und ist bisher in noch keiner Studie gelungen. Selbst in den 4 Jahrzehnten der epidemiologischen Beobachtung der Überlebenden in Hiroshima und Nagasaki und ihrer Nachkommen konnte keine statistisch signifikante Erhöhung der Raten für Erbschäden nachgewiesen werden. Jedoch besteht - wenn auch die Informationen allein aus Tierversuchen gewonnen wurden - kein

Zweifel, daß selbst kleine Dosen ionisierender Strahlen Erbschäden verursachen können.

Seit Beginn der Nutzung ionisierender Strahlung auf den verschiedensten Gebieten ist eine beträchtliche Anzahl von Menschen hohen Strahlenbelastungen ausgesetzt gewesen. Das Schicksal vieler dieser Personengruppen ist später zum Gegenstand umfangreicher epidemiologischer Untersuchungen geworden. Die wichtigsten dieser Studien beziehen sich auf die Krebsinduktion in den in Tab. 3 aufgelisteten Kollektiven.

Tabelle 3: Epidemiologische Studien an menschlichen Kollektiven nach Strahlenexposition.

Beruflich Strahlenexponierte:	- Ziffernblattmalerinnen *Inkorporation von Radium 226* - Uranbergarbeiter *Lungenexposition durch Radon* - Beschäftigte in Nuklearbetrieben
Therapieverfahren:	- Röntgenstrahlen *Ankylosierende Spondylitis, Tinea Capitis, Mastitis* - Radium 224 *Ankylosierende Spondylitis, Tuberkulose* - Iod 131 *Schilddrüse*
Diagnoseverfahren:	- Thorotrast *Gefäßdarstellung* - Iod 131
Pränatal Strahlenexponierte:	- Röntgendiagnose während der Schwangerschaft
Atombombenüberlebende	

Erbschäden

Trotz des fehlenden direkten Nachweises am Menschen gilt es als gesichert, daß ionisierende Strahlen auch Erbschäden verursachen können. Man schließt aus den umfangreichen Versuchen vor allem an Mäusen, daß eine einmalige Dosis von etwa 1 bis 2 Sv zu einer Verdopplung von Erbschäden führt [8], was einem *Risikokoeffizienten* von etwa 0,005/Sv bis 0,01/Sv entspricht (Tab. 1 und 2). Unter den Überlebenden von Hiroshima und Nagasaki waren nur einige hundert Personen, die Expositionen dieser Größenordnung ausgesetzt waren. Der Großteil der Überlebenden erhielt weitaus geringere Dosen.

Die noch wesentlich geringeren Dosen von weniger als 1 mSv, die aufgrund des Reaktorunfalls in Westeuropa aufgetreten sein können, werden zu relativen Erhöhungen der Erbschadensraten von nicht mehr als 0,1 % führen (Tab. 2). Eine solche Erhöhung, die, auch wenn sie gering ist, nicht bedeutungslos sein muß, wird weit unterhalb der Schwelle einer statistischen Nachweismöglichkeit bleiben, selbst wenn der Risikokoeffizient wesentlich höher als angenommen sein sollte.

Krebs

Das mit kleinen Dosen ionisierender Strahlung verbundene Risiko liegt hauptsächlich in ihrer *kanzerogenen* Wirkung. Man weiß aus einer Vielzahl von Studien (z.B. Tab. 3), daß nahezu alle Krebsarten durch ionisierende Strahlung induziert werden können. Die wichtigste dieser Untersuchungen ist nach wie vor die Studie an den Atombombenüberlebenden; ihre Bedeutung wurde gerade in jüngster Zeit durch die Neuauswertung nach der Dosimetrierevision bestätigt [9].

In den meisten Studien wurden erhöhte Krebshäufigkeiten erst in Dosisbereichen von einigen 100 mSv oder mehr beobachtet und man ist in allen Fällen auf Extrapolationen der Dosiswirkungsbeziehungen in den Bereich kleiner Dosen (mSv bis einige 10 mSv) angewiesen. Solche Extrapolationen bedürfen bestimmter Annahmen bzgl. der Kurvenform, die hauptsächlich auf Ergebnissen biologischer Experimente, auf theoretischen Modellen oder statistischen Analysen beruhen. Die Risikoschätzungen in der Durchführbarkeitsstudie [1] stützen sich auf die Annahme einer *linearen* Dosiswirkungsabhängigkeit ohne Schwellendosis (Abb. 2), die u.a. auch aufgrund der neuen Auswertungen der japanischen Daten als beste Approximation betrachtet werden kann [10, 11, 12].

Für einen linearen Zusammenhang im Bereich kleiner Dosen sprechen vor allem die molekularbiologischen Wirkungsmechanismen, die zu somatischen Mutationen und zur Krebsinduktion führen. Obgleich strahleninduzierte Veränderungen der Immunantwort oder geweblicher Effekte auf die Transformation einzelner Zellen durchaus auftreten können, sind sie im Bereich kleiner Dosen unwahrscheinlich. Bisweilen wird der Einfluß, den die komplex wirkenden zellulären *Reparatursysteme* auf das Verhalten der Zelle nach einer Schädigung am genetischen Material ausüben können, als Argument für die Existenz einer Schwellendosis angeführt. Die Reparatursysteme arbeiten zwar äußerst leistungsfähig und effektiv, jedoch niemals völlig fehlerfrei. Mutationen und gegebenenfalls daraus resultierendes unkontrolliertes Wachstum können also das Ergebnis solcher Fehlreparaturen sein. Die Rate solcher Fehlreparaturen ist jedoch weitgehend unabhängig von der Dosis, die zu den ursprünglichen Mutationen geführt haben mag, so daß sowohl die Häufigkeit der primär durch die Strahlung gesetzten als auch der fehlreparierten Mutationen linear von der Dosis abhängt.

Gemäß der unterschiedlichen *zeitlichen Abhängigkeiten* ihrer Mortalitätsraten werden grob zwei Klassen von strahleninduzierten Tumoren unterschieden. Zum einen sind das die meisten Arten *solider Tumoren*, deren altersspezifische Raten zeitlich proportional zur Spontanrate verläuft. Die andere Klasse wird vor allem durch die strahleninduzierten *Leukämien* gebildet, deren zeitlicher Verlauf nach Strahlenexposition durch eine vergleichsweise kurze Latenz (wenige Jahre), eine Welle erhöhter Mortalitätsraten mit deutlichem Maximum nach ca. 5 bis 10 Jahren und ein anschließendes Abklingen über 10 oder mehr Jahre gekennzeichnet ist [9, 13, 18].

Die Neuauswertung der Daten aus Hiroshima und Nagasaki nach der Dosimetrierevision schließt die Anwendung sog. *Lebenszeitprojektionsmodelle* ein, die diesen beiden angenommenen unterschiedlichen Zeitverläufen Rechnung tragen sollen. Unter der Annahme eines linearen Dosiswirkungszusammenhangs liefert die statistische Analyse gemittelt über alle Altersklassen einen Risikokoeffizienten von etwa 0,01/Sv für die Leukämien und etwa 0,1/Sv für die Gesamtheit der soliden Tumore [10, 11, 12] (Tab. 1 und 2). Bezüglich letzterer ergibt sich für Kinder und Jugendliche ein etwa 1,5- bis 2-faches Lebenszeitrisiko.

Die Berechnung dieser Risikokoeffizienten erfolgte ohne die Annahme eines Reduktionsfaktors von etwa 2 bis 3 für kleine Dosen und kleine Dosisleistungen. Ein solcher Reduktionsfaktor soll bei den entsprechenden Abschätzungen der ICRP [14], der UNSCEAR [8] oder auch im neuesten BEIR-V-Report [19] der Tatsache Rechnung tragen, daß nach allgemeinen strahlenbiologischen Erfahrungen kurzzeitige akute Strahlenexpositionen bei gleicher Dosis wirksamer sind als länger andauernde. Allerdings ist dies eine indirekte Argumentation, die sich nicht ausschließlich auf die japanischen Daten stützt.

Das Lebenszeitrisiko, an Krebs zu sterben, beträgt in Westeuropa etwa 20 bis 25%. Um dieses Risiko durch Strahlenexposition zu verdoppeln, ist eine Dosis von etwa 2 Sv notwendig (Verdopplungsdosis). Die zusätzliche mittlere effektive Äquivalentdosis in Westeuropa betrug 0,2 mSv im ersten Jahr nach dem Unfall. In 50 Jahren dürfte sich ein etwa 3-facher Wert akkumuliert haben. Selbst in höher belasteten Regionen werden Dosen von einigen mSv nicht überschritten werden. Die durch diese zusätzliche Exposition verursachte relative Erhöhung der Krebsraten beträgt also weniger als 0,1 % (Tab. 2). Auch wenn eine solche Erhöhung durchaus nicht ohne Bedeutung zu sein braucht, so ist sie doch weit unterhalb der Schwelle einer statistischen Nachweisbarkeit.

Es ist ausgeschlossen, daß eine globale epidemiologische Untersuchung zur Aufdeckung durch den Reaktorunfall ausgelöster erhöhter Krebsraten, die die Gesamtbevölkerung in allen Ländern der Europäischen Gemeinschaft umfaßt, einen positiven Nachweis erbringen kann. Man muß sich daher der Frage zuwenden, ob es bestimmte Bevölkerungsgruppen (z.B. Altersgruppen), bestimmte Krebsarten oder bestimmte geographische Regionen gibt, die sich mit einer höheren Nachweiswahrscheinlichkeit für einen Effekt besser als Untersuchungsziel anbieten.

Kindheitskrebs durch pränatale Exposition

Unter den 920 Kindern in Hiroshima und Nagasaki, die pränatal mit Dosen über 10 mSv exponiert waren (mittlere Dosis etwa 250 mSv) wurde keine Erhöhung der Leukämierate beobachtet [15]. Ein geschätzter Risikokoeffizient von 0,01/Sv für Kindheitsleukämie entspricht jedoch nur etwa 2 erwarteten zusätzlichen Fällen. Angesichts der statistischen Schwankungen und der Möglichkeit, daß einige Fälle in den ersten Nachkriegsjahren unbeobachtet geblieben sein könnten, kann aber auch ein 3-fach höherer Wert nicht ausgeschlossen werden. Die Wahrscheinlichkeit der Leukämieinduktion könnte also nach pränataler Exposition durchaus merklich höher sein als nach Exposition im Kindesalter.

Ein deutlicher Hinweis auf eine solche erhöhte pränatale Empfindlichkeit ergibt sich aus den Auswertungen der "Oxford Survey of Childhood Cancer" [16, 17], die eine hohe statistische Korrelation zwischen kindlicher Krebssterblichkeit und pränatalen Röntgenuntersuchungen aufzeigten. Es wurden Risikokoeffizienten von 0,07/Sv für Leukämie und 0,2/Sv für die Gesamtheit aller kindlichen Tumoren (bis zum Alter von 10 Jahren) abgeleitet. Diese Werte sind etwa doppelt so hoch wie die Maximalwerte, die mit den Ergebnissen aus Hiroshima und Nagasaki noch vereinbar wären. Da bei kleinen Dosen eine geringere Wirkung der Gamma-Strahlung gegenüber der Röntgenstrahlung anzunehmen ist,schien es angebracht, diese Maximalwerte für die Zwecke der Studie [1] heranzuziehen. Die wesentlichen Schlußfolgerungen bleiben jedoch angesichts der Unsicherheiten der Risikoschätzungen von einer Veränderung der Werte um den Faktor 2 unberührt. Man gelangt also zu einer Abschätzung des Risikokoeffizienten für pränatal induzierten Kindheitskrebs (Leukämien und alle soliden Tumore bis zum Alter von 10 Jahren) von etwa 0,1/Sv (Tab. 1). Dieser Wert ist mit den Ergebnissen der meisten Studien im wesentlichen vereinbar. Vergleicht man ihn mit der spontanen Auftrittswahrscheinlichkeit für Kindheitskrebs von etwa 0,001 (ein Fall auf 1.000 Kinder unter 10 Jahren), so erhält man die bemerkenswert geringe Verdopplungsdosis von 10 mSv.

In den am höchsten belasteten Regionen Norditaliens, Österreichs oder Süddeutschlands können pränatale Expositionen im ersten Jahr nach dem Unfall von etwa 1,5 mSv erreicht worden sein. Eine solche zusätzliche Belastung würde unter den erwähnten Voraussetzungen zu einer relativen Erhöhung von Kindheitskrebs von 15 % führen (Tab.2 und 4), was unter günstigsten Bedingungen an der untersten Grenze einer möglichen statistischen Nachweisbarkeit liegt. Dieses vergleichsweise hohe Verhältnis von induzierter zu spontaner Rate, zusammen mit der kurzen Latenzzeit (wenige Jahre) und der kurzen notwendigen Beobachtungszeit (10 Jahre), machen die Beobachtung der kindlichen Tumore zu einem sinnvollen Ziel für mögliche epidemiologische Untersuchungen. Ein zusätzlicher Grund, diesem Effekt besondere Aufmerksamkeit zu widmen, ist die andauernde Diskussion über die vermehrt auftretenden Fälle kindlicher Leukämien in der Umgebung kerntechnischer Anlagen in Großbritannien [20, 21].

Methodische Aspekte

Die Qualität einer epidemiologischen Studie hängt entscheidend von einer geeigneten Anpassung an das Problem ab. Die kritischen Größen sind die Wahl der statistischen Parameter (Dosis, zusätzliche Anzahl der Tumore, usw.), die Kontrolle anderer möglicherweise verfälschender Einflüsse, die Auswahl der Kollektivgrößen, die Anwendung geeigneter statistischer Verfahren u.a. Dem Vergleich zwischen verschiedenen Subpopulationen unterschiedlicher Größe kommt besondere Bedeutung zu. Man sucht nach einem Optimum zwischen der Größe eines Kollektivs und der mittleren individuellen Exposition seiner Mitglieder. So zeigt sich beispielsweise, daß die Nachweiswahrscheinlichkeit für Kindheitskrebs in der gesamten Bundesrepublik Deutschland (große Anzahl, niedrige Belastung) ähnlich derjenigen für die höher belasteten Gebiete Südostbayerns ist (kleine Anzahl, höhere Belastung). Unter günstigsten Voraussetzungen ergibt eine grob quantitative Abschätzung für beide Fälle (vgl. Tab. 4) eine theoretische Nachweiswahrscheinlichkeit für Kindheitskrebs von etwa 25 %.

Abschätzungen dieser Art setzen allerdings zeitliche Stationarität und Homogenität der Bevölkerung voraus, die in der Regel nicht gegeben sind. In realen Studien treten Variationen verschiedenster Ursachen auf, die die Grenzen der statistischen Nachweisbarkeit erheblich heraufsetzen können.

Tabelle 4: Schätzungen für das mögliche zusätzliche relative Risiko für Krebsmortalität (nach den im Text erläuterten Annahmen) in der Bundesrepublik Deutschland aufgrund der zusätzlichen Strahlenexposition im ersten Jahr nach dem Reaktorunfall. Die Schätzungen beziehen sich auf das Lebenszeitrisiko für die Gesamtbevölkerung und für Kinder sowie auf das Risiko für Kindheitskrebs bis zum Alter von 10 Jahren für im ersten Jahr nach dem Unfall geborene Kleinkinder. Die Spontanrate für Kindheitskrebs beträgt etwa 10^{-4}/a.

	Gesamtbevölkerung	Kinder (0...10 J)	Kleinkinder	Kleinkinder (Bayern)	Kleinkinder (Südostbayern)
Anzahl der Personen	$60 \cdot 10^6$	$6 \cdot 10^6$	600.000	110.000	60.000
Effektive Äquivalentdosis (mSv)	0,3	0,4	0,6	1,2	1,5
Kollektivdosis (pers-Sv)	18.000	2.400	360	130	90
Risikokoeffizient (1/Sv)	0,1	0,15	0,1	0,1	0,1
Spontanes Krebsrisiko	0,2	0,2	0,001	0,001	0,001
Zusätzliches Krebsrisiko	$3 \cdot 10^{-5}$	$6 \cdot 10^{-5}$	$1,2 \cdot 10^{-4}$	$1,5 \cdot 10^{-4}$	
Relatives zusätzliches Risiko	**0,00015**	**0,0003**	**0,06**	**0,12**	**0,15**

Datenregister

Die Durchführbarkeit von epidemiologischen Untersuchungen hängt in entscheidender Weise von der Existenz, der Qualität und der Verfügbarkeit geeigneter Datenregister für den in Frage kommenden Effekt ab. Für die kindlichen Tumore, also die Erkrankungen mit der größten angenommenen relativen Erhöhung, und für die Regionen Westeuropas mit der höchsten Exposition scheint lediglich in der Bundesrepublik Deutschland ein geeignetes Register mit ausreichender Vollständigkeit zu existieren [22].

Zusammenfassung

Die hier diskutierte Studie zur Prüfung der Durchführbarkeit epidemiologischer Untersuchungen in den Ländern der Europäischen Gemeinschaft zur Aufdeckung von Gesundheitsschäden aufgrund des Reaktorunfalls von Tschernobyl beinhaltet eine ausführliche Erörterung der möglicherweise zu erwarteten Strahleneffekte, Abschätzungen über deren Schadensraten und ihrer statistischen Nachweismöglichkeit.

Das Auftreten akuter Effekte, einschließlich teratogener Wirkungen (u.U. mit Ausnahme von geistiger Retardierung), kann mit großer Wahrscheinlichkeit ausgeschlossen werden. Spätschäden, wie Krebs und Erbschäden, können zwar induziert worden sein, jedoch aufgrund der geringen zusätzlichen Exposition mit weitaus kleineren als den spontan auftretenden Raten. Es muß somit mit Sicherheit davon ausgegangen werden, daß eine globale epidemiologische Untersuchung zur Aufdeckung erhöhter Krebsraten, die die Gesamtbevölkerung in allen Ländern der Europäischen Gemeinschaft umfaßt, keinen positiven Nachweis erbringen würde.

Eine in den höher belasteten Regionen Westeuropas ausgelöste erhöhte strahleninduzierte Rate für das Auftreten von Kindheitskrebs ist vermutlich der einzige Effekt, dessen relative Erhöhung nahe genug an eine statistische Nachweisbarkeitsgrenze gelangen könnte. Das vergleichsweise hohe Verhältnis von induzierter zu spontaner Rate, zusammen mit der kurzen Latenzzeit und der kurzen notwendigen Beobachtungszeit von etwa 10 Jahren, machen die Beobachtung der kindlichen Tumore zu einem sinnvollen Ziel epidemiologischer Untersuchungen, selbst wenn beobachtbare Erhöhungen der Raten eher als unwahrscheinlich angesehen werden müssen. Die für dieses Ziel erforderliche Ausweitung und Verbesserung von Registern kindlicher Tumorerkrankungen ist, unabhängig vom Ergebnis möglicher künftiger Studien, ein wichtiger Schritt zum besseren Verständnis gesundheitlicher Risiken und ihrer Kontrolle.

Literatur

1. Breckow, J., Kellerer, A.M., Knox, E.G., Richardson, S.: Feasibility of studies on health effects in Western Europe due to the reactor accident at Chernobyl. Report of a task group. Commission of the European Communities, Brussels (1990)
2. Doll, R., Boice, J.D., Esteve, J., Silini, G., Thiessen, J.W.: Recommendations of an international panel of independent experts on the feasibility of studies on health effects in western europe due to the reactor accident at Chernobyl. Commission of the European Communities, Brussels (1990)

3. The radiological impact of the Chernobyl accident in OECD countries. Nuclear Energy Agency, Organisation for Economic Cooperation and Development, OECD, Paris (1987)
4. A preliminary assessment of the radiological impact of the Chernobyl reactor accident on the population of the European Community. National Radiological Protection Board (NRPB) in co-operation with the Commission of the European Community (1987)
5. Assessment of radiation dose committment in Europe due to the Chernobyl accident. Bundesgesundheitsamt (BGA), Institut für Strahlenhygiene, in co-operation with the World Health Organization (WHO), Regional Office for Europe, München (1987)
6. Kellerer, A.M., Breckow, J.: Risiken pränataler Strahlenexposition. In: Medizinische Genetik, perinatale Geburtshilfe und Kinderheilkunde (H. Spiess, Hrsg.) 183-200, Grüne Reihe, Deutsches Grünes Kreuz, Marburg (1989)
7. Otake, M., Yoshimaru, H., Schull, W.J.: Severe mental retardation among the prenatally exposed survivors of the atomic bombing of Hiroshima and Nagasaki. A comparison of the T65DR and DS86 dosimetry systems. RERF TR 16-87, Radiation Effects Research Foundation, Hiroshima (1987)
8. Sources, Effects and Risks of Ionizing Radiation. United Nations Scientific Committee on the Effects of Ionizing Radiation (UNSCEAR), Report to the General Assembly, United Nations, New York (1988)
9. Kellerer, A.M.: Die neue Bewertung der Strahlenrisiken: Folgerungen aus der Revision der Dosimetrie in Hiroshima und Nagasaki. In: Die Wirkung niedriger Strahlendosen (Köhnlein et al., Hrsg.), 37-56, Springer-Verlag, Berlin (1989)
10. Preston, D.L., Pierce, D.A.: The effect of changes in dosimetry on cancer mortality risk estimates in the atomic bomb survivers. Radiat. Res. 114, 437-466 (1988)
11. Shimizu, Y., Kato, H., Schull, W.J., Preston, D.L., Fujita S., Pierce, D.A.: Studies of the mortality of A-bomb survivers, 9. Mortality 1950-1985: Part 1. Comparison of risk coefficients for site-specific cancer mortality based on the DS86 and T65DR shielded kerma and organ doses. Radiat. Res. 118, 502-524 (1989)
12. Shimizu, Y., Kato, H., Schull, W.J.: Life Span Study Report 11, Part 2. Cancer mortality in the years 1950-1985 based on the recently revised doses (DS86). Technical Report, RERF TR 5-88, Radiation Effects Research Foundation (RERF), Hiroshima (1988)
13. Breckow, J., Kellerer, A.M.: Wirkungen kleiner Strahlendosen, Physik in unserer Zeit, im Druck (1990)
14. Annals of the ICRP, Publication 26. Recommendations of the International Commission on Radiological Protection. Pergamon Press, Oxford (1977)
15. Yoshimoto, Y., Kato, H., Schull, W.J.: Risk of cancer among children exposed in utero to A-bomb radiations, 1950-84. The Lancet 17, 665-669 (1988)
16. Knox, E.G., Stewart, A.M., Kneale, G.W., Gilman, E.A.: Prenatal irradiation and childhood cancer. J. Soc. Radiol. Prot. 7(4), (1987)
17. Bithell, J.F., Stiller, C.A.: A new calculation of the carcinogenic risk of obstetric x-raying. In: Statistics in Medicine, Vol.7, 857-864, J. Wiley & Sons, New York (1988)
18. Paretzke, H.G.: Risiko für somatische Spätschäden durch ionisierende Strahlung. Phys. Bl. 45, 16-24 (1989)
19. Committee on the Biological Effects of Ionizing Radiations. Health effects of exposure to low levels of ionizing radiation (BEIR V), National Academy Press, Washington, D.C. (1990)
20. Committee on Medical Aspects of Radiation in the Environment (COMARE). Second Report: Investigation of the possible increased incidence of Leukaemia in young people near the Dounreay nuclear establishment, Caithness, Scotland, Her Majesty's Stationary Office, London (1988)
21. Darby, S.C., Doll, R.: Fallout radiation doses near Dounreay and childhood Leukaemia. Brit. Med. J. 294, 603 (1987)
22. Kaatsch, P., Michaelis, J.: Jahresbericht des Kinderkrebsregisters Mainz, Universität Mainz, Institut für Medizinische Statistik und Dokumentation, Mainz (1988)

Lungenkrebsrisiko durch Radon in der Bundesrepublik Deutschland - Beschreibung einer Fall-Kontroll-Studie

H.-Erich Wichmann und Lothar Kreienbrock, Bergische Universität - Gesamt-Hochschule, Wuppertal

Zusammenfassung

Aus Untersuchungen an Bergarbeitern ergibt sich ein erhöhtes Lungenkrebsrisiko bei Exposition gegenüber Radon und seinen Zerfallsprodukten. Bevölkerungsbezogene Studien aus dem Ausland geben ferner Hinweise darauf, daß die Radonstrahlung in Innenräumen vermehrt zu Tumoren des Respirationstraktes führt, ohne daß dieser Zusammenhang als gesichert gelten kann.

Für die Bundesrepublik Deutschland schätzt die Strahlenschutzkommission, daß 4 - 12% aller Lungenkrebserkrankungen durch Radon bedingt sein könnten. Da in der Bundesrepublik jährlich ca. 25 000 Patienten an Lungenkrebs sterben, entspricht dies 1000 bis 3000 Lungenkrebstodesfällen pro Jahr, die möglicherweise auf die natürliche Radonstrahlung zurückzuführen sind. Diese Risikoabschätzung ist allerdings grob und kann nur orientierenden Charakter haben.

Zu einer verläßlicheren Bewertung des Radonrisikos sind spezifische epidemiologische Untersuchungen erforderlich, wie sie zur Zeit in zahlreichen Ländern durchgeführt werden. In der Bundesrepublik Deutschland wird eine entsprechende Studie seit Oktober 1989 an der Bergischen Universität Gesamthochschule Wuppertal, Fachgebiet Arbeitssicherheit und Umweltmedizin, durchgeführt. Die Zielsetzungen dieser Studie konzentrieren sich auf die folgenden Fragestellungen:

- 1. Welchen Einfluß haben das Radon und seine Zerfallsprodukte auf den Lungenkrebs bei Rauchern und Nichtrauchern ?
- 2. Ergibt sich ein überadditives Risiko der Radonbelastung bei gleichzeitig vorhandener beruflicher Exposition gegenüber kanzerogenen Noxen am Arbeitsplatz ?
- 3. Welchen Einfluß haben die Lebensgewohnheiten im Innenraum (Lüftungsverhalten, Wärmedämmung, Passivrauchen etc.) auf das radonbedingte Lungenkrebsrisiko ?

Diese Fragen werden mit Hilfe einer Fall-Kontroll-Studie untersucht. Das Studiengebiet umfaßt die am stärksten durch Radon belasteten Regionen der Bundesrepublik (Ostbayern, Saarland, Regierungsbezirk Koblenz) sowie als niedrig belastete Vergleichsregion den Regierungsbezirk Köln und Teile des Ruhrgebietes. In einem Erhebungszeitraum von 4 Jahren werden ca. 3200 Lungenkrebspatienten (neu diagnostizierte 'Fälle') sowie 3200 Kontrollpersonen einbezogen. Die Kontrollpersonen werden aus den gleichen Regionen gewählt und den Fällen hinsichtlich Altersverteilung und Geschlecht zugeordnet. In den Wohnungen, in denen die Fälle und Kontrollen 5 bis 35 Jahre vor der Befragung gelebt haben, werden Messungen des Radons in der Innenraumluft (kumulierter Jahresmittelwert und Kurzzeitmessung) vorgenommen. Die benötigten Informationen über Rauchverhalten, berufliche Belastung sowie Lebensgewohnheiten im Innenraum werden mittels Fragebogen erhoben.

Um die internationale Vergleichbarkeit dieser Studie sicherzustellen und sie gleichzeitig in die andernorts z. Zt. laufenden Forschungsaktivitäten einzubinden, orientiert sich das Design an Fall-Kontroll-Studien in den USA und Großbritannien sowie vergleichbaren Untersuchungen in anderen EG-Ländern.

Gleichzeitig zu den beschriebenen Aktivitäten wird deshalb im Rahmen eines europäischen Forschungsprogramms eine Studie im Gebiet Eifel/Ardennen mit Kooperationspartnern aus Belgien, Frankreich, Luxemburg und Großbritannien durchgeführt.

Neben der separaten Analyse für die Bundesrepublik Deutschland ist eine gemeinsame Analyse mit den Daten aller vergleichbaren Studien vorgesehen. Auf diese Weise wird nicht nur die Aussagekraft der einzelnen Studien erhöht, sondern es wird auch ein breiter Dosisbereich abgedeckt, der eine verläßlichere Schätzung der Dosis-Wirkungs-Beziehung erlaubt.

Bisheriger Kenntnisstand

Das Bronchialkarzinom ist in der Bundesrepublik die mit Abstand häufigste Krebstodesursache beim Mann. Für die Frau sieht die Situation noch günstiger aus, doch auch hier zeigt die Lungenkrebsmortalität eine stark ansteigende Tendenz. Vieles spricht dafür, daß die Entwicklung ähnlich verläuft wie in den USA, wo der Lungenkrebs seit 1986 auch die häufigste Krebstodesursache bei der Frau ist.

Für das Verständnis dieser zeitlichen Entwicklung - ebenso wie der regionalen Muster - ist es erforderlich, die (potentiellen) Risikofaktoren des Bronchialkarzinoms genauer zu betrachten.

Hierzu zählen natürliche Faktoren wie Alter, Geschlecht bzw. eventuell auch genetische Faktoren und nichtnatürliche Einflußgrößen wie Rauchen,berufliche Belastung, Exposition gegenüber Radon und Radonspaltprodukten, Luftverunreinigung, Passivrauchen, Ernährung, insbesondere Vitamin-A-Mangel, sozioökonomische Faktoren und psychosoziale Faktoren ("life events").

Alter

Die Tatsache, daß das Bronchialkarzinom bei jungen Menschen selten ist und mit dem Alter deutlich zunimmt, dürfte mit der langen Latenzzeit von 20 bis 30 Jahren und der Tatsache zusammenhängen, daß die kumulative Belastung des Lungenepithels beim alten Menschen höher ist als beim jungen.

Geschlecht

Ob die ausgeprägten Erkrankungsunterschiede zwischen Mann und Frau lediglich Unterschiede in der Arbeits- und Lebensweise zwischen den Geschlechtern widerspiegeln, ist demgegenüber eine offene Frage. DOLL(1953) und GARFINKEL(1981) jedenfalls kommen zu dem Ergebnis, daß die altersstandardisierten Mortalitätsraten für nichtrauchende Frauen und Männer etwa gleich sind.

Genetische Faktoren

Als weiteres natürliches Risiko werden genetische Faktoren diskutiert (z.B. CEDERLÖF1966). Ihre Quantifizierung ist bisher nicht in überzeugender Weise gelungen, so daß zur Zeit keine klaren Aussagen über ihre Bedeutung möglich sind.

Rauchen

Bei den exogenen Einflußgrößen ist der mit Abstand wichtigste Risikofaktor das Zigarettenrauchen, dessen Kanzerogenität durch verschiedene Studien in den USA und in England in den 50er und 60er Jahren nachgewiesen wurde (DOLL1953, HAMMOND1966, DOLL & PETO1976).

Die Studie von LUBIN et al.(1984), die an über 8 000 Lungenkrebspatienten und 15 000 Kontrollen in Mitteleuropa durchgeführt wurde (davon 1000 Fälle und 1900 Kontrollen in der Bundesrepublik Deutschland), demonstriert, daß das relative Risiko der Zigarettenraucher etwa bei 10 liegt, während das Lungenkrebsrisiko der Zigarren-und Pfeifenraucher im Vergleich dazu deutlich niedriger ist. Das Risiko steigt mit der Zigarettenzahl und der Dauer des Rauchens an, ebenso mit dem Teergehalt der Zigarette und der Inhalationstiefe. Nach Beendigung des Rauchens sinkt es wieder ab, erreicht aber nicht den Wert für Nichtraucher. Die Abschätzungen von DOLL & PETO(1981) und HAMMOND & SEIDMAN(1980) ergeben für die USA, daß ca. 80% bis 90% der Lungenkrebsfälle bei Männern und ca. 30% bis 60% bei Frauen durch das Rauchen bedingt sind. Wieweit diese Zahlen auch für unser Land gelten, muß offen bleiben.

Die enorme Zunahme des Bronchialkarzinoms beim Mann seit über 40 Jahren und der gleiche Trend bei der Frau, der verzögert begonnen hat, hängen offenkundig mit der Zunahme des Rauchens zusammen. So konnte KRISTEIN(1984) für die USA sehr eindrucksvoll zeigen, wie der Anstieg der Lungenkrebsmortalität beim Mann mit 20jähriger Verzögerung dem Anstieg des Zigarettenkonsums folgte. Aber auch die räumliche Verteilung der Lungenkrebssterblichkeit wird überwiegend durch Unterschiede im Rauchverhalten bestimmt (VENA1982). Da in Industrieregionen mehr und stärker geraucht wird, ist dort die Lungenkrebsmortalität in vielen Ländern erhöht. Das dürfte auch für die Bundesrepublik gelten, wo der Krebsatlas und regionale Analysen im Rhein-Ruhr-Gebiet, im Saarland, in Berlin und Hamburg die höchste Sterblichkeit aufweisen (BECKER et al.1984, MOLIK & POTT1983). Zwar gibt es für die Bundesrepublik keine regional aufgeschlüsselten Daten zum Rauchverhalten, aber eine Zunahme des Rauchens mit der Größe der Gemeinde läßt sich zeigen (STATISTISCHES BUNDESAMT1978).

Beruf

Der zweite wichtige exogene Risikofaktor ist die berufliche Belastung. Eine Exposition z.B. gegenüber Chromatstaub, Nickel, Pestiziden, Arsen oder Dichlordimethyläther erhöht das Risiko, ein Bronchialkarzinom zu entwickeln; Arbeiter der Gummiindustrie, in Eisengießereien und Kokereien sind durch die dort auftretenden inhalativen Noxen gefährdet (WICHMANN et al.1986). Ein besonders wichtiges Beispiel sind die Arbeiter in der asbestverarbeitenden Industrie (HAMMOND & SEIDMAN1980). Deren relatives Risiko beträgt bei Nichtrauchern etwa 5 und bei Rauchern sogar etwa 50 gegenüber nichtrauchenden und nicht asbestexponierten Arbeitern, wobei die Wirkungen der beiden Kanzerogene Zigarettenrauch und Asbeststaub größer als additiv sind.

Häufig findet sich auch in Berufen ohne spezifische Gefährdung eine erhöhte Zahl von Bronchialkarzinomen, so bei Kraftfahrern oder bei Kellnern, Barmixern und Friseuren (ULMER1982). Zwischen den verschiedenen Berufsgruppen bestehen deutliche Unterschiede im Rauchverhalten, die hierfür mitverantwortlich gemacht werden müssen (BORGERS & MENZEL1984). Aber auch nach Standardisierung auf das Rauchen scheint für einige Berufe das Bronchialkarzinom als Todesursache gehäuft vorzukommen (FRENTZEL-BEYME1984).

Insgesamt schätzen DOLL & PETO(1981) für die USA, daß 15% der männlichen und 5% der weiblichen Lungenkrebsfälle beruflich bedingt sind. Von einer vergleichbaren Situation muß auch in der Bundesrepublik Deutschland ausgegangen werden.

Strahlenbelastung durch Radon

Die kurzlebigen Radonzerfallsprodukte können Krebserkrankungen im Respirationstrakt induzieren. Eine umfassende Zusammenstellung hierzu ist im BEIR III-Report (1980) und im BEIR IV-Report (1988) gegeben. Die Risiokoabschätzung stützt sich allerdings überwiegend auf Studien zum Lungenkrebs in Uranminen und anderen Bergwerken (PETERSEN & SEVER1982, WHITTEMORE & McMILLAN1983). Studien, die versuchen, das Risiko von Radon und seinen Zerfallsprodukten in Häusern in bezug auf den Lungenkrebs zu quantifizieren, sind in SAMET(1989) zusammengestellt. Sie sind wegen kleiner Fallzahlen und damit verbundener geringer statistischer Aussagekraft oder wegen unzureichender Berücksichtigung anderer Risikofaktoren nur eingeschränkt interpretierbar. Das gilt sowohl für die U.S.A. (OUIMETTE et al.1983, HESS et al.1982, GESELL et al.1982) als auch für Kanada (LETOURNEAU et al.1983) und Schweden (AXELSON et al.1979, EDLING et al.1984). Wegen der Bedeutung dieser Frage - HARLEY(1984) schätzt für die U.S.A., daß ca. 20% der 'spontanen' Bronchialkarzinome bei Nichtrauchern durch Radon-Zerfallsprodukte bedingt sein könnten - werden in mehreren Ländern z. Zt. große epidemiologische Studien durchgeführt (WICHMANN1988).

In der Bundesrepublik Deutschland ist die Radonbelastung niedriger als in den betroffenen Gebieten der USA und Schweden. Andererseits dürfte die Durchlüftung der Häuser bei uns wegen der massiveren Bauweise und durchgeführter wärmedämmender Maßnahmen geringer sein als in den genannten Ländern, was zu einer Anreicherung von Radon in den Häusern führt. Die Strahlenschutzkommission (1985) nimmt an, daß 4 - 12% aller Lungenkrebserkrankungen in der Bundesrepublik Deutschland durch Radon bedingt sein könnten. Die höchsten Radonkonzentrationen in Wohnungen wurden in den Regierungsbezirken Oberfranken, Oberpfalz und Niederbayern, Teilen des Saarlandes und des Regierungsbezirks Koblenz gemessen (SCHMIER1984). Ebenfalls höhere Werte weisen Teile des Schwarzwaldes und anderer Mittelgebirge auf, wenn die Ortsdosisleistung terrestrischer Strahlung in Wohnungen hier zur Orientierung herangezogen wird.

Wegen der weitaus größeren Bedeutung des Rauchens ist nicht zu erwarten, daß das räumliche Muster der Lungenkrebssterblichkeit mit dem räumlichen Muster der Radonbelastung deckungsgleich ist. Läßt man aber die Ballungsgebiete und Großstädte mit ihren überdurchschnittlichen Anteilen an Rauchern außer acht, dann weisen zumindest einige Radonbelastungsgebiete im Vergleich zu ihrer Umgebung eine überdurchschnittliche Lungenkrebssterblichkeit auf. So findet man die höchste Lungenkrebsmortalitätsrate von Bayern in denjenigen Kreisen Niederbayerns und der Oberpfalz, in denen die terrestrische Strahlung am höchsten ist. Das gleiche gilt für das Saarland, während das Muster im Raum Koblenz weniger klar ist. Für den Schwarzwald und andere Mittelgebirge hingegen gibt der Krebsatlas keine entsprechenden Hinweise.

Wegen der fehlenden Kenntnis über die Verteilung der Risikofaktoren in den genannten Gebieten verbietet sich jede kausale Interpretation dieses räumlichen Musters, das allenfalls einen Forschungsbedarf aufzeigen kann.

Weitere Risikofaktoren

Auf die Diskussion anderer Risikofaktoren wie der Luftverunreinigung, des Passivrauchens oder des Vitamin-A-Mangels sei an dieser Stelle verzichtet. Eine Übersicht hierzu findet sich in WICHMANN et al.(1986, 1987, 1989).

Fall-Kontroll-Studie zum Lungenkrebsrisiko durch Radon in der Bundesrepublik Deutschland

Basierend auf den obigen Erkenntnissen wird seit Oktober 1989 am Fachgebiet "Arbeitssicherheit und Umweltmedizin" der Bergischen Universität Gesamthochschule Wuppertal eine Fall-Kontroll-Studie zum Lungenkrebsrisiko durch Radon in der Bundesrepublik durchgeführt. Die Ziele dieser Studie bestehen im wesentlichen in der Beantwortung der folgenden Fragen:

- 1. Welchen Einfluß haben das Radon und seine Zerfallsprodukte auf den Lungenkrebs bei Rauchern und Nichtrauchern ?
- 2. Ergibt sich ein überadditives Risiko der Radonbelastung bei gleichzeitig vorhandener beruflicher Exposition gegenüber kanzerogenen Noxen am Arbeitsplatz ?
- 3. Welchen Einfluß haben die Lebensgewohnheiten im Innenraum (Lüftungsverhalten, Wärmedämmung, Passivrauchen etc.) auf das radonbedingte Lungenkrebsrisiko ?

Studiendesign

In ausgewählten Regionen der Bundesrepublik mit höherer und schwächerer Radonbelastung wird eine Fall-Kontroll-Studie mit ca. 3 200 Lungenkrebspatienten und ca. 3 200 Kontrollpersonen aus der Allgemeinbevölkerung durchgeführt. Die Exposition gegenüber Radon wird durch Innenraummessungen in der jetzigen und in früheren Wohnungen bestimmt, andere Risikofaktoren (aktives oder passives Rauchen, Berufsbelastung, Ernährung etc.) werden durch Befragung der Studienteilnehmer erhoben. Insgesamt ist eine Studiendauer von 6 Jahren vorgesehen. Diese umfaßt eine Vorbereitungsphase von 6 Monaten, einen Erhebungszeitraum von 4 Jahren sowie eine Auswertungsphase von 18 Monaten, in die gleichzeitig der Abschluß der Radonmessungen fällt.

In die Studie werden Lungenkrebspatienten ("Fälle") mit histologisch gesicherter Diagnose einbezogen, bei denen die Diagnosestellung zum Zeitpunkt der Befragung nicht länger als 3 Monate zurückliegt. Die Kontrollpersonen werden durch eine Zufallsstichprobe mittels telefonischer Befragung ermittelt (random digit dialing) und in ihren Wohnungen persönlich befragt. Die Kontrollen werden den Fällen nach Geschlecht und Alter ("Häufigkeitsmatching") zugeordnet.

Studienregionen

Die Auswahl der Studienregionen (siehe Tabelle 1) erfolgte nach Höhe der Radonbelastung, wobei die höher belasteten Teile der Bundesrepublik und ein weniger belastetes Kontrollgebiet einbezogen werden sollten. Sie orientierte sich an den Radon-Messungen von SCHMIER(1984) in ca. 6000 Wohnungen.

Tabelle 1: Innenraumkonzentrationen an Radon in ausgewählten Studienregionen:

		n	$100\ Bq/m^3$	$200\ Bq/m^3$
<u>höher belastet</u>:				
Reg.Bez. Oberfranken	$54\ Bq/m^3$	194	19	1
Reg.Bez. Oberpfalz	$42\ Bq/m^3$	122	10	2
Reg.Bez. Niederbayern	$65\ Bq/m^3$	130	23	5
Saarland	$42\ Bq/m^3$	121	3	0
Reg.Bez. Koblenz	$65\ Bq/m^3$	<u>134</u>	<u>21</u>	<u>5</u>
		701	76 = 10.8%	13 = 1.9%
<u>weniger belastet</u>:				
Reg.Bez. Köln	$39\ Bq/m^3$	367	14 = 3.8%	1 = (0.3%)

Insgesamt ist auf der Basis dieser Daten davon auszugehen, daß in der Studienregion ca. 1% der Haushalte durch Radonkonzentrationen von $250\ Bq/m^3$ und darüber belastet sind.

Fallzahlabschätzung

Zur Ermittlung der benötigten Fallzahlen für eine Fall-Kontroll-Studie werden Informationen über den exponierten Bevölkerungsteil sowie über das relative Risiko, das nachgewiesen werden soll, benötigt. Ferner ist die Irrtumswahrscheinlichkeit für den Fehler 1. und 2. Art festzulegen (SCHLESSELMANN1982).

Für die ausgewählten Studienregionen ergibt sich ein Bevölkerungsanteil von 1%, der gegenüber einer Radonbelastung von mehr als $250\ Bq/m^3$ exponiert ist.

Legt man die IRCP-Abschätzung des Lebensrisikos für Lungenkrebs durch inhalierte ^{222}Rn - Zerfallsprodukte zugrunde

$$R = 1.028 + 0.006 * C,$$

wobei C die mittlere Innenraumkonzentration in Bq/m^3 darstellt (IRCP-Publ. 50. 1987, S.43), dann ergibt sich als relatives Risiko (RR) für Exposition gegenüber 250 Bq/m^3 (99%-Wert) im Vergleich zu einer mittleren Exposition von 40 Bq/m^3 (50%-Wert) für die Studienregion

$$RR\ (250\ vs\ 40\ Bq/m^3) = 2.53/1.27 = 1.99$$

Fordert man eine Wahrscheinlichkeit für den Fehler 1. Art von 5% und eine Wahrscheinlichkeit für den Fehler 2. Art von 10% (Power 0.9), dann ergibt sich nach SCHLESSELMANN(1982) (siehe Tabelle 2), daß ca. 3000 Fälle und die gleiche Zahl von Kontrollen ausreichen würden, um ein relatives Risiko von zwei abzusichern. Zu vergleichbaren Ergebnissen kommt die Abschätzung von ELSASSER(1988), in welcher die Altersstruktur zusätzlich betrachtet wird.

Tabelle 2: Aufdeckbares Relatives Risiko in einer Fall-Kontroll-Studie zum Radon (eine Kontrollperson pro Fall, Signifikanzniveau 0.05, Power 0.9 / 0.8) nach SCHLESSELMAN(1982)

Relatives Risiko bei Exposition von ... der Bevölkerung	50%		20%		10%		1%	
Power	0.9	0.8	0.9	0.8	0.9	0.8	0.9	0.8
Fälle								
1 000	1.31	1.25	1.38	1.31	1.51	1.43	2.97	2.61
2 000	1.21	1.17	1.25	1.21	1.34	1.29	2.24	2.03
3 000	1.16	1.14	1.20	1.17	1.28	1.23	1.96	1.80
4 000	1.14	1.12	1.18	1.15	1.24	1.20	1.81	1.67
5 000	1.13	1.11	1.16	1.13	1.21	1.18	1.71	1.59

In den vorgesehenen Studienregionen traten jährlich die in Tabelle 3 angegebenen Lungenkrebsfälle auf (ICD 162, Durchschnittswerte 1976-80, aus BECKER et al.1984).

Tabelle 3: An Lungenkrebs Verstorbene in den Studienregionen nach BECKER et al.(1984)

	Lungenkrebs		Bevölkerung	
	Männer	Frauen	Männer	Frauen
höher belastet:				
Reg.Bez. Oberfranken	306	50	494 000	559 000
Reg.Bez. Oberpfalz	278	38	462 000	506 000
Reg.Bez. Niederbayern	287	38	469 000	524 000
Saarland	474	56	513 000	569 000
Reg.Bez. Koblenz	541	65	651 000	710 000
weniger belastet:				
Reg.Bez. Köln	1496	243	1876 000	2016 000
insgesamt	3382	490	4465 000	4884 000

Insgesamt sind im 4-jährigen Erhebungszeitraum in den angegebenen Regionen somit ca. 16000 Lungenkrebstote zu erwarten (wegen der schlechten Prognose der Erkrankung entspricht dies weitgehend der Zahl der Neuerkrankungen). Da für die Studie ca. 3200 Patienten vorgesehen sind, ist es somit erforderlich, mindestens 20% aller Erkrankungsfälle zu erfassen. Nach bisherigen Erfahrungen ist dies zu erreichen.

In den Untersuchungsregionen beteiligen sich insgesamt sieben pneumologische Zentren (Abteilungen für Bronchoskopie, Thoraxchirurgie) an der Studie. Die Einzugsgebiete dieser Kliniken decken die Studienregionen im wesentlichen ab.

Organisationsstruktur

Die Studie wird nach dem Organisationsschema gemäß Abbildung 1 durchgeführt. Das Studienzentrum an der Bergischen Universität Gesamthochschule Wuppertal übernimmt die zentrale Koordination der Studie, die Schulung der Mitarbeiter, die Kodierung und Dateneingabe der erhobenen Fragebogenangaben und der Meßwerte, die statistische Auswertung sowie den Kontakt zu ausländischen Kooperationspartnern.

Dem Studienzentrum unterstellt sind zwei Subzentren, eines für den Raum Ostbayern, ein zweites für den Raum Saarland / Rheinland Pfalz / südliches Nordrhein-Westfalen. In den Subzentren wird die regionale Koordination vorgenommen, der Einsatz der Interviewer geleitet und die Arbeit der Interviewer kontrolliert; ferner werden hier die Radonmessungen in den Wohnungen organisiert.

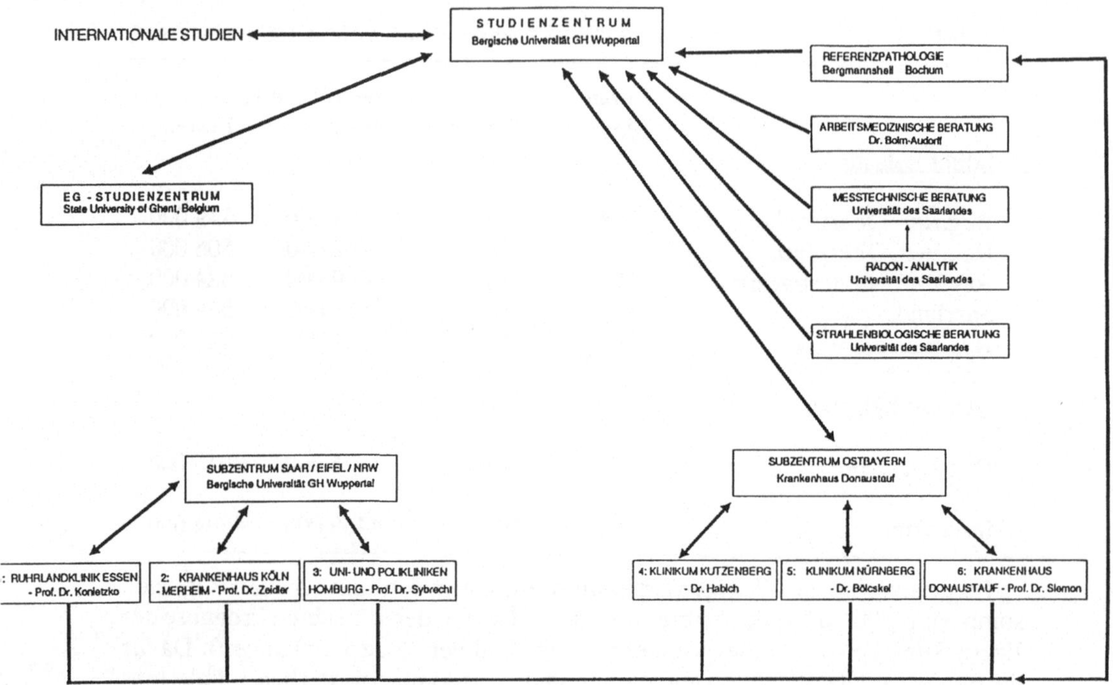

Abbildung. 1: Organisationsstruktur der Fall-Kontroll-Studie Lungenkrebsrisiko durch Radon in der Bundesrepublik Deutschland

Die Befragung der Patienten und der Kontrollpersonen erfolgt durch Interviewer, die in den kooperierenden Kliniken arbeiten. Dieses Vorgehen wird gewählt, um eine möglichst große Zahl von Lungenkrebspatienten zu erfassen. Die Befragung der Patienten erfolgt nach Möglichkeit in der Klinik, die Kontrollpersonen werden in der Regel in ihrer Wohnung befragt.

Die Interviewer übernehmen ferner den Versand des histologischen Materials zum Referenzpathologen.

Ablauf der Befragung

Die Befragung der Lungenkrebspatienten erfolgt in den behandelnden Krankenhäusern. Hierbei werden nur inzidente Fälle erfaßt, deren Diagnose zum Zeitpunkt der Befragung weniger als 3 Monate zurückliegt. Die Befragung nimmt ca. eine Stunde in Anspruch. Die Patienten werden hinsichtlich ihres Rauchverhaltens (Passivrauchexposition bei Nichtrauchern), ihrer Berufsanamnese und hinsichtlich Innenraumbelastungen befragt, ferner werden die Liste der Wohnanschriften des Zeitraums zwischen 5 und 35 Jahren vor der Befragung erhoben.

Die Bewohner dieser Wohnungen, in denen der Patient wenigstens für ein Jahr gewohnt hat, werden um ihr Einverständnis zur Radonmessung gebeten. Im Wohnraum und Schlafraum der betreffenden Wohnungen wird für ein Jahr ein Kernspurdosimeter und ein Aktivkohledosimeter zur Kurzzeitmessung deponiert. Der Versand erfolgt per Post, Kontrollbesuche in einem Teil der Wohnungen sowie Kontrollanrufe überprüfen die richtige Handhabung.

Zu den Lungenkrebspatienten werden geeignete Kontrollpersonen aus der Bevölkerung durch eine Zufallsstichprobe mittels Telefon (random digit dialing) aus der gleichen Wohngegend zugeordnet. Die Kontrollpersonen müssen das gleiche Geschlecht sowie ein geeignetes Alter haben ("Häufigkeitsmatching" hinsichtlich des Alters). Die Kontrollpersonen werden in gleicher Weise wie die Lungenkrebspatienten befragt, ebenso werden bei ihnen die Messungen in den früheren Wohnungen in gleicher Weise vorgenommen.

Radonmessung

Die Radonmessungen erfolgen in folgender Weise. Ein Satz, bestehend aus zwei Kernspurdetektoren und zwei Aktivkohledosimetern sowie einer Bedienungsanleitung, wird an die betroffenen Personen per Post versandt. Je ein Detektor wird im zentralen Wohnraum untergebracht, der jeweils zweite im Schlafzimmer.

Die Aktivkohledosimeter werden drei Tage nach Aufstellung an das Analyseinstitut gesandt, das die hieraus ermittelte Kurzzeitbelastung an das Studienzentrum weiterleitet.

Die Kernspurdetektoren werden für ein Jahr deponiert. Alle vier Monate erfolgt ein Kontrollanruf, um zu prüfen, ob sich die Detektoren noch am richtigen Ort befinden. Ferner werden in einer Stichprobe der Wohnungen Kontrollbesuche durchgeführt, um die richtige Positionierung der Detektoren zu überprüfen. Die Detektoren werden nach einem Jahr zurückgeschickt, und es wird der integrierte 12-Monats-Radonwert abgelesen.

Kalibrierungsmessungen sollen bei 5% der Detektoren durchgeführt werden.

Die Analyse wird vom Fachgebiet Biophysik und physikalische Grundlagen der Medizin der Universität des Saarlandes, Homburg/Saar, durchgeführt. Bewohner von Wohnungen, in denen erhöhte Radonkonzentrationen gemessen werden, werden von dieser Arbeitsgruppe hinsichtlich eventuell sinnvoller Sanierungsmaßnahmen beraten.

Histopathologische Bewertung

Um eine Aussage darüber zu erhalten, welche histologischen Subtypen des Bronchialkarzinoms bei Radonbelastung gehäuft auftreten, wird eine einheitliche Klassifizierung des histologischen Materials (Paraffinblöcke) durch einen Referenzpathologen vorgenommen.

Arbeitsmedizinische Beratung

Zur Abgrenzung des Lungenkrebsrisikos an belasteten Arbeitsplätzen vom radonbedingten Risiko ist eine sorgfältige Berufsanamnese erforderlich. Deshalb wird zur Schulung der Interviewer ein Arbeitsmediziner mit entsprechenden Erfahrungen eingesetzt, der ferner den Ablauf des arbeitsmedizinischen Teils der Befragung überwacht.

Strahlenbiologische Beratung

An der Analyse der Studie ist ein Strahlenbiologe mit Erfahrungen in der Risikobewertung ionisierender Strahlen beratend beteiligt.

Internationale Kooperation

Die Studie wird nach einem Ansatz vergleichbar mit dem der Radonstudien in den USA bzw. in Cornwall/Devon (England), durchgeführt. Nach Absprache mit den dortigen Studienleitern werden die Erhebungsinstrumente weitgehend aufeinander abgestimmt und die Radonmessungen in gleicher Weise durchgeführt. Dadurch wird eine gemeinsame Analyse der wichtigsten Daten dieser Studien ermöglicht.

Neben diesen Kooperationen nimmt das Studienzentrum in Wuppertal an einer zweiten Studie zum Lungenkrebsrisiko durch Radon teil. Diese Studie umfaßt als analog konzipierte Fall-Kontroll-Studie die Studienregion Ardennen/Eifel und wird in Zusammenarbeit mit belgischen, französischen, luxemburgischen und englischen Teilnehmern an der Reichsuniversität Gent, Belgien, koordiniert.

Durch diese Verbreiterung der Datenbasis über die Grenzen der Bundesrepublik Deutschland hinaus wird die Aussagekraft der einzelnen Studien erhöht und eine bessere Schätzung der Dosis-Wirkungs-Beziehung ermöglicht.

Auswertung

Die statistische Analyse wird sich auf bewährte Auswertungsverfahren für Fall-Kontroll-Studien (BRESLOW & DAY1980, MANTEL & HAENSZEL1959, SCHLESSELMAN1982) stützen. Daneben sind der Einsatz und die Adaptation bestehender Risikomodelle zur Dosisabhängigkeit des Strahlenrisikos (THOMAS et al.1985, HORNUNG & MEINHARDT1986, JACOBI & PARETZKE1985) vorgesehen.

Aufklärung und Datenschutz

Die Patienten und Kontrollpersonen werden über das Ziel der Studie aufgeklärt; die Teilnahme ist freiwillig. Die Übermittlung und Speicherung personenbezogener Daten erfolgt anonym. Auf die Datenverarbeitungsanlagen im Studienzentrum kann nicht von Dritten zugegriffen werden.

Literatur

Axelson, O., Edling, C., Kling, H.: Lung cancer and residency - a case-reference study on the possible impact of exposure to radon and its daughters in dwellings. Scand. J. Work. Environ. Hlth. 5 (1979) 10-15

Becher, H., Jöckel, K.H., Ahrens, W., Drescher, K., Greiser, E., Maschewsky-Schneider, U, Timm, J., Wichmann, H.E.: Methodik von Fall-Kontroll-Studien zur Aufdeckung kleiner Risiken, insbesondere in der Umweltepidemiologie. in: Wichmann, H.E. (Hrsg.): Methodische Aspekte in der Umweltepidemiologie. Medizinische Informatik und Statistik 65 (1986) 1-16

Becker, N., Frentzel-Beyme, R., Wagner, G.: Krebsatlas der Bundesrepublik Deutschland. Springer-Verlag Berlin (1984)

BEIR III: The Effects on Populations of Exposure to Low Levels of Ionizing Radiation. National Academy of Science, Washington (1980)

BEIR IV:Health risks of radon and other internally deposited alpha-emitters. National Research Council. National Academy Press, Washington, D.C. (1988)

Borgers, R.; Menzel, R.: Wer raucht am meisten? Münch.med.Wschr. 126(38) (1984) 1092-1096

Breslow, N.E., Day, N.E.: Statistical Methods in Cancer Research. Vol. I - The Analysis of Case-Control-Studies. IARC Scientific Publications No. 32, Lyon (1980)

Cederlöf, R.: The Twin Method in Epidemiologic Studies on Chronic Disease. Academic Dissertation, University of Stockholm (1966)

Doll, R.: Mortality from Lung Cancer among Nonsmokers. Br. J. Cancer 7 (1953) 303-173

Doll, R., Peto, R.: Mortality in Relation to Smoking: 20 Years' Observations on Male British Doctors. Brit. Medical Journal (1976) 1525-1536

Doll, R.; Peto, R.: The Causes of Cancer - Quantitative Estimates of Avoidable Risks in the United States Today. J. Natl. Cancer Inst. 66 (1981) 1191-1308

Edling, C.; Wingren, G.; Axelson, O.: Radon Daughter Exposure in Dwellings and Lung Cancer. Proc. 3rd Int. Conf. Indoor Air Quality and Climate Stockholm, Vol. 2 (1984) 29-34

Elsasser, U.: Anmerkungen zur Durchführbarkeit einer epidemiologischen Studie des Lungenkarzinoms infolge von Radonexposition. In: Aktuelle Fragen zur Bewertung des Strahlenkrebsrisikos. Veröffentlichungen der Srahlenschutzkommission 12, G. Fischer Verlag Stuttgart (1988), 219-235

Frentzel-Beyme, R.: Epidemiologie des Bronchialkarzinoms. Z. Allg. Med. 60 (1984) 90-99

Garfinkel, L.: Time Trends in Lung Cancer Mortality among Nonsmokers and a Note on Passive Smoking. J. Natl. Cancer Inst. 66 (1981) 1061-1066 Gesell, T.F., Prichard, H.M., Hess, C.T.: Epidemiological implications of radon in public water supplies. In: Clemente, G.F., Nero, A.V., Steinhausler, F., Wrenn, M.E.: Proceedings of the specialist meeting on the assessment of radon and daughter exposure and related biological effects. RD Press, Salt Lake City (1982) 220-238

Graham, S.: Diet and Cancer: Epidemiologic aspects. In: Lilienfeld, A.M.: Reviews in Cancer Epidemiology. Elsevier New York (1983) 1-45

Greiser, E., Jöckel, K.H., Molik, B., Timm, J., Wichmann, H.E.: Überlegungen zu einem Studiendesign zur Erfassung der Wirkung von Luftverschmutzung, Arbeitsplatzexposition und Rauchen auf die Entstehung des Bronchialkarzinoms. Interner Report für das Umweltbundesamt (1984)

Hammond, E.C.: Smoking in Relation to the Death Rates of One Million Men and Women. Natl. Cancer Inst. Monogr. 19 (1966) 127-204

Hammond, E.C.; Seidman, H.: Smoking and Cancer in the United States. Prev. Med. 9 (1980) 169-173

Harley, N.H.: Radon and lung cancer in mines and homes. N. Engl. J. Med. 310 (1984) 1525-1526

Hess, C.T., Weiffenbach, C.V., Norton, S.A., Brutsaert, W.F., Hess, A.L.: Radon-222 in potable water supplies in Maine: the geology, hydrology, physics and health effects. In: Vohra, K.G., Mishra, U.C., Pillai, K.C., Sadasivan, S. (eds.): Natural Radiation Environment. New Delhi, Wiley Eastern Limited (1982) 216-220

Hornung, R.W., Meinhardt, .J.: Quantitative risk assessment of lung cancer in US uranium miners. Nat. Inst. of Occupational Safety and Health, Center for Disease Control, Cincinnati (1986)

Jacobi, W., Paretzke, .G.: Risk assessment for indoor exposure to radon daughters. The Science of the Total Environment 45 (1985) 551-562

Jöckel, K.H., Greiser, E., Ahrens, W., Becher, H., Maschewsky-Schneider, U.; Metternich, P., Molik, B., Schöneberg, G., Wichmann, H.E., Drescher, K.; Timm, J.: Air Pollution as a Risk Factor in Lung Cancer: Some Preliminary Design Considerations. Medizinische Informatik und Statistik Bd. 62 (1985) 177-186

Kristein, M.M.: 40 Years of US Cigarette Smoking and Heart Disease and Lung Cancer Mortality Rates. J. Chron. Dis. 37 (1984) 317-323

Letourneau, E.G, Mao, Y., McGregor, R.G., Semenciw, R., Smith, M.H., Wigle, D.T.: Lung cancer mortality and indoor radon concentrations in 18 Canadian cities. In: Epidemiology Applied to Health Physics: Proceedings of the Health Physics Society, Albuquerque, New Mexico, January 9-13, 1983. U. S. Department of Energy Report CONF-830101, 470-483

Lubin, J.H., Blot, W.J., Berrins, F., Flamant, R., Gillis, C.R., Kunze, M., Schmähl, D., Visco, G.: Patterns of Lung Cancer Risk According to Type of Cigarette Smoked. Int. J. Cancer 33 (1984) 569-576

Mantel, N., Haenszel, W.: Statistical Aspects of the Analysis of Data from Retrospective Studies. J. Nat. Cancer Inst. 22 (1959) 719-784

Molik, B., Pott, F.: Zusammenstellung und statistische Auswertung von Krebstodesfällen in Nordrhein-Westfalen 1970-80. Abschlußbericht eines Forschungsauftrages des Ministers für Arbeit, Gesundheit und Soziales NRW (1983)

Ouimette, D.R., Ferguson, S.W., Zoglo, D., Murphy, S., Alley, S., Bahler, S.: Cancer incidence study in Mesa County, Colorado. In: Epidemiology Applied to Health Physics: Proceedings of the Health Physics Society, Albuquerque, New Mexico, January 9-13, 1983. U. S. Department of Energy Report CONF-830101, 484-494

Petersen, G.R., Sever, L.E.: An Appraisal of Selected Epidemiologic Issues from Studies of Lung Cancer Among Uranium and Hard Rock Miners. Report USUR-02 HEHF-35, US Uranium Registry, Hanford Foundation, Richland (1982)

Schlesselman, J.J.: Case Control Studies. Design, Conduct, Analysis. Oxford University Press, New York, Oxford (1982)

Schmier, H.: Die Strahlenexposition durch die Folgeprodukte des Radon und Thoron. Schriftenreihe des Instituts für Strahlenhygiene des BGA, Neuherberg (1984)

Samet, J.M.:Radon and lung cancer. Journal of the national Cancer Institute 81 (1989) 745-757

Statistisches Bundesamt (Hrsg.): Fragen zur Gesundheit 1978. Gesundheitswesen, Fachserie12, Kohlhammer, Stuttgart (1981)

Strahlenschutzkommission: Strahlenexposition und mögliches Lungenkrebsrisiko durch Inhalation von Radon-Zerfallsprodukten in Häusern. Empfehlung, verabschiedet in der 62. Sitzung am 6.-8.11.1985

Thomas, D.C., McNeill, K.G., Dougherty, C.: Estimates of lifetime cancer risks resulting from Rn progeny exposure. Health Phys. 49 (1985) 825-846

Ulmer, W.T.: Das Bronchialkarzinom im Stadt-/Landfaktor. Epidemiologische Studie zur Abgrenzung anderer Einflußgrößen. Thieme-Verlag Stuttgart (1982)

Vena,J.: Air Pollution as a Risk Factor in Lung Cancer. Am. J. Epidem. 116 (1982) 42-56

Whittemore, A.S., McMillan, A.: Lung Cancer Mortality among US Uranium Miners: A Reappraisal. Stanford University, Dpt. of Stat. Technical Report 68 (1983)

Wichmann, H.E., Jöckel,K.H., Molik,B.:Ausgewählte Arbeiten zur Epidemiologie des Lungenkrebses in der Bundesrepublik Deutschland. Große Krebskonferenz Bonn 5.12.(1989) 1-195

Wichmann, H.E., Molik, B., Pott, F., Jöckel, K.H.: Luftverunreinigungen und andere Risikofaktoren des Bronchialkarzinoms. In: Wichmann, H.E. (Hrsg.): Methodische Aspekte in der Umweltepidemiologie. Medizinische Informatik und Statistik 65 (1986) 17-41

Wichmann, H.E., Molik, B., Pott, F., Jöckel, K.H.: Zur Genese des Lungen-Ca - Umweltmedizinische Aspekte in der Epidemiologie des Bronchialkarzinoms. Rhein. Ärzteblatt 14 (1987) 633-640

Wichmann, H.E.: Erfahrungen mit einer Fall-Kontroll-Studie zu den Risikofaktoren des Bronchialkarzinoms - Eignet sich dieser Ansatz auch zur Untersuchung der Radon-Problematik? In: Aktuelle Fragen zur Bewertung des Strahlenkrebsrisikos. Veröffentlichungen der Srahlenschutzkommission 12, G. Fischer Verlag Stuttgart (1988), 237-249

Eine fast abgeschlossene Langzeitstudie an radonexponierten schwedischen Eisenerzarbeitern

Edward P. Radford, M.D. Oak Ridge, Woking, Surrey, England

Zusammenfassung

Wir haben die Sterbedaten von 1415 schwedischen Eisenerzarbeitern, die unter Tage gearbeitet haben und relativ niedrigen Konzentrationen von Radon und dessen Zerfallsprodukten ausgesetzt waren, erhalten und analysiert.

Die untersuchte Kohorte bestand aus Männern, die zwischen 1880 und 1919 geboren wurden und am 1. Januar 1930 noch lebten. Als Kontrollen dienten die schwedische Gesamtbevölkerung und die männliche Population benachbarter Gemeinden aus denselben Jahrgängen.

Die Studie erstreckt sich jetzt bis Ende 1986. Zu diesem Zeitpunkt waren nur noch 30% der in die Studie aufgenommenen Bergleute am Leben. Damit ist diese Studie vom epidemiologischen Standpunkt weltweit die am weitesten fortgeschrittene prospektive Untersuchung.

Ein Vergleich mit den beiden Kontrollpopulationen zeigt, daß die Todesursachen für die lokale Population signifikant verschieden sind von denen der schwedischen Gesamtpopulation. So wird zum Beispiel die bei den Bergleuten beobachtete erhöhte Magenkrebsrate auch bei den lokalen Kontrollen gefunden.

Unter den Bergleuten wurden 73 Lungenkrebstodesfälle beobachtet, erwartet wurden dagegen nur 17,6 Fälle. Das absolute zusätzliche Lungenkrebsrisiko für Zigarettenraucher ist 1.66 mal so groß wie das der Nichtraucher. Dagegen ist der relative Risikokoeffizient für Nichtraucher 4 mal so groß wie der für Raucher. Das zusätzliche relative Lungenkrebsrisiko ist unverändert geblieben, obwohl alle Bergleute seit 1978 nicht mehr unter Tage gearbeitet haben. Unter den Bergleuten wurde in den letzten Jahren eine signifikante Zunahme der multiplen Myelome festgestellt und außerdem eine mehr als dreifache Erhöhung der Leber- und Gallenblasenkrebsfälle beobachtet.

Die vorliegenden Daten legen es nahe, daß die Zunahme dieser Krebsfälle mit der beruflichen Radonexposition zusammenhängt.

Preliminary Results of a Pilot Study on Radon and Lung Cancer in Belgium

A. Poffijn, P. Weynants, M.Vanhoorne, Rijksuniversiteit Gent, Belgium Cliniques Universitaires de Mont Godinne (UCL), Belgium

Abstract

Indoor radon is the most important source of population exposure to ionizing radiation. Most risk estimations are extrapolations of the observations among uranium miners. Because of the controversy about the extrapolation procedure a hospital based case-control study on indoor radon and lung cancer was setup in southern Belgium. For the moment complete data for some 60 cases and 120 controls are available. The analysis of these preliminary results indicates a clear increase in lung cancer risk for the subgroup of malesmokers, exposed to more than 100 Bq/m^3.

Introduction

Although smoking is unequivocally the major cause of bronchial cancer, increased concern has arisen in the last decade about the role of other potential determinants. By the recognition that indoor radon is by far the most single component of radiation exposure for the general population, a great deal of interest has focused no this item.

The value of 48 Bq/m^3 obtained as an average for indoor radon in Belgian dwellings is comparable to the survey results of other European countries. The situation in Belgium is characterized by a statistical significant difference in radon exposure between the two major geological zones wherein the country can roughly be divided. In the northern part relatively low concentrations were registrated (average 39 Bq/m^3). The average in the south is much higher (77 Bq/m^3) and the variation in exposure in this region is also much greater than elsewere in the country [1].

Radon in Belgium is responsible for about 50% of the total dose to the population from ionizing radiation (Fig. 1). This represents an equivalent dose of almost 2 mSv/year, or a life-time dose of 15 WLM. In this way the annual dose due to indoor radon is more than 10times greater than the average life-time dose from the Chernobyl accident.

Levels of the order of 80 to 90 WLM were observed in a few uranium mines, although in general the levels were much higher. The epidemiological studies among uranium and iron miners [2,3] as well as the animal data [4] show a clear relation between radon exposure and lung cancer risk. A synergism between radon and cigarette smoking has also been established, although the extent of this effect is uncertain [5].

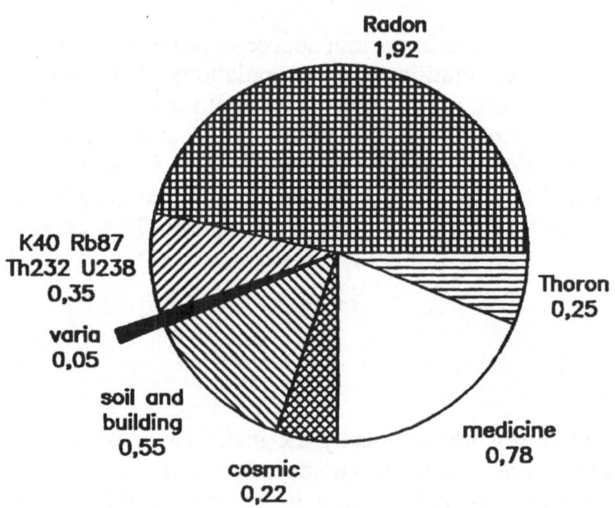

Fig. 1 : Radiation exposure of the Belgian population in mSv/year. Varia: Occupational exposure, nuclear energy, camping etc., fallout, cosm. nuclides

Most risk assessments for the indoor situation are based in one way or another on the miner data. Extrapolation of these observations leads to the estimation that in Belgium 500 to 1000 lung cancers a year may be due to radon. Although the validity of this extrapolation is still a matter of controversy, the better understanding of the behaviour of radon decay products in the respiratory track indicates an equivalent carcinogenic potency of radon indoors and in mines.

As epidemiology provides a unique way of obtaining direct evidence on potential risks, a pilot study on indoor radon and lung cancer was setup in southern Belgium. This project was first of all setup as feasibility test. In order obtain some indications about the hazardous effect of radon with a very restricted data set, it was evident that the study had to be started in southern Belgium because of the large variation in radon concentrations found there.

The assumption of this study is that in Belgium between 10 and 30% of all lung cancers are related to radon.

Study design

The pilot project started in september 1987 and is a hospital based case-control study. Both cases and controls are recruited in the pneumology department of the Mont Godinne hospital. In a preparative phase the problems evoked by choosing the controls within the same department as the cases was discussed thorougly with experts in theoretical epidemiology. From the point of view of design, the chosen control group has the advantage of defining the study base in an unambiguous way. The clinic at Mont Godinne served as recruitment centre because it is an important hospital in the region and because its catchment area is rather rural with a stable population.

For entering the study patients must fulfill three criteria :

- age between 40 and 84;
- resident for at least 25 years at the same adress;
- willing and capable of cooperating.

Subjects fulfilling these conditions were interviewed during their hospital stay by a coworker, ignorant of the patients' medical status. In the questionnaire information was collected about other lung cancer related factors as actif and passif smoking, occupational exposure, diet and psycho-social factors. Within some weeks after the interview, a time-integrating radon measuring device was installed in the living and bedroom of the participant. It was left in place for a period of 6 months. During this visit the gamma-bacground was also registrated and information was gathered about the style and characteristics of the house. Doubtful or unclear answers to some parts of the questionnaire were checked on this occasion.

About 25% of all patients admitted at the department of pneumology fulfill the 25 year residence criterium. The response rate within this group was very high (95%). For persons refusing to cooperate, attemps to persuade to do it anyway were rather unsuccesful (even with the help of the medical staff). Radon data couldn't be obtained for some 5% of the subjects mainly for two reasons :

- decease of the patient in hospital after the interview. In such circumstances relatives often refuse further participation.
- loss of the detector during the 6 months measuring period.

On the whole, the total loss was of the order of 10% and in 1 year complete data were collected for 36 cases and 90 controls.

Table 1: Characteristics of the radon distribution of the study subjects and of the general population

	AVERAGE (Bq/m^3)	100 Bq/m^3 (%)
CA (M+W)	96	33
CO (M+W)	73	17
REF (SOUTH)	77	15

Sample Characteristics

For the controls the average radon concentration (73 Bq/m^3) as well as the fraction of this group exposed at more than 100 Bq/m^3 (17%) are very similar to the figures obtained in the radon survey of southern Belgium (Table 1). So, as far as radon is concerned, the controls seem to be representative for the population of the region under study. Among the cases higher radon levels were noted (average: 96 Bq/m^3) and almost 1/3 of the whole group is living in houses with more than 100 Bq/m^3. As in all studies about lung cancer man-smokers form the major category. For the considered age interval non-smoking seems to occur only among women (Table 2).

Table 2: Smoking habits of the study population

		SMOKERS	FORMER	NON-SMOKER
CA	M	20	13	0
	W	0	0	3
CO	M	36	31	6
	W	3	1	13

Table 3: Radon risk for man-smokers

CATEGORY Bq/m^3)	0-50	50-100	> 100
CA	6	5	7
CO	14	18	5
ODDS RATIO	1.0	0.7	3.3
90% CONF. INT.			(1.1-9.8)

Indications

From the preliminary results of this pilot study, that will be completed by the end of 1989, some indications about the potential risk of radon can already be put forward. Bearing in mind the small scale of this project, all results should be interpreted with great care. In the analysis of the data for man-smokers, all persons were excluded who had be exposed for more than one year to a recognized carcinogen in their professional career. People who stopped smoking less than 5 years ago were pooled together with the current smokers. From the analysis as presented in table 3, a significant increase in risk appears for the male smokers exposed at more than 100 Bq/m^3 in comparison to the reference group (50 Bq/m^3). As lower level for the exposed category 100 Bq/m^3 was taken, as such an exposure corresponds to an annual dose equivalent of 5 mSv (for 100% occupancy). This dose is a common upper limit in the regulation scheme for artificial radiation. These data give a first indication about the risk of the combined exposure to tobacco and radon. In order to study the effect of radon alone, the data for the non-smoking part of the patients should be analysed. For the moment so little subjects form part of this group that it is really impossible to get any significant result.

Comment

The most important result from this study is the feasibility of this kind of research.

The serious drop in entry rate caused by the residence criterium can be intercepted by including two or more adresses per subject. The tests conducted about this matter indicate that the inclusion of the previous adress can increase the participation rate up to 50%. However the problems concerning the interpretation of nowadays measurements in past homes of the patients have not yet been solved in a general way.

In order to be able to quantify the potential radon risk for different situations, the recruitment will be extended to the three major clinics of the region and an European concerted research project "Radon and Lung Cancer in the Ardennes and Eifel Region" will start in 1990. This project is a collaboration between teams in France, Germany, Luxemburg, Great Britain and Belgium. The final aim is to arrive at complete data for 1500 cases and 4500 controls over a period of 4 years.

References

1. Poffijn A. and Vanmarcke H., Indoor radon in Belgium, Proceedings Present and Future of Indoor Air Quality, 55-61, Brussels 1989.
2. Svec J. et al., Cancer in man after exposure to radon daughters, Health Phys. 54, 27-46, 1988.
3. Radford E.P. and St. C. Renard K.G., Lung cancer in Swedish iron miners exposed to low doses of radon daughters, N. Engl. J. Med. 310, 1485-1494, 1984.
4. Cross F.T., A review of radon inhalation studies in animals with reference to epidemiological data, Report for Senes Consultants, Richland, WA, 1984.
5. BEIR IV report, Health risks of radon and other internally deposited alpha-emitters, Washington D.C., Academic Press, 1988.

Leukämiefälle in Birkenfeld und Umgebung: eine erste Bestandsaufnahme

W. Hoffmann, H. Kuni, S. Artmann, A. Bahr, A. Götz, C. Herrwerth, I. Schmitz-Feuerhake, F. Schubert, Universitäten Bremen und Marburg

Einleitung

Diese Erhebung der kindlichen und jugendlichen Leukämien, die von Wolfgang Hoffmann durchgeführt wurde, ist Teil eines Vorhabens unserer Arbeitsgruppe, durch physikalische sowie biologisch-medizinische Untersuchungen zur Aufklärung der radiologischen Situation in der Umgebung von Ellweiler beizutragen.

Recherchiert wurden Erkrankungen an Leukämie bei den EinwohnerInnen unter 20 Jahren von 1970 bis Okt. 1989. Dazu wurden nach dem Muster der Erhebung von Demuth 1988 für Würgassen [1] konzentrische Regionen um den Ort der Uranaufbereitungsanlage gelegt. In der innersten der 4 Zonen befindet sich auch der bis 1972 betriebene Uranstollen am Bühlskopf.

Die Urananlage liegt in Rheinland-Pfalz, nahe der Grenze zum Saarland. Daher ist in jeder Zone sowohl rheinland-pfälzisches als auch saarländisches Gebiet enthalten. Das Gebiet bei Baumholder, wo sich ein amerikanisches Truppengelände befindet, sowie der militärische Bereich der Stadt Baumholder selbst wurden ausgespart.

Erhebung der Daten

Methodisch wurde wie folgt vorgegangen: wir folgten Hinweisen aus der Bevölkerung. ÄrztInnen, und Krankenhäuser der Umgebung wurden befragt, ebenfalls die zentralen Universitätskliniken in Mainz und Homburg. Aufgenommen wurden nur die Fälle, bei denen die Diagnose klinisch und histologisch gesichert ist.

Die EinwohnerInnenzahlen für den genannten Zeitraum und die verschiedenen Altersklassen erhielten wir von den Statistischen Landesämtern Rheinland- Pfalz und Saarland.

Die Gesamtzahl der unter 20jährigen Bevölkerung im Untersuchungsgebiet beträgt z.Zt. ca. 40.000 Personen. Die Ergebnisse der Erhebung zeigt Tabelle 1.

Zum Vergleich können die Daten des saarländischen Krebsregisters herangezogen werden [2]. In den Jahren 1970-1986 ergibt sich danach für die unter 20jährigen eine mittlere Inzidenz von 3,29 Fällen pro 100.000 Personen und Jahr, für die unter 15jährigen eine Inzidenz von 3,72 Fällen pro 100.000 Personen und Jahr (Angaben jeweils für ICD 204-208 bzw. 209). Tabelle 2 stellt für die innerste Zone die Zahl der beobachteten Fälle den danach zu erwartenden Fällen gegenüber.

Tabelle 1: Leukämiefälle (ICD 204- 208 bzw. 209) von 1970-1989 bei Kindern und Jugendlichen in den 4 Zonen um Ellweiler nach Abb.1; Inzidenz = Fallzahl pro 100.000 Personen und Jahr (außerhalb der 10 km-Zone wurden die Fälle bei den unter 20jährigen nicht vollständig erhoben).

Zone	< 20 Jahre		< 15 Jahre	
	Fälle	Inzidenzen	Fälle	Inzidenzen
0- 5 km	7	10.20	5	10.50
>5 -10 km	5	3.57	3	3.08
>10- 15 km	-	-	8	4.30
>15- 20 km	-	-	14	3.44

Die Zuordnung der Ortschaften und Fälle, die genau auf der Grenze zwischen zwei Zonen liegen, sind in Tabelle 3 angegeben.

Tabelle 2: Leukämiefälle in der Zone 0-5 km im Vergleich zu den erwarteten Fällen nach den Daten des saarländischen Krebsregisters von 1970-1986; P = Irrtumswahrscheinlichkeit nach der Poisson-Verteilung.

Altersklasse	beob. Fälle	erw.. Fälle	P
< 20 J.	7	2,77	0,88% sign.
< 15 J.	5	1,77	3,40% sign.

Tabelle 3: Zuordnung von Ortschaften, die genau auf den Regionengrenzen liegen.

Gemeindename	Verbandsgemeinde	Zuordnung
Achtelsbach	Birkenfeld	5
Reichenbach	Baumholder	10
Hoof	St. Wendel	15
Urweiler	St. Wendel	15
Allenbach	Herrstein	15
Wedern	Wadern	20
Kirchenbollenbach	Idar-Oberstein	20
Kempfeld	Herrstein	20
Gerach	Herrstein	20
Schellweiler	Kusel	20
Grimburg	Hermeskeil	20

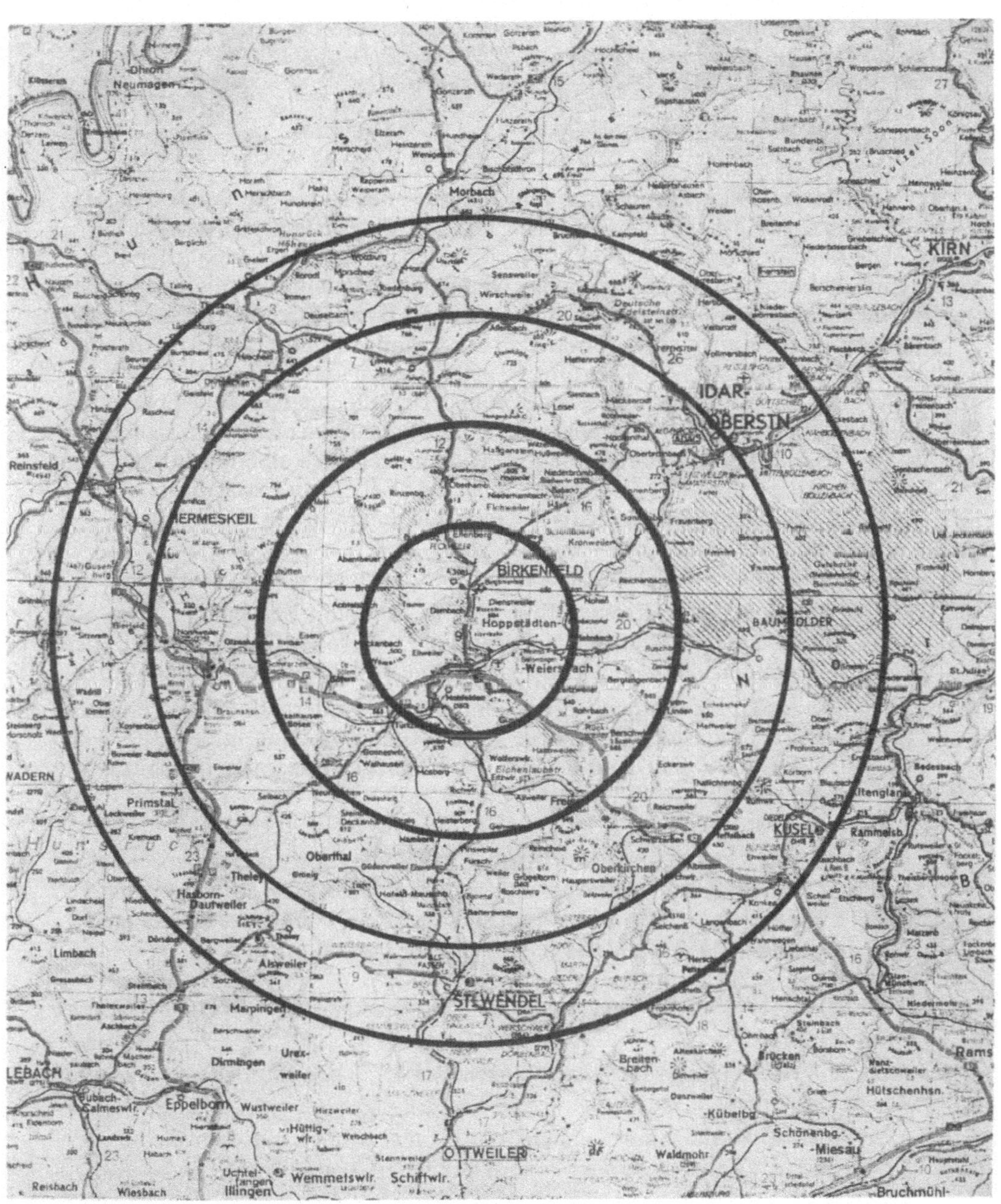

Abbildung 1: Die Region Ellweiler und Aufteilung des Untersuchungsgebietes. Die Radien der vier konzentrischen Kreise betragen 5, 10, 15 und 20 km.

Damit ergibt sich für die unter 15jährigen eine rechnerische Erhöhung der Leukämierate um das 3,1fache. Die untere Grenze des 95%-Vertrauensbereiches liegt bei einem errechneten Wert von 3,258 Fällen.

Diskussion

Die Verwendung eines geeigneten Kontrollwertes ist für die Beurteilung des Ergebnisses von erheblicher Bedeutung und bedarf deshalb der Diskussion.

Die höchste Angabe zu diesem sog. "spontanen" Auftreten kindlicher Leukämien im Bereich der Bundesrepublik Deutschland stammt zur Zeit vom Institut für medizinische Statistik und Dokumentation der Universität Mainz, das seit 1980 bundesweit das Auftreten von bösartigen Erkrankungen im Kindesalter (Personen unter 15 Jahre) erfaßt: 4,3 Fälle pro 100.000 Personen und Jahr [3].

Mit diesem Wert errechnet sich die Zahl der für die innerste Zone erwarteten Fälle zu 2,07, so daß die Erhöhung bei den unter 15jährigen nicht mehr signifikant ist ($p = 5{,}67\%$). Die Erhöhung betrüge dann immer noch einen Faktor 2,4. Für die Altersklasse der unter 20jährigen erhält man bei einem Erwartungswert von 2,61 eine signifikante Erhöhung ($p < 1{,}76\%$) um den Faktor 2,7 [4].

Gegen die Verwendung dieses "Spontan"wertes sprechen folgende Gründe:

- Der im Mainzer Krebsregister erfaßte Zeitraum beträgt nur etwa ein Viertel unseres Untersuchungszeitraumes. Eine zeitliche Konstanz der Leukämieinzidenz kann jedoch nicht ohne weiteres vorausgesetzt werden.
- Der Mainzer "Spontan"wert ist zum besseren internationalen Vergleich altersstandardisiert (Grundlage ist die Altersverteilung in der BRD von 1980). Ein Vergleich mit den von uns erhobenen integralen Inzidenzen ist daher nur eingeschränkt möglich.

Im Jahresbericht 1987 hatte auch Mainz noch eine "Spontan"inzidenz von 4,0 Fällen auf 100.000 Personen und Jahr angegeben [5]. Die 1988 geschätzte höhere Inzidenz von 4,3 wird mit der unerwartet niedrigen Zahl von Kindern und Jugendlichen begründet, die in der Volkszählung von 1987 erfaßt wurden.

Für die Heranziehung des saarländischen Krebsregisters sprechen dagegen folgende Gründe:

- Das Krebsregister Saarland umfaßt etwa 85 % des von uns untersuchten Zeitraumes.
- Etwa 40 % der untersuchten Bevölkerung wohnen auf dem Gebiet des Saarlandes.

- Aus den Daten des saarländischen Krebsregisters konnten, vergleichbar mit der Durchführung in unserer Untersuchung, integrale Inzidenzen für die Altersgruppe der unter 15- bzw. unter 20jährigen berechnet werden.
- Die Inzidenzberechnungen beruhen auf Daten der Bevölkerungsfortschreibung für jedes Jahr seit der Volkszählung 1970. Für das Untersuchungsgebiet stimmt die Zahl der Kinder und Jugendlichen aus der Fortschreibung gut mit den Ergebnissen der Volkszählung 1987 überein.

Das Mainzer Institut schätzt seine Erfassungsrate auf >95% aller aufgetretenen Erkrankungsfälle, das saarländische Register ab 1970 auf >90% [6]. Diese Angaben beruhen aber auf eher subjektiven Schätzungen. Sie vermögen die Unterschiede bei der "Spontan"inzidenz nicht zu erklären. Aufgrund der gesetzlichen Erfassungsregelung im Saarland und des längeren Bestehens (seit 1967) des Registers ist ein objektivierbarer Unterschied der Erfassungsrate im Vergleich zu Mainz nicht wahrscheinlich.

Leukämien sind nach Strahlenbelastung bei niedriger Dosis mannigfach beobachtet worden, so z.B. bei erhöhter terrestrischer Strahlendosis im Freien [7], nach diagnostischer Röntgenbestrahlung [8-12], im Berufsmilieu [13-16], bei Radonbelastung in Häusern [17] und Radium im Trinkwasser [8] sowie in fallout-belasteten Gebieten [19-22]. Sie können daher auch als Indikator für erhöhte Strahlenbelastungen angesehen werden. Für die Region um Ellweiler stellt sich also die Frage, ob die beobachtete Erhöhung strahlenbedingt sein kann. Anders ausgedrückt: Können Strahlendosen erreicht worden sein, die eine mindestens zweifache Erhöhung der Leukämierate bei Kindern und Jugendlichen erzeugen würden ? Nach den neueren Auswertungen der Daten aus Hiroshima und Nagasaki sind Kinder unter 10 Jahren viermal so empfindlich wie Erwachsene für die Induktion von Leukämie durch ionisierende Strahlung. Nach diesen Angaben müßte eine zusätzliche Knochenmarksdosis (im Mittel für das gesamte Kollektiv) von etwa 50 mSv erreicht worden sein, um eine Verdopplung der Leukämien zu bewirken [23]. Das ist aufgrund der bisherigen Feststellungen zu den Belastungspfaden - Gammadosisleistung und Radon in Häusern, Ingestion und Inhalation von Haldenprodukten - schwer vorstellbar.

Bei Annahme einer vorgeburtlichen Strahlenbelastung ergeben sich jedoch wesentlich geringere Verdopplungsdosen. Neuere Auswertungen der Oxford- Studie [24] zeigen, daß bei Bestrahlung des Feten in utero bereits nach einer akkumulierten Dosis von 3 mSv eine Verdopplung der Leukämierate beobachtet wurde. Bei einer Schwangerschaftsdauer von 9 Monaten entspricht das einer monatlichen Dosis von 0,5 mSv.*)

---

*) Während der Drucklegung dieser Arbeit erschienen die Arbeiten von Gardner et al., Brit. Med. J. 300 (1990) 423-434. Siehe auch den Beitrag von M. Schmidt in diesem Band, Seite 193 ff. In diesem Zusammenhang sei jedoch hervorgehoben, daß in unserer Untersuchung bei den Vätern der 5 Leukämiepatienten in der innersten Zone keine berufliche Strahlenbelastung vorgelegen hat.

Folgerungen

Sieht man die Erhöhung der Leukämieinzidenz als Folge erhöhter Strahlenbelastung an, sollte auch nach anderen Belastungsfolgen gesucht werden. Dazu gehört z.B. eine Erhebung auch der übrigen malignen Erkrankungsfälle bei Kindern und Jugendlichen im Untersuchungsgebiet. Eine weitere Möglichkeit ist die Untersuchung von Chromosomen auf strahleninduzierte Aberrationen, die als Maß für die akkumulierte Dosis dienen können (Biologische Dosimetrie). Dies wird zur Zeit stichprobenartig bei Freiwilligen aus der 0-5 km-Zone von uns durchgeführt.

Denkbare Belastungspfade für die Bevölkerung durch den natürlichen Untergrund, den ehemaligen Uranbergbau, die Abraumhalden der Uranaufbereitungsanlage und die Verwendung von Abraummaterial beim Bau von Wohnhäusern müssen umfassender als bisher untersucht werden.

Danksagung

Wir bedanken uns bei der Stefan Morsch-Stiftung, Birkenfeld, und ihren Bevollmächtigten Frau Resnik und Herrn Morsch für großzügige finanzielle und persönliche Unterstützung. Dank gilt auch zahlreichen Ärzten und Ärztinnen im Untersuchungsgebiet, die mit uns zusammengearbeitet haben. Besonders hervorheben wollen wir hier Dr. Graf, Homburg, Prof. Keuth, Kohlhof, Dr. Zöller, Idar-Oberstein und Frau Dr. Zeyer, St. Wendel. Den Schwestern der Station E5 im Städtischen Krankenhaus Idar-Oberstein gebührt Dank für ihre engagierte und wertvolle Mithilfe. Stellvertretend für die vielen Mitarbeiter in den Archiven sei Herrn Grieg, Idar-Oberstein, für seine Geduld gedankt.

Den Statistischen Landesämtern Rheinland-Pfalz und Saarland danken wir für die freundliche Überlassung von Bevölkerungsdaten, den MitarbeiterInnen des Krebsregisters des Saarlandes für die Angabe der bereinigten Inzidenzen, auf denen die Berechnung unseres Vergleichswertes beruht.

Besonderen Dank für wertvolle Informationen, v.a. aber viele Gespräche und Erfahrungen möchten wir den Eltern und Verwandten der betroffenen Kinder aussprechen sowie den Kindern, mit denen wir selbst sprechen konnten. Viele der Familien haben uns sehr unterstützt. Aber sie haben uns auch das Wichtigste gelehrt: diese Untersuchung nicht als epidemiologisches Problem zu sehen, sondern die Menschen und Schicksale ernst zu nehmen, die hinter unseren Zahlen stehen.

Literatur

1. Demuth, M.: Leukämiemorbidität bei Kindern und Jugendlichen in der Umgebung des Kernkraftwerkes Würgassen. 2. erweiterte Auflage Jan. 1989, Kassel, Eigenverlag

2. Statist. Amt des Saarlandes, Saarbrücken: Saarländische Krebsdokumentation 1967-1971; 1972-1974; Jahresberichte
3. Mit einer Inzidenz von 2,0 für alle Leukämien in der Altersgruppe der 15-19jährigen nach Kaatsch, P., J. Michaelis: Jahresbericht 1988 des Kinderkrebsregisters Mainz. Joh. Gutenberg-Universität, Institut für Med. Statistik u. Dokumentation, Mainz 1989
4. Grosche, B., G. Hinz, Tsavachidis, A. Kaul: Analyse der Leukämiemorbidität in Bayern in den Jahren 1976-1981, Bayerisches Staatsministerium für Landesentwicklung und Umweltfragen (Hrsg.), April 1987
5. Kaatsch, P., J. Michaelis: Jahresbericht 1987 des Kinderkrebsregisters Mainz. Joh. Gutenberg-Universität, Institut für Med. Statistik u. Dokumentation, Mainz 1988
6. Brenner, Saarl. Krebsregister, pers. Mitteilung v. 9.2.89
7. Knox, E.G., A.M. Stewart, E.A. Gilman, G.W. Kneale: Background radiation and childhood cancers. J. Radiol. Prot. 8 (1988) 9-18
8. Stewart, A.M., G.W. Kneale: Radiation dose effects in relation to obstetric X-ray and childhood cancer. Lancet ii (1970) 1185-1188
9. MacMahon, B.: Prenatal X-ray exposure and childhood cancer. J. Nat. Cancer Inst. 28 (1962) 1173
10. Diamond, E.L., H. Schmerler, A.M. Lilienfeld: The relationship of intra-uterine radiation to subsequent mortality and development of leukemia in children. Am. J. Epidemiol. 97 (1973) 283-313
11. Bross, I.D., N. Natarajan: Genetic damage from diagnostic radiation. JAMA 237 (1977) 2399-2401
12. Gibson, R., S. Graham u.a.: Irradiation in the epidemiology of leukemia among adults. J. Nat. Cancer Inst. 48 (1972) 301-311
13. Matanowski, G.M., R. Seltser u.a.: The current mortality rates of radiologists and other physician specialists: deaths from all causes and from cancer. Am. J. Epidemiol. 101 (1975) 188-198
14. Polednak, A.P., A.F. Stehney, R.E. Rowland: Mortality among women first employed before 1930 in the U.S. radium dial-painting industry. Am. J. Epidemiol. 107 (1978) 179-195
15. Stebbings, J.H., H.F. Lucas, A.F. Stehney: Mortality from cancers of major sites in female radium dial workers. Am. J. Ind. Med. 5 (1984) 435-459
16. Kitabake, T., T. Watanabe, S. Koga: Radiation cancer in Japanese radiological workers. Strahlentherapie 146 (1973) 599-606
17. Flodin, U., M. Fredrikson, O. Axelson, B. Persson, L. Hardell: Background radiation, electrical work, and some other exposures associated with acute myeloid leukemia in a case-referent study. Arch. Environm. Health 41 (1986) 77
18. Lyman, G.H., C.G. Lyman, W. Johnson: Association of leukemia with radium groundwater contamination. J. Am. Med. Ass. 254 (1985) 621-626
19. Lyon, J.L., M.R. Klauber, J.W. Gardner, K.S. Udall: Childhood leukemias associated with fallout from nuclear testing. N. Eng. J. Med. 300 (1979) 397-402
20. Johnson, C.J.: Cancer incidence in an area of radioactive fallout downwind from the Nevada test site. J. Am. Med. Ass. 251 (1984) 230-236
21. Watanabe, S.: Cancer and leukemia developing among atom bomb survivors. In: Handbuch der allg. Pathologie VI (5), 1974, S. 461, Springer Verlag, Heidelberg
22. Carbonell, P., E.H. Krüger, I. Schmitz-Feuerhake: The contribution of fallout to the doses in Hiroshima and Nagasaki. Aus: Broerse, J.J. et al. (Eds.): Proceed. 7th Int. Congr. Radiation Research, Amsterdam, July 3-8, 1983, C5-02
23. Shimizu, Y., H. Kato, W.J. Schull: Life Span Study Report 11, Part 2. Cancer mortality in the years 1950-85 based on the recently revised doses (DS 86). Radiation Effects Res. Foundation, Hiroshima 1989, RERF TR 5-88
24. Gilman E.A., G.W. Kneale, E.G. Knox, A.M. Stewart: Pregnancy X-rays and childhood cancers: effects of exposure age and radiation dose. J. Radiol. Prot. 8.1 (1988) 3-8

Säuglingssterblichkeit in der Bundesrepublik vor und nach der Reaktorkatastrophe von Tschernobyl - ein Vergleich

Günther Lüning, Jens Scheer, Michael Schmidt, Heiko Ziggel, Meßstelle für Arbeits- und Umweltschutz e. V., Postfach 330304, 2800 Bremen

Einleitung

Am 26. April 1986 ereignete sich die wohl schwerste nukleare Katastrophe seit Beginn der Nutzung der Atomenergie für militärische und zivile Zwecke. Nach einer Fehlbedienung durch die Reaktormannschaft kam es im Anschluß an eine Leistungsexkursion zu einer Explosion, welche den Reaktor zerstörte und das Graphit im Reaktor entzündete. Die Folge dieser Katastrophe war die radioaktive Verseuchung großer Teile Europas. Die Wahrscheinlichkeit für eine solche Katastrophe war bis zu diesem Tag von den Propagandisten der Atomenergie in Ost und West als vernachläßigbar klein bezeichnet worden.

Auch über die Bundesrepublik zog eine radioaktive Wolke hinweg. Entsprechend den meteorologischen Bedingungen kam es zu einer regional sehr unterschiedlichen Kontamination des Bodens.

Da die durch Tschernobyl in der Bundesrepublik verursachte Belastung in Relation zur natürlichen Belastung erheblich war, lag es nahe, der Frage nachzugehen, ob Auswirkungen durch diese zusätzliche Belastung in der Bevölkerung der Bundesrepublik nachgewiesen werden können. Zur Beantwortung dieser Frage wurde der radiosensitivste Parameter gewählt, die frühe Säuglingssterblichkeit bzw. die perinatalen Sterblichkeit [1]. Da die individuelle Dosis sich nicht berechnen ließ und die regional gemittelten Dosen nur sehr grob geschätzt werden konnten (aufgrund der geringen Anzahl von Meßstationen und Messungen, der regional sehr unterschiedlichen Bedingungen sowie der individuell sehr stark differierenden Lebens- und Ernährungsgewohnheiten) wurde als Untersuchungsmethode die Zeitreihenanalyse angewandt, welche dazu geeignet ist, Wahrscheinlichkeitsaussagen für die zukünftige Entwicklung eines Prozesses aus der Historie des Prozesses selbst abzuleiten.

Insofern unterscheidet sich diese Untersuchung im Ansatz von anderen Studien, die zu den Auswirkungen der Reaktorkatastrophe von Tschernobyl in der Bundesrepublik durchgeführt wurden. So betrachtete Sperling et al. [2] das Auftreten von Trisomie 21. Er verglich dazu die Zahl der Trisomie 21-Fälle nach der Katastrophe mit denen, die zu erwarten gewesen wären und stellte dabei fest, daß im Süden der Bundesrepublik (d.h. in Bayern und Baden-Württemberg) die Zahl der tatsächlich aufgetretenen Fälle fast dreimal so hoch war wie erwartet. In den übrigen Regionen entsprach die Anzahl der Trisomie 21 Fälle ungefähr der Zahl der erwarteten.

Die Untersuchung von Thieme und Lack [3] verglich die Totgeburten- und Fehlbildungsraten von Säuglingen aus einem hochbelasteten Gebiet in Bayern mit denen aus einem niedrig belasteten Gebiet in Niedersachsen, deren Konzeption in die Zeit der höchsten Strahlenbelastung fiel und setzte diese in Relation mit den Raten des Vorjahres. Im Ergebnis stellten sie keinen Unterschied in den Raten fest. Hierzu ist folgendes zu sagen: Sowohl im Ansatz als auch in der Durchführung weist diese Untersuchung schwerwiegende Mängel auf. So sind die betrachteten Kollektive so klein gewählt, daß ein Effekt, um als statistisch signifikant nachgewiesen zu werden, größer als 100% sein müßte. Bezüglich des Vorgehens ist festzuhalten, daß Thieme und Lack sowohl bezüglich der Definition als auch der Anerkennung einer Fehlbildung wenig plausible ad-hoc-Festlegungen einführen, die geeignet sind, die Ergebnisse zu verzerren. Beispielhaft sei hier der Ausschluß der geringen Fehlbildungen erwähnt. Diese wurden mit der Begründung aus der Untersuchung herausgenommen, daß sich nach dem Unfall von Tschernobyl die Aufmerksamkeit der Ärzte erhöht hätte.

Methodik

Monatliche Daten über die frühe Säuglingssterblichkeit und perinatale Kindersterblichkeit werden in jedem der 11 Bundesländer nach einem einheitlichen Gesetz erhoben und von dem Statistischen Bundesamt in Wiesbaden veröffentlicht. Die 11 Bundesländer wurden - um höhere Fallzahlen zu erhalten - in drei Regionen eingeteilt. Diese Regionen entsprechen Gebieten von relativ hoher, mittlerer und niedriger radioaktiver Belastung, deren Zuordnung nach den Daten der Strahlenschutzkommission [4] und dem Fachverband für Strahlenschutz e.V. [5] vorgenommen worden sind. Demnach wären Bayern und Baden-Württemberg (südliche Region) Gebiete mit "hohem" Risiko; Hessen, Nordrhein-Westfalen, Rheinland-Pfalz, Berlin und Saarland (mittlere Region) Gebiete mit "mittlerem" Risiko; und Niedersachsen, Schleswig-Holstein, Hamburg und Bremen (nördliche Region) Gebiete mit "niedrigem" Risiko. Abbildung 1 zeigt die Jod-131 und Cäsium-137-Kontamination der Luft in den ersten zehn Tagen nach Tschernobyl. Zwar bestanden zahlreiche regionale Unterschiede, aber im allgemeinen zeigte sich eine von Süd nach Nord abnehmende Belastung.

Für diese drei Regionen wurde der Trend der frühen Säuglingssterblichkeit für die Jahre 1975 bis 1985 analysiert und verschiedene mathematische Modelle auf der Basis der exponentiellen Gleichung:

$$\text{Mortalitätsrate} = a \cdot b^{t}$$

konstruiert; t stellt die Zeit dar.

Da die Logarithmen der Mortalitätswerte benutzt wurden, konnte ein lineares Modell konstruiert werden:

$$\log(\text{Mortalitätsrate}) = a' + b' \cdot t\,.$$

Einen logarithmischen Fit der Daten erhält man mit der Gleichung:

$$\log(\text{Mortalitätsrate}) = a'' \cdot \log(t) + b''$$

und einen Fit mit einem Polynom dritten Grades Fit durch die Gleichung:

$$\log(\text{Mortalitätsrate}) = a''' \cdot t^3 + b''' \cdot t^2 + c''' \cdot t + d'''.$$

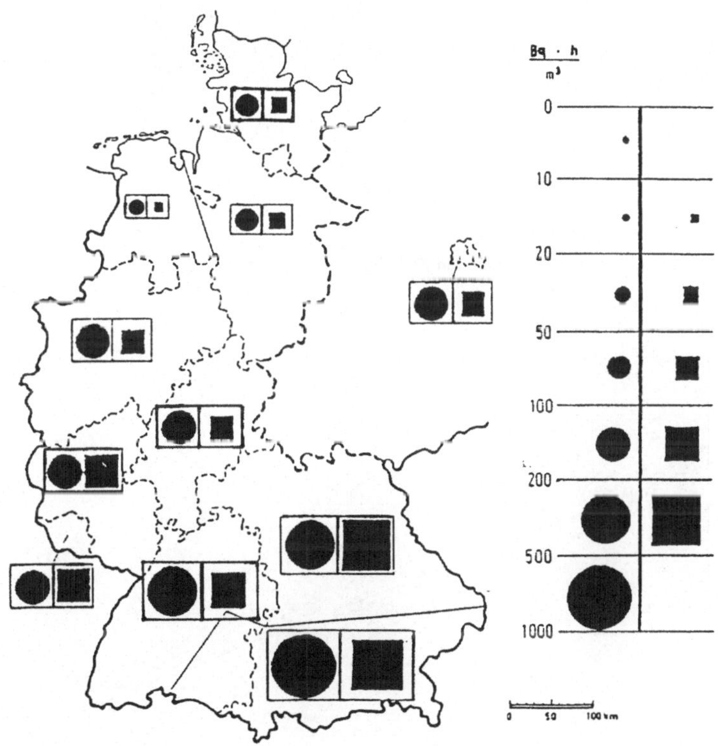

Abbildung 1: Integrierte Konzentration der Luft-Radioaktivität in der Bundesrepublik für die Zeit vom 28.April bis 8.Mai 1986 nach [5]

Die drei Modelle zeigt Abbildung 2. Das lineare Modell zeigt eine gute Übereinstimmung mit den Mortalitätsraten in allen Regionen. Das logarithmische Modell erwies sich für alle Regionen als ungeeignet und das Polynom dritten Grades paßte besser im Norden und in der mittleren Region und war qualitativ gleichwertig zum linearen Modell im Süden. Das Polynom dritten Grades läßt sich aber schwer zu Vorhersagen nützen, da dieses sehr empfindlich an den Rändern

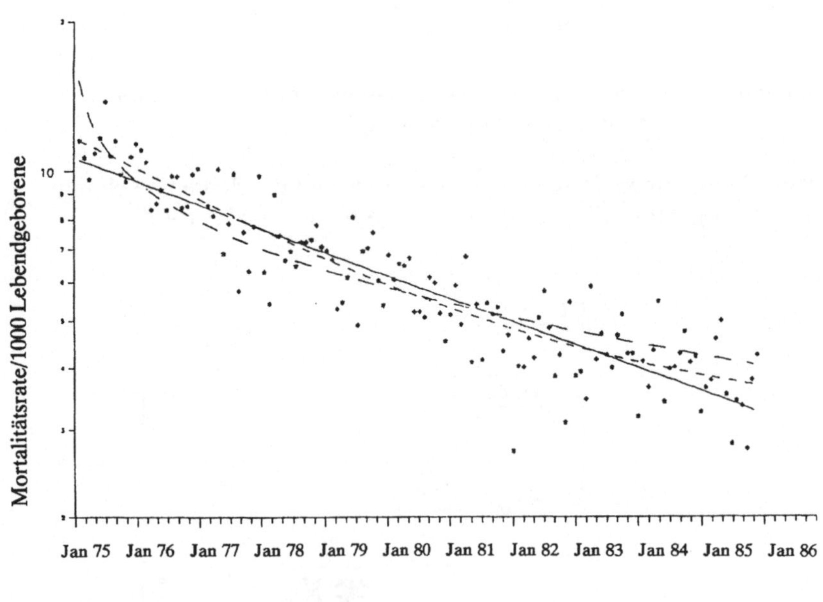

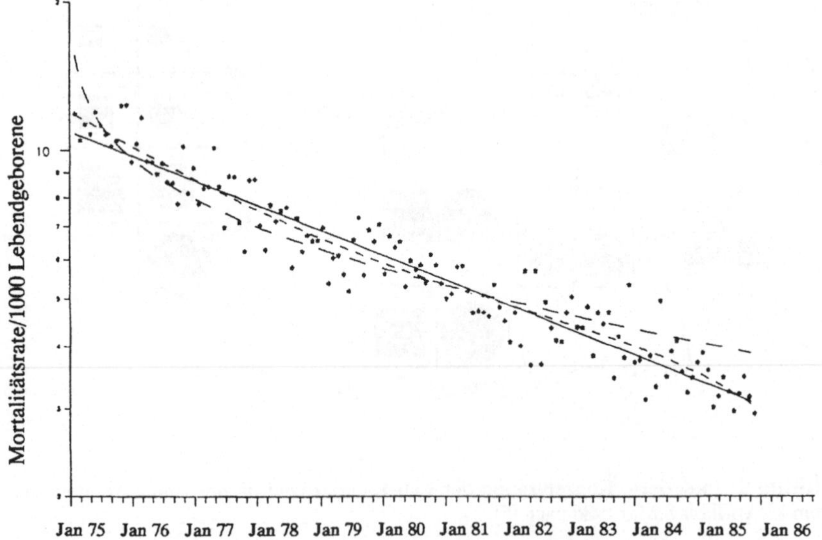

Abbildung 2: Vergleich der mathematischen Modelle für die nördliche Region (oben) und die südliche Region (unten) der Bundesrepublik (logarithmische Darstellung) ——— = linearer Fit; — — — — = logarithmischer Fit; ------- = Fit mit einem Polynom dritten Grades

ist. So hätten sich für Nord- und Süddeutschland total gegensätzliche Vorhersagen ergeben. Deshalb wurde das Polynom dritten Grades verworfen und das lineare Modell der logarithmierten Daten aus den Jahren 1975 - 1985 zur Extrapolation für die Jahre 1986 und 1987 verwendet. Zur Glättung der Daten wurde ein gleitender Drei-Monats-Mittelwert berechnet. Um saisonale Schwankungen zu berücksichtigen, führten wir für alle Januar-Werte von 1975 bis 1985, alle Februar-Werte, alle März-Werte usw. getrennte exponentielle Regressionsanalysen durch und erhielten so für jeden Monat eine einzelne Regressionsgerade. Zur Berechnung der oszillierenden Modellkurve diente die Summe aller zwölf Regressionsgeraden. Die Extrapolation der so gebildeten Regressiongeraden ergab die Erwartungswerte für 1986 und 1987.

Ergebnisse

Das Ergebnis dieser Untersuchung läßt sich wie folgt zusammenfassen: Während im nördlichen und mittleren Bereich der Bundesrepublik die tatsächlichen Raten für die frühe Säuglingssterblichkeit dem extrapolierten Trend nach April 1986 angenähert folgen, ist im Süden der Bundesrepublik, d.h. in den Bundesländern Bayern und Baden-Württemberg, eine auffällige Abweichung vom prognostizierten Verlauf festzustellen (Abbildung 3 a-c). Nach Bestimmung der jeweiligen 95%-Konfidenzintervalle für das zugrundegelegte Modell läßt sich diese Aussage in der Weise präzisieren, daß bis einschließlich April 1986 im Süden der Bundesrepublik nur ein einziger Monatswert außerhalb, hier oberhalb, des 95%-Konfidenzintervalls lag. Von den folgenden insgesamt 20 Monatswerten lagen 14 außerhalb des Konfidenzintervalls, und zwar sämtliche oberhalb. Die entsprechenden Angaben für Norddeutschland lauten 3 Werte für die Zeit vor bis einschließlich April 1986 (und zwar "Ausreißer" sowohl nach oben als auch nach unten) und 7 Werte, sämtliche oberhalb, nach diesem Monat. Für das gewählte Modell ergab sich eine statistische Signifikanz für diese Abweichungen nach dem Monat der Reaktorkatastrophe nur für Süddeutschland.

Ein entsprechendes Resultat, wenn auch weniger deutlich, zeigte sich auch bei der Betrachtung der perinatalen Mortalität, d.h. nach Mitberücksichtigung der Totgeburten.

Diskussion

Bei der Interpretation der Ergebnisse ist es notwendig, zwei Aspekte deutlich zu unterscheiden: Zum einen die Wahl der frühen Säuglingssterblichkeit als Indikator für die gesundheitlichen Auswirkungen radioaktiver Strahlung und zum anderen das für diesen Nachweis gewählte Vorgehen.

Zum erstgenannten Problembereich ist auszuführen, daß die Wahl der frühen Säuglingssterblichkeit als Indikator ihre Rechtfertigung findet in der hohen Sensitivität auf radioaktive Strahlung. Diese entspricht der Sensitivität der neonatalen Sterblichkeit, d.h. der Sterblichkeit in den ersten vier Wochen nach der Geburt. Allerdings werden diese Zahlen nicht in den Quartals- oder Jahresberichten des Statistischen Bundesamtes publiziert. Die Sensitivität der Säuglingssterblichkeit im ersten Jahr nach der Geburt auf radioaktive Strahlung wird als geringer bewertet [1].

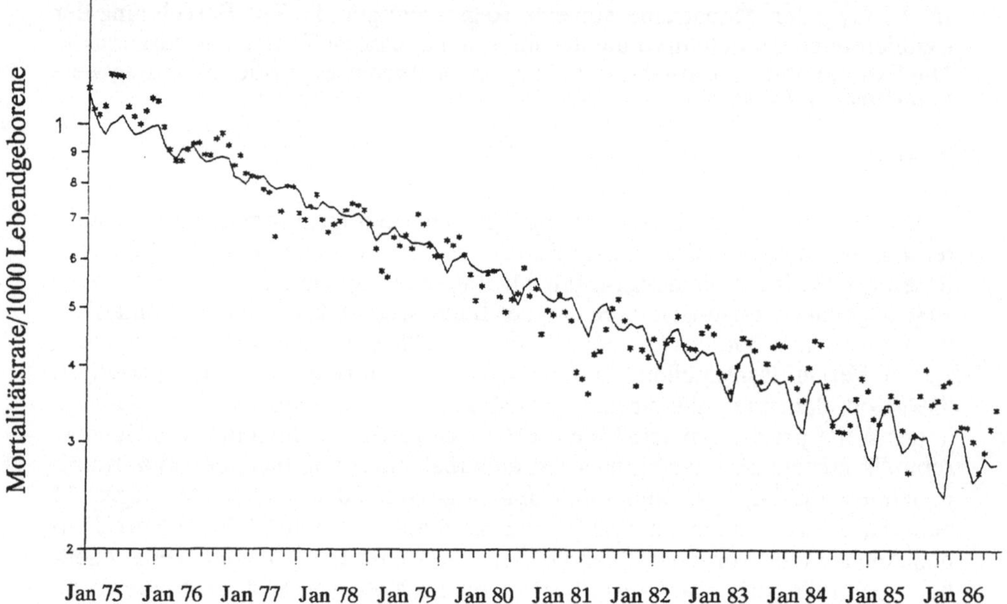

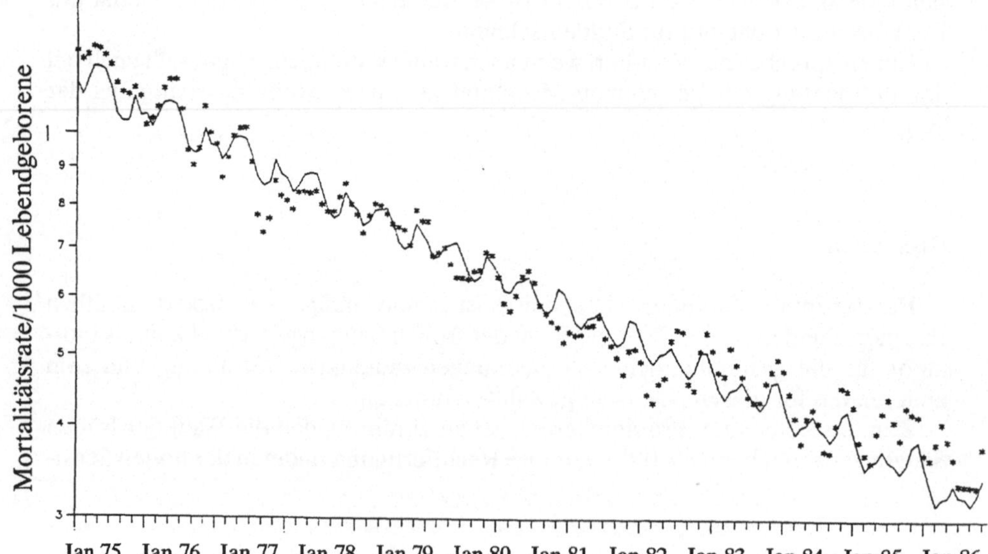

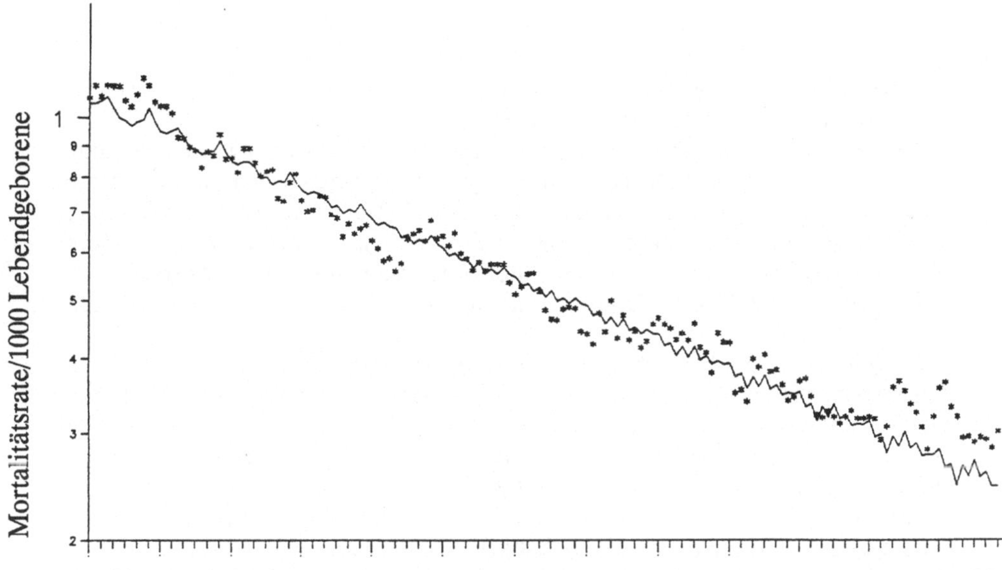

Abbildung 3: Gleitende 3-Monats-Mittelwerte der Raten für die frühe Säuglingssterblichkeit in der nördlichen Region (oben), der mittleren Region (Mitte) und der südlichen Region (unten) der Bundesrepublik. Die ausgezogene Linie stellt die Regression für die Jahre 1975 bis 1985 und deren Extrapolation für die Jahre 1986 und 1987 dar.

Bezüglich der Totgeburtenrate ist anzumerken, daß diese für sich genommen sicherlich kein brauchbarer Indikator ist. Hinzuzunehmen zu den Totgeburten wären die frühen Aborte, für die allerdings keine Statistiken vorliegen.

Das gewählte Modell - und damit ist die zweite Problematik angeschnitten - ist mit Sicherheit für die Ergebnisse ausschlaggebend. Die Entscheidung für das logarithmische Modell ergab sich anhand folgender Kriterien:

1. Es sollte ein Modell mit möglichst wenig freien Parametern sein, d.h. ein möglichst einfaches Modell. Nur der Trend, nicht aber die zyklischen und periodischen Anteile des Verlaufes, sollten modelliert werden, da beide Komponenten im Verlauf der Raten nur sehr schwach ausgeprägt sind, wie eine Fourier-Analyse der Daten zeigte.
2. Unter den Modellen mit möglichst wenig freien Parametern sollte es dasjenige sein, welches den Verlauf der tatsächlichen Raten für den Zeitraum von 1975 bis 1985 am besten repräsentiert.

Beide Kriterien werden vom logarithmischen Modell erfüllt.

Zu unterscheiden vom Modell ist die gewählte Form der Regressionsanalyse. Hier wurde der Weg beschritten, die schwachen saisonalen Einflüsse (Sommer - Winter) auf die Raten der frühen Säuglingssterblichkeit zu berücksichtigen. Obwohl bei dem gewählten Verfahren weniger Datenpunkte für die Regressionsanalyse zur Verfügung standen, wurden die wirklichen Raten durch die entsprechende Kurve besser beschrieben (für den Zeitraum 1975 - 1985), als wenn nur dem exponentiell abnehmenden Trend Rechnung getragen würde.

Die gewählte Form der Glättung ergibt sich aus der Abwägung zweier konkurrierender Mechanismen: Die Heranziehung von zu wenigen Monaten zur Glättung beläßt zu viele zufällige Schwankungen in der Zeitreihe, so daß Abweichungen nicht mehr ausgemacht werden können, während hingegen die Wahl von zu vielen Monaten die Ausmittelung eines eventuell vorhandenen Effektes verursacht.

Die Wahl der 3-Monats-Glättung hat sich in beiderlei Hinsicht als "Goldene Mitte" erwiesen.

Für die Wahl des betrachteten Zeitraums war zum einen entscheidend, daß dieser so lang ist, daß genügend Daten für eine Regressionsanalyse zur Verfügung standen und zum anderen, daß die Daten für diesen Zeitraum homogen sind. Letzteres bedeutet, daß Faktoren, die die frühe Säuglingssterblichkeit direkt beeinflussen können, wie z.B. der radioaktive Fall-Out der oberirdischen Atombombenversuche der sechziger Jahre oder indirekt, wie die Datenaufnahme bzw. Darstellung der Raten durch das Statistische Bundesamt, nicht wirksam sind.

Unsere Interpretation der Kurven liest sich nun wie folgt: Für die Jahre 1975 - 1985 demonstriert die frühe Säuglingssterblichkeit in allen drei untersuchten Regionen der Bundesrepublik, d.h. im Norden, im Süden und in der Mitte, eine exponentielle Abnahme. Dieser Verlauf setzt sich nach der Reaktorkatastrophe von Tschernobyl, d.h. nach dem Monat April 1986, in den einzelnen Regionen unterschiedlich fort. Auffällig sind hier insbesondere die beiden "Peaks" im Süden, der eine im Sommer 1986, der andere zu Beginn des Jahres 1987.

Berechnet man den Zeitpunkt der Konzeption der Säuglinge, welche Anfang 1987, d.h. in den ersten drei Monaten des Jahres 1987, geboren wurden, so ergeben sich die Monate April bis Juni 1986, d.h. diese Säuglinge befanden sich in den Monaten mit der höchsten Luftbelastung und der höchsten Belastung durch radioaktives Jod-131, z.B. in der Milch, im ersten Trimester, der strahlenempfindlichsten vorgeburtlichen Phase. Säuglinge, die im Sommer 1986 geboren wurden, befanden sich in den Monaten höchster Luft- und Jodbelastung im letzten Trimester.

Die starken Schwankungen der Raten im Norden, besonders augenfällig in den Jahren ab 1982, sind unseres Erachtens verursacht durch das kleinere Kollektiv, welches wir im Norden vorfanden sowie durch die kleinere Zahl der damit verbundenen Fälle; Kollektiv und Fallzahlen waren im Süden etwa doppelt so groß.

Nach den Ursachen dieser unterschiedlichen Verläufe der frühen Säuglingssterblichkeit zu fragen heißt, eine Erklärung zu suchen, die in der Lage ist, der regionalen Parallelität der Verläufe für die Jahre 1975 - 1985 Rechnung zu tragen und gleichzeitig Aussagen macht zu den regionalen Unterschieden nach April 1986. Unbestreitbar ist, daß die frühe Säuglingssterblichkeit durch mannigfache Faktoren beeinflußt wird, z.B. Früherkennung von Anomalien, Nutzung der Vorsorgeuntersuchungen durch die Schwangeren, geburtshilfliche und pädiatrische

Versorgung, etc. Allerdings sind alle diese Faktoren nicht in der Lage, die regional unterschiedlichen Entwicklungen der frühen Säuglingssterblichkeit zu erklären.

Ebensowenig kann eine veränderte Datensammmlung oder -registrierung ausgemacht werden, welche zur Erklärung der unterschiedlichen Verläufe im Norden und Süden herangezogen werden könnte.

Gegen eine rein zufallsbedingte Abweichung vom Modell im Süden hingegen spricht die Tatsache, daß die festgestellten Abweichungen zu groß und zu einseitig sind, d.h. ihre Signifikanz.

Eine weitere Fehlerquelle könnte in der falschen Wahl des Modelles verborgen sein. Hierzu ist zu sagen, daß im Vergleich mit anderen "einfachen" Modellen das logarithmische Modell die wirklichen Raten für den Zeitraum von 1975 bis 1985 am besten annähert. Zudem ergab ein Polynomtest, daß eher die Raten im Norden dahin tendieren, für die Jahre nach 1985 konstant zu bleiben als die Raten im Süden, welche gegen Ende des betrachteten Zeitraums eine eher fallende Tendenz aufweisen.

Somit verbleibt die Suche nach einer anderen Erklärung. Diese meinen wir in der radioaktiven Kontamination infolge der Reaktorkatastrophe von Tschernobyl gefunden zu haben, da diese sowohl regional als auch, was gleichermaßen von Bedeutung ist, zeitlich mit den veränderten Verläufen der frühen Säuglingssterblichkeit korreliert. Einschränkend sei hier allerdings angemerkt, daß der Begriff Korrelation hier nicht im streng mathematischen Sinne zu interpretieren ist, da die Höhe der Kontamination und letztlich der Dosis, die jede resp. jeder Einzelne erhalten hat, lokal sehr stark schwanken kann und uns nur sehr grobe, aber dennoch hinreichende Informationen über die Luft-, Boden- und Nahrungsmittelkontamination zur Verfügung standen.

Zusammenfassend stellen wir daher fest, daß nach unserem bisherigen Kenntnisstand keiner der Faktoren, welche die frühe Säuglingssterblichkeit beeinflussen können, in der Lage ist, die im Norden und Süden der Bundesrepublik unterschiedlichen Entwicklungen der Raten für die frühe Säuglingssterblichkeit nach dem April 1986 zu erklären. Ebensowenig kann, abgesehen von der durch die Reaktorkatastrophe verursachten radioaktiven Kontamination, unsererseits ein Umweltfaktor identifiziert werden, welcher die Abweichung der Raten im Norden und Süden voneinander erklären könnte. Hingegen ist die Höhe der radioaktiven Kontamination durch Tschernobyl korreliert mit den gefundenen Abweichungen.

Daß im Norden und in der Mitte der Bundesrepublik mittels unserer Methode trotz einer vorhandenen Belastung kein Effekt beobachtbar ist, findet seine Erklärung in der geringen Höhe der Belastung in diesen Regionen.

Literatur

1. Nuclear Accidents and Epidemiology: Reports on two Meetings, World Health Organization, Environmental Health Series, Nr. 25, 1987.

2. Sperling K., et al. Häufung von Trisomie 21-Fällen unter den Neugeborenen Berlins, Bericht, Institut für Humangenetik der FU Berlin, 1987.
3. Thieme Ch., Lack N. Zur Gefährdung von Schwangeren nach Tschernobyl. Der Frauenarzt 1987; 6: 15.
4. Auswirkungen des Reaktorunfalls in Tschernobyl auf die Bundesrepublik Deutschland, Veröffentlichungen der Strahlenschutzkommission, Band 7; Bonn 1987.
5. Winter M. et al. Die Radioaktivität in der BRD und in der Schweiz nach dem Reaktorunfall in Tschernobyl, Bonn: Fachverband für Strahlenschutz, 1986.

Zusammenfassung der neuesten Ergebnisse über die Leukämiefälle in der Umgebung der Wiederaufarbeitungsanlage Sellafield/UK

Mario Schmidt, Umweltbehörde der Freien und Hansestadt Hamburg, Referat Strahlenschutz, Hammer Landstr. 12-14, 2000 Hamburg 26

Einleitung

Am 17. Februar 1990 erschienen im British Medical Journal zwei Fachartikel des Epidemiologen Prof. Martin J. Gardner von der Universität Southampton über den Zusammenhang von Kinderleukämie und der Beschäftigung der Väter in der Wiederaufarbeitungsanlage in Sellafield. Die Arbeit erregte in In- und Ausland großes Aufsehen (Frankfurter Rundschau vom 17. 2. auf Seite 1: "Sellafield-Atomanlage tötet Kinder") und wird seitdem intensiv in Wissenschaftlerkreisen diskutiert. Die Betreiberfirma British Nuclear Fuels (BNFL) kündigte weitere Untersuchungen an und schloß Schadensersatzzahlungen nicht prinzipiell aus. Einstweilen schlug sie für den Arbeitsbereich, in dem Belastungen über 15 mSv pro Jahr auftreten können, vor, nur Freiwillige zu beschäftigen oder die Arbeiter rechtzeitig vor Überschreiten dieser Dosis auszutauschen.

Zur Historie

Im Jahr 1983 berichtete eine TV-Sendung von erhöhten Leukämiefällen in der Umgebung der WAA Sellafield in West-Cumbria. Die Sendung war Anlaß für verschiedene epidemiologische Untersuchungen und insbesondere für den sogenannten Black-Report (1984) [1], der vom britischen Gesundheitsministerium bei einer unabhängigen Wissenschaftlergruppe in Auftrag gegeben wurde.

Das Ergebnis der statistischen Auswertungen war: Im Millom Rural District, in dem der Seeort Seascale liegt (siehe Abbildung 1), stieg die Anzahl der Leukämietodesfälle bei Personen unter 24 Jahren stark an: von 1968-78 wurden 6 Todesfälle beobachtet, verglichen mit 1,4 Fällen, die aufgrund des nationalen Durchschnitts zu erwarten gewesen wären (siehe Tabelle 1). Kein Anstieg wurde hingegen von 1959-67 beobachtet und auch nicht im benachbarten Ennerdale Rural District. In Seascale selbst wurden 4 Fälle von malignen Lymphomen bei Kindern bis 14 Jahre zwischen 1968-82 beobachtet - 0,25 wären nur zu erwarten gewesen [2].

Bereits der Black-Report (1984) wies darauf hin, daß die Leukämieraten um Sellafield eindeutig und statistisch signifkant höher liegen als in anderen Regionen.

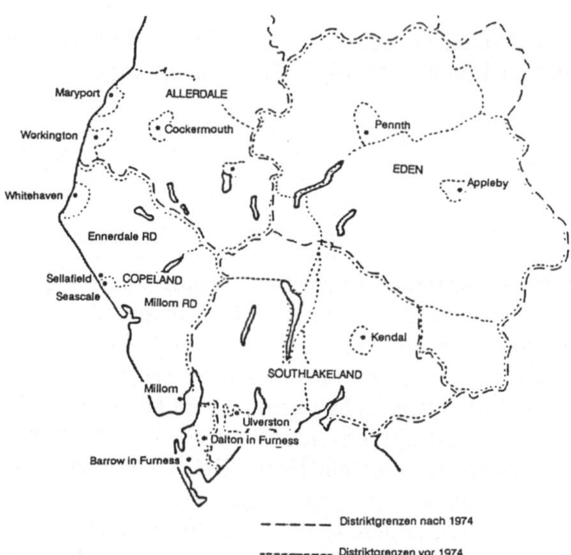

Abbildung 1: Grafische Übersicht über die Rural Districts Millom, Ennerdale u.a. im County of Cumbria. Aus [1]

Während sich die Mortalitätsraten für Kinderkrebs in West-Cumbria insgesamt nicht vom nationalen Durchschnitt abheben, steht Seascale unter 765 Bezirken aus dem nordenglischen Kinderkrebsregister mit malignen Lymphomen bei Kindern unter 14 Jahren von 1968-82 an dritter Stelle. Der Millom Rural District, der Seascale enthält, steht unter 152 vergleichbaren Distrikten aus England und Wales an zweiter Stelle. Andere Todesursachen weichen hingegen nicht vom nationalen Durchschnitt ab [1].

Tabelle.1: Beobachtete und erwartete Mortalität im Vergleich für die beiden benachbarten Distrikte bei Sellafield für Kinder bis 24 Jahre; SMR ist die Standard-Mortalitätsrate, d.h. der Quotient aus beobachteten und erwarteten Werte; die "fett" gedruckten Werte sind statistisch signifikant. [1]

		Ennerdale			Millom		
Ursache	Zeit	beob.	erw.	SMR	beob.	erw.	SMR
0-24 a insges.	1968-78	167	145,8	1,15	63	60,5	1,04
Krebs	1959-67	7	9,1	0,77	3	4,5	0,67
	1968-78	14	9,3	1,50	10	4,0	**2,53**
Leukämie	1959-67	3	3,3	0,91	1	1,6	0,63
	1968-78	4	3,3	1,21	6	1,4	**4,35**

Als problematisch erwies sich die Bewertung der epidemiologischen Befunde und die Suche nach der Ursache. Der Blackreport ging seinerzeit von einem sehr konservativen Modell aus, indem er annahm, daß sämtliche Kinderleukämiefälle in Großbritannien ausschließlich durch die natürliche Hintergrundstrahlung und die daraus resultierende Dosis für das rote Knochenmark verursacht sei. Selbst mit diesem hohen Risikofaktor für strahleninduzierte Leukämie ließen sich die Sellafield-Daten - unter Zugrundelage der Hintergrundstrahlung und der *bekannten* Immissionen durch die BNFL-Anlage - jedoch nur zu ca. 20 % erklären. Wheldon (1989) errechnete zwischen den festgestellten Leukämieraten und den nach den gängigen Modellen *berechneten* Raten eine Diskrepanz von einem Faktor 350 [3].

Die Schlußfolgerung daraus war, daß entweder Sellafield nicht die Ursache für die Leukämiefälle sein kann, oder aber daß hohe, bislang unbekannte Expositionen und Expositionspfade aufgetreten sind. Dieses sogenannte "missing link" war in den vergangenen Jahren wiederholt Gegenstand von Diskussionen [3, 6]. Zu den alternativen - nicht bestätigten - Hypothesen zur Leukämieentstehung bei Sellafield zählte u.a. auch der Einfluß von Viren.

Die neuen Ergebnisse der Gardnerstudie

Gardner et al. (1990) [4, 5] untersuchten alle Fälle von Leukämie und Lymphomen bei Kindern unter 25 Jahren von 1950-85 in West-Cumbria anhand von Fallkontrollstudien. Insgesamt wurden dabei 52 Leukämiefälle und 22 Non-Hodgkin-Lymphome ausgewertet. Im Gegensatz zu bisherigen Studien für Sellafield war die Auswertung der Daten nach geographischen Gesichtspunkten nur ein kleiner Teil der Analyse. Verschiedene Einflußfaktoren wurden bei der Studie berücksichtigt und das relative Risiko (RR = 1 heißt gleiches Risiko) für die Einflußfaktoren im Vergleich zu den Kontrollgruppen errechnet. Für Leukämie ergeben sich dabei die in Tabelle 2 aufgeführten Einflußfaktoren, wobei allerdings nur der Faktor "Alter der Mutter >40 Jahre" statistisch signifikant ist. Statistisch signifikant - wie auch im folgenden verwendet - heißt dabei, daß der Konfidenzbereich so liegt, daß letztlich die Nullhypothese mit $\alpha \leq 0{,}05$ ausgeschlossen werden kann. Das relative Risiko für die Einflußfaktoren in Tabelle 2 schwankt je nach Wahl der Kontrollgruppe, was in den verschiedenen Werten zum Ausdruck kommt.

Bei der geographischen Auswertung wurde von der erhöhten Anzahl der Fälle in Seascale, also innerhalb des 4 km-Radius der Anlage, ausgegangen, und weiter entfernte Gebiete dazu in Relation gesetzt. Statistisch signifkant war das Ergebnis allerdings nur, wenn man Leukämie und Non-Hodgkin-Lymphome zusammen ausgewertet hat. In diesem Fall ergab sich für > 4 km ein relatives Risiko (im Vergleich zu < 4 km) von **0,17**. Bei der ausschließlichen Auswertung der Leukämiefälle ergab sich ein relatives Risiko von 0,26 - das Ergebnis lag knapp unter der statistischen Signifikanzgrenze. Die Abhängigkeit von der Entfernung zu der WAA ist deshalb mit Vorsicht zu bewerten.

Tabelle 2: Einflußfaktoren und relatives Risiko für Leukämie in der Umgebung von Sellafield. Nach [3]

Faktoren	RR
mütterliche Röntgenbestrahlung	1,15 - 1,74
mütterliche Virusinfektion	1,12 - 1,23
Alter der Mutter ist >40 Jahre	3,38 - **4,94**
Kind spielte am Meeresstrand	0,62 - 0,89
häufiger Fischverzehr	1,16 - 1,26
häufiger Schalentierverzehr	1,11 - 7,03

Tabelle 3: Abhängigkeit des relativen Risikos von der Entfernung zur Sellafieldanlage für Leukämie und Non-Hodgkin-Lymphome, bezogen auf RR = 1 für <4 km. Nach [3]

km	Fälle	RR
<4	8	1,00
5 - 9	6	**0,21**
10 - 14	22	**0,17**
15 - 19	8	**0,16**
20 - 24	11	**0,07**
25 - 29	12	**0,06**
> 30	6	**0,11**

Schwerpunkt der Gardnerarbeit war jedoch die Korrelation der Leukämiedaten mit der Beschäftigung der Väter in der WAA in Sellafield. Eine allgemeine Auswertung nach dem Beruf der Väter zum Zeitpunkt der Geburt ergab für Leukämie einen hochsignifikanten Zusammenhang zwischen der Erkrankung und der Beschäftigung in Sellafield. Das relative Risiko im Vergleich zur Kontrollgruppe (d.h. in Sellafield beschäftigt/nicht beschäftigt) lag bei **2,82**. Wertete man die Leukämie- und Non-Hodgkin-Lymphomfälle gemeinsam aus, so verschwand die Signifikanz für die Sellafieldbeschäftigten (RR = 1,32-2,02), was allerdings daran lag, daß nur ein Non-Hodgkin-Lymphomfall in dieser Gruppe aufgetreten ist. Dafür zeigten hier die Beschäftigten in der Eisen- und Stahlindustrie ein erhöhtes und statistisch signifikantes Risiko von **3,20**.

Der Zusammenhang zwischen Leukämie und Beschäftigung der Väter in der WAA in Sellafield legt es nahe, auch Dosisdaten aus BNFL-Angaben in die Analyse miteinzubeziehen. Die Ergebnisse sind in Tabelle 4 zusammengefaßt.

Tabelle 4: Relatives Risiko der Leukämierate in Abhängigkeit von dem Beschäftigungsverhältnis und der Strahlenbelastung der Väter in der WAA in Sellafield. Nach [3]

Einflußfaktor beim Vater	RR
in WAA beschäftigt:	
vor Empfängnis	1,97
bei Empfängnis (6 Monate davor)	**2,79**
bei Geburt	2,51
vor Diagnose	1,17
Insgesamt	1,35
Dosiserfassung:	
vor Empfängnis	1,71
bei Empfängnis (6 Monate davor)	**3,07**
vor Diagnose	1,11
Gesamtdosis vor Empfängnis:	
1- 49 mSv	1,12
50- 99 mSv	0,69
>100 mSv	**6,24**
Dosis 6 Monate vor Empfängnis:	
1 - 4 mSv	1,30
5 - 9 mSv	3,54
>10 mSv	**7,17**

Als statistisch *signifikant* erweist sich eine Strahlenbelastung in den Monaten vor der Empfängnis. Bei der Abhängigkeit von der Dosis selbst zeigt sich ein stark überhöhtes und signifikantes relatives Risiko von ca. 7, wenn die Väter in den 6 Monaten vor der Empfängnis mehr als 10 mSv erhalten haben. Ein ähnliches Bild zeichnet sich ab, wenn die Gesamtdosis vor der Empfängnis analysiert wird. Signifikant hebt sich hierbei die Dosisgruppe über 100 mSv ab.

Drei der Leukämiefälle, die in Sellafield aufgetreten sind, fallen in die hohe Dosisgruppe ab 100 mSv: die Väter erhielten während ihrer 6- bis 7jährigen Tätigkeit 102 mSv, 162 mSv bzw. 188 mSv; ein weiterer Fall liegt mit 97 mSv in der mittleren Dosiskategorie. Insofern könnte die geographische Abhängigkeit der Leukämiefälle, nämlich die o. g. Häufung in Seascale, auch auf den Wohnort der stark belasteten Väter zurückzuführen sein.

Diskussion

Die Gardnerstudie zeigt eindeutige statistische Zusammenhänge zwischen der präkonzeptionellen Bestrahlung der Väter und der Kinderleukämie auf. Das heißt, daß es sich hier um einen genetischen Wirkungsmechanismus handeln muß, etwa daß die Bestrahlung der Keimzellen zu Mutationen bei den Spermien führt. Die genetische Auslösung väterlicherseits von Krebs bei nachfolgenden Generationen wurde in Tierversuchen bereits nachgewiesen (hauptsächlich Lungenkrebs, aber auch lymphatische Leukämie). Am Menschen, etwa dem Hiroshima- und Nagasaki-Kollektiv, konnte die genetische Krebsauslösung bislang nicht beobachtet werden. Gardner weist darauf hin, daß das daran liegen könnte, daß in Hiroshima und Nagasaki eine einmalige, *hohe* Strahlenexposition erfolgte, in Sellafield es sich dagegen um *chronische* Belastungen handelt. Dies könne einen Einfluß auf den Wirkungsmechanismus haben.

Gardner vertritt auch die Meinung, daß die Studie mit den Überlegungen des Blackreports (1986) über die zu geringe Strahlenexposition aus der WAA keineswegs kollidiert, da ein völlig neuer Belastungsweg, nämlich der genetische, aufgezeigt wird.

Demgegenüber vertrat Peter Smith von der London School of Hygiene and Tropical Medicine unmittelbar nach Erscheinen der Gardnerstudie in der Öffentlichkeit [7] den Standpunkt, daß der nachgewiesene Zusammenhang zwischen Leukämie und der externen Bestrahlung der Väter auch zufällig sein könnte. Man müsse berücksichtigen, daß Arbeiter, die hohe Strahlendosen erhalten haben, möglicherweise auch anderen Agenzien ausgesetzt sind. Schließlich müßten die Ergebnisse auch bei anderen strahlenexponierten Berufsgruppen überprüft werden. Smith erstellt zu den Ergebnissen von Gardner et al. (1990) ein neues Gutachten im Auftrag der Betreiberfirma BNFL.

Bewertung

Das "Missing link" des Black-Reports verlagert sich mit den Ergebnissen der Gardnerstudie von der Epidemiologie nunmehr auf den Bereich der Strahlenbiologie und auf die Frage, wie Leukämie genetisch ausgelöst werden kann.

Gleichwohl müssen die Ergebnisse als wichtiges Indiz, wenn nicht sogar als empirischer Beweis dafür gewertet werden, daß auch chronische Strahlenexpositionen im sogenannten *Niedrigdosisbereich*, wie sie bei Beschäftigten in kerntechnischen Anlagen auftreten können, zu Schäden führen. Zum Vergleich: der Jahresgrenzwert für beruflich Strahlenexponierte liegt nach der bundesdeutschen Strahlenschutzverordnung bei 50 mSv, die maximale Lebenszeitdosis bei 400 mSv. Nach einer Reihe von äußerst umstrittenen epidemiologischen Studien (Hanfordstudie etc.) scheint für diesen Dosisbereich nun eine Wirkung wissenschaftlich eindeutig nachgewiesen worden zu sein. Gleichwohl sollten die Befunde der Gardnerstudie auch an anderen geeigneten Kollektiven überprüft werden, um eine größere Sicherheit der Aussage zu erhalten.

Wollte man die Gardnerstudie zum Anlaß nehmen, die Grenzwerte zu senken, so müßte der Jahresgrenzwert *deutlich unter* 10 mSv liegen - bei diesem Wert als Halbjahresdosis wurde noch ein statistisch signifikantes relatives Risiko von 7 festgestellt.

Ein solches Vorgehen würde im Einklang mit den Resultaten stehen, die sich aus den neuen Auswertungen der Hiroshima- und Nagasakizahlen ergeben haben. Die Risikozahlen haben sich größenordnungsmäßig um einen Faktor 10 gegenüber früheren Annahmen erhöht (siehe hierzu Zusammenstellung in [8]).

Als nicht ausreichend erscheinen in Anbetracht der Gardnerstudie dagegen die neuesten Vorschläge der Internationalen Strahlenschutzkommission (ICRP) [9], den Jahresgrenzwert für beruflich Strahlenexponierte bei 50 mSv zu belassen und lediglich die über ein Berufsleben gemittelte jährliche Dosis auf 20 mSv (entsprechend 1 Sv pro Berufsleben) zu begrenzen. Diesem Konzept - nämlich der Fixierung auf die Gesamtdosis - liegt lediglich der herkömmliche somatische Wirkungsmechanismus der Strahlenkrebsinduzierung zugrunde. Im Falle eines genetischen Wirkungsmechanismus muß jedoch auch die Zeitabhängigkeit - etwa die Bedeutung von Mutationen vor der möglichen Zeugung - berücksichtigt werden. Eine drastische Reduzierung des Jahresgrenzwertes von bislang 50 mSv ist dann ebenfalls unumgänglich.

Literatur

1. D. Black: Investigation of the possible increased incidence of cancer in West Cumbria, Report of the Independent Advisory Group. Her Majesty's Stationery Office, London, 1984
2. M. J. Gardner: Review of reported increases of childhood cancer rates in the vicinity of nuclear installations in the UK. J. R. Statist. Soc. A 152, 1989, 307
3. T. E. Wheldon: The assessment of risk of radiation-induced childhood leukaemia in the vicinity of nuclear installations. J. R. Statist. Soc. A 152, 1989, 327
4. M. J. Gardner et al.: Results of case-control study of leukaemia and lymphoma among young people near Sellafield nuclear plant in West Cumbria. BMJ 300, 1990, 423-429
5. M. J. Gardner et al.: Methods and basic data of case-control study of leukaemia and lymphoma among young people near Sellafield nuclear plant in West Cumbria. BMJ 300, 1990, 429-434
6. M. Blettner: Epidemiologische Studien zu den Leukämiefällen um Sellafield, Vortrag bei der Umweltbehörde der Freien und Hansestadt Hamburg am 5. März 1990
7. BNFL launches leukaemia study. The Guardian, 9.3.90
8. M. Schmidt: Die neuen Ergebnisse aus Hiroshima und Nagasaki über das strahleninduzierte Krebsrisiko. Ifeu-Bericht Nr. 52, Institut für Energie- und Umweltforschung Heidelberg, 1989
9. International Commission on Radiological Protection: Recommendations of the Commission - 1990. Draft 9. Feb. 1990, ICRP/90/G-01

Die neueste Krebsstatistik der Hiroshim-Nagasaki-Überlebenden: Erhöhtes Strahlenrisiko bei Dosen unterhalb 50 cGy (rad); Konsequenzen für den Strahlenschutz

Wolfgang Köhnlein, Institut für Strahlenbiologie, Wilhelms-Universität, Münster
Rudi H. Nussbaum, Physics Department, Portland State University, Portland, OR. USA

Einleitung

Die möglichst genaue Kenntnis der Dosiswirkungsbeziehung im Bereich niedriger Strahlendosen (0 - 20 cGy) ist von besonderer Bedeutung für die Abfassung von Strahlenschutzrichtlinien. Dies gilt für die Kernkraftindustrie sowie für das Personal in der Röntgen- und Nuklearmedizin, aber auch für die einer möglichen Bestrahlung ausgesetzten Bevölkerung. Die Befunde bei der medizinisch-statistischen Überwachung von ursprünglich ca. 91000 Überlebenden der Atombombenexplosionen in Hiroshima und Nagasaki haben hierbei eine wichtige Rolle gespielt. Die heutigen nationalen und internationalen Strahlenschutzrichtlinien stützen sich noch immer hauptsächlich auf die bis Mitte der 70er Jahre bei mittleren und hohen Dosen eindeutig beobachteten kanzerogenen Strahleneffekte [24]. Bis dahin wurden nämlich bei Überlebenden, die in größerem Abstand vom Hypozentrum nur niedrigen Bestrahlungsdosen unter ca. 50 cGy ausgesetzt waren, keine Zunahme von Krebstodesfällen registriert. Die offiziellen Risikoabschätzungen [1,9,29] für niedrige Dosen beruhen daher auf angenommenen Extrapolationsfunktionen (linear, quadratisch oder kombiniert), denen unterschiedliche Arbeitshypothesen zugrunde liegen. Diese Annahmen stützen sich zwar auf strahlenbiologische Tierexperimente, nicht aber auf langfristige epidemiologische Befunde bei mit kleinen Dosen bestrahlten Bevölkerungsgruppen.

Die unlängst veröffentlichten statistischen Daten der Hiroshima- und Nagasaki-Überlebenden, aktualisiert für die Zeit von 1950 bis 1982 und 1950 bis 1985, zeigen nun zum erstenmal statistisch signifikante Zunahmen der Krebsmortalität auch im niedrigen Dosisbereich unterhalb 50 cGy (rad) Luftdosis (kerma).

In diesem Beitrag ermitteln wir das mittlere strahlenbedingte Krebsrisiko (Leukämie ausgeschlossen) auf Lebenszeit für den entsprechenden biologisch wirksamen Dosisbereich von 2 - 17 cSv (rem) Organdosis, wie es sich aus den neuen epidemiologischen Daten für den niedrigen Dosisbereich ergibt. Der errechnete Risikowert von ca. 24 pro 10 000 Personen-cSv entspricht der Zahl der zu erwartenden Krebstodesfälle zusätzlich zur Spontanrate (ca. 20% aller Todesfälle), wenn 10 000 Personen einer Bestrahlung von 1 cSv über der unvermeidbaren natürlichen Grundstrahlung ausgesetzt werden. Dieser epidemiologisch gesicherte Wert des Strahlenrisikos für den genannten Bereich der Niedrigdosen liegt um mindestens eine Größenordnung höher als der auf hypothetischen Extrapolationen beruhende offiziell angenommene Wert.

Die Untersuchung der Atombombenüberlebenden

Die epidemiologischen Langzeituntersuchungen einer Gruppe von ursprünglich ca. 91 000 Überlebenden der beiden Atombombenabwürfe wurden im Jahr 1950 von einer amerikanischen Institution (Atomic Bomb Casualty Commission) begonnen. Sie werden heute von der amerikanisch-japanischen Radiation Effects Research Foundation (RERF) in Hiroshima unter der Schirmherrschaft der US National Academy of Sciences weitergeführt. Wissenschaftler der RERF veröffentlichen regelmäßig ausführliche Berichte über den Verlauf der langfristigen Untersuchung (Life Span Study). Den einzelnen Überlebenden wurden auf Grund komplizierter Rechenmodelle äußere Bestrahlungsdosen (kerma) zugewiesen. Sie berücksichtigen die physikalischen Parameter der ausgestrahlten Energie der beiden Bomben, den Abstand vom Hypozentrum und eventuelle Abschirmungen der Personen durch Gebäudeteile. Dieses bis vor kurzem benutzte Dosismodell wird in der Fachliteratur mit T65DR bezeichnet.

Aufgrund erheblicher Unterschiede zwischen der auf Hiroshima und der auf Nagasaki abgeworfenen Bombe und um die unterschiedliche Dosisabhängigkeit der beobachteten Krebs- und Leukämieraten unter den Überlebenden der beiden Städte miteinander in Einklang zu bringen, wurde in der T65DR Dosimetrie - und damit in der gesamten Strahlenschutzliteratur - für Neutronen eine zehnfach höhere relative biologische Wirksamkeit (RBW) im Vergleich zu Beta- und Gammastrahlung angenommen.

Gegen Ende der 70er Jahre wurden jedoch viele der in das T65DR-Dosismodell eingehenden Annahmen als fehlerhaft erkannt, und es wurde deutlich, daß den einzelnen Überlebenden neue, teilweise erheblich veränderte Dosiswerte zugeschrieben werden mußten. Auch stellte sich bei den im Jahr 1986 fertiggestellten revidierten Dosisberechnungen (DS86) heraus, daß in der T65DR-Dosimetrie der den Neutronen zugewiesene Beitrag zur Dosis der in Hiroshima Bestrahlten um einen Faktor 10 zu hoch eingeschätzt worden war. Die Gammadosen waren teilweise um einen Faktor 3,5 überschätzt worden. Weiter zeigte sich, daß bei größeren Entfernungen, also bei kerma-Dosen unterhalb 100 cGy, die Neutronen keinen Beitrag zur Dosisbelastung leisteten. Alle bei niedrigen Strahlendosen (großen Entfernungen) beobachteten Strahleneffekte müssen deshalb ausschließlich der Wirkung von Beta- und Gammastrahlung zugerechnet werden.

Mit der neuen DS86-Dosimetrie entfallen auch praktisch alle Unterschiede in der Dosisabhängigkeit der beobachteten Strahleneffekte zwischen den beiden Städten. Daher können die beiden Gruppen nun gemeinsam betrachtet werden; dies reduziert die statistischen Fehlergrenzen. Andererseits mußte die Gesamtkohorte vorläufig von 91 000 auf 76 000 verringert werden, da nicht für alle ursprünglich in die Studie aufgenommenen Überlebenden die für die Dosimetrie wichtigen Einzelheiten ihres Standorts zur Zeit der Explosionen rekonstruiert werden konnten. Der stark verringerte Neutronenanteil in der DS86-Dosimetrie hat zur Folge, daß eine zuverlässige Bewertung der RBW der Neutronen aus den Hiroshima-Nagasaki-Daten nicht mehr möglich ist [4,19,20,23]. Die Neigung der Dosiseffektkurve für alle Formen des Strahlenkrebses (Leukämie ausgeschlossen) ist im Niedrigdosisbereich für die T65DR-Dosimetrie (für die Daten 1950-1982) und die DS86-Dosimetrie (für die Daten1950 - 1985) gleich, vorausgesetzt man bewertet nach wie vor die früher irrtümlich angenommene Neutronendosis mit einem RBW-Wert von 10.

Analysemethode

Wir beschränken uns hier auf die Krebsmortalität im Niedrigdosisbereich (2 cGy), d.h. wir befassen uns nur mit den Überlebenden, die sich in einer Entfernung von mehr als 1,6 km vom Hypozentrum in Hiroshima und von mehr als 2 km von dem in Nagasaki befanden. Diese Gruppe umfaßt 89% der 91 231 Personen, denen T65DR-Dosen und 90% der 75 991 Personen, denen DS86-Dosen zugewiesen wurden.

Das hier ermittelte strahlenbedingte Krebsrisiko, projiziert auf die gesamte Lebensdauer, zeigt eine relativ große statistische Unsicherheit, weil es sich auf Personen mit Niedrigdosisbestrahlung beschränkt. Deshalb wurde es weder nach Geschlecht noch nach Altersgruppe oder spezifischer Tumorenart klassifiziert. Der so ermittelte Risikofaktor ist kennzeichnend für eine einmalige Bestrahlung einer gemischten Bevölkerung mit einer Altersstruktur wie die der betrachteten Gruppe von Überlebenden zur Zeit der Bestrahlung. Wie weiter unten ausgeführt wird, ergibt sich unser Risikowert aus einer Abschätzung der mittleren Neigung der Dosiseffektkurve im betrachteten Dosisbereich. Somit kann auf den Bezug auf eine unbestrahlte Kontrollgruppe verzichtet werden. Unsere Ermittlung bedarf auch keiner dem Laien schwer zugänglichen epidemiologischer Methodik und sollte leicht nachvollziehbar sein, sobald neuere Daten veröffentlicht werden.

Die "unbestrahlte" Bezugsgruppe unter den Atombomben-Überlebenden

In allen bisher erschienenen statistischen Analysen der Gesundheitsschäden unter den Überlebenden wurde eine beinahe 40% der gesamten Life Span Study umfassende Kohorte als Bezugsgruppe mit "0 rad" Dosis definiert. Sie umfaßt Personen, die sich zur Zeit der Explosionen zwischen 2,5 und 10 km vom Hypozentrum befanden. In jüngster Zeit wurde jedoch erkannt, daß ein Teil dieser Kontrollgruppe (in einem größeren Gebiet bei zirka 3 km Entfernung) infolge radioaktiven Niederschlags Dosen im Bereich von 2-24 cGy (rad) in Nagasaki und 0,6-2 cGy (rad) in Hiroshima ausgesetzt war [18]. Dazu kam noch Strahlenbelastung durch Bodenaktivierung. Vergleicht man die Krebsmortalität der sogenannten 0-Gruppe mit der "1-9 rad"-Gruppe, die einer mittleren Dosis von 2 cSv ausgesetzt war, so findet man erstaunlich gut übereinstimmende Werte. Dies ist ein weiterer Hinweis darauf, daß die vermeintliche Referenzgruppe bei der Analyse von Strahleneffekten, speziell im niedrigen Dosisbereich, nicht als unbestrahlt angesehen werden darf. Der offizielle Ausschuß, der die neuen Dosimetrieberechnungen begutachtete, empfahl zwar, die dem radioaktiven Niederschlag ausgesetzten Personen von der Referenzgruppe abzusondern [2]. Uns ist jedoch bisher kein RERF-Bericht bekannt, in dem die Mortalitätsstatistiken der "0 rad"-Gruppe entsprechend korrigiert wurden. Es erschien uns deshalb zur Zeit wissenschaftlich geboten, in unserer Analyse auf die relativ große Referenzgruppe ("0 rad") zu verzichten und den Risikowert als Differenzenquotienten der Mortalitätswerte bei den mittleren Dosen der "1-9 rad"- und "10-49 rad"-Gruppen zu bestimmen, wenngleich dies auch nur mit einer größeren statistischen Unschärfe möglich ist.

Kerma-Dosis und Organ-Dosis

Die in den RERF-Berichten benutzten Bezeichnungen der Dosisbereiche in "rad" wurden hier beibehalten. Inzwischen ist allgemein anerkannt, daß für Tumoren die vom Dickdarm absorbierte Dosis (organ absorbed dose) in cSv (rem) maßgebend ist für kanzerogene Strahleneffekte. Unsere Berechnungen beziehen sich auf die mittleren Organdosen für die verschiedenen Dosisgruppen. Mit Hilfe veröffentlichter Reduktionsfaktoren kann die durch Absorption verringerte Organdosis leicht aus den äußeren (kerma-) Dosen berechnet werden [11].

Risiko für eine begrenzte Beobachtungszeit und Lebenszeitrisiko

Der für den Strahlenschutz wichtige Risikofaktor ist das auf die gesamte Lebenszeit bezogene strahlenbedingte Krebsrisiko pro Dosiseinheit. Aus den begrenzten Beobachtungszeiten von 1950-1982 bzw. 1950-1985 kann man das Krebsrisiko 37 bzw. 40 Jahre nach Bestrahlung berechnen. Da jedoch noch etwa 60% der Personen aus den niedrigen Dosisbereichen leben, muß man entweder aufgrund der bis heute beobachteten Fälle auf die Krebsmortalität bis ans Lebensende extrapolieren oder so lange die Statistiken weiterführen, bis alle Personen dieser Gruppe verstorben sind. Frühere RERF-Berichte zeigen, daß die Krebsrate, also das Verhältnis der Krebsmortalität zur Gesamtmortalität, für die Überlebenden der Dosisgruppe "1-9 rad" (T65DR) Anfang der fünfziger Jahre noch unter dem nationalen Durchschnitt lag, in den frühen siebziger Jahren aber bereits den nationalen Wert 0,213 erreichte. Für den Zeitraum 1975-1982 stieg er langsam weiter von 0,226 bis 0,229 (Tabelle 1). Wir haben zur Berechnung der noch zu erwartenden Krebstodesfälle den Mittelwert von 0,228 (Standardfehler 0,01) für die Zeit von 1975 bis 1982 gewählt und angenommen, daß dieser Wert auch in Zukunft die Krebsrate für die "1-9 rad"-Dosisgruppe darstellen wird. Diese Annahme entspricht einem konstanten relativen Risiko, also einer für solide Tumoren vielfach akzeptierten Hypothese. Angesichts der stetig zunehmenden Krebsraten in den neueren Nachfolgestudien (Tabelle 1) stellt sie eine konservative Abschätzung dar. Ganz analog kann man den zeitlichen Verlauf der Krebsrate für die nächsthöhere Dosisgruppe "10-49 rad" untersuchen. Man findet dann das gleiche Resultat mit etwas größerem statistischen Fehler.

Tabelle 1: Änderung der Krebsrate # für zwei Niedrigdosis-Gruppen (T65DR) der LSS-Cohorten für aufeinanderfolgende Zeitspannen (in Klammer ist die Standardabweichung angegeben)

Zeitintervall	"1 - 9 rad"	"10 - 49 rad"
1950 - 1954	0,126 (11)	0,156 (17)
1955 - 1958	0,143 (11)	0,144 (15)
1959 - 1962	0,182 (12)	0,212 (19)
1963 - 1966	0,178 (12)	0,203 (17)
1967 - 1970	0,187 (12)	0,220 (18)
1971 - 1974	0,213 (14)	0,225 (19)
1975 - 1978	0,226 (14)	0,223 (18)
1979 - 1982	0,229 (14)	0,239 (19)

Nationaler Durchschnittswert für Japan: 0,213

Krebsrate = {alle Krebsfälle, außer Leukämie}/{Alle Todesfälle}

Wir benutzen daher für beide Dosisgruppen die gleiche mittlere Krebsrate 0,228. Damit kann man den Extrapolationsfaktor berechnen. Er ergibt sich aus dem Verhältnis: Gesamtkrebsmortalität nach Ableben aller der Dosisgruppe zugehörigen Personen zur Krebsmortalität nach begrenzter Beobachtungszeit. Für den Zeitraum 1950-1982 wird diese Berechnung für die "1-9 rad"-Gruppe in Tabelle 2 vorgeführt. Auf ähnliche Weise kann man den Extrapolationsfaktor für die zukünftige Krebsmortalität für die Daten von 1950-1985 ermitteln. Er wird notwendigerweise kleiner sein, da inzwischen neue Krebstodesfälle registriert wurden.

Tabelle 2: Berechnung des erwarteten Lebenszeit-Krebsrisikos für die "1 - 9 rad"-Bezugsgruppe für den Zeitraum 1950 - 1982 (T65DR)

Personenzahl		28 855
alle Todesfälle (1950 - 1982)		9 563
Krebstodesfälle (1950 - 1982) (außer Leukämie)		1 779 #
Anzahl der Ende 1982 noch lebenden Personen		19 293
zusätzlich erwartete Krebstodesfälle	0,228 • 19 293	= 4 399
gesamte Krebstodesfälle (auf Lebenszeit)	1 779 + 4 399	= 6 178

Umrechnungsfaktor: {Lebenszeit-Krebstodesfälle}/{Krebstodesfälle bis 1982} = 3,47§

von Zeile 4, aus Tabelle 3

§ Eine ähnlich Auswertung [7] ergibt den Wert 3,35. Wir wählen den Zahlenwert 3,4 für unsere Rechnungen (Zeile 6 in Tabelle 3).

Bestimmt man nun die auf Lebenszeit korrigierte Krebsmortalität der beiden Dosisgruppen "1-9 rad" und "10-49 rad" (Tabelle 3, Zeile 7), dann erhält man aus der Differenz dieser beiden Werte und der mittleren Dosisdifferenz durch Quotientenbildung die zusätzlichen Krebstodesfälle pro Dosiseinheit (Tabelle 3, Zeile 8). Diese Abschätzung beruht auf der Annahme, daß die normalen Krebsraten infolge aller Einflüsse außer der Atombomben-Strahlung für die beiden Personengruppen identisch sind. Die Alters- und Geschlechtsverteilung spielt ebenfalls eine wichtige Rolle. Diese sind jedoch vergleichbar für die beiden Gruppen [15]. Eine entsprechende Korrektur für diesen Effekt könnte den Mittelwert unseres Resultats (innerhalb des angegebenen 95%Vertrauensbereiches) nach unten verschieben.

Die zur Berechnung benötigten Eingangsdaten und Quellen sind in der Tabelle 3 angegeben.

Korrektur für Unzuverlässigkeit der offiziellen Todesursache

Wie bereits in früheren Analysen des strahlenbedingten Lebenszeit-Krebsrisikos sind auch die neueren Krebsmortalitätszahlen für eine häufige Fehlangabe der Todesursache auf den japanischen Sterbeurkunden korrigiert. Vermutlich wegen eines sozialen Stigmas werden mitunter andere Todesursachen anstelle von Krebs angegeben. Um unsere Ergebnisse mit BEIR und den RERF-Analysen [1, 19,20,25] vergleichbar zu machen, haben wir die Mortalitätszahlen in Tabelle 3 mit dem früher geschätzten Faktor 1,23 multipliziert (Zeile 9, Tabelle 3 und Tabelle 4).

Tabelle 3: Berechnungen zur Abschätzung des strahlenbedingten Krebsrisikos nach Exposition mit Dosen unter 20 cSv kombinierte Daten für Hiroshima und Nagasaki

Zeitraum Dosimetrie	1950 - 1982 T65DR		1950 - 1985 DS86	
Dosisgruppe	"1-9 rad"	"10-49 rad"	"1-9 rad"	"10-49 rad"
1.) Personen	28 855	14 943	23 321	11 730
2.) mittlere (kerma-) Dosis (cGy)	3,0	21,9	2,9	23,5
3.) mittlere Organ-Dosis (cSv)				
Neutronen RBW = 1	1,4	10,3	2,1	17,4
Neutronen RBW = 10	2,4	16,6	- *	- *
4.) Krebstote (außer Leukämie)	1 779	1 055	1 653	953
5.) Krebsmortalität pro 10^4 Personen	$6,17 \cdot 10^2$	$7,06 \cdot 10^2$	$7,10 \cdot 10^2$	$8,12 \cdot 10^2$
6.) Korrekturfaktor für endliche Beobachtungszeit	3,40	3,40	2,90	2,90
7.) Krebs pro 10^4 Personen (auf Lebenszeit)	2 096	2 400	2 059	2 355
8.) Strahlenbedingtes Lebenszeit-krebsrisiko pro 10^4 Personen cSv				
Neutronen RBW = 1	**34** (1,4-10,3 cSv)		**19,3** (2,1-17,4 cSv)	
10	**21** (2,4-16,6 cSv)		--	
9.) Unter Berücksichtigung der nicht angegebenen Krebstodesfälle (23%) in den Sterbeurkunden der Atombomben Überlebenden erhält man (95% Vertrauensbereich):				
RBW = 10	**26** (12;40)		RBW = 1	**24** (10;38)

* Neutronen leisten keinen Beitrag zu der DS86-Dosis für diese Gruppen

Ergänzende Informationen zu den Angaben in Tabelle 3 (Daten, Referenz und Rechenvorschrift zur Bestimmung des strahlenbedingten Krebsrisikos).

1950 - 1982 LSS Report	**1950 - 1985 LSS Report**

Zeile 1 *Anzahl der Personen in der Gruppe*

Ref. 21, Tabelle 1. ; für die Hiroshima-Überlebenden in der "1-9 rad"-Gruppe beträgt die Anzahl der Überlebenden 15 931 und nicht 15 391	Ref. 26, Tabelle 2 und Anhang Tabelle 2

Zeile 2 *Mittlere kerma-Dosis*

Referenzen wie zu Zeile 1

Zeile 3 *Korrekturfaktoren zur Berechnung der mittleren Organdosen aus der kerma-Dosis in Zeile 2*

Ref. 11; unter Berücksichtigung der effektiven Neutronendosis	Ref. 26, Tab. 3

Zeile 4 *Anzahl der Krebstodesfälle*

Ref. 21, Tab. A3-7	Ref. 26, Tab. 2

Zeile 5 *Krebsmortalitätsrate*

Zeile 4 dividiert durch Zeile 1

Zeile 6 *Korrekturfaktor zur Ermittlung der Lebenszeit-Krebsmortalität*

Ableitung siehe Tabelle II

3,4	2,9

Zeile 7 *Erwartete Lebenszeit-Krebsmortalität*

Multiplikation der Zeilen 5 und 6

Zeile 8 *Strahlenbedingtes Lebenszeit-Krebsrisiko pro 10^4 Personen cSv im Dosisbereich der "1-9 rad"-und "10-49 rad"-Gruppen*

Man bilde den Differenzenquotienten aus den Eintragungen der Zeilen 7 und 3, um die Krebsmortalitätsrate pro Dosiseinheit zu erhalten.

Zeile 9 *Strahlenbedingtes Lebenszeit-Krebsrisiko pro 10^4 Personen cSv korrigiert für die nicht gemeldeten Krebstodesfälle (23%) (siehe Text); die 95% Vertrauensgrenzen sind in Klammern angegeben.*

Tabelle 4: Strahlenbedingtes Lebenszeit-Krebsrisiko (ohne Leukämie), Anzahl der zusätzlichen tödlichen Krebsfälle pro 10^4 Personen • cSv Exposition, korrigiert für 23% Fehldiagnose[A]

Daten Quelle	Neutronen RBW	Dosis Bereich (cSv)	zusätzliche tödliche Krebsfälle pro 10^4Personen cSv (95% Vertr. Ber.)	Referenz
		T65DR (1950 - 1982)		
Diese Arbeit	10	2,4-16,6	**26** (12;40)	
Gofmann	1	1 400	41	7, 8
(nahe 10cSv)	10	1 - 400	26	7, 8
		DS86 (1950 - 1985)		
Diese Arbeit	1	2,1 17,4	**24** (10;38)	
Preston	1	0 - 400	17	19
(linear)	1	0 - 400	11	20
Shimizu	1	0 - 200	12	25
Gofman supralinear	1	bei 2,4	35	7, 8
		bei 16,6	17	7, 8
Hanford-Arbeiter		1 - 50	26 (2;49)[B]	3,5,13,27,28
Oxford-Studie Kinderkrebs einschließlich Leukämie		< 1	20 (5;29)	6,12,14
UNSCEAR (1977, 1986)		0 - 400 +	0,75-1,75	29
ICRP (1977)		0 - 400 +	1,25	9
BEIR III (1980) [C]		0 - 400 +	2 - 5	1

A Wenn die Strahlenwirkung nicht dosisproportional ist, dann führen gleiche Kollektivdosen (Personen cSV) nicht zum gleichen Strahleneffekt. So kann beispielsweise eine Kollektivdosis von $3 \cdot 10^3$ Personen cSv bedeuten, daß 1000 Personen mit einer Dosis von 3 cSV belastet wurden, aber auch 3000 Personen mit nur 1 cSV.

B Bei dieser Datensammlung (Hanford-Arbeiter) ist das primäre Resultat die Verdopplungsdosis. Die zusätzliche strahlenbedingte auf Lebenszeit angegebene Krebsrate pro 10^4 Personen cSv wurde unter der Annahme einer mittleren Krebsrate von 20% für Erwachsene abgeleitet.

C Nach den Tabellen V-4, V-19 und V-20 in [1]

Statistische Signifikanz der Risikoabschätzungen

Da alle statistisch erhobenen Daten von zahlenmäßig beschränkten Gruppen Zufallsschwankungen unterworfen sind, ist es üblich, den aus solchen Daten abgeleiteten Ergebnissen Vertrauensgrenzen zuzuordnen. Man definiert einen 95%Vertrauensbereich einer statistisch variablen Größe als den Bereich, der sich durch Multiplikation der Standardabweichung mit dem Faktor 1,96 unterhalb und oberhalb des errechneten Mittelwertes ergibt. Unter Ausschluß von systematischen Fehlern bedeutet das, daß dieser Bereich den wahren Wert (d.h. den Wert, den man aus einer viel größeren Zahl von Beobachtungen gewinnen würde) mit 95%Wahrscheinlichkeit enthält. Wir haben in den Tabellen 3 und 4 die Grenzen des 95%Vertrauensbereichs der ermittelten Risikowerte in Klammern angegeben.

Diskussion der Ergebnisse

1. Das auf Lebenszeit zu erwartende strahlenbedingte Krebsrisiko für einen Organdosisbereich von zirka 1 - 40 cSv (rem) wurde für die T65DR-Dosimetrie auf 26 und für die DS86-Dosimetrie auf 24 zusätzliche Krebsfälle pro 10 000 Personen, die je einer Dosis von 1 cSv (rem) über der natürlichen Strahlenbelastung ausgesetzt waren, berechnet. Diese Werte beruhen einzig auf den von der RERF veröffentlichten Krebsmortalitätsdaten. Eine unabhängige Analyse des gleichen Datenmaterials gab übereinstimmende Ergebnisse [7,8]. RERF-Wissenschaftler haben mehrere Analysen der gleichen Daten veröffentlicht, die in 2 Hauptpunkten von unseren abweichen [19,20,25]:

a. sie haben die unkorrigierte, sogenannte 0-Gruppe, die ein beträchtliches statistisches Gewicht besitzt, als Referenzgruppe mit einbezogen;

b. sie haben sich nicht auf die niedrigsten Dosisgruppen beschränkt; dies führt bei der beobachteten Nichtlinearität bei höheren Dosen zur Verringerung der mittleren Neigung der Dosiseffektkurven.

Die aus jenen Analysen hervorgehenden Werte liegen alle unter den von uns berechneten. Sie fallen jedoch noch innerhalb des 95%Vertrauensbereichs (Tabelle 4). Um die neuen von RERF ermittelten Risikowerte an frühere offizielle Analysen [1,9,29] anzupassen, wurden Korrekturfaktoren für den Niedrigdosisbereich herangezogen [19,20], die auf den bereits erwähnten und früher notwendigen Extrapolationshypothesen beruhen. Dafür gab es aber keine epidemiologische Basis. Die Hypothesen sind mit den heute vorhandenen Daten der Überlebensstudie unvereinbar. Die Reduktionsfaktoren gehören jedoch der Geschichte an, und es gibt für sie heute keine wissenschaftliche Basis mehr.

2. Das aus den epidemiologischen Daten der Atombombenüberlebenden direkt gewonnene strahlenbedingte Krebsrisiko im Niedrigdosisbereich liegt mindestens um einen Faktor 10 über den Werten, die von internationalen Strahlenschutzkom-

missionen unter Annahme verschiedener Extrapolationsmodelle abgeleitet wurden (Tabelle 4) [1,9,29].

Auf Unterschätzung des strahlenbedingten Krebsrisikos durch offizielle Strahlenschutzkommissionen wird seit einiger Zeit von verschiedenen Seiten hingewiesen [7,8,16,17,22,24]. Auch Experten, die den Strahlenschutzkommissionen nahe stehen, haben in jüngster Zeit darauf hingewiesen, "... daß sich die Risikoschätzungen für die Strahlenkarzinogese ... um einen Faktor zwischen 3 und 10 erhöhen werden" [10].

Das BEIR-Commitee und die ICRP bereiten zur Zeit eine Neubewertung des Strahlenrisikos vor. Die Veröffentlichungen ihrer Befunde werden jedoch noch einige Zeit auf sich warten lassen. Für die Umsetzung dieser Erkenntnisse in neue Strahlenschutzrichtlinien werden ebenfalls noch einige Jahre vergehen.

3. Auch an anderen größeren Bevölkerungsgruppen, die ausschließlich niedrigen Dosen ausgesetzt waren, wurden epidemiologische Untersuchungen durchgeführt. Die sich ergebenden hohen Risikowerte wurden aber bisher zurückgewiesen, weil sie mit den damaligen zum allgemeinen Maßstab erhobenen Analysen der japanischen Überlebenden nicht vereinbar waren.

Heute stimmen diese Risikowerte mit den neuen Erkenntnissen aus den japanischen Daten innerhalb der vorausgesetzten statistischen Vertrauensgrenzen gut überein.

Die Werte für das Krebsrisiko (einschließlich Leukämie), das bei in utero röntgenbestrahlten Kindern gefunden wurde [6,12,14] und das unter den Arbeitern der Kernwaffenproduktionsanlagen in Hanford ermittelt wurde [3,5,13,27,28], dürfen für die Strahlenrisikoabschätzung nicht mehr ignoriert werden. Sie sind aus diesem Grund auch in der Tabelle 4 aufgelistet, obwohl sie wegen der unterschiedlichen Methodik nicht direkt vergleichbar sind.

4. Bei einer nichtlinearen Regressionanalyse der Überlebensdaten von 1950-1982 und 1950-1985, unter spezieller Berücksichtigung der Niedrig-Dosis-Gruppen, fand Gofman eine besonders im unteren Dosisbereich sich bemerkbar machende supralineare (convexe) Dosisabhängigkeit der Krebsmortalität [7,8]. Hiernach wäre der Anstieg des Krebsrisikos pro Dosiseinheit im Bereich von wenigen cSv (rem) erheblich größer als bei Dosen über 20 cSv (rem). Wir haben deshalb mit unserer vereinfachten Auswertemethode die Veränderung des Risikos pro Dosiseinheit in Abhängigkeit von der Dosis für die zuverlässigsten Daten (1950-1985, DS86) ermittelt.

Wenn man die Zunahme der Krebsmortalität für die kombinierte "50-199 rad"-Dosisgruppe (zur Minimalisierung statistischer Schwankungen) mit der mittleren Organdosis von 92 cSv (rem) bestimmt und mit dem entsprechenden Wert der "1-9 rad"-Gruppe (mittlere Organdosis von 2 cSv) vergleicht, so findet man für die mittlere Neigung der Dosis-Effekt-Kurve für den Dosisbereich von 2-93 cSv den Wert von 10,9 (7,6 - 14,3). Das bedeutet im Mittel 10,9 zusätzliche Krebstote pro

10^4 Personen cSv in guter Übereinstimmung mit den stark zu den hohen Dosen gewichteten Analysen der RERF. Diese überraschende "konvexe" Nichtlinearität stimmt nicht mit der von BEIR III angenommenen linear-quadratischen (konkaven) Kurve [30] überein und muß bei zukünftigen Untersuchungen mit erweitertem und damit statistisch verbessertem Datenmaterial und unter Einbeziehung von Korrekturen von Alters- und Geschlechtsverteilung weiter überprüft werden.

Dieser bereits bei den Hanford-Untersuchungen vermuteten Nichtlinearität [13], die den niedrigen Dosen ein höheres Risiko pro Dosiseinheit zuschreibt, würde eine wichtige Bedeutung bei der Neubewertung des Strahlenschutzes im Bereich kleiner Dosen zukommen.

Schlußfolgerung

Das strahlenbedingte Krebsrisiko, das den gültigen Strahlenschutzbestimmungen zugrunde liegt, ist als Folge der neuesten epidemiologischen Daten etwa 10-mal höher als bisher vermutet wurde.

Diese Tatsache hat weitreichende Konsequenzen für eine zuverlässige Abschätzung der möglichen Gesundheitsgefährdung durch die Wiederaufarbeitung von Reaktorbrennelementen, die Endlagerung radioaktiven Abfalls und die Freisetzung von Spaltstoffen bei Kernreaktorunfällen. Ähnliches gilt natürlich auch für Nutzen-Risiko-Überlegungen bei der technischen und medizinischen Anwendung von Röntgenstrahlen und Radioisotopen.

Ganz wesentlich für die Formulierung der bisher gültigen Strahlenschutzvorschriften war das Bemühen, mit der damals neu entstehenden Nukleartechnologie einen Industriebereich zu schaffen, dessen Risiken für die Betroffenen vergleichbar sein sollte mit den gesellschaftlich akzeptierten Risiken der als sicher geltenden Industriezweige. Auf keinen Fall sollte den Menschen durch die Nuklearindustrie größere Risiken zugemutet werden dürfen. Wenn man an diesem Grundkonzept festhalten will, dann muß angesichts des neuen offiziellen Datenmaterials der Atombombenopfer in Japan eine grundlegende Revision der Strahlenschutzgesetzgebung durchgeführt werden. Eine solche Neuorientierung wäre allein schon wegen der Tatsache, daß die Risiken in den normalerweise sicheren Industriebereichen in den zurückliegenden 30 Jahren seit der ersten Formulierung der Strahlenschutzverordnungen erheblich reduziert wurden, dringend geboten.

Literatur

1. Biological Effects of Ionizing Radiation (BEIR III): The Effects on Populations of Exposure to Low Levels of Ionizing Radiation. Washington, DC: National Academy Press, 1980

2. Ellett WH (ed.), An Assessment of the New Dosimetry for A-bomb Survivors. Washington DC: National Academy Press, 1987: Chapter 6, p. 43.25. Fletcher T, Kneale GW: Reanalysis of the Hanford Data. Progress Report (1987-1988). Three Mile Island Public Health Fund, Philadelphia, PA. TMI Public Health Fund, 1988: 12-55. unveröffentlicht.
3. Fletcher T, Kneale GW: Reanalysis of the Hanford Data. Progress Report (1987-1988). Three Mile Island Public Health Fund, Philadelphia, PA. TMI Public Health Fund, 1988: 12-55. unveröffentlicht.
4. Fry RJM, Sinclair WK: New Dosimetry of Atomic Bomb Radiations. The Lancet 1987 Oc.,10, 845-848.
5. Gilbert ES, Petersen GR, Buchanan JA: Mortality of Workers at the Hanford Site: 1945-1981. Health Phys. 1989, 56, 11-25.
6. Gilman EA, Kneale GW, Knox EG, Stewart AM: Pregnancy X-Rays and Childhood Cancers: Effects of Exposure Age and Radiation Dose. J. Radiol. Pro. (GB) 1988, 8(1), 3-8.
7. Gofman JW: Das Krebsrisiko unter den Überlebenden der Atombombenabwürfe auf Grund der "alten" und "neuen" Dosimetrieberechnungen. In: Köhnlein W, Traut H, Fischer M (eds.), Die Wirkung niedriger Strahlendosen, Berlin-Heidelberg: Springer-Verlag, 1989: 57-73.
8. Gofman JW: Warning from the A-bomb Study about Low and Slow Radiation Exposures. Health Phys. 1989, 56, 117-118.
9. International Commission on Radiological Protection: Recommendations of the ICRP, Publication 26. Oxford: Pergamon, 1977.
10. Kellerer AM: Die neue Bewertung der Strahlenrisiken: Folgerungen aus der Revision der Dosimetrie in Hiroshima und Nagasaki. In: Köhnlein W, Traut H, Fischer M (eds.), Die Wirkung niedriger Strahlendosen, Berlin-Heidelberg. Springer-Verlag, 1989: 37-56.
11. Kerr GS. Organ Estimates for Japanese Atomic Bomb Surviviors. Health Phys. 1979, 37, 487 508.
12. Kneale GW, Stewart AM: Pre-Natal X-Rays and Cancer: Further Tests of OSCC Data. Health Phys. 1986, 51, 369-376 und 1987, 53, 200.
13. Kneale GW, Mancuso TF, Stewart AM: Hanford Radiation Study III: A Cohort Study of the Cancer Risks from Radiation to Workers at Hanford (1944-1977 Deaths) by the Method of Regression Models in Life-Tables. Brit. J. Industrial Med. 1981, 38, 156-166.
14. Knox EG, Kneale GW, Gilman EA: Prenatal Irradiation and Childhood Cancer. J. Soc. Radiol. Prot. (GB) 1987, 7(4), 3-15.
15. Korrespondenz mit RERF Wissenschaftlern und JW Gofman
16. Morgan KZ: ICRP Risk Estimates:An Alternative View, in: Jones RR, Southwood R (eds.), Radiation and Health: The Biological Effects of Low-Level Exposure to Ionizing Radiation. Chichester (GB): John Wiley, 1987, 125-151.
17. Nussbaum RH: Zunahme des Strahlenrisikos bei niedrigen Dosen: Übereinstimmung zwischen bisher als unvereinbar bezeichneten Studien. In: Köhnlein W, Traut H, Fischer M (eds.), Die Wirkung niedriger Strahlendosen, Berlin-Heidelberg. Springer-Verlag, 1989:76-89.
18. Okajima S, Fujita S, Harley JH: Radiation Doses from Residual Activity. In: Roesch WC (ed.),U.S.-Japan Joint Reassessment of Atomic Bomb Radiation Dosimetry in Hiroshima and Nagasaki. Final Report. Hiroshima, Japan: Radiation Effects Research Foundation, 1987: 205-226.
19. Preston DL, Pierce DA: The Effect of Changes in Dosimetry on Cancer Mortality Risk Estimates in the Atomic Bomb Survivors. RERF Technical Reports TR 9-87, Hiroshima, Japan: Radiation Effects Research Foundation, 1987.
20. Preston DL, Pierce DA: The Effect of Changes in Dosimetry on Cancer Mortality Risk Estimates in the Atomic Bomb Survivors. Radiat. Research 1988, 114, 437-466.
21. Preston DL, Kato H, Kopecky KJ, Fujita S: Cancer Mortality Among A-Bomb Survivors in Hiroshima and Nagasaki, 1950-1982. Life Span Study Report 10, Part 1. RERF Technical Report TR 1-86. Hiroshima, Japan: Radiation Effects Research Foundation, 1986 und Radiat. Research 1987, 111, 151-178.
22. Radford EP: Recent Evidence of Radiation Induced Cancer in the Japanese Atomic Bomb Survivors, In: Jones RR, Southwood R (eds.), Radiation and Health: The Biological Effects of Low-level Exposure to Ionizing Radiation. Chichester (GB): John Wiley, 1987, 87-96.

23. Roberts L: Atomic Bomb Doses Reassessed. Science 1987, 238, 1649-1651.
24. Shapiro J: Radiation Protection: A Guide for Scientists and Physicians. Cambridge: Harvard University Press (1981).
25. Schmitz-Feuerhake I: Risikofaktoren für strahleninduzierte Krebserkrankungen im Niedrigdosisbereich. In: Köhnlein W, Traut H, Fischer M (eds.), Die Wirkung niedriger Strahlendosen. Berlin-Heidelberg: Springer-Verlag, 1989, 91-96.
26. Shimizu Y, Kato H, Schull WJ, Preston DL, Fujita S, Pierce DA: Comparison of Risk Coefficients for Site-Specific Cancer Mortality Based on the DS86 and T65DR Shielded Kerma and Organ Doses. Life Span Study Report 11, Part 1. RERF TR 12-87. Hiroshima, Japan: Radiation Effects Research Foundation, 1987.
27. Shimizu Y, Kato H, Schull WJ: Cancer Mortality in the Years 1950-1983 Based on the Recently Revised Doses (DS86). Life Span Study Report 11, Part 2 (RERF TR 5-88). Hiroshima, Japan: Radiation Effects Research Foundation, 1988.
28. Stewart AM, Kneale GW, Mancuso TF: The Hanford Data: A Reply to Recent Criticism. Ambio 1980, 9, 66-73.
29. Stewart AM: Mortality of Hanford Workers. Health Phys. 1989, 57, 939-841.
30. United Nations Scientific Committee on the Effects of Atomic Radiation: Sources and Effects of Ionizing Radiation. New York, NY: United Nations, 1977; United Nations Scientific Committee on Atomic Radiation. Genetic and Somatic Effects of Ionizing Radiation. New York, NY: United Nations, 1986.

KAPITEL III

Atomrecht in Judikative, Legislative und Exekutive

Niedrigdosisstrahlung und das Grundrecht auf Leben und körperliche Unversehrtheit

Alexander Roßnagel, Fachhochschule Darmstadt, Fachbereich für Sozial- und Kulturwissenschaften, Schöfferstraße 3, 6100 Darmstadt

Der folgende Beitrag will einige verfassungsrechtliche Grundlagen für die rechtliche Bewertung niedriger Strahlendosen klären. Detailfragen des Strahlenschutzrechts behandeln die folgenden Referate. Sich auf die verfassungsrechtlichen Grundlagen des Strahlenschutzes zu besinnen, gibt insbesondere die am 1. November 1989 in Kraft getretene "Zweite Verordnung zur Änderung der Strahlenschutzverordnung (StrlSchV)" [1] Anlaß: Denn die Aufgabe des Strahlenschutzes ist, das Grundrecht auf Leben und körperliche Unversehrtheit zu schützen. Ich werde daher im ersten Teil darstellen, welche Anforderungen an den Strahlenschutz diesem Grundrecht entnommen werden können, welchen Schutz es fordert und welche Risiken es zuläßt. Sodann werde ich am Beispiel der Strahlenbelastung der Bevölkerung in der Umgebung atomtechnischer Anlagen die wichtigsten Regelungen des Strahlenschutzrechts und das hinter ihnen stehende Schutzkonzept beschreiben und schließlich im dritten Teil einige Schlüsse für die verfassungsrechtliche Bewertung und das Verständnis der Strahlenschutzregeln ziehen.

Das Grundrecht auf Leben und körperliche Unversehrtheit

Das Recht auf Leben und körperliche Unversehrtheit schützt die körperliche Existenz und Integrität des Menschen. Deren rechtlicher Schutz durch Art. 2 Abs. 2 S. 1 GG wird in der Rechtsprechung des Bundesverfassungsgerichts - und auf diese beschränke ich die verfassungsrechtliche Darstellung - als "Höchstwert der Verfassung" anerkannt [2].

Das Grundrecht auf Leben und körperliche Unversehrtheit begründet in erster Linie ein Abwehrrecht. Es wehrt Eingriffe in den Schutzbereich des Grundrechts ab, durch die die biologisch-physische Existenz zerstört oder auf die Substanz des Körpers eingewirkt und seine Beschaffenheit verändert wird [3]. Eingriffe in dieses Recht sind nach Art. 2 Abs. 2 S. 3 GG nur möglich, wenn sie auf der Grundlage eines formellen Gesetzes erfolgen und das Prinzip der Verhältnismäßigkeit beachten.

Neben dem individuellen Abwehranspruch begründet Art. 2 Abs. 2 S. 1 GG auch die "Pflicht der staatlichen Organe, sich schützend und fördernd vor die darin genannten Rechtsgüter zu stellen" [4]. Aus dieser objektivrechtlichen Verpflichtung des Staates kann je nach Umständen ein subjektiver Schutzanspruch des einzelnen erwachsen. Ein solcher ist insbesondere dann anzunehmen, wenn der Staat durch die Genehmigung riskanter Tätigkeiten für diese Mitverantwortung übernommen hat [5].

Das Grundrecht auf Leben und körperliche Unversehrtheit schützt aber nicht nur vor Verletzungen, sondern will bereits auch Gefährdungen des Schutzgutes verhindern, sofern sie einer Verletzung gleichzuachten sind. Dabei wird die Trennlinie zwischen unbeachtlicher Gefährdung im Vorfeld des grundrechtlichen Schutzes und einer beachtlichen Rechtsgutsgefährdung durch einen "spezifischen Wahrscheinlichkeitsgrad gekennzeichnet"[6].

Diesen Gefährdungsschutz hat das Bundesverfassungsgericht hinsichtlich der Atomenergie weiter konkretisiert. Das Grundrecht auf Leben und körperliche Unversehrtheit nimmt zwar "keinen anlagenspezifischen Rest- oder Mindestschaden irgendwelcher Art in Kauf". Es läßt nach der Kalkar-Entscheidung allerdings atomrechtliche Genehmigungen auch dann zu, "wenn die Wahrscheinlichkeit eines künftigen Schadens nicht mit letzter Sicherheit auszuschließen ist". Das verbleibende Restrisiko darf den Betroffenen zugemutet werden. Denn für den Grundrechtsschutz soll genügen, "wenn nach dem Stand von Wissenschaft und Technik praktisch ausgeschlossen erscheint, daß solche Schadensereignisse eintreten werden. Ungewißheiten jenseits dieser Schwelle praktischer Vernunft haben ihre Ursachen in den Grenzen menschlichen Erkenntnisvermögens; sie sind unentrinnbar und insofern als sozialadäquate Lasten von allen Bürgern zu tragen" [7].

Das Maß der nach der praktischen Vernunft zu fordernden Sicherheit ist jedoch nach der Interpretation des Bundesverfassungsgerichts nicht statisch. Vielmehr soll die "in die Zukunft hin offene Fassung des § 7 Abs. 2 Nr. 3 AtG ... einen dynamischen Grundrechtsschutz" gewährleisten. "Mit der Anknüpfung an den jeweiligen Stand von Wissenschaft und Technik legt das Gesetz ... die Exekutive normativ auf den Grundsatz der bestmöglichen Gefahrenabwehr und Risikovorsorge fest. ... Nur eine laufende Anpassung der für eine Risikobeurteilung maßgeblichen Umstände an den jeweils neuesten Erkenntnisstand vermag ... dem Grundsatz einer bestmöglichen Gefahrenabwehr und Risikovorsorge zu genügen" [8].

Die Regelungen des Strahlenschutzrechts

Dies sind die Vorgaben, die nach der Rechtsprechung des BVerfG Art. 2 Abs. 2 S. 1 für eine Beurteilung der Risiken niedriger Strahlendosen zu entnehmen sind. Weder im Verfassungsrecht noch im Atomgesetz ist eine Bestimmung zu finden, "welches Restrisiko für die Erteilung einer Genehmigung noch hingenommen werden darf". Die geforderte "Dynamisierung des Rechtsgüterschutzes" soll daher vor allem dadurch erreicht werden, daß die Entscheidung über das jeweils zu duldende Restrisiko der Exekutive überlassen wird, "deren rechtliche Handlungsformen sie für die erforderliche Anpassung sehr viel besser ausrüsten als den

Gesetzgeber" [9]. Diese Entscheidung hat die Exekutive hinsichtlich der Umgebungsbevölkerung atomtechnischer Anlagen in den Immissionsgrenzwerten und den Emissionsregelungen der StrlSchV getroffen.

§ 45 StrlSchV setzt für die jährlich zulässige Strahlenbelastung des gesamten Körpers die Grenzwerte für die Abluft und das Abwasser jeweils auf 0,3 mSv fest. Außerdem werden für einzelne Organe weitere spezifische Grenzwerte vorgeschrieben. Diese Grenzwerte sind Planungswerte, keine unmittelbar meßbaren Größen. Sie beschreiben den zulässigen Höchstwert pro Standort, nicht pro Anlage. Sie sind unter Einbeziehung bestehender Vorbelastungen für jeden Einwirkungsort einzuhalten und demgemäß für die ungünstigsten Einwirkungsstellen zu berechnen [10].

Das Gebot des § 28 Abs. 1 Nr. 2 StrlSchV, jede Strahlenexposition auch unterhalb der Grenzwerte so gering wie möglich zu halten, schließt allerdings einen Anspruch des Betreibers, Grenzwerte auszuschöpfen, aus. Er hat - auch wenn die von ihm verursachten ionisierenden Strahlen nicht stärker auf einen menschlichen Körper einwirken können, als dies in den Grenzwerten festgelegt ist - seine Radionuklidabgabe an der Emissionsquelle so weit zu reduzieren, wie dies nach dem Stand von Wissenschaft und Technik und den Umständen des Einzelfalles möglich ist. Das Gebot zur Strahlenminimierung steht als Emissionsschutzpflicht daher selbständig neben der Immissionsschutzverpflichtung zur Einhaltung der Grenzwerte. Im Verhältnis zueinander ist für die Entscheidung zwischen zulässiger und unzulässiger Strahlenbelastung primär von dem Gebot der Strahlenminimierung und nicht von den Dosisgrenzwerten auszugehen. Die Grenzwerte stellen danach vor allem einen Orientierungsmaßstab für das Verständnis des Grundsatzes "so gering wie möglich" dar [11].

Die Dosisgrenzwerte haben drittschützenden Charakter, weil sie zum Schutz des einzelnen erlassen wurden. Danach kann der Betroffene eine Überschreitung der Grenzwerte als Rechtsverletzung gerichtlich verhindern. Dagegen vermittelt nach heute herrschender Rechtsprechung das Strahlenminimierungsgebot keinen Drittschutz [12]. Die Minimierung der Strahlenbelastung erfolgt in diesem Konzept ausschließlich im Interesse der Allgemeinheit und nicht im Interesse des einzelnen. Diese Differenzierung im Rechtsschutz hat zur Folge, daß Verletzungen des Minimierungsgebots sanktionslos bleiben. Dadurch wird der Vorrang der Strahlenminimierung vor der Einhaltung der Dosisgrenzwerte in der Praxis stark relativiert. Bleibt die Strahlenbelastung unterhalb der Grenzwerte, sind ihr die Bürger ausgesetzt, ohne rechtlich darauf Einfluß nehmen zu können, ob und in welchem Maße mögliche Verringerungen erfolgen.

Das Strahlenschutzkonzept aus verfassungsrechtlicher Sicht

Wie sind diese Strahlenschutzregeln gegenüber den Anforderungen des Grundrechts auf Leben und körperliche Unversehrtheit zu rechtfertigen? Unter der Vielzahl möglicher Untersuchungsaspekte sollen im folgenden einige wichtige

Details ausgewählt und die Frage in dreierlei Hinsicht konkretisiert werden: Inwieweit ist die Festlegung von Dosisgrenzwerten mit dem Schutz des Grundrechts auf Leben und körperliche Unversehrtheit zu vereinbaren? Welche Anforderungen an das Strahlenschutzkonzept ergeben sich aus dem Gebot eines "dynamischen Grundrechtsschutzes"? Und schließlich: inwieweit ist den Strahlenschutzregeln drittschützende Wirkung zuzuerkennen?

Das erste verfassungsrechtliche Bewertungsproblem sind die grundrechtlichen Anforderungen an die Festsetzung von Grenzwerten. Verfassungsrechtlich unbedenklich wären Grenzwerte, wenn sie exakt den Schutzbereich des Grundrechts auf Leben und körperliche Unversehrtheit kennzeichnen würden. Denn dann wäre § 45 StrlSchV lediglich eine Konkretisierung des verfassungsrechtlich Gebotenen. Ein solches Verständnis der Grenzwerte entspricht auch der derzeit herrschenden Rechtsprechung: Die Grenze der erforderlichen Vorsorge und damit zugleich des Schutzbereichs des Grundrechts auf Leben und körperliche Unversehrtheit werde durch die Grenzwerte des § 45 StrlSchV beschrieben [13].

Ein solches Verständis der Grenzwerte widerspricht jedoch den naturwissenschaftlichen Erkenntnissen über die Wirkung radioaktiver Expositionen. Danach kann kein Schwellenwert angegeben werden, unterhalb dem keine Gesundheitsgefahr besteht [14]. Vielmehr ist das Risiko auch kleiner Strahlendosen stochastisch: Die Dosis beeinflußt die Wahrscheinlichkeit eines Gesundheitsschadens, nicht jedoch dessen Umfang. Auch die geringfügige Bestrahlung einer einzelnen Zelle könnte - wenn auch mit relativ niedriger Wahrscheinlichkeit - eine Erkrankung an Krebs oder Leukämie verursachen. Die für niedrige Dosen bestehenden Nachweisschwierigkeiten, ob eine konkrete Krankheit durch bestimmte radioaktive Emissionen verursacht worden ist, "ändern nichts daran, daß die Abgabe eines radioaktiven Stoffes im Rechtssinne eine Ursache für die Schäden setzt, die von den von diesem Stoff ausgehenden Strahlen irgendwo und irgendwann ausgelöst werden" [15]. Strahlenschutzgrenzwerte sind daher keine Schwellenwerte, die eine Schädlichkeitsgrenze beschreiben, sondern nur Zumutbarkeitswerte, also Werte, die bestimmen, welches Schadensrisiko dem einzelnen angesichts der erhofften Vorteile der Atomenergienutzung zugemutet werden kann.

Die Grenzwerte des § 45 StrlSchV sind somit nicht identisch mit der Grenze des Schutzbereichs von Art. 2 Abs. 2 S. 1 GG. Wie aber läßt sich dann ein solcher Zumutbarkeitswert begründen? Er wird heute mit der Schwankungsbreite der natürlichen Strahlenbelastung gerechtfertigt [16]. So stellt etwa das Bundesverwaltungsgericht fest, das mit dem Grenzwert verbundene Risiko "ist kleiner als das mit der natürlichen Strahlenbelastung verbundene, dem jeder einzelne vom Beginn seines Lebens an unentrinnbar ausgesetzt ist ... Es brauchte daher nach den Maßstäben der praktischen Vernunft nicht mehr in Rechnung gestellt zu werden" [17].

Mit dieser "ontologischen" Begründung ist aber noch nicht die Frage beantwortet, wieso der Betroffene nun zusätzlich zu der natürlichen Strahlenbelastung zwangsweise eine weitere Strahlenexposition zu dulden hat. Keine Antwort auf diese Frage enthält der Hinweis [18] auf die Kalkar-Entscheidung des Bundesverfassungsgerichts, nach der ein gewisses, an den Maßstäben der praktischen Vernunft zu messendes Restrisiko verfassungsrechtlich hinzunehmen ist. Denn diese Duldungspflicht wird letztlich aus der "Grenze des menschlichen Erkenntnisvermögens" gerechtfertigt [19]. Die Strahlenrisiken jenseits der Dosisgrenzwerte sollen jedoch geduldet werden, nicht weil ihr Gesundheits- und Lebensrisiko noch nicht erkannt worden wäre, sondern weil ihre Beseitigung oder wesentliche Reduzierung einen wirtschaftlichen Betrieb atomtechnischer Anlagen verhindern würde [20].

Diese Abwägung und damit die Pflicht zur Duldung der Strahlenbelastung könnte nur durch mögliche Vorteile der Atomenergienutzung für die Allgemeinheit - vor allem durch Reduzierung bestehender anderer Risiken - gerechtfertigt werden. Nach dem Prinzip der Verhältnismäßigkeit, insbesondere dem Gebot, die Beeinträchtigung von Grundrechten auf das unbedingt erforderliche Maß zu begrenzen, wäre daher zu fragen, ob diese angestrebten Allgemeininteressen - z.B. die Versorgung der Bevölkerung mit ausreichender Energie - nicht mit gleicher Effektivität auch mit Mitteln erreicht werden könnten, die das Grundrecht auf Leben und körperliche Unversehrtheit weniger belasten [21]. Diese Feststellung - zu der nur der Gesetzgeber, nicht aber der Verordnungsgeber zuständig ist - fehlt aber.

Das zweite verfassungsrechtliche Bewertungsproblem betrifft die Frage, inwieweit ein dynamischer Grundrechtsschutz im Strahlenschutz verwirklicht ist. Das Bundesverfassungsgericht hält die Risiken nur dann für tragbar, wenn der grundrechtliche Schutzanspruch mit der Grenze des menschlichen Erkenntnisvermögens wächst. Dieser "dynamische Grundrechtsschutz" wird dadurch gewährleistet, daß § 7 Abs. 2 Nr. 3 AtG den Staat und die Betreiber atomtechnischer Anlagen dazu verpflichtet, ihre Vorsorge gegen Schäden dem jeweiligen Stand von Wissenschaft und Technik anzupassen. Der rechtliche Maßstab für das Erlaubte oder Gebotene wird hierdurch an die Front des wissenschaftlichen Fortschritts vorverlagert. Das Risiko der Unwissenheit ist nur erträglich, wenn neue Erkenntnisse auch zu entsprechenden Handlungspflichten der Betreiber führen.

Der Forderung eines dynamischen Grundrechtsschutzes dürfte allerdings die Novellierungspraxis im Strahlenschutzrecht nicht gerecht werden, wie sie etwa von Bischoff beschrieben wird: "Dieses ständige Novellierungsverfahren geht regelmäßig von den Empfehlungen der internationalen Strahlenschutzkommission (ICRP) aus, also von einer privaten, nichtstaatlichen internationalen Organisation. Sie werden regelmäßig von den staatlichen internationalen Organisationen, die auf dem Gebiet des Strahlenschutzes tätig sind, wie der internationalen Atomenergie-Organisation (IAEO), der Weltgesundheitsorganisation, der Kernenergie-Agentur der OECD und den Europäischen Gemeinschaften, übernommen und werden sodann ganz oder teilweise und mit Modifikationen durch die nationalen Gesetzgebungen übernommen. ... Dieser Transformationsprozeß dauert in der Regel mehrere Jahre, bisweilen auch über ein Jahrzehnt, wobei während dieses Verfahrens die Diskussionen über Änderungen und Weiterentwicklungen auf internationaler Ebene aufgrund neuerer wissenschaftlicher Erkenntnisse oder technischer Erfahrungen weitergehen und zu neuen internationalen Empfehlungen und Richtlinien führen"[22]. Wenn die StrlSchV regelmäßig etwa ein Jahrzehnt hinter den neuesten wissenschaftlichen Erkenntnissen herhinkt und vor einer Novellierung erst das Aushandeln von Grenzwertempfehlungen in internationalen Gremien abgewartet wird, ist dies mit einem "dynamischen Grundrechtsschutz", wie ihn das Bundesverfassungsgericht versteht, nicht vereinbar.

Ein solches Verfahren führt notwendigerweise zu unzureichenden Schutzstandards. So legen beispielsweise neueste Untersuchungen aus Hiroshima und Nagasaki durch die Radiation Effects Research Foundation nahe, daß die Krebsrisikoannahmen der Internationalen Strahlenschutzkommission von 1977, daß nämlich bei einer Belastung von 10 mSv von einer Million Personen zusätzlich 100 Krebstote auftreten [23], um einen Faktor 6 bis 17 zu niedrig sind [24]. Dennoch hat die Novellierung der StrlSchV den alten Grenzwert von 0,3 mSv beibehalten. Wie verträgt sich dies mit der Forderung nach einem dynamischen Grundrechtsschutz? Danach müßten die Erkenntnisse von der Front des wissenschaftlichen Fortschritts unmittelbar in das rechtlich Gebotene inkorporiert werden. Vom eigenen Regelungsziel her müßte der Verordnungsgeber jedenfalls auf diese neuen Erkenntnisse reagieren. Wenn sich herausstellt, daß die gleiche Strahlung 6 bis 17-mal belastender ist, als bisher angenommen, muß er, um das gleiche Maß an Zumutbarkeit zu erreichen, die Grenzwerte um die gleiche Größenordnung reduzieren.

Da dies nicht erfolgt ist, stellt sich die Frage, welche Auswirkungen dieses Versäumnis des Verordnungsgebers hat. Den Schutzvorschriften der StrlSchV kommt nur dann verbindliche Wirkung zu, wenn sie den Anforderungen des Atomgesetzes genügen. "Entsprechen die Grenzwerte ... nicht dem Stand von Wissenschaft und Technik, so verstoßen sie gegen die in § 7 Abs. 2 Nr. 3 AtG enthaltene Genehmigungsvoraussetzung und sind daher insoweit unbeachtlich" [25].

Das dritte und letzte verfassungsrechtliche Bewertungsproblem betrifft die Verknüpfung von Grundrechtsschutz und Drittschutz. Da sie keine Schwellen-, sondern nur Zumutbarkeitswerte sind, können die Grenzwerte des § 45 StrlSchV nicht die Grenze des grundrechtlichen Schutzbereichs präzisieren. Die Festlegung eines solchen Grenzwerts kann daher nicht bedeuten, daß jenseits des Grenzwerts das Risiko als unbeachtlich oder aber wegen seiner Geringfügigkeit oder seiner geringen Wahrscheinlichkeit als grundsätzlich zumutbar zu gelten habe. Daher haben etliche Verwaltungsgerichte vor dem Stade-Urteil des Bundesverwaltungsgerichts festgestellt, daß der einzelne die Minimierung seiner Strahlenbelastung auch gerichtlich einfordern darf [26]. Denn eine Verringerung der radioaktiven Emissionen reduziert nicht nur das Risiko der Allgemeinheit, sondern zugleich das jedes einzelnen [27].

Das Strahlenminimierungsgebot entspricht in besonderem Maße dem "dynamischen Grundrechtsschutz" und dem "Maßstab praktischer Vernunft". Danach sind die Risiken der Strahlenbelastung akzeptabel, soweit sie jenseits des menschlichen Erkenntnisvermögens liegen. Sobald sie aber durch den Fortschritt der Wissenschaft bekannt werden, sind sie zu reduzieren. Dieser Minimierungsanspruch wird unmittelbar durch das Grundrecht auf Leben und körperliche Unversehrtheit gewährleistet. Dieses gibt dem Betroffenen einen Abwehr- und Schutzanspruch gegen Lebens- und Gesundheitsrisiken, die nicht mehr als sozialadäquate Last zu dulden sind. Der Minimierungsanspruch ist außerdem Ausdruck des Übermaßverbots. Das Grundrecht darf keinen Beeinträchtigungen ausgesetzt werden, die vermieden werden könnten [28]. Da § 28 Abs.l Nr. 2 StrlSchV nur die verordnungsrechtliche Ausprägung dieser verfassungsrechtlichen Vorgabe ist, muß er als Schutznorm für diesen grundrechtlichen Anspruch angesehen werden. Das Gebot zur Minimierung der Strahlenbelastung ist daher drittschützend und von den betroffenen Bürgern einklagbar.

Literatur

1. BGBl I, S. 1321.
2. BVerfGE 39, 1 (42); 46, 160 (164); 49, 24 (53).
3. S. BVerfGE 56, 54 (73).
4. BVerfGE 39, 1 (42); 46, 160 (164); 49, 24 (53); 53, 30 (57).
5. S. hierzu z.B. BVerfGE 53, 30 (58).
6. S. BVerfGE 51, 324 (347,349); 49, 89 (141); 66, 39 (58).
7. BVerfGE 49, 89 (136 ff., 143).
8. BVerfGE 49, 89 (139).
9. BVerfGE 49, 89 (138 ff.).
10. S. hierzu BVerwGE 61, 256 (264).
11. S. z.B. OVG Münster, ET 1975, S. 224; s. hierzu allgemein BVerwGE 72, 300 (315).
12. S. z.B. BVerwGE 61, 256 (267); OVG Lüneburg, ET 1982, S. 595; s. dagegen aus der früheren Rspr. z.B. OVG Münster, ET 1975, S. 223; OVG Lüneburg, DVBI 1978, S. 69, die dem Strahlenminimierungsgebot drittschützenden Charakter zuerkannten.
13. So z.B. BVerwGE 61, 256 (263, 264, 267); 72, 300 (319); OVG Münster, ET 1975, S. 244; OVG Lüneburg, DVBI 1979, S. 689; ET 1983, S. 684; NVwZ 1987, S. 76.
14. So auch BVerwGE 61, 256 (266).
15. OVG Lüneburg, ET 1978, S. 50; s. hierzu auch A. Roßnagel, Grundrechte und Kernkraftwerke, Heidelberg 1979, S. 86 ff.
16. S. z.B. die amtliche Begründung zur StrlSchV 1977, BR-DrS 375/76, S. 12.
17. BVerwGE 6l, 256 (265).
18. S. z.B. BVerwGE 61, 256 (263).
19. VerfGE 49, 89 (143).
20. S. hierzu ausführlich A. Roßnagel, Rechtliche Risikosteuerung, in: ders. (Hrsg.), Recht und Technik im Spannungsfeld der Kernenergiekontroverse, Opladen 1984, S. 204 ff. mwN; H. Hofmann, Atomenergie und Grundrechte, ebenda S. 61.
21. S. hierzu näher A. Roßnagel (Fn 15), S. 57 ff.; H. Hofmann, Atomgesetz und Recht auf Leben und Gesundheit, BayVBl 1983, S. 36: P. Saladin, Kernenergie und Verfassungsstaat, in: A. Roßnagel (Hrsg.), Recht und Technik im Spannungsfeld der Kernenergiekontroverse, Opladen 1984, S. 49; G. Winter/R. Schäfer, Zur richterlichen Rezeption natur- und ingenieurwissenschaftlicher Voraussagen über komplexe technische Systeme am Beispiel von Kernkraftwerken, NVwZ 1985, S. 707; W. Renneberg, Der "Stand der Wissenschaft" und die "Schadensvorsorge" im

atomrechtlichen Genehmigungsverfahren, ZRP 1986, S. 164; BVerwGE 72, 300 (318) verortet solche Abwägungen in den Bereich des nicht drittschützenden behördlichen Ermessens.

22. W. Bischof, Das aktuelle Strahlenschutzrecht, atw 1988, S. 527.
23. ICRP, Empfehlungen der Internationalen Strahlenschutzkommission, ICRP- Heft 26, deutsche Ausgabe, Stuttgart 1978, S. 18.
24. S. z.B. D. L. Preston et al., The Effects of Changes in Dosimetry in Cancer Mortality Risk Estimates in the Atomic Bomb Survivers, RERF TR- 9-87, Hiroshima 1987; Y. Shimuzu et al., Life Span Study Report 11, Part 1, Comparison of Risk Coefficients for Site-Specific Cancer Mortality Based on the DS86 and T65DR Shielded Kerma and Organ Dosis, RERF TR-12-87, Hiroshima 1987; M. Schmidt, Die neuen Ergebnisse aus Hiroshima und Nagasaki über das strahleninduzierte Krebsrisiko, Heidelberg 1989, S. 27 sieht eine Unterschätzung um den Faktor 9 bis 10; s. hierzu auch R. Scholz, Das 30 Millirem-Konzept, Heidenheim 1989.
25. R. Kramer/G. Zerlett, Kommentar zur StrlSchV, 2. Aufl. Köln 1980, Einleitung S. 30.
26. S. z.B. OVG Münster, ET 1975, S. 223: OVG Lüneburg, DVBl 1978, S. 69; DVBl 1979, S. 686 und 695; VG Hannover DVBl 1978, S. 76.
27. S. z.B. OVG Lüneburg, DVBl 1979, S. 686, 689; s. hierzu auch A. Roßnagel (Fn 15), S. 89.
28. S. hierzu auch VGH Mannheim, DVBl 1976, S. 538, 543.

Atomrechtsetzung seit Tschernobyl

Gustav W. Sauer, Leiter der Abteilung Reaktorsicherheit im Ministerium für Soziales, Gesundheit und Energie des Landes Schleswig-Holstein

I come to bury Caesar,
not to praise him

W. Shakespeare
Julius Caesar, III/2

Es ist in letzter Zeit beinahe schon undenkbar, nicht mit Zitaten aus der Dichtkunst einzuleiten. Wenn über Atomrechtsetzungen seit Tschernobyl gesprochen werden soll, paßt Heine: "Denk ich an Deutschland in der Nacht, bin ich um den Schlaf gebracht" oder Shakespeare, der wohl Marcus Antonius hierzu sagen ließe: "Ich komme, um die Kernenergie zu begraben, nicht um sie zu preisen", wobei uns Shakespeare hierbei verschweigt, wer der meuchelnde Brutus ist und ob der nämliche ein ehrenwerter Mann sei.

Diese persönliche Standortbestimmung ruft sogleich nach einer Begründung. Demnach wird zu zeigen sein, daß die Bundesregierung ungeniert den Förderzweck gegenüber dem Schutzzweck des § 1 AtG präferiert, für sie also gilt: Wirtschaftlichkeit vor Sicherheit, und zwar auch in Bereichen, die weder Zukunft noch Wirtschaftlichkeit der Kernenergie berühren.

1. Gesetz zum vorsorgenden Schutz der Bevölkerung gegen Strahlenbelastung - Strahlenschutzvorsorgegesetz (StrVG) vom 19.12.1986 [1]

Zunächst zum Namen, um Sinn und Zweck dieses Gesetzes zu erfahren. Allein das Wort "Strahlenschutz" verweigert uns die Sinnfindung. Soll vor den Strahlen oder sollen die Strahlen selbst geschützt werden? Wofür die Vorsorge? Schließlich wird unsere Konfusion nicht durch das Wort "Gesetz" aufgelöst: Haben wir es also mit einem Gesetz zu tun, das Vorsorge *dagegen* trifft, *vor* den Strahlen zu schützen - dann wäre es ein Strahlenschadensicherstellungsgesetz -, oder trifft es Vorsorge, *die* Strahlen zu schützen - also ein Strahlenselbstschutzgesetz? Mithin, hätte Karl Marx über Strahlenschutz geschrieben, sagte er: "Der Strahlenschützer stutzt und denkt nach". Die Wortschöpfung "Strahlenschutzvorsorgegesetz" ist also vieldeutig und damit sinnlos.

Wer dies für Polemik hält, urteilt indessen vorschnell: wie jeder weiß, gibt der volle Name des Gesetzes Aufschluß darüber, was zwar gemeint ist, jedoch nicht eingehalten wird. Zeigen sollte dies, wie leichtfertig mit Gesetzeskürzeln verfahren wird.

1.1 **Historischer Ursprung:** Wenn schon die Wortschöpfung zu denken gibt, erst recht der Inhalt. Historisch besehen richtet es sich gegen das damalige "rot-grüne" Hessen und seine Informationspolitik [2]. Entsprechend schnell ist das StrVG auch in Bundestag und Bundesrat durchgepeitscht worden.

1.2 **Regelungsdefizite:** Im wesentlichen regelt das StrVG nichts, es ist ein Torso, der als äußere Klammer in §9 dem zuständigen Bundesminister die Empfehlungskompetenz für bestimmte Verhaltensweisen der Bevölkerung zuweist, wobei das Benehmen mit den Ländern hergestellt werden soll. Mit anderen Worten: Es ist ein Maulkorbgesetz, was freilich nur dann vonnöten ist, wenn etwas veröffentlicht werden könnte, was anderen schaden mag. Gemeint ist - wie schon gesagt - wohl eher der Schaden an der Kernenergie und nicht etwa der körperliche Schaden, der gemäß Art. 2 Abs. 2 Satz 1 GG grundrechtlich geschützt ist. Die gemäß § 6 normierten Dosiswerte für Lebensmittel belegen diese Vermutung (Tabelle 1)

Tabelle 1: Sekundäre Eingreifwerte gem. §6 StrVG (Basiswerte) bezogen auf gebrauchsfertige Lebensmittel (bei Lebensmittelkonzentraten oder Trockenprodukten sind die Eindickungsfaktoren zu berücksichtigen) [3]

Nuklidgruppe repräsentiert durch	Milch und Milchprodukte Bq/kg	andere wichtige Lebensmittel * bzw. Bq/l	Trinkwasser und Getränke
J-131	500	1 000	50
J-129**	6	50	5
Sr-90	50	300	40
Am-241	1	5	1
Cs-134/137	400	500	80

Innerhalb jeder Nuklidgruppe beziehen sich die Werte auf die gesamte Aktivität aller Nuklide der Gruppe. Jede Gruppe kann dann völlig unabhängig von den anderen Gruppen behandelt werden.

* bei J-131 nur Gemüse

** nur bei Unfällen in einer Wiederaufarbeitungsanlage von Bedeutung

Diese primären Eingreifwerte bewirken bei den unterstellten Verzehrmengen Organdosen von 50 mSv (5 rem) bzw. für Cs-134/137 eine effektive Dosis von 5 mSv (500 mrem). Theoretisch kann es dabei zu einer effektiven Dosis von mehr als 5 mSv kommen: durch eine vergleichende Betrachtung realistischer Kontaminationen soll dies jedoch ausgeschlossen sein [3]. Dennoch erscheinen diese Werte zu hoch, beispielsweise gemessen am hessischen Tschernobyl-Grenzwert für Milch von 20 Bq J-131 pro Liter [2].

Sind diese Eingreifwerte gem. § 6 StrVG schon zu hoch, müssen erst recht die entsprechenden Höchstwerte der EG auf Ablehnung stoßen (Tabelle 2).

Tabelle 2: EG-Höchstwerte für Nahrungs- und Futtermittel [4]

Nuklide	Nahrungsmittel für Säuglinge	Milcherzeugnisse	andere Nahrungsmittel, außer Nahrungsmittel von geringerer Bedeutung	flüssige Nahrungsmittel
	Bq/kg bzw. Bq/l			
Sr, insb. Sr-90	75*	125	750	25*
J, insb. J-131	150	500	2000	500
Alpha-Pu und Trans-Pu-Elemente, insb.Pu-239,Am-241	1	20	80	20
Alle Nuklide mit HWZ > 10 Tage, insb. Cs-134/137	400	1000	1250	1000

* Schreiben EG-Kommission an Rat vom 17.6.1988, COM (88) 293

Es zeigt sich, daß die EG-Höchstwerte die Eingreifwerte gem. § 6 StrVG im Mittel um das 2- bis 3-fache, in Einzelfällen um ein Mehrfaches überschreiten. Dies kann nun nicht von der Bundesregierung damit gerechtfertigt werden, indem auf das übergeordnete EG-Recht hingewiesen wird. Denn gemäß Art. 5 Abs. 2 der EG-VO 3954/87 "(können) auf Antrag eines Mitgliedsstaats oder der Kommission die ... festgesetzten Höchstwerte nach dem Verfahren des Art. 31 des Vertrages auf Vorschlag der Kommission an den Rat überprüft oder ergänzt werden". Ein solcher Antrag ist von Seiten der Bundesregierung bisher nicht gestellt worden.

1.3 **Strahlenrechtfertigung statt -minimierung:** Ferner entsteht auf Seiten der Bundesregierung Erklärungsbedarf, ob die EG-Höchstwerteregelung, "daß jede Strahlenexposition *so niedrig wie vernünftigerweise erreichbar* (ALARA:hvgh.durch den Autor) zu halten ist, wobei der Aspekt des Gesundheitsschutzes der Bevölkerung sowie wirtschaftliche und soziale Kriterien zu berücksichtigen sind", nicht mit dem Strahlenschutzgrundsatz kollidiert, gemäß § 28 Abs. 1 Nr. 2 StrlSchV "jede Strahlenexposition ... von Personen ... unter Beachtung des Standes von Wissenschaft und Technik und unter Berücksichtigung aller Umstände des Einzelfalls auch unterhalb der ... festgesetzten Grenzwerte *so gering wie möglich* (hvgh.durch den Autor) zu halten". Diese Kollision liegt aber vor: Das sogenannte ALARA-Prinzip der EG ist keineswegs dem deutschen "Strahlenminimierungsgebot" analog, zumal bei letzterem die Berücksichtigung aller Umstände des Einzelfalls gerade auf die *Ausnahme* hinweist und nicht wie beim ALARA-Konzept "vernünftigerweise" auf den *Regelfall*. Die in Tabelle 2 festgesetzten Höchstwerte mißachten offenkundig das Strahlenminimierungsgebot.

1.4 **Meßprogramm:** Wenigstens etwas regelt das StrVG, nämlich gemäß §§ 2 und 3 die Ermittlung der Radioaktivität in Luft, Niederschlägen sowie der Gamma-Ortsdosisleistung durch den Bund sowie der Radioaktivität in Lebens-, Genuß-, Arznei- und Futtermitteln, in Trink-, Grund- und Oberflächenwasser, in Abwässern, Klärschlamm, Boden und Pflanzen sowie Düngemitteln seitens der Länder.

1.5 **Fehlende Öffentlichkeit:** Was ist diese Aufteilung der Aufgaben jedoch wert, wenn es gleichzeitig keine Öffentlichkeit gibt: dies gilt auch für das in § 4 vorgesehene Informationssystem des Bundes, auf das die Länder direkt Zugriff haben werden. In Schleswig-Holstein geht es auch anders: beispielsweise erhalten die "*Eltern für unbelastete Nahrung e.V.*" in Kiel bestimmte Daten aus der behördlichen Kernreaktorfernüberwachung, so daß Geheimhaltungspflichten gemäß § 139 b Gewerbeordnung (GewO) nicht tangiert werden. Im übrigen mögen sich alle Betreiber beruhigen: Auch wenn irgendjemand geschützte Daten weitergäbe - um Mißverständnissen vorzubeugen: dies ist hier nicht der Fall -, würden die *Eltern für unbelastete Nahrung e.V.* sicherlich kein Kernkraftwerk bauen wollen: denn nur dies zu verhindern, ist ursprünglicher Zweck des § 139 b GewO, nämlich Unternehmen Wirtschaftsschutz zu geben. Der § 139 b GewO wird heute aber dahingehend instrumentalisiert, Informationen zu unterdrücken. Es ist daher zu begrüßen, daß dieser Paragraph in seiner Wirkung zum Atomgesetz endlich geändert werden soll [5].

2. Neufassung der Strahlenschutzverordnung vom 30.06.1989 [6]

Unzweifelhaft handelt es sich bei der Strahlenschutzverordnung (StrlSchV) um die atomrechtlich komplizierteste Materie. Es wäre im Rahmen dieser Abhandlung unmöglich, in die Einzelheiten zu gehen, und deshalb sollen lediglich das neu eingeführte Konzept der effektiven Äquivalentdosis und die Grenzwertproblematik angesprochen werden.

Zur Grundrechtsproblematik wird auf Alexander Roßnagel in diesem Tagungsband verwiesen.

2.1 **Die effektive Äquivalentdosis:** Die Bundesrepublik ist gemäß EURATOM-Vertrag verpflichtet, die EG-Richtlinie von 1980, ergänzt 1984 [7], in nationales Recht überzuführen. Damit steht auch die Übernahme des Konzepts der effektiven Äquivalentdosis an, das von der Internationalen Strahlenschutzkommission (ICRP-26) [8] entwickelt wurde. Grenzwertstruktur und -gefüge waren deshalb zu ändern. Vorher waren Grenzwerte auf die Ganzkörper- und Teilkörperbelastung bezogen. Das neue System der effektiven Äquivalentdosis ist ähnlich strukturiert, wenngleich an die Stelle der Ganzkörperexposition die effektive Äquivalentdosis tritt und die Teilkörperdosen durch Organdosen ersetzt werden. Indessen, "neu" ist dieses Konzept keineswegs, es stammt aus dem Jahr 1977: unzweifelhaft hat sich der Stand von Wissenschaft und Technik bis heute weiterentwickelt. Eine Anpassung ist nicht erfolgt, obgleich die Bundesregierung dies nicht zu begründen vermochte - im Gegenteil: die Vorschläge im Bundesrat wurden in den Wind geschlagen.

2.1.1 **Organ- und effektive Dosis** [9]: Die Grenzwerte für die effektive Äquivalent- und die Organdosis werden unterschiedlich normiert. Während nämlich die Organdosen *nicht-stochastisch* begründet werden, wird die effektive Äquivalentdosis *stochastisch* begründet. Die Organdosen D_i werden mit Wichtungsfaktoren w_i zu einer effektiven Äquivalentdosis D_{eff} aufsummiert, wobei die Wichtungsfaktoren sich aus den Mortalitätsrisiken für bestimmte Krebsarten ableiten; es gilt:

$$D_{eff} = \sum_{i=1}^{N} w_i D_i \quad \text{mit} \sum_{i=1}^{N} w_i = 1$$

mit N als Anzahl der dosisführenden Organe oder Gewebe.

Durch die stochastische Begründung der effektiven Äquivalentdosis erfolgt auch eine Änderung des Grenzwertcharakters. Während vorher die Dosisgrenzwerte im Sinne einer erlaubten Obergrenze wirkten, gelten sie nunmehr als untere Grenze der nicht mehr akzeptablen Strahlenexposition. Der Grenzwert trennt also nicht mehr den Bereich Gefahr/Nicht-Gefahr, sondern führt gewissermaßen eine Zumutbarkeitsgrenze ein, die ihrerseits - in Kenntnis, daß stochastische Schäden keine Schwellendosis haben - die Festlegung einer Zahl von "zumutbaren" Krebsfolgen für die Bevölkerung und die beruflich Strahlenexponierten bedeutet.

Wieviel zusätzliche Krebstote sind also zumutbar? Dabei ist völlig unbeachtlich, daß andere Bereiche sicherlich mehr Todesfolgen zu verantworten haben: durch

Hinweis darauf werden die der Kernenergie keineswegs geringer oder zumutbarer. Die Verfassung fordert aber die Strahlenminimierung; durch die Zumutbarkeit werden die Strahlenauswirkungen indessen nur gerechtfertigt, *ohne* minimiert zu werden. Gerade deshalb ist es erforderlich, zu einem dynamischen Strahlenschutz zu kommen, der eine laufende Grenzwertanpassung an den Stand von Wissenschaft und Technik gewährleistet. Nach den bisherigen Erkenntniszugewinnen über die biologische Wirkung von Strahlen kann kein Zweifel daran bestehen, daß Grenzwerte laufend gesenkt werden müssen, um Strahlenauswirkungen zu reduzieren.

2.1.2 **Wichtungsfaktoren:** Die Wichtung über das Mortalitätsrisiko negiert jedoch die Verfassungslage, denn gemäß Art. 2, Abs. 2, Satz 1 GG ist nicht nur das Leben, sondern gleichermaßen die körperliche Unversehrtheit zu schützen, d.h. auf jeden Fall muß die Morbidität oder die Krebsinzidenzrate zugrunde gelegt werden. Der oftmals gehörte Einwand, daß ohnehin die Summe der Wichtungsfaktoren gleich 1 sein müsse - eine mathematische Banalität sondergleichen -, greift hier nicht, denn die Inzidenzzahlen für bestimmte Organdosen unterscheiden sich von den entsprechenden Mortalitätszahlen. Dies gilt insbesondere für die Schilddrüse: weil nämlich der Therapieerfolg für Schilddrüsenkarzinome sehr hoch ist, ist die Mortalitätsrate - und folglich der Wichtungsfaktor - klein. Schilddrüsenkrebserkrankungen werden also dadurch zugemutet. Indessen, hohe Heilungschancen können das Grundrecht auf Leben und körperliche Unversehrtheit nicht ersetzen.

2.1.3 **Risikostreuung:** Die Summe der gewichteten Organdosen ergibt wie gesagt die effektive Äquivalentdosis, d.h. "die Begrenzung des Risikos (sollte) die gleiche sein, unabhängig davon, ob der Ganzkörper gleichförmig bestrahlt wird oder ob eine ungleichförmige Bestrahlung vorliegt" [10]. Risiken werden also "vergleichmäßigt" statt reduziert: auch dies ist verfassungsrechtlich bedenklich, denn die Grundrechte gelten individuell.

2.2 **Die Grenzwertproblematik:** Generell wird aus verantwortlicher Sicht vermißt, daß die Grenzwerte nicht reduziert wurden.

2.2.1 **Individual- und Kollektivdosisgrenzwert:** Es werden lediglich Individual-Dosisgrenzwerte vorgegeben, obwohl Art. 6 der EG-Richtlinie 1980 auch einen *Kollektivgrenzwert* zulassen würde. Damit wird davon Kredit genommen, daß zwar das individuelle Risiko gleichbleibt, obgleich im Kollektiv unter Umständen die "Opfer", nämlich stochastische Krebstote, statistisch untergehen. Es ist bezeichnend für die Denkweise der Nukleargemeinde, daß man darauf erst dann eingehen müsse, wenn diese stochastischen Langzeitschäden statistisch signifikant auftreten - auch dies eine völlige Verkennung des Verfassungsauftrages: ein Kollektivdosisgrenzwert ist deshalb unverzichtbar.

2.2.2 **Grenzwertfestlegung:** Die Grenzwerte bleiben im wesentlichen unberührt, wie der Grenzwert für die beruflich Strahlenexponierten: 5 rem = 0,05 Sv. Dabei ist im bundesdeutschen Organdosismodell schon von der ICRP - und zwar zu niedrigeren Organgrenzwerten - abgewichen worden. Dies führt dazu, daß die Strahlenexposition überwiegend durch die nicht-stochastischen Organdosen limitiert werden. In Zahlen: während im ICRP-Modell bei Inhalation (Ingestion) die Strahlenbelastung zu 90,4 (70,7) % durch den stochastischen Grenzwert limitiert wird, wird in der Novellierung der StrlSchV dieser Grenzwert nur zu 9,7 (2,2) % erreicht [11]. Das heißt, bevor die effektive Äquivalentdosis limitierend wird, wird die Organdosis ausgeschöpft und führt beispielsweise bei den beruflich Strahlenexponierten zur Entfernung aus dem Strahlenschutzbereich [12].

Positiv ist also: Das in der Novellierung gewählte Organgrenzwertsystem ist einerseits sogar schärfer als das der ICRP-26, greift andererseits zu kurz, weil die neuen Risikozahlen für die stochastischen Langzeitschäden aus der Hiroshima/Nagasaki-Dosisrevision [13] noch nicht beachtet wurden. Würde beispielsweise der Grenzwert für die beruflich Strahlenexponierten auf 1 rem/Jahr [14] reduziert, würde im übrigen auch der Limitierungsgrad, wie ihn die ICRP vorgesehen hatte, nämlich durch den stochastischen Grenzwert erreicht. Dem geänderten deutschen Modell mangelt es also an Konsistenz. Insoweit ist bedauerlich, daß in der Novellierung dieser Grenzwert trotz Mehrheitsvotum seitens der Bundesratsunterausschüsse nicht reduziert wurde, weil das Plenum des Bundesrates, in dem Berlin keine Stimme hat, sich dem Vorschlag der Bundesregierung angeschlossen hat.

2.2.3 **Lebenszeitdosis:** Unabhängig von allen Mängeln macht die Novellierung einen Schritt in die richtige Richtung; es wurde nämlich eine Lebenszeitdosis von 40 rem = 0,4 Sv eingeführt. Dieser Wert erscheint indessen willkürlich, denn bei seiner Ausschöpfung bedeutet dies ein Risiko von 2 % - für jeden 50. Bundesbürger -, *zusätzlich* an Krebs zu sterben [15]. Die Willkür zeigt sich daran, daß Strahlenbelastungen < 1 rem/Jahr in den kerntechnischen Anlagen im Mittel eingehalten werden: lediglich das Revisions-Fremdpersonal in Kernkraftwerken wird höher belastet.

Im übrigen zeigt sich auch ein Bruch in der Logik gegenüber dem Jahresgrenzwert: denn für ein Arbeitsleben von 40 Jahren führt dies geradewegs auf einen Jahresgrenzwert von 1 rem, und nicht 5 rem. Insoweit könnten die 40 rem schon in 8 Jahren ausgeschöpft werden.

Die analogen Schadensfolgen durch die Kollektivdosis treffen auch die Umgebungsbevölkerung, jedoch bei geringerem Individualrisiko in einem größeren Kollektiv.

2.3 **EG-Recht:** Noch ein Wort zur erforderlichen Überführung ins nationale Recht. Es ist jetzt schon ein beliebtes Spiel, daß die Bundesregierung sich auf die

EG beruft, wenn sie etwas "durchziehen", gleichwohl sich dafür nicht verantworten will. Es wäre ohne weiteres vertretbar - Art. 36 des EWG-Vertrages läßt ausdrücklich Ausnahmen u.a. "zum Schutz der Gesundheit und des Lebens von Menschen" zu -, die Übernahme der EG-Vorgaben für die StrlSchV zu verwehren: zumal es schon einen Präzedenzfall gibt: Auch das 30 mrem-Konzept weicht von der EURATOM-Norm mit 500 mrem deutlich ab, ohne daß die Bundesrepublik von der EG bisher gerügt worden wäre. Was hätte eine solche Rüge überhaupt für politische Folgen? Die Bundesregierung würde dafür gerügt, daß sie gegenüber der EG schärfere Sicherheitsbestimmungen und einen höheren Gesundheitsschutz gewährleistet wissen möchte. Indem die Bundesregierung sich einer solchen Rüge entzieht, trifft sie aber die Entscheidung: Wirtschaftlichkeit vor Sicherheit und Schadensvorsorge. (Wohl lohnt es sich aber, für die Reinheit deutschen Biers gegen die EG anzutreten.)

2.4 **Weiterer Änderungsbedarf:** Auf weitere Kritikpunkte kann hier verzichtet werden, da an anderer Stelle darauf eingegangen wird, ob beispielsweise

- das 30-mrem-Konzept noch tragbar ist,
- die Dosisfaktoren dem Stand von Wissenschaft und Technik entsprechen, ebenso wie die daraus abgeleiteten sekundären Grenzwerte der zulässigen Jahresaktivitätszufuhr,
- die Qualitätsfaktoren zur biologischen Wertigkeit der unterschiedlichen Strahlenarten nicht zu gering sind,
- die Berechnungsverfahren zur Ermittlung der Strahlenexposition für die Umgebungsbevölkerung (§45) oder beruflich Strahlenexponierten (§63) tragfähig sind,
- die Definition von radioaktiven Stoffen widerspruchsfrei ist etc.

3. Gesetz über die Errichtung eines Bundesamtes für Strahlenschutz vom 09. 10. 1989

Dieses Gesetz regelt als Artikelgesetz mehrere Rechtsmaterien und Folgeänderungen [16].

3.1 **Bundesamt für Strahlenschutz:** Die Bundesregierung mag sich eine neue Bundesoberbehörde schaffen. Indessen, Probleme sind wohl kaum durch neue Behörden gelöst worden: im Gegenteil, so besehen ist höchst zweifelhaft, ob beispielsweise diejenigen, die bisher für die Endlagerung radioaktiver Abfälle oder für die Strahlenhygiene zuständig waren, unter dem neuen Dach eines Bundesamtes für Strahlenschutz besser, schneller oder effektiver arbeiten werden oder können als bisher. Es hätte der Bundesregierung gut angestanden, sparsamer zu sein und erst existente Verwaltungen zu effektuieren, als neue zu schaffen und obendrein an anderer Stelle massive Einschnitte ins soziale Netz zu fordern.

Positiv ist die vorgesehene Überwachung der Dosisgrenzwerte mittels eines Dosisregisters. Dieses könnte dazu benutzt werden, ergebnisoffen die biologische Wirkung von radioaktiven Belastungen beispielsweise auf die beruflich Strahlenexponierten zu erforschen: "ergebnisoffen" muß aber bedeuten, daß das Dosisregister auch *allen* Wissenschaftlern offensteht.

3.2 **Umgehung der Sicherstellung von radioaktiven Abfällen durch den Bund**: In Art. 2 dieses Gesetzes findet sich der Offenbarungseid der Entsorgung [17].

In der Entstehungsgeschichte sah der § 9 a, Abs. 3, Satz 1 AtG von 1976 vor, daß "der Bund Anlagen zur *Sicherstellung* und zur *Endlagerung* radioaktiver Abfälle einzurichten (hat)". Gleichzeitig wurden solche Anlagen gemäß § 9 b AtG planfeststellungspflichtig, d.h. in einem solchen konzentrierenden Verfahren werden nicht nur atomrechtliche, sondern auch bebauungs-, wasserrechtliche Aspekte etc. gewürdigt.

Seit 1976 war damit der Wille des Bundesgesetzgebers offenkundig, daß er nicht nur die Verantwortung für die zwingend zu beseitigenden radioaktiven Abfälle übernehmen, sondern auch zwischen der (endgültigen) Endlagerung und der (vorherigen) Sicherstellung unterscheiden wollte. Noch im Entsorgungsbericht der Bundesregierung vom 24.08.1983 heißt es [18]: "Die Bundesregierung prüft derzeit Möglichkeiten, die Arbeiten im Bereich der Sicherstellung und Endlagerung radioaktiver Abfälle durch Stärkung der Physikalisch-Technischen Bundesanstalt ... *noch wirksamer* zu gestalten" (hvgh. durch den Autor). *Die Sicherstellung* umfaßt dabei die Lagerung beispielsweise bis zum Abklingen auf zulässige Werte (z.B. Tritium-, Krypton-Lager etc.) oder bis ein Endlager vorhanden ist, in dem radioaktive Abfälle (z.B. verglaste Spaltprodukte aus der Wiederaufarbeitung) endgelagert werden sollen.

Dieses "noch wirksamer" erschließt sich uns heute - nach sechs Jahren -, als Einrichtung eines Bundesamtes für Strahlenschutz, weil - so die Begründung - "die zunehmende Bedeutung aller mit der friedlichen Nutzung der Kernenergie zusammenhängenden Fragen eine *weitere Verbesserung* der Aufgabenwahrnehmung und eine eindeutige und nachvollziehbare Zuordnung von politischer und fachlicher Verantwortung erforderlich" macht (hvgh. durch den Autor).

"Noch wirksamer" und "weitere Verbesserung" bedeuten also nach dem neuen § 6, Abs. 3 AtG, daß *bestimmte radioaktive Abfälle nicht mehr in Anlagen des Bundes sichergestellt* werden sollen, sondern: "Sollen außerhalb der staatlichen Verwahrung Kernbrennstoffe in Form von bestrahlten Kernbrennstoffen oder verfestigten (oder flüssigen: 1. Entwurf, vom Bundestags-Umweltausschuß gestrichen: GWS) hochradioaktiven Spaltproduktlösungen aus der Aufarbeitung bestrahlter Kernbrennstoffe aufbewahrt werden, ist ... ein Anhörungsverfahren durchzuführen ...".

Mit anderen Worten: Hier wird eine artifizielle Alternative aufgebaut. Die verfestigten hochradioaktiven Spaltproduktlösungen, beispielsweise. Glaskokillen, brauchen nämlich *dann* nicht mehr nach einem Plan sichergestellt zu werden wie bisher, *wenn* vorher lediglich ein Anhörungsverfahren durchgeführt wird. Mit der gewählten Formulierung: "Sollen ..., ist ... durchzuführen" wird verschleiert, daß bei der Sicherstellung im Planfeststellungsverfahren ohnehin eine Öffentlichkeitsbeteiligung erfolgt.

3.3 **Maßnahmengesetz:** Die Intention zur Änderung freilich ist eine völlig andere: Weil nämlich die Bundesregierung es seit 1977 versäumt hat, ein Planfeststellungsverfahren nach § 9 b AtG einzuleiten, entsteht nun Zwang zum Handeln. Mit einer solchen "Maßnahme" setzt sich die Bundesregierung dem Vorwurf aus, durch ein solches - verfassungsrechtlich höchst bedenkliches - Maßnahmengesetz, Defizite im nachhinein gezielt beheben zu wollen [18a]. Denn es war seit langem bekannt, daß 1993 die ersten Glaskokillen zur Rücklieferung aus Frankreich anstehen.

3.4 **Einschränkung des Rechtschutzes:** Mit dieser Regelung umgeht die Bundesregierung aber auch die im Planfeststellungsverfahren darüber hinaus zu würdigenden Rechtsmaterien und beschränkt sie jetzt allein auf atomrechtliche Spezifika. Die Drittbetroffenheit der Bürger, in verwaltungsgerichtlichen Instanzen Rechte einzuklagen, wird weiter eingeschränkt, zumal nach § 9 b, Abs. 1 AtG *Errichtung und Betrieb* planfeststellungsbedürftig sind, nach dem neuen § 6, Abs. 3 AtG *nur noch der Betrieb* atomrechtlich genehmigungsbedürftig ist. Daß indessen die Privatisierung gemäß § 9 a, Abs. 3, Satz 2 AtG erfolgt, muß nicht überraschen angesichts der Erfahrungen, die die Bundesregierung mit "ihren Dritten" bisher machte (z.B.: Verzögerungen bei der Zwischen- und Endlagerung).

4. Richtlinie zur Kontrolle radioaktiver Abfälle mit vernachlässigbarer Wärmeentwicklung, die nicht an einer Landessammelstelle abgeliefert werden, vom 16. 01. 1989 [19]

Vorab ist der Form halber festzustellen, daß Richtlinien nicht rechtsetzend wirken: sie wirken nur verwaltungsintern zwischen beteiligten Behörden.

Der Atomskandal um Transnuklear und Mol hat gezeigt, daß Vorschriften umgangen werden können und wie leichtfertig mit radioaktiven Stoffen umgegangen werden kann.

Es war nun allen klar, daß dies nicht nochmal vorkommen durfte. Mit anderen Worten: Man versucht dies als Administrator - zu denen ich mich ja auch zähle oder zählen muß, je nachdem, was man mir abverlangt -, mit Erlässen, Richtlinien,

Verordnungen und Gesetzen zu regeln: im vorliegenden Fall als unverbindliche Richtlinie.

4.1 **Radioaktivitätsinventar vs. Wärmeentwicklung:** Zunächst fällt auf, daß die bisherige Dreieinigkeit von *schwach-* , *mittel-* und *hochaktiven* Abfällen zu einer Dichotomie von *wärmeentwickelnden* und *vernachlässigbar-wärmeentwickelnden* Abfällen schrumpfte. Dies liegt wohl daran, erstere im Salzstock Gorleben, letztere im Schacht Konrad endlagern zu wollen. Ferner muß überraschen, daß die Vorgaben der Richtlinie "von den Betroffenen (den Betreibern von kerntechnischen Anlagen: GWS) auf freiwilliger Basis durchgeführt werden sollen": in voller Kenntnis, daß Richtlinien keine Außenwirkung entfalten. Auffällig ist ferner die Inkonsistenz, daß im Errichtungsgesetz zum Bundesamt für Strahlenschutz der Begriff "hochradioaktiv" wieder benutzt wird.

4.2 **AVK:** Gemäß Nr. 2 dieser Richtlinie hat der Abfallverursacher durch eine Abfallflußkontrolle den Verbleib aller Abfälle zu erfassen, mit dem sogenannte Abfallfluß-Verfolgungs- und Produkt-Kontrollsystem (AVK). Damit soll eine lückenlose Kontrolle über Verbleib, Aggregatzustand, Lagerzeiten, Besitz etc. realisiert werden. Der Verursacher wird also in die Pflicht genommen: genau dies war ja beim Transnuklear-Skandal nicht gegeben.

4.3 **Vermischungsregel:** Das Problem an der Richtlinie ist jedoch die vergessene Intention: Gerade das, was den Transnuklear/Mol-Skandal ausmachte, soll legalisiert werden, nämlich das Vermischen von radioaktiven Abfällen unterschiedlicher Herkunft. Gemäß Punkt 3.3.6 können "bei der Vorbehandlung und Konditionierung, insbesondere in zentralen Einrichtungen, zur Minimierung der Strahlenbelastung und der Abfallbeförderung sowie im Hinblick auf eine optimale Ausnutzung von Verarbeitungs- und Endlagerungskapazitäten verschiedenartige oder aus verschiedener Herkunft stammende radioaktive Abfälle gemischt werden ... Bei der Konditionierung zu Abfallgebinden kommt es darüber hinaus hinsichtlich des entstehenden Produktes in erster Linie auf die Einhaltung der Endlagerungsbedingungen an, im Einzelfall daneben auf die Anforderungen in Genehmigungen für die Zwischenlagerung dieser radioaktiven Abfälle". Hier war insbesondere darauf zu achten, daß beispielsweise Abfälle aus der Wiederaufarbeitung u.a. *nicht* mit Abfällen aus Kernkraftwerken vermischt werden können. Dies war ursprünglich vorgesehen, scheiterte jedoch am beharrlichen Widerstand insbesondere der Freien Hansestadt Bremen sowie Schleswig-Holsteins. Bedauerlicherweise war der Bundesumweltminister (BMU) nicht einmal bereit, dies in der Richtlinie selbst zu bestimmen, sondern lediglich in einem "interpretierenden Schreiben" [20].

Ein weiteres Argument gegen die Vermischung war, zu verhindern, daß die kleine deutsche Wiederaufarbeitungsanlage ihre Prozeßabwässer mit anderen Abfällen zur Zementierung vermischen können sollte. Dies ist - zumindest für Abfälle mit Herkunft aus Schleswig-Holstein - nicht mehr möglich.

Schließlich ist auch noch eine Verbindung zur StrlSchV gegeben. Gemäß Anlage I "Begriffsbestimmungen" StrlSchV können nunmehr radioaktive Abfälle höchstens 3 g Kernbrennstoff pro 100 kg Abfall enthalten. Ergebnis: Diejenigen Mengen beispielsweise an Plutonium, die beim Transnuklear/Mol-Skandal aufgefunden wurden - nämlich einige mg pro Faß -, werden im nachhinein nicht nur legalisiert, sondern um zwei Größenordnungen überschritten. Die Methode ist's, die mißfällt.

4.4 **Rechtsunsicherheit:** Irritationen bei den Betreibern hat es auch insoweit gegeben, als diese - zumindest in Schleswig-Holstein - dem Irrtum unterlagen, daß die Genehmigungen an die Richtlinie angepaßt würden; dies ist in Schleswig-Holstein freilich nicht geschehen, denn es wäre wohl ein Akt administrativer Selbstlähmung, die einzige - ohnehin stumpfe - Waffe, nämlich Auflagen in Genehmigungen, aus der Hand zu geben. Schleswig-Holstein hält es deshalb weiter für erforderlich, jeden Einzelfall auf Einhaltung der Genehmigungsauflagen zu prüfen.

In diesem Zusammenhang stößt auch die Definition von "radioaktiven Stoffen" auf Bedenken. Radioaktiv ist ein Stoff atomrechtlich dann, "wenn die Atome mit einer für dieses *Radionuklid* charakteristischen Häufigkeit ohne äußere Anregung zerfallen [21] (hvgh. durch GWS). Damit ist klar, daß auf das *einzelne Atom* abzustellen ist: demgegenüber geht die herrschende Meinung davon aus, daß diese Definition auch auf beliebige Stoffgemische anzuwenden ist, obwohl Stoffgemische ausdrücklich bei der Novelle 1976 zur StrlSchV herausgenommen wurden. Dieser Definitionsbruch hat freilich eine schon vermutete "heilende Wirkung", weil dadurch erst ein genehmigungs- und anzeigenfreier Umgang ermöglicht wird [22].

Endlich trägt auch das Argument, die Abfallkontrolle vorerst als Richtlinie und nicht schon als Verordnung zu regeln, nicht. Es hieß, für eine Verordnung bestünde zu wenig Erfahrung. Dies ist wohl in Ansehung der bisherigen Praxis im Atomrecht absonderlich: also, ob nicht seit je Rechtsmaterien im Sinne von Experimentiergesetzen geregelt würden, ohne daß nur im entferntesten die Konsequenzen absehbar sind, wie z.B. an den Genehmigungsverfahren SNR-300 Kalkar, THTR-300 Hamm-Uentrop, Endlager etc. ersichtlich wird. Hier urteilt auch Ulrich K. **Preuß** zutreffend, daß dies "zu einer geradezu gesetzlich erzwungenen administrativen Blindheit ... führt", so daß sich die "in das rechtliche Instrumentarium eingebaute Unfähigkeit, planvoll mit der Nukleartechnologie umzugehen" [23], perpetuiert.

4.5 **Vorläufigkeit**: Diese Richtlinie wird u.a. deshalb leerlaufen, weil gemäß Nr. 6 die Endlagerbedingungen nur vorläufiger Natur sind und "hieraus im Falle entsprechenden Vorgehens Ansprüche bei künftigen Änderungen der Endlagerungsbedingungen nicht hergeleitet werden (können)". Entgegen den Behauptungen des BMU haben die Betreiber den vorläufigen Endlagerbedingungen aber die Anerkennung verweigert [24].

Nach alledem wird dieses als "Töpfer-Konzept" bekannte Abfallkontrollsystem zum irdenen Krug, der solange zum Schacht Konrad geht, bis er bricht.

5. Entsorgung von kerntechnischen Anlagen

Der augenscheinlichste Mangel des Atomgesetzes ist eine von Anfang an fehlende Normierung der Entsorgung als formelle Genehmigungsvoraussetzung gemäß § 7, Abs. 2 AtG.

Ganz im Gegensatz zum Nachweis beispielweise der Zuverlässigkeit, Fachkunde, der nach dem Stand von Wissenschaft und Technik getroffenen Vorsorge gegen Schäden oder gegen Einwirkungen Dritter wird die Entsorgung gemäß § 9 a, Abs. 1 nur in Verbindung mit § 7, Abs. 2 in Form einer Ermessensentscheidung unter Berücksichtigung der Zweckbestimmungen des § 1 AtG getroffen. Obendrein ist der Nachweis der Entsorgung anlagentranszendental, d.h. die Risiken der Entsorgung gehen nicht von der zu entsorgenden Anlage aus und sind damit - dies ist 1976 u.U. politisch erwünscht gewesen, um den weiteren Ausbau der Kernenergie zu sichern - nicht drittschützend, d.h. der einzelne Bürger kann seine Betroffenheit vor Ort nicht durch Entsorgungsrisiken im Instanzenweg vorbringen [25].

Alle bisherigen Versuche, die Entsorgung, und nicht nur ihre Vorsorge zur formellen Genehmigungsvoraussetzung zu erheben, scheiterten. Ein weiterer Versuch wird zur Zeit unternommen: es wird abzuwarten sein, wie die Bundesregierung dies berücksichtigen wird [26].

Nicht erst mit der VEBA-Initiative [27] - in der Nukleargemeinde als coup oder deal stigmatisiert - zeigte sich die Achillesferse der Kernenergie. Mit einem Federstrich brach das Kartenhaus, gemeinhin "Integriertes Entsorgungskonzept" genannt, zusammen. Deutlicher konnte der Primat der Politik als Worthülse nicht demaskiert werden.

Mit der VEBA-Initiative wurde also die Entsorgung des Lodenmantels der Marke "Wackersdorf" entkleidet und sollte fürderhin in französische Haute Couture des Hauses derer von "La Hague" oder englisches Tuch der Fa. "Sellafield, formerly Windscale Ltd." gehüllt werden. Allein der Ruf, die Entsorgung habe ja gar keine neuen Kleider, wird geflissentlich überhört.

5.1 Stationen der Entsorgungsmisere:

5.1.1 **1976-AtG-Novelle:** Der 1976 neuformulierte § 9a AtG statuierte die Verpflichtung für Betreiber, anfallende radioaktive Reststoffe sowie ausgebaute oder abgebaute radioaktive Anlagenteile "schadlos zu verwerten" oder unter bestimmten Bedingungen als radioaktive Abfälle geordnet zu beseitigen.

5.1.2 **Nukleares Entsorgungszentrum Gorleben (NEZ):** Das sogenannte Integrierte Entsorgungskonzept sah vor, alle Hantierungen am Standort Gorleben vorzunehmen: Zwischenlagerung, Wiederaufarbeitung, Brennelementfertigung und Endlagerung. Die Niedersächsische Landesregierung hat hierzu am 16.05.1979 erklärt, daß sie "nicht bereit (ist), das Konzept der DWK in seiner jetzigen Fassung zu genehmigen ..." und wies darauf hin, "daß die politischen Voraussetzungen für die Errichtung einer Wiederaufarbeitungsanlage, zur Zeit wenigstens, nicht gegeben sind" [27a]. Damit war das NEZ Gorleben gescheitert. Gleichzeitig wurde unmißverständlich auf die Möglichkeit der Direkten Endlagerung hingewiesen.

5.1.3 **Integriertes Entsorgungszentrum:** Die Regierungschefs von Bund und Ländern stimmten am 28. 09.1979 [28] dem Integrierten Entsorgungskonzept zu: sie kamen damals u.a. überein, daß eine (deutsche) Wiederaufarbeitungsanlage so zügig errichtet werden sollte, wie dies unter Beachtung aller in Betracht kommenden Gesichtspunkte möglich sei: gleichzeitig sollte die Direkte Endlagerung auf ihre Realisierbarkeit und sicherheitstechnische Bewertung untersucht werden. Ein abschließendes Urteil darüber sollte Mitte der 80er Jahre getroffen werden.

5.1.4 **Entsorgungsgrundsätze:** Die Grundsätze zur Entsorgungsvorsorge von Kernkraftwerken vom 19. 03.1980 [29] regelten schließlich das Nachweisverfahren für die Entsorgungsvorsorge.

5.1.5 **Einseitiger Vorrang für Wiederaufarbeitung:** Die Bundesregierung hielt - trotz gegenteiliger Erkenntnisse über die Direkte Endlagerung - am 23. 01.1985 [30] die zügige Verwirklichung einer deutschen Wiederaufarbeitungsanlage weiterhin für geboten: sie sah keinen Anlaß, vom festgelegten Entsorgungskonzept abzugehen. Die Direkte Endlagerung könne aus ihrer Sicht für den Nachweis der Entsorgungsvorsorge für Kernkraftwerke mit Leichtwasserreaktoren nicht in Anspruch genommen werden. Flugs wurde am 04. 02.1985 der Standort Wackersdorf von der Energiewirtschaft benannt.

5.1.6 **Entsorgung in Verzug:** In der Folge stagnierten das Erkundungsverfahren bzw. Genehmigungsverfahren für die beiden vorgesehenen Endlager Gorleben und Konrad: noch im Dezember 1988 versicherte der Bundeskanzler dem Bayerischen Ministerpräsidenten die Unverzichtbarkeit von Wackersdorf.

5.1.7 **VEBA-Initiative:** VEBA und COGEMA vereinbarten - wohl mit Kenntnis der Bundesregierung - am 03. 04.1989 in einem Memorandum of Understanding, über eine verstärkte Zusammenarbeit ab 1999, insbesondere bei der Wiederaufarbeitung, zu verhandeln *(seit März 1990 liegen die Musterverträge vor).*

5.1.8 **Aufgabe von Wackersdorf:** Die Bundesregierung beschloß am 06. 06.1989 [31] nach eingehenden Beratungen den Verzicht auf eine eigene deutsche Wiederaufarbeitungsanlage in Wackersdorf.

Soweit die Historie. Nicht unerwähnt bleiben soll hierbei jedoch, daß es an den Standorten von Wiederaufarbeitungsanlagen - über Hessen, Rheinland-Pfalz, Niedersachsen bis zu Wackersdorf - erhebliche Unruhe und Widerstand in der Bevölkerung gegeben hat. Hier ist ein Stück politischer Kultur wissentlich und willentlich begraben und der Grundstein für Staatsverdrossenheit und Mißtrauen zielsicher zementiert worden. Ergebnis dieser Politleistung war die Stabilisierung einer vierten, im wesentlichen auf ökologische Fragen fixierten politischen Kraft. Die etablierten Parteien wurden gewissermaßen zu Taufpaten der GRÜNEN.

5.2 **Politischer Konsenswandel:** Im Rückblick muß man feststellen, daß die Entsorgung niemals festen Untergrund hatte. Es zeigt sich nämlich, daß die Entsorgungsgrundsätze vom 19.03.1980 seit je keine rechtliche Bindungswirkung hatten oder jedenfalls heute nicht mehr haben [32].
Mit anderen Worten: Die Entsorgung war nur solange "geregelt", wie der politische Konsens über die Wiederaufarbeitung bestand. Dies ist nunmehr nicht mehr der Fall: weite Kreise der Bevölkerung sowie zwei politische Parteien fordern den Ausstieg aus der Kernenergie, letztere lediglich mit unterschiedlichen Zeitvorstellungen von 0 - 10 Jahren.

5.3 **Rechtliche Unbestimmtheit:** Den BMU ficht dies offenkundig nicht an. Er vertritt ungeniert die Auffassung: "Die 'Grundsätze' sind rechtlich entweder als 'allgemeine Weisung' zu beurteilen oder aufgrund der Selbstbindung der Länder, die den Grundsätzen zustimmten, für diese verbindlich. Als 'allgemeine Weisung' oder aufgrund Selbstbindung wirken die 'Grundsätze' unmittelbar nur zwischen den betroffenen Behörden von Bund und Ländern" [33].

Allein die Einschätzung des BMU als Alternative, daß die Grundsätze *entweder* eine allgemeine Weisung seien *oder* eine Selbstbindung auslösen - also ein rechtliches Doppelgesicht haben -, zeigt diese Unbestimmtheit. Zudem ist beides schlicht falsch. Denn eine "allgemeine Weisung" kann gemäß Art. 85, Abs. 2 GG nur in Form einer Rechtsverordnung ergehen: diese müßte vom Bundesrat mit beschlossen werden: dies war nicht der Fall. Eine "Selbstbindung" der Entsorgungsgrundsätze gibt es ebensowenig, denn die Bundesregierung hat die Geschäftsgrundlage entfallen lassen, indem sie sich ohne vereinbarte Abstimmung mit den Ländern am 23.01.1985 zugunsten der Wiederaufarbeitung entschieden hat [34].

5.4 **Rechtsfigur Wackersdorf:** Diese völlig abwegige Rechtsauffassung des BMU wird auch durch sein aufsichtliches Schreiben vom 07. 06.1989 an die Länder nicht richtiger. Darin fordert er die Länder auf: "Für Kernkraftwerke, die ihre Entsorgungsvorsorgenachweise u.a. auf die Wiederaufarbeitungsanlage in Wackersdorf stützen, *sind* Anpassungen *erst dann* erforderlich, *wenn* das atomrechtliche Genehmigungsverfahren vorzeitig, etwa durch Rücknahme des Antrages nach § 7, endgültig abgeschlossen sein wird" (hvgh. durch den Autor). Diese Rechtsauffassung erging im übrigen aufgrund einer vorherigen Bitte eines einzelnen Bundesstaates. Dies verwundert freilich nicht, denn immerhin stützen sieben Kernkraftwerke ihren Entsorgungsvorsorgenachweis auf Wackersdorf ab.

Der BMU erhielt Wackersdorf gleichsam am Leben, obwohl nahezu das ganze Baugelände schon parzelliert verkauft worden ist [35].

5.5 **Keine Entsorgung:** Auch war die Entsorgung niemals realisiert, denn "Entsorgung" an sich kann nur abgeschlossene Entfernung von Schadstoffen aus der Biosphäre bedeuten. Wohl in Kenntnis, daß dies u.U. gar nicht realisierbar ist, muß für deutsche Kernkraftwerke nämlich nicht die *Entsorgung*, sondern nur die *Entsorgungsvorsorge* nachgewiesen werden. Kurzum: Es genügt der *Nachweis für den Verbleib* von abgebrannten Brennelementen für sechs Jahre im voraus; die Entsorgungsvorsorge *verortet* also die Entsorgung in die unbestimmte Zukunft.

5.6 **Umgehung der Verwertungspflicht:** Man muß angesichts dessen zur Kenntnis nehmen, daß allein die Kernenergie umweltpolitische - im übrigen auch fiskalische und politische - Privilegien genießt, wie kein anderer Wirtschaftszweig; dies überrascht nicht, weil das Gesinnungsumfeld der Kernenergie seit je hochideologisiert ist.

Hinzu kommt noch, daß es auch keine rechtlich zwingende "rückwirkende Entsorgungsüberprüfung" gibt, denn die Brennelemente, die sechs Jahre zuvor ihren Entsorgungsvorsorgenachweis bis heute führen mußten, entziehen sich heute einer Überprüfung.

Ferner verletzen die Betreiber bewußt die Verwertungspflicht, indem sie nur das Plutonium rezyklieren, jedoch das wiederaufgearbeitete Uran (WAU) nicht [36]. Dies aus gutem Grund: Erst bedingt das Uran-236, höher anzureichern, zugleich wird die Anreicherung und Fertigung von WAU-Brennelementen durch Uran-232/234 wesentlich erschwert, wenn nicht sogar verhindert. Solches radiologisch verschmutzte WAU könnte nach heutigen Anreicherungsspezifikationen - 0,11 ppm Uran-232 - gar nicht mehr hantiert werden, außer in der Sowjetunion.

Kurzum: Erst wird Uran durch die Wiederaufarbeitung bei hohen Kosten separiert, um dann - weil es technisch und wirtschaftlich nicht verwertet werden kann - für die Endlagerung konditioniert zu werden, bei doppelten Kosten. Es muß bei dieser Argumentation vermutet werden, daß niemals daran gedacht war, Uran zu rezyklieren [37], obgleich die Entscheidung der Bundesregierung zugunsten der Wiederaufarbeitung vom 23.01.1985 die Uranrückführung in Form von Uran-Gutschriften sogar noch positiv bewertet hat, was sich jetzt freilich als fehlerhaft erweist.

5.7 **Fiktion der Rezyklierung:** Bisher wurden aus bundesdeutschen Kernkraftwerken etwa 2.800 t abgebrannte Brennelemente der Wiederaufarbeitung - davon etwa 2.300 t an COGEMA/BNFL - überantwortet. Etwa 1.500 t dürften bereits aufgearbeitet worden sein, d.h. ca. 15 t Plutonium sind extrahiert worden und stehen zur Rückführung an. Demgegenüber sind bisher insgesamt bis 1988 aber nur 2,8 t WAU - 8 Brennelemente, d.h. 0,1 % - rezykliert worden.

Das eine Wiederaufarbeitung überhaupt rechtfertigende Rezyklierungs-Argument - "94 % des abgebrannten Urans können rezykliert werden" - entpuppt sich als Entsorgungsschwindel sondergleichen. *Das Verwendungsverbot wird selektiv genutzt.*

Generell ist deshalb die Wiederaufarbeitung zu verwerfen. Mit ihr "schadlos zu verwerten", kann ernsthaft nicht behauptet werden, zumal sie nicht zu einer Minimierung der Strahlenexposition beiträgt. Im Gegenteil, es werden erhebliche Mengen an Radioaktivität freigesetzt: daß die Grenzwerte gemäß § 45 StrlSchV dennoch eingehalten werden, liegt nicht an der Rückhaltetechnik, sondern vielmehr am 200 m hohen Schornstein.

5.8 **Ausweg ins Ausland:** Deshalb ist auch der Transfer der Wiederaufarbeitung ins Ausland äußerst bedenklich. Gerade weil das Atomgesetz die schadlose Verwertung verlangt, kann dies nur im Rahmen der hier geltenden Rechtsvorschriften erfolgen - z.B. der Einhaltung des 30 mrem-Konzeptes. Das Völkerrecht statuiert zudem, daß die Ordnungsgewalt eines Staates nicht auf einen anderen Staat ausgedehnt werden darf, d.h. der Staat muß unter Umständen auch sicherstellen, daß durch seine Handlungen schädliche Auswirkungen auf ausländische Staatsbürger unterbleiben. Dieser Grundsatz wird durch die VEBA-Initiative unterlaufen und dennoch regierungsbeidseitig abgesichert.

Daß es schon sogenannten Alt-Verträge mit COGEMA/BNFL gibt, zeigt nur, daß historisierend besehen immer schon rechtliche Graubereiche genutzt und Sachzwänge geschaffen wurden. Es kann infolgedessen von den weniger strengen Sicherheitsauflagen von COGEMA/BNFL Kredit genommen werden: zwar werden die radioaktiven Abfälle zurückgeliefert, jedoch werden radioaktive Stoffe in flüssiger oder gasförmiger Form dort über ihre Vorfluter Ärmelkanal und Irische See "entsorgt". Daß die Nukleargemeinde der generellen Auslandsoption binnen kurzem sogar positive Seiten abgewinnt, zeigt ihre Flexibilität, obwohl noch vor kurzem die FEMO-Technik von Wackersdorf als absolute Weltspitze gefeiert wurde und auch die RSK Vorbehalte gegen ausländische Fernhantierungstechniken äußerte [38].

5.9 **Ausstieg aus der Kernenergie:** Als Ausweg daraus bleibt nur die Erkenntnis, daß die Entsorgung national und auch nur dann gelöst werden kann, wenn die Mengen an endzulagernden Abfallstoffen so klein wie möglich gehalten werden. Das heißt die Akzeptanz für ein ohnehin notwendiges Endlager wird nur - wenn überhaupt - erreichbar scheinen, *wenn mit der Entsorgungsart auch der Ausstieg aus der Kernenergie verbindlich vereinbart wird*, und zwar als Ausstiegsgesetz. Das andere Gerede von der "Übergangsenergie" hat nur Alibicharakter, von der erhofften Vision einer Renaissance ganz zu schweigen. Für die Abwicklungszeit - bis zu zehn Jahren - ist danach eine Entsorgung ohne Brennelementaufschluß in Form der Direkten Endlagerung vorzusehen. Dann, und nur dann, kommen die Verantwortlichen mit Anstand aus der Entsorgungs-Misere heraus, in die sie sich durch Verzögern in den späten 70er Jahren und Bunkermentalität der 80er Jahre selbst manövriert haben.

6. Weitere Rechtsetzungsvorhaben

Darüber hinaus sind weitere Rechtsetzungsvorhaben von der Bundesregierung in Angriff genommen worden. Diese sollen an dieser Stelle nur kursorisch behandelt werden.

6.1 **Novellierung der Röntgenverordnung vom 08.01.1987** [39]: Die Röntgenverordnung (RöV) regelt den Umgang mit Röntgeneinrichtungen und Röntgenstrahlen mit einer Elektronengrenzenergie von mindestens 5 Kilo-Elektronen-Volt (keV).

Zur RöV ist wenig vorzutragen: ausgenommen der in Rede stehende Grenzwert für die beruflich Strahlenexponierten von 5 rem/Jahr. Hier ist ein Zusammenhang mit der Novellierung der StrlSchV zu sehen, denn der Grenzwert von 5 rem/Jahr in der StrlSchU wurde u.a. damit verteidigt, daß die Röntgenchirurgen gewissermaßen mit Berufsverbot belegt würden, weil ihre Tätigkeit mit einem Grenzwert von 1 rem/Jahr nicht möglich wäre. Dagegen ist einzuwenden, daß durch eine solche Minderheit die Grenzwertnormierung für die Mehrheit der beruflich Strahlenexponierten erfolgt. Denn dadurch kann wiederum die Mehrheit der Strahlenexponierten zwar legal, aber völlig unnötig mit bis zu 5 rem/Jahr belastet werden.

Auch wurde erstmals durch die RöV bereits Anfang 1987 das Konzept der effektiven Äquivalentdosis gesetzlich normiert. Als dann Einwände gegen dieses Konzept bei der Novellierung der StrlSchV erhoben wurden, wurde von Regierungsseite - und nicht nur von dort - mit dem erstaunlichen Hinweis argumentiert, dem Konzept müsse schon allein deshalb zugestimmt werden, weil es bereits durch die RöV legalisiert sei. Dabei bleibt völlig unerfindlich, warum die RöV nicht geändert werden sollte, wenn das Konzept der effektiven Äquivalentdosis seinerseits geändert wird.

6.2 **Entwurf: Allgemeine Verwaltungsvorschrift zur Ermittlung der Strahlenexposition durch die Ableitung radioaktiver Stoffe aus kerntechnischen Anlagen oder Einrichtungen - Stand: 30.08.1989**: Diese Allgemeine Verwaltungsvorschrift (AVV) soll die Richtlinie zu § 45 StrlSchV "*Allgemeine Berechnungsgrundlage für die Strahlenexposition bei radioaktiven Ableitungen mit der Abluft oder in Oberflächengewässer*" (ABG) [40] ersetzen. Es ist bisher noch nicht zur Kennntis genommen worden, daß durch die AVV das konservative Gesamtergebnis für die zu berechnende Strahlenexposition *nicht* mehr zu erwarten ist.

6.2.1 **ABG**: Die ABG nahm - unabhängig von ihren sonstigen Defiziten - wenigstens für sich in Anspruch, daß ein konservatives Gesamtergebnis deshalb zu erwarten war, weil insbesondere

- fiktive ungünstigste Einwirkungsstellen angenommen werden
- das Mitglied der kritischen Bevölkerungsgruppe nicht ständig dem Maximum sämtlicher Expositionspfade ausgesetzt ist und
- jegliche Dekontaminationseffekte bei der Lebensmittelverarbeitung und Nahrungszubereitung vernachlässigt werden.

Die ungünstigste Einwirkungsstelle wurde zudem so definiert, daß "aufgrund der Verteilung der freigesetzten Radioaktivität in den Medien der Umwelt die höchste Strahlenexposition zu erwarten ist. Hierbei ist davon auszugehen, daß die Nahrungsmittel vom Ort der höchsten Nahrungsmittelkontamination in diesem Bereich herrühren. Dabei ist irrelevant, ob diese Stelle *zur Zeit* bewohnt ist oder zur Erzeugung von Nahrungsmitteln benutzt wird. Damit soll jede Einschränkung *in bezug auf zukünftige Änderungen* der Nutzungsart ausgeschlossen bleiben. Stellen, die aufgrund der ökologischen Verhältnisse während der Standzeit der Anlage prinzipiell nicht besiedelt oder nicht landwirtschaftlich oder in sonstiger Weise für den jeweiligen Expositionspfad genutzt werden können, sollen dabei außer Betracht bleiben" (hvgh. durch den Autor).

6.2.2 **AVV**: Von dieser Konzeption rückt nun die AVV deutlich ab. Zum einen ist die Strahlenexposition nurmehr für eine Referenzperson und nicht mehr für das Mitglied einer kritischen Bevölkerungsgruppe zu ermitteln. Ferner sind die "ungünstigsten Einwirkungsstellen die Stellen in der Umgebung einer Anlage oder Einrichtung, bei denen aufgrund der Verteilung der abgeleiteten radioaktiven Stoffe in der Umwelt *unter Berücksichtigung realer Nutzungsmöglichkeiten* durch Aufenthalt oder durch Verzehr dort erzeugter Lebensmittel die höchste Strahlenexposition der Referenzperson zu erwarten ist" (hvgh. durch den Autor).

Damit wird eine Einschränkung in bezug auf künftige Änderungen der Nutzungsart *nicht mehr* ausgeschlossen. So ist z.B. zweifelhaft, ob unter "realer Nutzungsmöglichkeit" eines Aufpunktes, der etwa in einem Wald liegt, auch dessen spätere Verwandlung in Weideland (Milch-Pfad) subsumiert ist. Diese Konzeptänderung ist insbesondere in Ansehung der Erteilung von Dauerbetriebsgenehmigungen für kerntechnische Anlagen völlig unakzeptabel. *(Aktueller Hinweis: Die AVV war im Bundesrat umstritten; erst im Nachgang zur Bundesrats-Ausschußberatung erfolgte im Bundesrat eine Klarstellung am 16. 02 1990, daß die "Berücksichtigung realer Nutzungsmöglichkeiten" mit folgender Fußnote erläutert wurde: "Unter Einbeziehung auch möglicher künftiger Änderungen der Besiedlung oder künftiger Nutzung, soweit diese nicht prinzipiell aufgrund der ökologischen Verhältnisse während der Standzeit der Anlage oder Einrichtung außer Betracht bleiben müssen" Antragsteller: Hamburg).*

Bei der radiologischen Bewertung von Kernkraftwerken spielt ferner die Schilddrüsendosis eine zentrale Rolle, da mit Radiojod-Emissionen am ehesten Überschreitungen der Dosisgrenzwerte nach § 45 StrlSchV zu erwarten sind. Vergleichsrechnungen des TÜV Rheinland haben ergeben [41], daß nach den neuen Ausbreitungsmodellen der AVV die Strahlenexposition der Schilddrüse von Erwachsenen um ca. 20 % niedriger, und von Kleinkindern sogar um 60 % niedriger liegt als bei den bisherigen Modellen. Allein durch die Änderung der Rechenmodelle würde es daher künftig leichter werden, Dosisgrenzwerte einzuhalten, ohne jedoch an den Ableitungsmengen etwas ändern zu müssen. Alles in allem stellt die AVV - soweit bisher ersichtlich - eine Verschlechterung des Drittschutzes der Bevölkerung in der Umgebung von kerntechnischen Anlagen dar.

6.3 **Zwei Lehren aus Tschernobyl**: Die Bundesregierung hat - unbeschadet aller bisherigen Kritik - maßgeblich dazu beigetragen, daß in Teilbereichen Lehren aus dem Reaktorunfall in Tschernobyl gezogen werden. Sie war bei den am 26. 09.1986 durch die Internationale Atomenergiebehörde (IAEO) aufgelegten

- Übereinkommen über die frühzeitige Benachrichtigung bei nuklearen Unfällen und
- Übereinkommen über Hilfeleistung bei nuklearen Unfällen oder radioaktiven Notfällen [42]

unter den Erstunterzeichnern: diese sind danach für die Bundesrepublik unmittelbar verbindlich geworden. Ob diese Verträge das halten, was sie intendieren, kann freilich erst nach einem Tschernobyl-II beurteilt werden. Auf eine solche Verifizierung mag man indes verzichten.

7. Schlußfolgerungen

Nach alledem ist festzustellen, daß die Atomrechtsneuerungen der Bundesregierung keineswegs drittschützend - im Sinne eines Schutzes für die Bevölkerung - ausgelegt sind. Vielmehr erkennt man in allen Regelungen den roten Faden: Im Zweifel gegen Sicherheit und Schadensvorsorge.

Tatsächlicher Strahlenschutz muß indessen im wesentlichen von folgenden Grundlinien ausgehen:

1. **Strahlenminimierung ohne "Wirtschaftsinteresse"**: Das heißt nicht, daß der Zusammenhang zwischen Strahlenminimierung und steigenden Kosten negiert wird: es muß jedoch ein Ermessen verbleiben, das den Grundrechtsschutz auf Leben und körperliche Unversehrtheit respektieren läßt. Deshalb ist auch der Förderzweck gemäß § 1, Nr. 1 AtG völlig überflüssig.

2. **Neue Grenzwerte** sowie die *Reduzierung* von bestehenden sind erforderlich. Die beruflich Strahlenexponierten und die Umgebungsbevölkerung sind durch einen zusätzlichen Grenzwert für die *Kollektivdosis* zu schützen.

a) Für die beruflich Strahlenexponierten führt dies bei Ausschöpfung des Kollektivdosis-Grenzwertes zur teilweisen oder permanenten Entfernung aus dem Strahlenschutzbereich. Die neu eingeführte Lebenszeitdosis ist auf 10 rem zu reduzieren: sie begleitet die jährliche Kollektivdosisbegrenzung und gewährleistet die Strahlenminimierung.

b) Für die Umgebungsbevölkerung - beispielsweise im Umkreis von 50 km - hat die Ausschöpfung der Kollektivdosis zwingend die Stillegung der Anlage zur Folge.

c) Die jährlichen Individualdosen für die beruflich Strahlenexponierten sind auf 1 rem zu reduzieren. Für einzelne Berufsgruppen, wie beispielswweise Röntgenchirurgen, sind Ausnahmeregelungen vorzusehen, damit der Ausnahmecharakter auch entsprechend dokumentiert wird: im übrigen ist die Berufsgruppe der Röntgenchirurgen u.a. auch eine der wenigen, die tatsächlich die Abwägung zwischen Nutzen und Risiko positiv bestehen, weil sie anderen Menschen helfen.

d) Die Strahlenexposition für die Umgebungsbevölkerung kann m.E. jeweils bei 30 mrem begrenzt verbleiben: sie ist durch den Kollektivdosisgrenzwert jedoch so zu steuern, daß im Laufe der Standzeit von 20 Jahren rechnerisch *kein* zusätzlicher stochastischer Todesfall zu erwarten ist. Dies führt dazu, daß Jahresbelastungen von etwa 1 mrem/Jahr in unmittelbarer Anlagennähe realisiert sein müssen.

3. **Die Entsorgung** als langfristiger Ausschluß von Schadstoffen aus der Biosphäre - und nicht nur die zeitlich begrenzte Vorsorge hierfür - ist als formelle Genehmigungsvoraussetzung nach § 7, Abs. 2 AtG einzuführen. Die Entsorgung kann nur dann als nachgewiesen gelten, wenn auch ein Endlager zur Verfügung steht.

4. Bei der **Abwägung von Risiken** ist neben dem rechnerisch definierten Risiko auch das Schadenspotential allein - unabhängig von der damit verbundenen Wahrscheinlichkeit - zu berücksichtigen. Übersteigt das Schadenspotential eine bestimmte Obergrenze - die in einer parlamentarischen Werteentscheidung festzulegen ist -, ist ein Verbot vorzusehen.

Diese Forderungen allein - obgleich nicht abschließend - mögen Widerspruch auslösen. Bei einer Werteentscheidung indessen können Risiken nur zugemutet werden, wenn

- sowohl die Identität von Nutzen-Risiko-Rezipient vorliegt,
- als auch dieser "Nutzen" durch keine andere risikoärmere Technik erreichbar ist, und wenn nein, Folgen aus diesem "Nutzen" nicht verhinderbar sind (wobei der "Nutzen" als solcher hier nicht hinterfragt werden soll).

Beide Kriterien sind bei der Kernenergie weder alternativ noch kumulativ erfüllt. Robert Spaemann hierzu: "Niemals kann es erlaubt sein, daß eine bekannte und feststehende Zahl von Menschen sich Vorteile verschafft auf Kosten des Risikos anderer Menschen, die überhaupt nicht gefragt werden. Niemand darf das Leben eines anderen verwetten, nur weil die Wahrscheinlichkeit eines günstigen Wettausgangs sehr hoch ist". Im Falle der Kernenergie, daß eben kein schwerer Unfall auftritt [43]. Aber auch wenn kein schwerer Unfall auftritt, Spaemanns "Wettverbot" darf auch für den sogenannten Normalbetrieb nicht negiert werden.

Literatur

1. Strahlenschutzvorsorgegesetz vom 19. 12.1986, BGBl I S. 2610
2. G.W. SAUER, NG/FH, 8/1986, S. 696
3. 6. Sitzung der "Kommission zur wissenschaftlichen Vorbereitung von Rechtsverordnungen zu § 6 Abs. 1 des StrVG, 78. Sitzung der SSK am 01.10.1987, Tab 2, S. 13 ff.
4. EURATOM-VO Nr. 3954/87 des Rates vom 22 .12.1987 zur Festlegung von Höchstwerten an Radioaktivität in Nahrungsmitteln und Futtermitteln im Falle eines nuklearen Unfalls oder einer anderen radiologischen Notstandssituation, Ambl. EG, L 371 vom 30.12.1987, S. ll
5. Der Bundesrat hat - BR-Drs. 613/88, Pkt. 6. h - am 10 .02.1989 die Bundesregierung gebeten: "Die Regelungen über den Schutz von Geschäfts- und Betriebsgeheimnissen der Beteiligten in atomrechtlichen Genehmigungs- und Aufsichtsverfahren sollten an die Bestimmungen des allgemeinen Verwaltungsverfahrensrechts angepaßt, mindestens aber im Atomgesetz selbst eindeutig getroffen werden. In diesem Zusammenhang wäre auch zu prüfen, ob die Verweisung auf die Vorschrift des § 139 b GewO in § 19 Abs. 1 Satz 3 AtG insgesamt entfallen kann". Ggf. kann in § 19 Abs. 1 Satz 3 AtG "Obliegenheiten" gestrichen werden.
6. Novelle zum StrlSchV vom 30.06.1989, BGBl I S. 1321
7. Richtlinie des Rates vom 15.07.1980 zur Änderung der Richtlinien, mit denen die Grundnormen für den Gesundheitsschutz der Bevölkerung und der Arbeitskräfte gegen die Gefahren ionisierender Strahlungen festgelegt werden, Ambl. EG L 246 vom 17. 09.1980: Richtlinie des Rates vom

03.09.1984 zur Festlegung der grundlegenden Maßnahmen für den Strahlenschutz bei ärztlichen Untersuchungen und Behandlungen, Ambl. EG, L 265 vom 05. 10.1984

8. Recommendations of the International Commission on Radiological Protection, ICRP-26, 17. 01. 1977, Pergamon Press
9. ICRP-26, Rz. 39/78/104/105: Rz. 7 definiert die "stochastischen Effekte als solche, für die die Wahrscheinlichkeit eines Schadens und nicht sein Schweregrad eine Funktion der Dosis ist, ohne Schwellenwert: während bei "nichtstochastischen" Effekten der Schweregrad mit der Dosis variiert und deshalb ein Schwellenwert auftreten kann.
10. A. KAUL, BGA-ISH-Heft 57, S. 15: dsgl. ICRP-26, Rz. 104
11. KAUL, ebd., S. 27
12. In diesem Zusammenhang ist von "kernenergiekritischer" Seite vorgerechnet worden, die Schilddrüsendosis für die Umgebungsbevölkerung könne deshalb auf 30 mrem/0,03 = 1.000 mrem/Jahr ansteigen: dies ist falsch, denn schon bei 90 mrem Schilddrüsendosis wäre der limitierende Grenzwert erreicht: hinzu kommt, daß die 90 mrem auch in der alten Fassung limitierend waren. Bei der Novellierung muß jedoch anerkannt werden, daß die bisherige Unsicherheit des § 45, ob diese Schilddrüsendosis von 90 mrem/Jahr auch die Inhalation einschließt, als alles subsumierender Grenzwert geklärt wurde, d.h. bei Inhalation von 180 auf 90 mrem gesenkt wurde.
13. Z.B.: I. SCHMITZ-FEUERHAKE, Strahlenrundbrief Nr. 1, Bremen: dsgl. H.G. PARETZKE, Phys.Bl. 45 (1989), S. 17
14. "Kernenergieabwicklungsgesetz", Entwurf: SPD-BT-Fraktion, Drs. 10/6700 vom 04.12.1986, das ein umfassendes Grenzwertkonzept enthält; aktuell bestätigt sich dieses Grenzwertkonzept in vollem Umfang; M.J. Gardner et.al., BMJ, 30, S. 423 (1990) haben herausgefunden, daß eine hochsignifikante Korrelation zwischen Vätern, die mit kumulierten Strahlenbelastungen von mehr als 10 rem oder innerhalb von sechs Monaten vor der Zeugung mit 1 rem belastet waren, und Leukämieerkrankungen bei deren Kindern besteht.
15. Angenommene Risikozahl: 500 späte Todesfälle pro 10^4 PSv; Fßn. 13
16. Errichtungsgesetz vom 09.10.1989, BGBl I, S. 1830
17. Anhörung zur BT-Drs. 11/4086; BT-Umweltausschuß, 08. 05.1989, Prot. 51, mit Sachverständigen-Stellungnahmen
18. BT-Drs. 10/327 vom 30.08.1983

18a GG-Kommentar (I. v. MÜNCH, Hrsgb., Verlag C. H. Beck 1975) zu Art. 20 GG, Rz 27, wonach Maßnahmengesetze nicht schlechthin unzulässig sind, aber "Voraussetzung stets (ist), daß der Bürger auf den Fortbestand der Rechtsposition vertrauen durfte, d.h. mit einer Änderung der bestehenden Regelung nicht rechnen konnte. Dieser Vertrauensschutz muß jedoch u.U. bei "zwingenden Gründen des gemeinen Wohls" (BVerfGE 18, 439) zurücktreten oder gegen die "Bedeutung des gesetzgeberischen Anliegens für das Wohl der Allgemeinheit" (BVerfGE 14, 299 f) abgewogen werden". Mit anderen Worten: Es ist also höchst zweifelhaft, ob säumiger Verwaltungsvollzug durch den Bund eine solche "Maßnahme" im nachhinein als rechtens legitimiert.

19. BAnz. 63 a vom 04.04.1989
20. Schreiben des BMU - RS II 3 - 511 832-2127 an die obersten atomrechtlichen Genehmigungs- und Aufsichtsbehörden der Länder vom 26.06.1989, BAnz. Nr. 124 vom 7.7.1989, S. 3334
21. Erste StrlSchV vom 24.06.1980, BGBl I S. 430: dsgl. Amtl. Begründung BR-Drs. 121/60, S. 16
22. G.W. SAUER / B. ZYPRIES, NJW 15/1988, S. 953, die auf diese Inkonsistenz bzgl. der "Strahlenmolke" hinweisen, obwohl nun die Entstrahlung der Molke nach 3 StrlSchV erfolgt.
23. U.K. PREUSS, Ein Mensch, ein Bürger, ein Christ (W. Brandt u.a., Hrgb., 1987), Festschrift für Helmut Simon: S. 553/556/568
24. Kernkraftwerksbetreibende Energieversorgungsunternehmen in der BRD "Behandlung radioaktiver Betriebsabfälle aus Kernkraftwerken - Statusbericht -", Frankfurt 9/89, S. 5, wonach "qualifizierte Konditionierungsverfahren im Sinne von Endlagerungsbedingungen es deshalb z.Zt. nicht geben (kann). Infolgedessen sehen sich die EVU/GNS derzeit nur in der Lage, die Konditionierung entsprechend den gültigen Zwischenlagergenehmigungen durchzuprüfen". Dies kann bedeuten, daß eine Nachkonditionierung von seiten der EVU/GNS verweigert werden kann und u.U. der öffentlichen Hand anheimfällt.

25. Hierfür spricht auch die Verkürzung des Instanzenzuges ab den Oberverwaltungsgerichten bei Großprojekten, Gesetz zur Entlastung der Gerichte in der Verwaltungs- und Finanzgerichtsbarkeit vom 31. 03.1978 (BGBl I S. 446), hierfür geändert am 04. 07.1985 (BGBl I S. 1274)
26. Der Bundesrat konnte sich am 10. 02.1989 - Fßn. 5 - nicht zu einem solchen Änderungsantrag entschließen. Es ist geplant, daß die Regierungschefs von Bund und Ländern die Entsorgungsproblematik alsbald erörtern.
27. VEBA/COGEMA: Memorandum of Understanding vom 03. 04.1983, abgedruckt in "DIE WELT" vom 11. 05.1989
27a MP Dr. Albrecht, Regierungserklärung zum NEZ Gorleben, Nds. Landtag, 15. Plenarsitzung am 16. 05.1979, S. 1706/1717
28. Z.B abgedruckt in Fßn. 18
29. Grundsätze zur Entsorgungsvorsorge von Kernkraftwerken vom 19. 03.1980, BAnz. Nr. 58 vom 22. 03.1980: dsgl. Fßn. 18
30. Entsorgungsbericht der Bundesregierung, BT-Drs. 11/1632 vom 13. 01.1988, S. 26
31. Vgl. Strom DISKUSSION Nr. 174/7.89, IZE-Frankfurt
32. K. LANGE, Rechtsgutachten: "Bund-Länder-Beziehungen im Recht der atomaren Entsorgung", im Auftrag des Ministeriums für Soziales, Gesundheit und Energie des Landes Schleswig-Holstein, April 1989
33. Fßn. 31, dort abgedruckte Rechtsauffassung des BMU aus internem Vermerk von BMFT/BMU/BMWi vom 13. 04.1989
34. Fßn. 32, S. 127 - 132
35. Schreiben des Landrates Schwandorf an Ministerium für Soziales, Gesundheit und Energie des Landes Schleswig-Holstein vom 18. 09.1989
36. So zuletzt bestätigt durch Bundesumweltminister Prof. Dr. Töpfer, NDR-Panorama vom 03.10. 1989
37. VDEW: Strategieüberlegungen zur Brennelemententsorgung und Verwertung von Plutonium und wiederaufgearbeitetem Uran - Gegenwärtige Situation und langfristige Perspektiven: 04.10.1989
38. E. MERZ, atw 10/89, S. 475, der die Auslandslösung nunmehr selbstkritisch reflektiert: "Aber besser eine erfolgreiche Realisierung der zweitbesten Lösung als das gequälte Bemühen, Weltbester zu werden": hingegen hatte die RSK noch 1977 die Anlage in La Hague positiv bewertet (ET 4/78, S. 270), bei Vorliegen des FEMO-Konzepts jedoch US-amerikanische Fernhantierungserfahrungen - wohl zu recht - bemängelt und eigene Entwicklungen gefordert: RSK-UA-WA vom 13. 06.1983, zit. n. Bürgerschaft der Freien und Hansestadt Hamburg, Drs. 11/2104 vom 28. 02.1984.
39. RöV vom 08. 01.1987, BGBl. I S. 114
40. ABG vom 15. 08.1979, GMBl. vom 15. 08.1979, S. 369
41. TÜV Rheinland, Zusammenfassung der Ergebnisse der Vergleichsrechnungen AVV/ABG für den Luft- und Wasserpfad, Vorlage für die Sitzung des Länderausschusses für Atomkernenergie "Arbeitskreis Radioökologie" am 13./14. 05. 1989
42. Gesetz zu dem IAEO-Benachrichtigungsübereinkommen und zu dem IAEO-Hilfeleistungsübereinkommen vom 16.05.1989, BGBl. I S. 434/441
43. G.W. SAUER "Leben in der Risikogesellschaft - der Umgang mit modernen Zivilisationsrisiken" (M. Schmidt, Hrsgb.), C.F. Müller-Verlag 1989, S. 210, zit. n. R. SPAEMANN: "Ökologie und Ethik" (D. Birnbacher, Hrsgb.), Reclam-1983 (1980), S. 180/200

Graubereich und Regelungslücken im Strahlenschutzrecht

Christian Küppers, Öko-Institut, Prinz-Christians-Weg 7, 6100 Darmstadt

Einleitung

Die Strahlenschutzverordnung (StrlSchV) [1] der Bundesrepublik Deutschland weist sowohl in ihrer bis zum 31.10.1989 als auch in ihrer ab1.11.1989 gültigen Fassung Graubereiche und Regelungslücken auf. Als Graubereiche werden hier solche Bereiche bezeichnet, in denen der Schutz vor den Wirkungen ionisierender Strahlung nicht systematisch geregelt ist. Regelungslücken werden Bereiche genannt, in denen konkrete Regelungen nicht vorhanden sind.

Im Rahmen dieses Beitrags kann selbstverständlich keine umfassende Analyse der StrlSchV vorgenommen werden. Der Beitrag beschränkt sich daher auf die Darstellung einiger Beispiele, die in der praktischen Anwendung der StrlSchV eine wesentliche Rolle spielen.

Da die durch die 2. Verordnung zur Änderung der StrlSchV novellierte StrlSchV am 1.11.1989 in Kraft getreten ist, beziehen sich die im folgenden getroffenen Aussagen - soweit nicht anders angegeben - auf die neue Fassung.

Der sachliche Geltungsbereich der StrlSchV umfaßt gemäß § 1 StrlSchV

- den Umgang mit radioaktiven Stoffen,
- den Verkehr mit radioaktiven Stoffen,
- die Beförderung radioaktiver Stoffe,
- die Ein- und Ausfuhr radioaktiver Stoffe,
- die Aufsuchung, Gewinnung und Aufbereitung radioaktiver Bodenschätze,
- die Verwahrung von Kernbrennstoffen nach § 5 AtG,
- die Aufbewahrung von Kernbrennstoffen nach § 6 AtG,
- die Errichtung, den Betrieb, die sonstige Innehabung, die Stillegung, den sicheren Einschluß einer Anlage sowie den Abbau einer Anlage oder von Anlagenteilen nach § 7 AtG,
- die Bearbeitung, Verarbeitung und sonstige Verwendung von Kernbrennstoffen nach § 9 AtG,
- die Errichtung und den Betrieb von Anlagen des Bundes nach § 9a Abs. 3 AtG,

- die Errichtung und den Betrieb von Anlagen zur Erzeugung ionisierender Strahlen mit einer Teilchen- oder Photonengrenzenergie von mindestens 5 keV einschließlich des Betriebs von Röntgeneinrichtungen im Zusammenhang mit dem Unterricht in Schulen.

Der Geltungsbereich umfaßt damit nicht alle Bereiche, in denen radioaktive Strahlung eine Rolle spielt. Zusätzlich werden Teilbereiche durch die einzelnen Regelungen der StrlSchV ausgegrenzt.

Die nachfolgend detaillierter angesprochenen Graubereiche und Regelungslücken der StrlSchV sind:

- Graubereiche:

  Schutz Beschäftigter beim Transport radioaktiver Stoffe,
  Strahlenschutz nach Unfällen,

- Regelungslücken:

  natürliche Strahlenexposition,
  Kollektivdosis,
  Abgrenzung leichtradioaktiver Stoffe.

Graubereich Strahlenschutz Beschäftigter beim Transport radioaktiver Stoffe

Aus rechtlicher Sicht sind für den Transport radioaktiver Stoffe die Strahlenschutzverordnung (StrlSchV) und je nach Verkehrsträger verschiedene sogenannte Gefahrgutverordnungen (insbesondere Gefahrgutverordnung Straße/GGVS [2], Gefahrgutverordnung Eisenbahn/GGVE [3]) relevant.

In der StrlSchV werden "Strahlenschutzbereiche" definiert und der Schutz beruflich Strahlenexponierter - u.a. über die Vorgabe von Dosisgrenzwerten - geregelt. Die Gefahrgutverordnungen begrenzen die Ortsdosisleistung an Versandstücken, Wagenladungen etc.

Zu den "Strahlenschutzbereichen" zählen "Überwachungsbereiche" (betriebliche und außerbetriebliche), "Kontrollbereich" und "Sperrbereich".

Im "betrieblichen Überwachungsbereich" dürfen Personen bei ganzjährigem Aufenthalt mehr als 5mSv (500 mrem) - aber höchstens 15mSv (1500 mrem)- Effektiver Dosis bei vierzigstündigem Aufenthalt pro Woche im Kalenderjahr ausgesetzt sein. Ein "außerbetrieblicher Überwachungsbereich" ist ein Bereich, der sich unmittelbar an einen Kontrollbereich oder einen betrieblichen Überwachungsbereich anschließt, und in dem ganzjährig sich dort aufhaltende Personen mit 0,3 mSv (30 mrem) Effektiver Dosis durch emittierte Radionuklide bzw. 1,5 mSv (150 mrem) Effektiver Dosis durch die Summe aus Direktstrahlung und emittierten Radionukliden belastet sein können. "Ganzjähriger Aufenthalt" bedeutet in diesem Zusammenhang immer 24 Stunden an 365 Tagen des Jahres.

Ein "Kontrollbereich" ist ein Bereich, in dem eine Person einer Effektiven Dosis von 15 mSv (1500 mrem) im Jahr bei vierzigstündigem Aufenthalt je Woche ausgesetzt sein kann. Die am stärksten belasteten Bereiche sind die "Sperrbereiche". Als "Sperrbereich" ist ein Bereich definiert, der ein Teil des "Kontrollbereichs" ist und in dem die Ortsdosisleistung höher als 3 mSv (300 mrem) pro Stunde sein kann.

Die "Strahlenschutzbereiche" sind mit Zutrittsbeschränkungen, Überwachungsmaßnahmen und Tätigkeitsverboten verbunden:

- im "Sperrbereich":

  Zutritt nur unter Kontrolle eines Strahlenschutzbeauftragten oder einer von ihm beauftragten fachkundigen Person (keine Besucher) (§ 57 Abs. 2 StrlSchV),
  Tätigkeitsverbot für Jugendliche, schwangere und stillende Frauen (§56 StrlSchV),
  Ermittlung der Körperdosis (§ 62 Abs. 1 StrlSchV),
  ärztliche Überwachung der Beschäftigten (§ 67 StrlSchV),
  Kontaminationsüberwachung (§ 64 StrlSchV),
  Messung von Ortsdosis und Ortsdosisleistung (§ 61 StrlSchV),

- im "Kontrollbereich":

  Tätigkeitsverbot für Jugendliche, schwangere und stillende Frauen (§ 56 StrlSchV),
  Ermittlung der Körperdosis (§ 62 Abs. 1 StrlSchV),
  ärztliche Überwachung der Beschäftigten (§ 67 StrlSchV),
  Kontaminationsüberwachung (§ 64 StrlSchV),
  Messung von Ortsdosis und Ortsdosisleistung (§ 61 StrlSchV),

- im "betrieblichen und außerbetrieblichen Überwachungsbereich":

  Messung von Ortsdosis und Ortsdosisleistung (§ 61 StrlSchV).

Die StrlSchV gibt weiterhin Dosisgrenzwerte für Personen vor und unterscheidet hierbei zwischen der allgemeinen Bevölkerung und den beruflich Strahlenexponierten. Mit dem Transport radioaktiver Stoffe betraute Personen - z.B. Verladepersonal, Rangierpersonal - werden nicht der Gruppe der beruflich Strahlenexponierten zugerechnet.

Zum Schutz der Bevölkerung beschränkt die StrlSchV die Strahlenbelastung außerhalb einer Anlage oder Einrichtung auf 0,3 mSv (30 mrem) Effektiver Dosis pro Jahr durch Ableitung radioaktiver Stoffe mit Abluft oder Abwasser (§ 45 StrlSchV). Die Strahlenbelastung durch Aufnahme von Strahlern in den Körper (Inkorporation) über Atemluft oder Nahrungskette ist dabei mitzuberücksichtigen. In der Nähe einer Anlage kann auch ein angrenzender Bereich zum "außerbetrieblichen Überwachungsbereich" erklärt werden. In diesem Bereich darf die Effektive Dosis durch die Summe aus Direktstrahlung und der oben genannten Belastung durch Emission radioaktiver Stoffe 1,5 mSv (150 mrem) pro Jahr nicht überschreiten (§ 44 StrlSchV). Die Einhaltung dieser Grenzwerte ist durch Berechnungen zu überprüfen, die von pessimistischen Annahmen - z.B. ganzjährigem Aufenthalt und Produktion der verzehrten Nahrungsmittel am Punkt maximaler Belastung - ausgehen müssen.

Dieses Prinzip der Dosisbegrenzung wird als "30 mrem-Konzept" bezeichnet. Neben den Grenzwerten ist auch das Minimierungsgebot zu beachten, das eine Reduzierung der tatsächlichen Dosis auch unterhalb der Dosisgrenzwerte vorschreibt (§ 28 Abs. 1 StrlSchV).

Die Grenzwerte zum Schutz der Bevölkerung bedeuten die für die überwiegende Mehrheit zugelassene Belastung. Dagegen abgegrenzt sind die beruflich Strahlenexponierten.

Als beruflich Strahlenexponierte gelten im Strahlenschutzrecht Beschäftigte, die einer Belastung von mehr als 5 mSv (500 mrem) Effektive Dosis pro Jahr ausgesetzt sein könnten. Sie müssen vor Beginn ihrer Tätigkeit - sowie später in regelmäßigen Abständen - über die geltenden Vorschriften und angemessenes Verhalten beim Umgang mit radioaktiven Stoffen bei den jeweils spezifischen Tätigkeiten unterrichtet werden (§ 39 StrlSchV). Beruflich Strahlenexponierte werden dabei mehr oder weniger intensiv mit dem von ihnen getragenen Strahlenrisiko vertraut gemacht.

Der Dosisgrenzwert für beruflich Strahlenexponierte der Kategorie A (dem Normalfall in der Kerntechnik) beträgt derzeit - bezogen auf die Effektive Dosis - 50 mSv (5000 mrem) pro Jahr (§ 49 StrlSchV). Der Dosisgrenzwert bezieht sich auf die Summe der möglichen Belastungspfade.

Die tatsächliche Belastung beruflich Strahlenexponierter muß im allgemeinen mittels am Körper getragener Dosimeter überwacht werden (§§ 62 und 63 StrlSchV); in bestimmten Fällen sind die Beschäftigten auch auf Inkorporationen hin zu untersuchen und die Kontaminationsfreiheit von Gegenständen und Personen ist zu messen (§ 64 StrlSchV).

Nach der Definition der beruflich Strahlenexponierten in der StrlSchV muß für diesen Personenkreis die Überschreitung einer jährlichen Belastung von 5 mSv (500 mrem) möglich sein. Personen, die einer solchen Belastung nicht ausgesetzt werden können, gelten nicht als beruflich strahlenexponiert mit den entsprechenden Konsequenzen hinsichtlich z.B. Belehrung und Überwachung.

Zwischen den Grenzwerten für die Normalbevölkerung (0,3 bzw. 1,5 mSv pro Jahr) und der unteren Grenze der beruflich Strahlenexponierten (5 mSv pro Jahr) gibt es also eine deutliche Lücke.

Historisch gesehen kann dieser Umstand damit erklärt werden, daß in der Ersten Strahlenschutzverordnung vom 24.6.1960 [4] das heute gültige "30 mrem-Konzept" noch nicht eingeführt war, sondern für die allgemeine Bevölkerung eine Belastung von 5 mSv (500 mrem) zugelassen war. Die Lücke bestand zu dieser Zeit daher nicht.

Die GGVS und GGVE geben keine Grenzwerte der Strahlenbelastung für Beschäftigte vor. Die diesbezüglichen Regelungen finden sich alleine in der StrlSchV.

Die GGVE begrenzt nicht die tatsächliche Dosis Beschäftigter, sondern die Ortsdosisleistung, die am Transportgut erreicht werden darf. Versandstücke der Kategorie III-Gelb dürfen an ihrer Außenseite maximal eine Dosisleistung von 2 mSv (200 mrem) pro Stunde aufweisen. Dieser Grenzwert gilt auch für die Außenseiten von Waggons und Großcontainern. In 2 m Abstand von Waggons oder Großcontainern darf die Dosisleistung 0,1 mSv (10 mrem) je Stunde nicht übersteigen. An einem Versandstück dürfen aber auch bis 10 mSv (1000 mrem) pro Stunde erreicht werden, wenn der Waggon -"unter normalen Beförderungsbedingungen" - verschlossen ist, das Versandstück sich nicht bewegen kann und während der Beförderung keine Be- oder Entladung stattfindet (Anlage VI, Rdnr. 1659 GGVE). Die Regelungen anderer Gefahrgutverordnungen sind weitgehend analog.

Die genannten Dosisleistungen können mit den Definitionen der "Strahlenschutzbereiche" in der StrlSchV verglichen werden. Die Erzielung eines mit anderen beruflich Strahlenexponierten vergleichbaren Schutzgrades würde z.B. bedeuten, daß der Zugang zu einer Wagenladung u.U. nur unter der Kontrolle einer fachkundigen Person geschehen darf, daß die Körperdosis in der Regel zu messen ist (§ 62 Abs. 1 StrlSchV) und daß bestimmte Güterbahnhöfe und Rangieranlagen als Strahlenschutzbereiche zu kennzeichnen wären - mit entsprechender Zugangskontrolle.

Die Regelungen der StrlSchV werden aber weitgehend im Transportbereich nicht angewendet. So kann z.B. Rangierpersonal der Bundesbahn Belastungen von mehr als 5 mSv (500 mrem) pro Jahr ausgesetzt sein, wenn Mitfahrten auf Waggons mit radioaktiver Fracht zu Rangierzwecken stattfinden. Dieses Personal gilt weder als beruflich strahlenexponiert noch wird es belehrt oder ärztlich überwacht. Außerdem müßten Zugangsbeschränkungen zu Rangierbahnhöfen und Kennzeichnungen als Strahlenschutzbereiche vorgenommen werden, da dies von der StrlSchV schon bereits dann gefordert wird, wenn dort auch nur die Möglichkeit besteht, daß eine Person bestimmten Expositionen ausgesetzt ist.

Wenn nun im Transportbereich Beschäftigte nicht als beruflich Strahlenexponierte eingestuft werden, so wird dies im allgemeinen wie folgt begründet: Nach § 29 StrlSchV wird die Person des Strahlenschutzverantwortlichen bzw. Strahlenschutzbeauftragten nicht für Genehmigungsinhaber von Genehmigungen zum Transport radioaktiver Stoffe nach § 8 StrlSchV eingeführt, obwohl der Strahlenschutzverantwortliche bzw. -beauftragte für die Einhaltung einer ganzen Reihe von Schutzvorschriften zu sorgen hat. Dennoch wird geschlossen, daß im Falle des Transports diese Schutzvorschriften nicht beachtet zu werden brauchen.

Zu dieser Argumentation ist aber festzustellen:

- Das Minimierungsgebot nach § 28 (1) StrlSchV gilt unstreitig auch beim Transport.
- Einzelne Vorschriften, auf deren Einhaltung Strahlenschutzverantwortliche bzw. -beauftragte nach § 29 StrlSchV zu achten haben, gelten teilweise allgemein, also auch ohne daß ein Strahlenschutzverantwortlicher bzw. -beauftragter vorhanden ist (z.B. § 44 StrlSchV).
- Selbst wenn der Meinung gefolgt würde, daß lediglich das Minimierungsgebot der StrlSchV im Transport gälte, sollten mindestens die Vorschriften, die in anderen Bereichen des beruflichen und öffentlichen Strahlenschutzes angewendet werden, Beachtung finden. Ansonsten kann von einer Minimierung keine Rede sein. Es sei angemerkt, daß in der Diskussion an dieser Stelle häufig auf "internationale Vorschriften" der IAEA verwiesen wird, die bestimmte Expositionen im Transport zuließen. Da allerdings in der StrlSchV ein allgemein höherer Schutzgrad erzielt wird, als er von der IAEA angestrebt wird, hilft auch dies nicht weiter.

Graubereich Strahlenschutz nach Unfällen

Nach dem Unfall im sowjetischen Reaktor Tschernobyl 4 entbrannte in der Bundesrepublik ein heftiger Streit darüber, ob die StrlSchV auf diesen Fall anzuwenden sei. In der Öffentlichkeit stand dabei die Frage im Vordergrund, ob Lebensmittelgrenzwerte auf der Basis des "30 mrem-Konzepts" festzulegen seien. Tatsächlich wurde in einem "Sachstandsbericht zur radiologischen Situation (Stand: 30.4.1986, 9.00 Uhr)" von Hardt, Mitarbeiter im damals zuständigen Bundesinnenministerium (BMI), in Unkenntnis der in den nächsten Stunden auftretenden Belastungen ausgeführt:

"1. Aufgrund der Wetterlage ist die Bundesrepublik bisher nicht vom radioaktiven Niederschlag des russischen Kernkraftwerksunfalls betroffen.

2. Nach der bisherigen internen Beurteilung des Unfalls ist davon auszugehen, daß leichtflüchtige Spaltprodukte bereits zum größten Teil freigesetzt wurden, so daß auch bei Änderung der Windrichtung, wenn Luftmassen aus dem Katastrophengebiet die Bundesrepublik erreichen, nicht mit Strahlenexpositionen zu rechnen ist, die die Bevölkerung gefährden könnten oder Schutzmaßnahmen rechtfertigen würden.

3. Falls auch in der Bundesrepublik Luft- und Bodenkontaminationen gemessen werden sollten, die über die in Schweden gemessenen Konzentrationen hinausgehen, müssen Schutzmaßnahmen in Betracht gezogen werden. Hierzu können als Bewertungskriterien die Grenzwerte der Strahlenschutzverordnung herangezogen werden. Anweisungen, Milchvieh von der Weide zu stellen, sind sicher vertretbar, wenn eine Überschreitung der Grenzwerte des § 45 zu befürchten ist. Die Ausgabe von Jodtabletten kommt erst bei wesentlich höheren Werten in Betracht, z.B. bei den Grenzwerten des § 28 (3). Hardt"

Aufschlußreich ist auch ein Telex des BMI vom 1.5.1986 (19.07 Uhr), das mit "Der Bundesminister für Jugend, Familie und Gesundheit" gezeichnet ist, an die für die Lebensmittelüberwachung zuständigen obersten Landesbehörden:

"... Unter Bezugnahme auf die oben genannte Lagebesprechung im Bundesministerium des Innern habe ich den Bundesminister der Finanzen gebeten, aufgrund des Reaktorunfalles bei Kiew die Zolldienststellen anzuweisen, ab sofort bei der Einfuhr von Milch, frischem Obst und Gemüse sowie frischem Fleisch und Geflügel mit Herkunft aus der UdSSR und Polen vor der Abfertigung zum freien Verkehr die zuständige Lebensmittelüberwachung gem. Para 48 Abs. 1 Nr. 3 LmbG einzuschalten. Die genannten Lebensmittel dürfen nur im Einverständnis mit der amtlichen Lebensmittelüberwachung freigegeben werden.

Ich bitte um Kenntnisnahme und weitere Veranlassung. Für die Beurteilung der Verkehrsfähigkeit sollte aufgrund der o.g. Lagebesprechung vorläufig ein Grenzwert der Radioaktivitätskonzentration von 4 Bq/kg Lebensmittel zugrunde gelegt werden. Für Frischobst und Frischgemüse erscheint die Einhaltung eines flächenbezogenen Konzentrationswerts von 4 Bq/qm ausreichend. ..."

Das Vorgehen der Behörden stellte im Grunde genommen nichts anderes dar, als die konsequente Minimierung unter Zurückgreifen auf Kosten/Nutzen Überlegungen. Dies wurde aber gegenüber der Öffentlichkeit verschwiegen.

Die auch längerfristig widersprüchlichen Ansichten zuständiger Behörden sollen hier an drei Beispielen aufgezeigt werden, die die Entsorgung von radioaktiv kontaminierten Klärschlämmen betrafen.

Die Strahlenschutzkommission (SSK) empfahl am 15./16. Mai 1986 u.a.:

"In den Filtern von Klimaanlagen, im Klärschlamm und in anderen Abfallprodukten sind Spaltprodukte angereichert worden. Die Strahlenschutzkommission hat bereits in ihrer Empfehlung vom 7.5.1986 Maßnahmen beim Filterwechsel von Klimaanlagen empfohlen, die weiterhin gültig bleiben. Die ausgebauten Filter können wie gewöhnlicher Abfall auf Mülldeponien verbracht und der Schlamm wie bisher üblich beseitigt werden. Das gilt auch für die Verbringung von Klärschlamm auf landwirtschaftlich genutzten Flächen und die Beseitigung von Verbrennungsrückständen." [5]

Der Hessische Sozialminister schrieb dagegen in seiner Dokumentation "Die Folgen von Tschernobyl":

"Die Aufkonzentrierung radioaktiver Stoffe im Klärschlamm gab Anlaß, dessen Verwendung als Bodenbehandlungsmittel frühzeitig zu unterbinden, sofern die spezifische Aktivität den in der Strahlenschutzverordnung dafür aufgeführten Grenzwert von 370 Bq/kg überstieg. Während dieser Grenzwert bei nahezu allen Klärschlammproben überschritten war, konnte grundsätzlich eine Unterschreitung des Grenzwertes festgestellt werden, der eine genehmigungspflichtige Beseitigung als radioaktiven Abfall erforderlich macht. Eine Deponierung des Klärschlamms als Abfall, der aus Strahlenschutzgründen keiner besonderen Beseitigung bedarf, war somit möglich." [6]

Vom Bayerischen Staatsministerium für Landesentwicklung und Umweltfragen wurde dagegen in einem Schreiben an das Landratsamt Oberallgäu abgestritten, daß eine aus dem Reaktorunfall von Tschernobyl herrührende radioaktive Kontamination von Klärschlamm überhaupt eine Radioaktivität im Sinne der Strahlenschutzverordnung darstellt:

"Nach dem Sinn und Zweck des Atomgesetzes, die Nutzung der Kernenergie, d.h. ihre technische Anwendung, der besonderen staatlichen Überwachung zu unterstellen, liegt ein Umgang mit radioaktiven Stoffen im Sinne des Atomgesetzes und der Strahlenschutzverordnung (vgl.§ 11 Abs. 1 Nr. 1 AtG i.V.m. § 1 StrlSchV) nur dann vor, wenn es sich um eine willentliche Verwendung des radioaktiven Stoffs handelt. Daher wird derjenige, dessen Eigentum ohne seinen Willen radioaktiv kontaminiert wird, nicht zu einem Verwender von radioaktiven Stoffen im Sinne der Strahlenschutzverordnung.

.....

Nach dem Wortlaut des AbfG könnte der radioaktiv kontaminierte Klärschlamm zwar als 'radioaktiver Stoff' im Sinne des § 2 Abs. 1 i.V.m. § 2 Abs. 2 AtG angesehen werden, so daß seine konventionelle Beseitigung nach dem Abfallbeseitigungsgesetz nur unter den Voraussetzungen des § 2 Abs. 2 AtG in Betracht käme. § 2 Abs. 2 AtG stellt selbst jedoch nur auf radioaktive Abfälle im Sinne des Atomgesetzes ab. Darunter sind diejenigen radioaktiven Reststoffe sowie ausgebaute oder abgebaute radioaktive Anlagenteile zu verstehen, die bei einem Umgang mit radioaktiven Stoffen anfallen und nicht schadlos verwertet werden können (§ 9 a Abs. 1 AtG). Danach sind Abfälle, die durch Vorgänge radioaktiv kontaminiert sind, die nicht Umgang mit radioaktiven Stoffen im Sinne des Atomgesetzes und der Strahlenschutzverordnung sind, und für die das Atomgesetz daher nicht gilt, keine radioaktiven Abfälle im Sinne des Atomgesetzes." [7]

In einem vom Max-Planck-Institut für Ausländisches und Internationales Strafrecht in Freiburg im Juli 1987 erstellten Gutachten wird im übrigen die Anwendbarkeit der Strahlenschutzverordnung auf die Klärschlämme untersucht und bejaht [8].

Außerdem hatten sich einige Verwaltungsgerichte mit der Frage auseinanderzusetzen, ob die Belastung durch den Tschernobylunfall als Vorbelastung im Sinne des § 45 StrlSchV anzusehen ist, d.h. ob bei atomrechtlichen Genehmigungen die Belastung der Bevölkerung einschließlich der Belastung durch den Tschernobylunfall das "30-mrem-Konzept" eingehalten werden muß. Die Meinungen verschiedener Verwaltungsgerichte gingen auseinander. Teils wurde die Anrechnung verneint (OVG Lüneburg v. 28.10.1986, OVG Rheinland-Pfalz vom 7. 7.1987), teils bejaht (VG Regensburg vom 8. 8.1988).

Vielfach besteht die Meinung, daß durch das neue Strahlenschutzvorsorgegesetz (StrVG) [9] zukünftig Klarheit geschaffen sei. Die amtliche Begründung der Zweiten Verordnung zur Änderung der StrlSchV führt in ihrem allgemeinen Teil aus:

"Maßnahmen der Strahlenschutzvorsorge, die im Falle von Ereignissen mit möglichen nicht unerheblichen radiologischen Auswirkungen zu treffen sind, und die allgemeine Überwachung der Umweltradioaktivität sind nicht Gegenstand dieser Verordnung. Sie sind im Strahlenschutzvorsorgegesetz vom 19. Dezember 1986 (BGBl. I S. 2610) abschließend geregelt. ... Dementsprechend war die bisher geltende Fassung der Strahlenschutzverordnung auf die Vorsorgemaßnahmen nach dem Reaktorunfall in Tschernobyl nicht anwendbar. Sie gilt nur für Maßnahmen beim Umgang mit radioaktiven Stoffen und beim Betrieb von Anlagen, Geräten und Vorrichtungen im Geltungsbereich des Gesetzes, regelt also den Strahlenschutz mit dem Ziel, unzulässige Strahlenbelastungen von vornherein zu vermeiden, und nicht die Strahlenschutzvorsorge mit dem Ziel, im Falle gegebener radioaktiver Auswirkungen auf die Umwelt die Folgen für Menschen und Umwelt nach dem Minimierungsgrundsatz zu begrenzen. Aus diesem Grunde können auch Grenzwerte der Strahlenschutzverordnung auf die Strahlenschutzvorsorge nicht sinngemäß übertragen werden, sondern nur im Einzelfall zur Orientierung herangezogen werden."

Abschließende Klarheit ergibt sich damit nicht, denn weiterhin regelt die StrlSchV Belange, die mit einem normalen Umgang mit radioaktiven Stoffen oder einem normalen Betrieb von Anlagen nicht in Einklang stehen. Als Beispiel kann § 80 ("Fund und Erlangung der tatsächlichen Gewalt") dienen, in dem das Verhalten beim Auffinden radioaktiver Stoffe oder bei einer ohne eigenen Willen darüber tatsächlich erlangten Gewalt geregelt werden. Bei vollkommen vorschriftsmäßigen Betriebsabläufen sollten derartige Situationen nicht eintreten. Wer also beispielsweise als Betreiber einer Kläranlage feststellt, daß seine Klärschlämme aus ungeklärter Ursache radioaktiv kontaminiert sind, unterliegt Regelungen der StrlSchV.

Die Grenze zwischen kleineren Zwischenfällen, die durch entsprechende Meldungen des "Finders" radioaktiver Stoffe entdeckt werden sollen, und größeren Unfällen, bei denen das StrVG greifen soll, ist fließend. Unter einem "Vermeiden unzulässiger Strahlenbelastungen" kann die Einhaltung des "30-mrem-Konzepts" verstanden werden, unter der "Begrenzung der Folgen für Menschen und Umwelt nach dem Minimierungsgrundsatz" nach einem Unfall das Zulassen einer Überschreitung der Grenzwerte des "30 mrem-Konzepts". Würde im Rahmen der Minimierung eine Einhaltung des "30 mrem-Konzepts" - mit vertretbarem Aufwand - möglich erscheinen, so bräuchte vom StrVG kein Kredit genommen zu werden.

Es bleibt demnach abzuwarten, wie sich einzelne Länderbehörden nach dem nächsten kleineren oder größeren Unfall mit deutlichen radioaktiven Freisetzungen verhalten werden.

Regelungslücke natürliche Strahlenexposition

Die natürliche Strahlenexposition wird durch die StrlSchV nicht begrenzt.

Auf der einen Seite mag dieser Umstand unproblematisch erscheinen, wenn angenommen wird, daß die natürliche Strahlenbelastung als gegeben hinzunehmen und in ihrer Höhe ohnehin nicht beeinflußbar sei. Auf der anderen Seite ist aber die Höhe der natürlichen Strahlenbelastung sehr wohl beeinflußbar. Sie ist sogar in ihrem wesentlichen Beitrag beeinflußbar, der gemeinhin als von Radon in Wohnhäusern herrührend angenommen wird.

Technische Maßnahmen, die zu einer Reduzierung der Radonbelastung führen, sind beispielsweise Kellerabdichtungen und Sicherstellung eines häufigen Raumluftwechsels, zur Energieeinsparung ggf. unter Einbau von Wärmetauschern etc.

Auch seitens der Strahlenschutzkommission (SSK) sind hinsichtlich der Radonexposition Empfehlungen ausgesprochen worden [10-12]. Darin wird angenommen, daß bei der mittleren Konzentration von 50 Bq/m^3 Radon in Wohnhäusern in der Bundesrepublik 4-12% der Lungenkrebsfälle auf die Inhalation von Radonfolgeprodukten in Wohnhäusern zurückgehen; das sind immerhin 1000-3000 Todesfälle pro Jahr. Ab einer Belastung mit 250 Bq/m^3 werden Maßnahmen empfohlen. Es wird dabei aber von der SSK ausdrücklich betont, daß derartige Maßnahmen nur empfohlen werden können, nicht aber z.B. aufgrund der StrlSchV vorgeschrieben sind.

An diesem Beispiel zeigt sich, daß der Ausschluß der natürlichen Radioaktivität im Strahlenschutzrecht Nachteile mit sich bringt. Wären Grenzwerte für die Exposition durch Radonfolgeprodukte in Wohnräumen vorgeschrieben, so könnten beispielsweise bei Neubauten Bauherren gezwungen werden, gewisse Radonwerte einzuhalten.

Es sei angemerkt, daß die StrlSchV dann auf Radonfreisetzungen angewandt werden kann, wenn sie durch den Betrieb einer Anlage freigesetzt werden (siehe Haldenproblematik in Ellweiler).

Regelungslücke Kollektivdosis

Ein gravierender Mangel der StrlSchV ist die fehlende Begrenzung der Kollektivdosis. Eine solche Begrenzung ist erforderlich, um der im Strahlenschutz gängigen Annahme einer linearen Dosiswirkungsbeziehung gerecht zu werden - einer Annahme überproportionaler Wirkung erst recht. Die Einhaltung der Dosisgrenzwerte der StrlSchV kann für Einzelpersonen durch eine Vermischung von Abluft und Abwasser mit nichtradioaktiven Medien erreicht werden, während die Kollektivdosis auf diese Weise nicht notwendigerweise reduziert wird. Die Gesamtzahl der Folgeschäden wird daher nach dem bisherigen Konzept nicht begrenzt, da durch die Vermischung ein größerer Teil der Bevölkerung einer Dosis - gleichwohl unterhalb der Individualdosisgrenzwerte - ausgesetzt wird.

Zur Kollektivdosisbegrenzung hat sich die SSK bereits geäußert [13]. Für beruflich Strahlenexponierte hat sie eine Erfassung der Kollektivdosis zur Kontrolle des erreichten Minimierungsgrads befürwortet. Im Hinblick auf die Bevölkerung wurde dagegen eine Erfassung für nicht sinnvoll gehalten, da über die Wirkung der Strahlung im überwiegend relevanten Dosisbereich keine hinreichend genauen Kenntnisse vorlägen. Von der Einführung eines Kollektivdosisgrenzwerts in die StrlSchV wurde sowohl hinsichtlich beruflich Strahlenexponierter als auch hinsichtlich der Normalbevölkerung abgeraten.

Wesentlicher Einwand gegen die Kollektivdosisbegrenzung im Rahmen der Novellierung der StrlSchV war, daß bei Annahme von nichtlinearen Dosiswirkungsbeziehungen für einzelne Dosisbereiche kein einheitlicher Grenzwert gewählt werden könne [14]. Die Handhabbarkeit bliebe aber auch dann gewährleistet, wenn

- die Kollektivdosis in verschiedenen Dosisintervallen unabhängig voneinander begrenzt würde,
- eine Begrenzung des Kollektivrisikos statt der Kollektivdosis als einheitliches Maß für alle Dosisbereiche gewählt würde.

Anhand von drei Beispielen soll hier der Nutzen einer Begrenzung der Kollektivdosis dargestellt werden. Ein erstes Beispiel ist die Standortwahl von Anlagen. Der Betrieb von Anlagen hoher normalbetrieblicher oder störfallbedingter Emissionen in der Nähe von größeren Städten könnte - einen entsprechenden Kollektivdosisgrenzwert vorausgesetzt - unterbunden werden.

Ein zweites Beispiel stellt die Endlagerproblematik dar. Nach offizieller bundesdeutscher Ansicht genügt zum Sicherheitsnachweis eines Endlagers aus Strahlenschutzsicht der Nachweis der Einhaltung des "30 mrem-Konzepts", wenn in der Zukunft radioaktive Stoffe an die Oberfläche treten. Anders als bei üblichen kerntechnischen Anlagen werden diese Belastungen aber große Gebiete betreffen und über viele Generationen anhalten. Schon aus diesem Grunde wird das Individualdosiskonzept der Endlagerproblematik nicht gerecht.

Als letztes Beispiel sei das Abwägen verschiedener Maßnahmen zur Reduzierung einer individuellen Dosis bei der Sanierung der Halden in Ellweiler genannt. In der derzeitigen Diskussion wird teilweise die Meinung vertreten, ein Abbau und Abtransport der Halden wäre für die Nachbarschaft mit höheren Belastungen verbunden als deren Verbleib. Da für das Risiko der Anwohner nicht ein jährlicher Spitzenwert der (nicht akut wirksamen) Strahlendosis maßgebend ist, sondern die über Jahre akkumulierte Dosis, hilft auch hier das Individualdosiskonzept der StrlSchV nicht weiter.

Regelungslücke Abgrenzung leicht radioaktiver Stoffe

Eine gewisse Strahlenbelastung der Bevölkerung ergibt sich aus der Freigabe von Abfällen und von Reststoffen zur Wiederverwertung. Unter dem Begriff "Freigabe" versteht man die Abgabe von Material, das nicht mehr den atomrechtlichen bzw. strahlenschutzrechtlichen Bestimmungen unterliegt und wie gewöhnliches Material behandelt wird. Es erfolgt keine Kontrolle des weiteren Verbleibs.

Neben einer Strahlenbelastung der Bevölkerung ziehen Freigabeverfahren berufliche Belastungen (z.B. für Arbeitskräfte im Schrotthandel und in Gießereien) nach sich. Hinzu kommen Belange im Hinblick auf spezielle Materialanforderungen (z.B. strahlungsarmes Material als Verpackung empfindlicher Filme oder als Material zum Bau empfindlicher Strahlenmeßgeräte), die weit höhere Anforderungen an den Aktivitätsgehalt freigegebener Materialien stellen als die üblichen radiologischen Betrachtungen. Derartige Belange werden z.B. in [15] nicht berücksichtigt.

Bindende Regelungen für Grenzwerte radioaktiver Stoffe in wiederverwerteten Materialien aus kerntechnischen Anlagen kennt die StrlSchV nicht. Es wird in der Praxis auf die allgemeine Formulierung der "schadlosen Verwertung" nach dem Atomgesetz zurückgegriffen.

Neben der Strahlenexposition der Bevölkerung durch die Wiederverwertung von Reststoffen ist auch die Strahlenexposition durch die Freigabe von Abfällen zu berücksichtigen.

Die Klassifizierung von Abfällen nach nichtradioaktiven und radioaktiven Abfällen im Sinne des Atomgesetzes geschieht in der Genehmigungspraxis der Bundesrepublik anhand der Freigrenzen der Strahlenschutzverordnung. Daher soll das Problemfeld hier ausgehend von den Freigrenzen dargestellt werden.

Die Werte der Freigrenzen werden im Rahmen der anstehenden Novellierung der Strahlenschutzverordnung zum 1.11.1989 geändert und den Euratom-Grundnormen [16] vollständig angepaßt.

Nach den Euratom-Grundnormen werden Radionuklide in vier Gruppen eingeteilt.

- Gruppe 1: sehr hohe Radiotoxizität (Freigrenze 5.000 Bq),
- Gruppe 2: hohe Radiotoxizität (Freigrenze 50.000 Bq),
- Gruppe 3: mittlere Radiotoxizität (Freigrenze 500.000 Bq),
- Gruppe 4: niedrige Radiotoxizität (Freigrenze 5.000.000 Bq).

Die Radiotoxizität orientiert sich dabei an der Dosis bei Inhalation und an der spezifischen Aktivität. Auf diese Weise fällt z.B. Jod-131 (Halbwertszeit 8 Tage) in die Gruppe 2, Jod-129 (Halbwertszeit 16 Mio. Jahre) in die Gruppe 4, obwohl die Schilddrüsenbelastung bei Inhalation eines Bq Jod-129 wesentlich größer ist als die Belastung durch die gleiche Aktivität an Jod-131. In der bis zum 1.11.1989 noch gültigen Fassung der Strahlenschutzverordnung würde Jod-131 dagegen noch in die Gruppe 2 und Jod-129 in die Gruppe 1 fallen.

Diese Freigrenzen können aufgrund ihres Klassifizierungschemas grundsätzlich nicht jeder Problemstellung angemessen sein. Dennoch finden sie im Strahlenschutzrecht breite Anwendung, beispielsweise im Hinblick auf Deckungssummen, genehmigungs- und anzeigefreie Umgangsmengen und die Abfallbeseitigung von schwachradioaktiven Abfällen als Hausmüll.

Die Abfallbeseitigung auf konventionelle Art wirft dabei besondere rechtliche Probleme auf. Grundsätzlich erlaubt ist sie bei Abfällen aus nichtgenehmigungsbedürftigem Umgang mit radioaktiven Stoffen - und nur für diesen, sofern die spezifische Aktivität der Abfälle das 10^{-4}-fache der Freigrenze je Gramm unterschreitet (§ 4 Abs. 4 Satz 1 Nr. 2e StrlSchV). Für Kernkraftwerke und andere kerntechnische Anlagen sowie Abfälle aus Forschung, Industrie und Medizin werden diese Grenzwerte aber im allgemeinen durch die jeweiligen Genehmigungsbehörden übernommen, auch wenn die Strahlenschutzverordnung diesbezüglich andere Regelungen zuläßt [17]. In der Genehmigung zum Abriß des Kernkraftwerks Niederaichbach wurde das 10^{-5}-fache der Freigrenze je Gramm als Grenzwert gewählt.

Im Rahmen des Forschungsvorhabens "Berechnung von Grenzwerten zur Beseitigung von schwach radioaktiven Abfällen" des BMU ermittelte Grenzwerte [18] sind in Tabelle 1 dem 10^{-4}-fachen der jeweiligen Freigrenze je Gramm nach der Strahlenschutzverordnung in der bis 1.11.1989 und ab 1.11.1989 gültigen Fassung gegenübergestellt.

Gegenüber [18] finden sich in Tabelle 1 aufgrund in [18] vorhandener (Schreib-) Fehler Abweichungen bei den Radionukliden Cd-115/ Cd-115m, In-114/In-114m und Te-125/Te-125m.

Im Mittel ist das 10^{-4}-fache der Freigrenzen je Gramm für die untersuchten Radionuklide etwa 61mal größer (nach dem 1.11.1989 über 1300mal größer) als der in [18] abgeleitete Grenzwert. Bei Bildung des Mittelwerts ohne die drei Nuklide mit der größten Abweichung (Chlor-36, Technetium-99 und Jod-129) beträgt die Abweichung immer noch das 5,6-fache bzw. das 14-fache. Die Radionuklide mit der größten Abweichung weisen im übrigen erwartungsgemäß sehr große Halbwertszeiten auf: 300.000 Jahre (Cl-36), 214.000 Jahre (Tc-99) und 16 Mio. Jahre (J-129).

Der Vergleich zeigt die völlige Unangemessenheit der in der Genehmigungspraxis in der Bundesrepublik üblichen Praxis im Hinblick auf den langfristigen Strahlenschutz der Bevölkerung.

Schlußbemerkungen

Abschließend sei noch angemerkt, daß vom Autor gewisse Schwierigkeiten bei der Behebung von Graubereichen und der Schließung von Regelungslücken nicht verkannt werden. Es wäre aber an der Zeit, überhaupt ernsthafte Bestrebungen in die entsprechende Richtung zu unternehmen; die Chance bei der gerade erfolgten Novellierung der StrlSchV wurde leider vertan. Keinerlei Probleme hätten im übrigen aus Sicht des Autors die Behebung der Regelungslücke in der Abgrenzung leichtradioaktiver Stoffe bereitet.

Tabelle 1: Vergleich von Grenzwerten für die freie Abfallbeseitigung

Nuklid	Das 10^{-4}-fache der Freigrenzen je Gramm in Bq A Strahlenschutz-verordnung bis 1.11.89	B ab 1.11.89	C Grenzwert nach Müller 1988#	Verhältnisse A/C	B/C
H-3	3,7E+2	5,0E+2	1,0E+2	3,700	5 ,000
C-14	3,7E+1	5,0E+1	1,0E+3	0,037	0 ,050
Na-22	3,7E+0	5,0E+1	1,0E+0	3,700	50,000
P-32	3,7E+1	5,0E+1	1,0E+3	0,037	0,050
S-35	3,7E+1	5,0E+1	1,0E+3	0,037	0,050
Cl-36	3,7E+0	5,0E+1	1,0E - 2	370,000	5000,000
Ca-45	3,7E+0	5,0E+1	1,0E+3	0,004	0,050
Cr-51	3,7E+1	5,0E+2	1,0E+2	0,370	5,000
Mn-54	3,7E+0	5,0E+1	1,0E+0	3,700	50,000
Fe-59	3,7E+0	5,0E+1	1,0E+0	3,700	50,000
Co-57	3,7E+1	5,0E+1	1,0E+1	3,700	5,000
Co-58	3,7E+1	5,0E+1	1,0E+0	37,000	50,000
Co-60	3,7E+0	5,0E+0	1,0E+0	3,700	5,000
Ni-63	3,7E+1	5,0E+1	1,0E+3	0,037	0,050
Zn-65	3,7E+1	5,0E+1	1,0E+0	37,000	50,000
Se-75	3,7E+1	5,0E+1	1,0E+1	3,700	5,000
Sr-85	3,7E+1	5,0E+1	1,0E+0	37,000	50,000
Sr-89	3,7E+0	5,0E+1	1,0E+3	0,004	0,050
Sr-90	3,7E-1	5,0E+0	1,0E+0	0,370	5,000
Y-88	*	5,0E+1	1,0E+0		50,000
Y-90	3,7E+1	5,0E+1	1,0E+4	0,004	0,005
Y-91	3,7E+0	5,0E+0	1,0E+2	0,037	0,050
Zr-93	3,7E+1	5,0E+0	1,0E+2	0,370	0,050
Zr-95	3,7E+0	5,0E+1	1,0E+0	3,700	50,000
Nb-93m	3,7E+1	5,0E+1	1,0E+3	0,037	0,050
Nb-94	3,7E+0	5,0E+0	1,0E+0	3,700	5,000
Nb-95	3,7E+1	5,0E+1	1,0E+0	37,000	50,000
Tc-99	3,7E+1	5,0E+2	1,0E - 2	3700,000	50000,000
Ru-103	3,7E+1	5,0E+1	1,0E+0	37,000	50,000
Ru-106	3,7E+0	5,0E+0	1,0E+2	0,037	0,050
Rh-103m	3,7E+2	5,0E+2	1,0E+4	0,037	0,050
Rh-106	3,7E+2	5,0E+1	1,0E+1	37,000	5,000
Ag-110m	3,7E+0	5,0E+0	1,0E+0	3,700	5,000
Cd-109	3,7E+1	5,0E+0	1,0E+2	0,370	0,050
Cd-115m	3,7E+0	5,0E+0	1,0E+2	0,037	0,050
Cd-115	3,7E+1	5,0E+1	1,0E+1	3,700	5,000
In-113m	3,7E+2	5,0E+2	1,0E+1	37,000	50,000
In-114m	3,7E+0	5,0E+0	1,0E+1	0,370	0,500
In-114	3,7E+2	5,0E+1	1,0E+3	0,370	0,050
In-115m	3,7E+1	5,0E+2	1,0E+1	3,700	50,000
In-115	n.b.	5,0E+2	1,0E+1		50,000

Fortsetzung Tabelle 1

Sn-113	3,7E+1	5,0E+1	1,0E+4	0,004	0,005
Sn-119m	*	5,0E+1	1,0E+3		0,050
Sn-121m	3,7E+0	5,0E+1	1,0E+3	0,004	0,050
Sn-121	3,7E+0	5,0E+1	1,0E+5	0,000	0,001
Sn-123	3,7E+0	5,0E+1	1,0E+2	0,037	0,500
Sn-126	3,7E+0	5,0E+0	1,0E+1	0,370	0,500
Sb-124	3,7E+0	5,0E+1	1,0E+0	3,700	50,000
Sb-125	3,7E+0	5,0E+1	1,0E+0	3,700	50,000
Sb-126	3,7E+0	5,0E+1	1,0E+0	3,700	50,000
Te-125m	3,7E+1	5,0E+1	1,0E+2	0,370	0,500
Te-127m	3,7E+0	5,0E+1	1,0E+2	0,037	0,500
Te-127	3,7E+1	5,0E+2	1,0E+2	0,370	5,000
Te-129m	3,7E+0	5,0E+1	1,0E+2	0,037	0,500
Te-129	3,7E+1	5,0E+2	1,0E+1	3,700	50,000
Te-132	3,7E+1	5,0E+1	1,0E+1	3,700	5,000
J-125	3,7E+0	5,0E+1	1,0E+2	0,037	0,500
J-129	3,7E+0	5,0E+2	1,0E-2	370,000	50000,000
J-131	3,7E+0	5,0E+0	1,0E+1	0,370	0,500
J-132	3,7E+1	5,0E+1	1,0E+0	37,000	50,000
Cs-134	3,7E+0	5,0E+0	1,0E+0	3,700	5,000
Cs-137	3,7E+0	5,0E+1	1,0E+0	3,700	50,000
Ba-140	3,7E+0	5,0E+1	1,0E+1	0,370	5,000
La-140	3,7E+1	5,0E+1	1,0E+0	37,000	50,000
Ce-141	3,7E+1	5,0E+1	1,0E+1	3,700	5,000
Ce-144	3,7E+0	5,0E+0	1,0E+2	0,037	0,050
Pr-144	3,7E+2	5,0E+2	1,0E+2	3,700	5,000
Pm-144	*	5,0E+0	1,0E+0		5,000
Pm-147	3,7E+1	5,0E+1	1,0E+3	0,037	0,050
Sm-151	3,7E+0	5,0E+0	1,0E+3	0,004	0,005
Eu-152	3,7E+0	5,0E+0	1,0E+0	3,700	5,000
Eu-154	3,7E+0	5,0E+0	1,0E+0	3,700	5,000
Eu-155	3,7E+0	5,0E+0	1,0E+1	0,370	0,500
Hg-203	3,7E+0	5,0E+1	1,0E+1	0,370	5,000
Np-237	3,7E-1	5,0E-1	1,0E-1	3,700	5,000
Pu-238	3,7E-1	5,0E-1	1,0E-1	3,700	5,000
Pu-239	3,7E-1	5,0E-1	1,0E-1	3,700	5,000
Pu-240	3,7E-1	5,0E-1	1,0E-1	3,700	5,000
Am-241	3,7E-1	5,0E-1	1,0E-1	3,700	5,000
Cm-242	3,7E-1	5,0E-1	1,0E+1	0,037	0,050
Cm-244	3,7E-1	5,0E-1	1,0E-1	3,700	5,000
Mittelwert:				**61**	**1300**
Mittelwert ohne die 3 Nuklide mit den größten Abweichungen:				**5,6**	**14**

gemäß der Einteilung in 8 Gruppen [18]
* durch den Regelungsgehalt nicht erfaßt
n.b. = nicht beschränkt

Literaturverzeichnis

1. Strahlenschutzverordnung: Verordnung über den Schutz vor Schäden durch ionisierende Strahlen (Strahlenschutzverordnung - StrlSchV) vom 13.10.1976 in der Fassung der Änderung durch Artikel 1 der Zweiten Verordnung zur Änderung der Strahlenschutzverordnung vom 18.5.1989 (BGBl. I S. 943 ff)
2. Gefahrgutverordnung Straße: Verordnung über die innerstaatliche und grenzüberschreitende Beförderung gefährlicher Güter auf Straßen (Gefahrgutverordnung Straße - GGVS) vom 22.7.1985 (BGBl. I S. 1550 ff, geändert durch Verordnung vom 21.12.1987, BGBl. I S. 2858 ff)
3. Gefahrgutverordnung Eisenbahn: Verordnung über die innerstaatliche und grenzüberschreitende Beförderung gefährlicher Güter mit Eisenbahnen (Gefahrgutverordnung Eisenbahn - GGVE) vom 22.7.1985 (BGBl. I S. 1560 ff, zuletzt geändert durch die 2. Änderungsverordnung vom 21.12.1987, BGBl. I S. 2862ff)
4. Erste Strahlenschutzverordnung: Erste Verordnung über den Schutz vor Schäden durch ionisierende Strahlen radioaktiver Stoffe (Erste Strahlenschutzverordnung) vom 24.6.1960
5. 3. Empfehlung der Strahlenschutzkommission zu den möglichen Auswirkungen des Reaktorunfalls in Tschernobyl (UdSSR) in der Bundesrepublik Deutschland. Bundesanzeiger Nr. 128 vom 17.7.1986
6. Der Hessische Sozialminister: Die Folgen von Tschernobyl. Wiesbaden 1986, S. 54
7. Bayerisches Staatsministerium für Landesentwicklung und Umweltfragen: Schreiben an das Landratsamt Oberallgäu in Sonthofen, 8858-853-43246, München 8.9.1986
8. Max-Planck-Institut für Ausländisches und Internationales Strafrecht: Gutachten zur Frage der Anwendbarkeit des 326 StGB, wenn Klärschlamm wegen eines Unfalls in einem ausländischen Kernkraftwerk radioaktiv kontaminiert ist. Freiburg, 20. Juli 1987
9. Strahlenschutzvorsorgegesetz: Gesetz zum vorsorgenden Schutz der Bevölkerung gegen Strahlenbelastung (Strahlenschutzvorsorgegesetz - StrVG) vom 19.12.1986 (BGBl. I S. 2610 ff)
10. Strahlenschutzkommission: Stellungnahme der Strahlenschutzkommission zur Radon-Exposition der Bevölkerung. Bundesanzeiger Nr. 208 vom 6.11.1980
11. Strahlenschutzkommission: Strahlenexposition und mögliches Lungenkrebsrisiko durch Inhalation von Radon-Zerfallsprodukten in Häusern. Bundesanzeiger Nr. 4 vom 8.1.1986
12. Strahlenschutzkommission: Strahlenschutzgrundsätze zur Begrenzung der Strahlenexposition der Bevölkerung durch Radon und seine Zerfallsprodukte. Bundesanzeiger Nr. 208 vom 5.11.1988
13. Strahlenschutzkommission: Möglichkeiten und Grenzen der Anwendung der Kollektivdosis. Bundesanzeiger Nr. 126 a vom 12.7.1985
14. A. Kaul auf der Anhörung der beteiligten Fachkreise und Verbände zur Novelle der Strahlenschutzverordnung. Bonn, 27.6.1988
15. Strahlenschutzkommission: Strahlenschutzgrundsätze zur schadlosen Wiederverwertung und -verwendung von schwachradioaktivem Stahl und Eisen aus Kernkraftwerken. - Bundesanzeiger Nr. 5 vom 9.1.1988
16. Richtlinie des Rates vom 3. September 1984 zur Änderung der Richtlinie 80/836/Euratom hinsichtlich der Grundnormen für den Gesundheitsschutz der Bevölkerung und der Arbeitskräfte gegen die Gefahren ionisierender Strahlungen (84/467/Euratom). Amtsblatt der Europäischen Gemeinschaften, Nr. L 265 vom 5.10.1984, S. 4 ff
17. Der Bundesminister des Innern: Rundschreiben vom 20.9.1979 an die für den Strahlenschutz zuständigen obersten Landesbehörden. RS II 1, 511831/11, GMBl 1979, S. 631
18. M.K. Müller et al.: Ableitung von Aktivitätsgrenzwerten für schwach radioaktiv kontaminierte Abfälle. Schriftenreihe Reaktorsicherheit und Strahlenschutz des Bundesministers für Umwelt, Naturschutz und Reaktorsicherheit, BMU-1988 -194

Strahlenschutzrechtliche Probleme der Urananlage Ellweiler

Matthias J. Seipel, Rechtsanwalt in Hanau, Römerstraße11, 6450 Hanau

Bevor ich auf die strahlenschutzrechtlichen Probleme der Urananlage konkret zu sprechen komme, werde ich zunächst einen Ausschnitt aus der Genehmigungslage geben, der für sich selbst spricht. Hieraus wird deutlich, wie strahlenschutzrechtliche Probleme von der Aufsichtsbehörde behandelt werden, insbesondere welchen Stellenwert die vom Atomgesetz benannten Schutzgüter "Leben, Gesundheit und Sachgüter" für die Aufsichtsbehörden einnehmen.

Meine Behauptung vorweg:

Der sogenannte Förderzweck des Atomgesetzes läßt in der Praxis den Schutzzweck nicht mehr erkennen.

Die Urananlage Ellweiler ist in ihrer Produktion auf die Herstellung von Ammonium Diuranat gerichtet.

Hierfür verfügen die Betreiber über Genehmigungen gem. § 3 StrlSchV und § 9 AtG.

Mit Bescheid des Bundesministers für Atomkernenergie und Wasserwirtscaft vom 05. 01.1959 wurde der Gewerkschaft Brunhilde GmbH die Genehmigung zur Gewinnung von Uranerz im Gebiet um Ellweiler und zur Verarbeitung des Uranerzes zu Konzentraten, deren Lagerung und Abgabe erteilt. Die Genehmigung beruhte auf dem Kontrollratsgesetz Nr. 22 der Alliierten Hohen Kommission.

Interessant in diesem Zusammenhang ist, daß dieses "Gesetz über die Überwachung von Stoffen und Einrichtungen und Ausrüstungen auf dem Gebiet der Atomenergie" ein reines Verbotsgesetz war. Ausnahmen vom Verbot des Umgangs mit den im einzelnen aufgelisteten Stoffen und sonstigen Gegenständen waren vorgesehen für Forschungseinrichtungen, Bildungs- und medizinische Einrichtungen sowie Museen. Detaillierte Schutzvorkehrungen waren im Gesetz als Genehmigungsvoraussetzung nicht vorgesehen.

Nach dem Inkrafttreten der 1. Strahlenschutzverordnung vom 24. 06.1960 wurde der Anlagenbetreiberin mit Bescheid des Sozialministeriums vom 13. 07. 1964 der Umgang mit chemischen und mineralischen Verbindungen des natürlichen Urans im Rahmen der Betriebsvorgänge in der Versuchsanlage für Uranerzverarbeitung genehmigt. Die Genehmigung erfolgte auf der Grundlage des § 3 StrlSchV.

Die 1. StrlSchV enthielt in § 3 den gleichen Katalog der Genehmigungsvoraussetzungen, wie sie heute in § 6 der StrlSchV geregelt sind.

Im Bescheid vom 13.07.1964 wurde schließlich auch festgestellt, daß die Beförderung und Lagerung des ausgelaugten Mahlgutes nicht genehmigungspflichtig nach der StrlSchV sei. Hierbei sprach der Bescheid mit keinem Wort die Beseitigung der radioaktiven Abfälle an.

Diese wurden von Anbeginn des Betriebes auf Halden aufgebracht.

Die Beseitigung der Stoffe, wenn hier überhaupt von Beseitigung gesprochen werden kann, erfolgte auf der Grundlage eines wasserrechtlichen Bewilligungsbescheids vom 08.03.1961, der vom damaligen Ministerium für Landwirtschaft, Weinbau und Forsten des Landes Rheinland-Pfalz erteilt worden war. Mit Bescheid vom 25.10.1974 schließlich hat die Bezirksregierung Koblenz ergänzend gestattet, die vorhandenen Halden für Fabrikationsrückstände zu erhöhen. Der Bescheid erging erstaunlicherweise auf der Grundlage des Abfallbeseitigungsgesetzes.

Die Überraschung ist insoweit groß, da das Abfallbeseitigungsgesetz in der Regelung seines Anwendungsbereiches die Anwendung des Gesetzes auf radioaktive Stoffe ausdrücklich ausschließt.

Mit der Beschränkung der Genehmigung zum Umgang mit radioaktiven Stoffen auf die Produktion von Ammonium-Diuranat ohne Berücksichtigung der Beseitigung der radioaktiven Abfälle wurde ein einheitlicher Vorgang, nämlich die Produktion von Yellow-cake und die Produktion radioaktiver Abfälle in einem wesentlichen Teilbereich, wenn nicht gar dem wesentlichsten, jedenfalls was die Strahlenbelastung der Umgebung angeht, von der Genehmigung ausgeschlossen.

Bereits die 1. StrlSchV sah in § 42 vor, daß radioaktive Stoffe, mit denen auf Grund einer Genehmigung nach § 3 umgegangen werden darf und die beseitigt werden sollen, an eine nach Landesrecht zu bestimmende Sammelstelle abzuliefern oder auf eine andere in einer Genehmigung nach § 3 zugelassene Weise sicherzustellen oder zu beseitigen seien.

Am Rande sei hierzu bemerkt, daß das Land Rheinland-Pfalz durch Anordnung der Landesregierung vom 25.08.1960 (Staatsanzeiger für Rheinland-Pfalz Nr. 35 vom 28.08.1960, in der Fassung der ersten Anordnung zur Änderung vom 13.

05.1964, Staatsanzeiger Nr. 20/64) das Sozialministerium als Sammelstelle bestimmte.

Dieser Beseitigungspflicht ist die Betreiberin der Urananlage bis zum heutigen Tage nicht nachgekommen.

Wesentlich an der Nichtbeachtung der Beseitigungspflicht ist nicht nur der Umstand, daß die auf dem Gelände der Urananlage betriebenen Halden formell illegal sind, sondern vielmehr, daß hierdurch auch eine gründliche Prüfung der Voraussetzungen der Genehmigungsfähigkeit unterblieben ist. Zu keinem Zeitpunkt wurden die von den Halden ausgehenden Strahlenbelastungen für die Umgebung und die in der Umgebung wohnenden Menschen einer gutachterlichen Prüfung und Wertung unterzogen. Die Halden sind aus strahlenschutzrechtlicher Sicht der problematischste Teil der Anlage.

Messungen der Emissionen der Anlage wurden zu keinem Zeitpunkt vorgenommen. Es gibt lediglich Einzelmessungen aus dem Jahre 1980 bezogen auf Radon. Eine gesamte Erfassung der Emissionen ist technisch erst dann möglich, wenn das belastete Medium an einer Meßeinrichtung vorbeigeführt werden kann, z.B. Abluft in einem Kamin bzw. Wasser in einem Kanal.

Im Produktionsbereich der Anlage bestehen weitgehend keine lufttechnisch geschlossenen Räume. Die Emissionen nehmen alle möglichen Wege aus der Anlage, die deshalb meßtechnisch nicht erfaßbar sind. Eine Überprüfung von Radioaktivitätsabgaben ist so meßtechnisch nicht möglich. Dies gilt nicht nur für die Produktionsanlagen, sondern auch für die Abgabe von radioaktiven Stoffen aus den Rückstandshalden.

Erst eine dauernde meßtechnische Überwachungsmöglichkeit böte Gewähr, die Einhaltung von Grenzwerten auch nachvollziehbar zu überprüfen.

Das Umweltministerium Rheinland-Pfalz veröffentlichte im Mai 1988 eine Dokumentation zur Urananlage Ellweiler. Hierbei wird unter Kapitel 8 der aktuelle Stand der von der Urananlage ausgehenden Strahlenbelastung der Bevölkerung dargestellt. Es heißt dort zur Ermittlung der Strahlenexposition der Bevölkerung wörtlich:

"Im Hinblick auf Ellweiler ergibt sich allerdings die Schwierigkeit, daß infolge der aufwendigen und zum Teil fehlerhaften Meßmethodik für Gamma-Strahlen bisher keine nuklidspezifischen Analysen vorliegen, so daß derzeit nur Abschätzungen möglich sind" (Dokumentation S. 55).

Hierzu sei grundsätzlich ausgeführt, daß die Ermittlung der Werte der §§ 44 und 45 StrlSchV erst dann vorgenommen werden kann, wenn auch die Emissionen aus der Anlage bekannt sind.

Durchgeführt wurden Ortsdosismessungen an bestimmten Punkten in der und um die Anlage. Diese Ortsdosismessungen wurden sodann zur Grundlage der Aussagen über die Strahlenabgabe der Anlage gemacht. Ortsdosismessungen können Strahlung auch außerhalb geleiteter Luftströme als Direktstrahlung erfassen. Allerdings wäre dann erforderlich, daß sich zwischen der Strahlenquelle und dem Meßinstrument keine weiteren Strahlenquellen befinden. Diese Voraussetzung ist bei der Urananlage nicht gegeben, da durch die Verwehung von Haldenmaterial, Absetzungen von Staub, Untergrundstrahlung und ähnlichem weitere Strahlung besteht. Die durchgeführten Ortsdosismessungen erfassen deshalb nicht die Direktstrahlung, beispielsweise der Halden, sondern eine Mischung verschiedener Ursachen. Zur Bestimmung der Grenzwerte der §§ 44 und 45 StrlSchV allerdings ist eine Aussage auch über die Direktstrahlung unumgänglich.

Möglich sind Strahlenbelastungen von Menschen auf fünf unterschiedlichen Wegen:

1. Durch Direktstrahlung, etwa dadurch, daß in der Lagerhalle oder den Abraumhalden radioaktive Stoffe zerfallen und die dabei entstehende Strahlung nach außen dringt.
2. Durch äußere Bestrahlung durch in der Luft schwebende radioaktive Teilchen, sogenannte Aerosole, oder durch radioaktive Gase. Diese gelangen über Staubabgaben in die Luft.
3. Durch äußere Bestrahlung durch auf den Boden gesunkene Aerosolteilchen.
4. Durch innere Bestrahlung der Lunge aufgrund eingeatmeter Aerosolteilchen, die sogenannte Inhalation.
5. Durch innere Bestrahlung des gesamten Körpers aufgrund mit der Nahrung aufgenommener und in der Nahrungskette zuvor angereicherter radioaktiver Stoffe, die sogenannte Ingestion.

Für sämtliche Bestrahlungswege regelt § 44 StrlSchV einen Höchstgrenzwert von 150 mrem/a als zumutbare Belastung für den sogenannten außerbetrieblichen Überwachungsbereich. Hierbei ist allerdings zu beachten, daß die Bestrahlungswege 2 bis 5 den Grenzwert des § 45 StrlSchV von jeweils 30 mrem auf dem Luft- bzw. Wasserpfad nicht überschreiten dürfen. Dies bedeutet allerdings nicht, daß in jedem Falle der Grenzwert von 30 mrem ausschöpfbar ist. Ist die Direktstrahlung bereits so hoch, daß unter Hinzurechnung der Bestrahlungswege 2 bis 5 der Gesamtgrenzwert von 150 mrem überschritten wird, kann der Wert von 30 mrem hinsichtlich der übrigen Bestrahlungswege nicht ausgeschöpft werden. Aus diesem

Zusammenhang ergibt sich dann auch, weshalb die Bestrahlungswerte auseinandergehalten werden müssen und eine meßtechnische Erfassung der Emissionen für die Berechnung der zulässigen Strahlenexposition von Menschen in der Umgebung so wichtig ist.

Das Landesamt für Umweltschutz und Gewerbeaufsicht veröffentlichte am 02. 03.1988 einen Prüfbericht über Strahlenmessungen an der Urananlage Ellweiler.

In diesem Prüfbericht werden Ortsdosisleistungen aufgrund durchgeführter Messungen veröffentlicht. Aus den zuvor dargestellten Gründen der Meßmethode erfassen diese Wege die Belastungspfade 1, 2 und 3. Sie gelten jeweils nur für den genauen Meßort und lassen keine Unterscheidung nach den Anteilen der einzelnen Bestrahlungswege zu. Überhaupt nicht enthalten sind natürlich die Bestrahlungswege über die Inhalation und Ingestion. Diese müßten zur Beurteilung der Strahlenexposition also noch hinzugerechnet werden und ergeben sich aus den zu bestimmenden Emissionen der Anlage, die auch nach dem Eingeständnis des Ministeriums für Umwelt und Gesundheit nicht erfaßt wurden.

Feststellbar ist, daß an einzelnen Meßpunkten Werte weit über den Grenzwerten gemessen wurden. Am Meßpunkt Nr. 26 wird ein Wert von 7,48 mSv/a (das sind 748 mrem/a) gemessen. Dieser Meßpunkt liegt am Zaun zu einem privaten Grundstück, das zum Rasthaus an der dort gelegenen Bundesstraße gehört.

Am Wohnhaus des Rasthauses wurde ein Wert von 2,96 mSv/a gemessen.

Auch nach dem Abzug von 110 mrem als natürlichem Strahlenhintergrund liegen hier bereits Überschreitungen des Gesamtgrenzwertes von 150 mrem vor, wobei, wie ausgeführt, sämtliche Bestrahlungswege noch gar nicht einmal den Anteil der Direktstrahlung belegen, die ebenfalls bereits den Grenzwert überschreiten könnte.

Festzustellen ist allerdings, daß die gemessenen Werte den zulässigen Grenzwert des § 45 StrlSchV überschreiten.

Dies wird auch vom Ministerium für Umwelt und Gesundheit des Landes Rheinland-Pfalz in der bereits erwähnten Dokumentation vom Mai, wenn auch etwas verklausuliert, zugegeben. Dort heißt es wörtlich:

"Die Messungen des MIAS belegen, daß der auf den tatsächlichen Aufenthalt einer Person zu beziehende Grenzwert des § 44 Abs. 1 StrlSchV von 150 mrem/Jahr eingehalten wird. Die Ergebnisse zeigen jedoch auch, daß bei einem angenommenen dauernden Aufenthalt einer Person, von dem § 60 Abs. 2 StrlSchV ausgeht, eine Überschreitung vorläge" (Dokumentation S. 68, letzter Absatz).

Bereits 1977 stellten die Aufsichtsbehörden diese Grenzüberschreitungen fest. Aus diesem Grunde gestatteten die Behörden formlos und mündlich der Betreiberin, von der Bestimmung des § 60 Abs. 2 StrlSchV abzuweichen. Gerechtfertigt wird dieser, meiner Ansicht nach bereits aus formellen Gründen nichtige, Verwaltungsakt damit, daß durch diese Abweichung der Strahlenschutz nicht beeinträchtigt sei. Schließlich müsse nur sichergestellt werden, daß keine Person im außerbetrieblichen Überwachungsbereich einer höheren Strahlenbelastung als 150 mrem/a ausgesetzt sei. Dies sei gewährleistet (vgl. Dokumentation S. 44).

Ungeachtet der inhaltlichen Haltlosigkeit dieser "Gestattung" verstößt die Mündlichkeit bereits gegen die Formvorschrift des § 17 Abs. 15. 1 AtG. Hiernach sind Genehmigungen und allgemeine Zulassungen nach diesem Gesetz oder nach einer aufgrund dieses Gesetzes erlassenen Rechtsverordnung schriftlich zu erteilen.

Inhaltlich ist diese Abweichung von § 60 Abs. 2 StrlSchV erst recht nicht haltbar, da der Strahlenschutz erheblich beeinträchtigt würde. Im Klartext wurde von der Behörde gestattet, einen Wert von 150 mrem im außerbetrieblichen Überwachungsbereich zu überschreiten. Die Festsetzung der Dosisgrenzwerte sind gerade essentieller Bestandteil des Strahlenschutzes.

Anhand dieser Umstände dürfte bereits hinreichend deutlich geworden sein, daß die anfangs aufgestellte These, der Schutzzweck des Atomgesetzes spiele in dieser behördlichen Praxis keine Rolle, ihre Bestätigung gefunden hat.

Das Umwelt- und Prognose-Institut Heidelberg hat in einem Gutachten vom November 1988 eine Lungendosis von 1877 mrem/a durch die Inhalation von Radon 222 errechnet. Am 29.12.1988 schließlich führte das Umweltministerium in Mainz eine Besprechung mit der Betreiberin der Anlage durch. Als Ergebnis dieser Besprechung wurde festgehalten, daß für die Behörden nunmehr Zweifel an der strahlenschutzrechtlichen Genehmigungslage aufgetreten seien und insoweit eine aufsichtsrechtliche Maßnahme erforderlich werde. Gleichzeitig wurde im Ergebnisprotokoll festgehalten, daß die Aufsichtsbehörde davon ausging,

- "daß der Betreiber gutgläubig gehandelt hat,
- Gefährdungen für Menschen und Umwelt ausgeschlossen werden können und
- daß daher keine sofortige Untersagung des Umgangs mit radioaktiven Stoffen nach dem Grundsatz der Verhältnismäßigkeit vertretbar ist, soweit die Beseitigung der radioaktiven Abfälle in einem nachfolgenden strahlenschutzrechtlichen Genehmigungsverfahren aus jetziger Sicht als genehmigungsfähig bewertet werden kann."

Anläßlich dieser Besprechung waren sich die Beteiligten auch darüber einig, daß die Beseitigung des Abfalls aus der Erzaufbereitung als genehmigungsfähig angesehen werde. Aus diesem Grunde erging am 20. 02.1989 eine Verfügung zur Einstellung der Abraumbeseitigung auf die Halden unter der aufschiebenden Bedingung der Stellung eines Genehmigungsantrags. Gleichzeitig wurde der Haldenbetrieb bis zum Abschluß des Genehmigungsverfahrens geduldet.

Aufgrund der Grenzwertüberschreitungen und der mangelnden Genehmigung der Anlage haben Anwohner der Urananlage in einem Hauptsache- und einem Eilverfahren die vorläufige Einstellung des Betriebes und die Beseitigung der Halden verlangt. Danach stellten die Aufsichtsbehörden fest, daß aufgrund einer Messung im Februar 1989 eine Überschreitung des Grenzwertes von 30 mrem auf dem Luftpfad festgestellt worden seien. Dies ließe Zweifel an der Genehmigungsfähigkeit der Halden aufkommen.

Schließlich erließ das Staatliche Gewerbeaufsichtsamt am 18. 05.1989 eine Verfügung, wonach die Ablagerung auf den Halden einzustellen sei, die Halden so zu sanieren seien, daß die Einhaltung der Grenzwerte des § 45 StrlSchV sichergestellt sei und der Wert des § 44 StrlSchV nicht überschritten werde.

Die Verfügung enthielt auch die Anordnung der sofortigen Vollziehung, gegen die die Betreiberin beim VG Koblenz um Rechtsschutz nachsuchte.

Im Verfahren der Urananlage gegen das Land Rheinland-Pfalz entschied zunächst das VG Koblenz, die Anordnung des Landes Rheinland-Pfalz sei offensichtlich rechtmäßig. Da die Halden formell rechtswidrig mangels entsprechender strahlenschutzrechtlicher Genehmigungen seien, bestehe auch die Ermächtigungsgrundlage des § 19 Abs. 3 AtG. Auch die Ermittlungen des Landes wiesen daraufhin, daß die Werte ganz erheblich überschritten würden. Das Land ermittelte am Meßpunkt 15 eine Äquivalentdosis für die Lunge von 950 mrem/a, am Meßpunkt 16 3375 mrem/a und am Meßpunkt17 650 mrem/a.

Ein von der Betreiberin vorgelegtes Sanierungskonzept gewährleistete nicht die Einhaltung der Dosisgrenzwerte.

Insoweit bestätigte auch das OVG die Entscheidung des VG, insbesondere den Tatbestand, daß die Halden ohne die erforderliche Genehmigung betrieben wurde. Aufgrund dessen sei es sogar die Pflicht des Staates aufgrund des im AtG verankerten Schutzzwecks, daß das zum Schutze der Bürger vorgeschriebene Verfahren auch eingehalten werde. Insoweit dürfe durch ein nicht genehmigtes Betreiben einer derartigen Anlage nicht in den Rechtskreis Dritter eingegriffen werden. Eine andere rechtliche Beurteilung sei auf dem Hintergrund der Rechtsprechung des

Bundesverfassungsgerichtes nicht mehr vertretbar. Schließlich habe die Behörde selbst eine erhebliche Überschreitung der Grenzwerte der §§ 44 und 45 StrlSchV festgestellt. Jeder weitere Betrieb trage zu dieser Überschreitung bei.

Im Verfahren der Anwohner auf Erlaß einer einstweiligen Anordnung entschied das VG Koblenz, ein Anspruch auf Erlaß der einstweiligen Anordnung bestehe nicht, da diese einstweilige Anordnung die Hauptsache vorwegnähme und dies mit dem Charakter des einstweiligen Rechtsschutzverfahrens nicht vereinbar wäre. Insbesondere sei nicht glaubhaft gemacht, daß ein Unterschreiten der Grenzwerte durch eine Sanierung nicht zu erreichen sei. Gerade die Diskussion zwischen der Betreiberin und dem Land Rheinland-Pfalz zeigt, daß andere Lösungen zur Einschränkung der Strahlenbelastung möglich seien.

Bevor nicht eine Tauglichkeitsprüfung der Sanierungskonzepte stattgefunden habe, sei daher kein Raum für den Erlaß einer einstweiligen Anordnung.

Das OVG Rheinland-Pfalz bestätigte auf die Beschwerde der Anwohner die Entscheidung des UG und fügte darüber hinaus noch hinzu, daß der Abtrag der Halden noch größere Strahlenmengen freisetzte und damit die Anwohner vermutlich höher belasten, als dies zur Zeit der Fall sei. Es bestehe unter diesen Umständen zum gegenwärtigen Zeitpunkt keine Grundlage dafür, durch gerichtliche Anordnung in die Verwaltungsverantwortung einzugreifen, da nach derzeitigem Erkenntnisstand von der Sanierungsfähigkeit der Anlagen ausgegangen werden könne. Deshalb sei es den Antragstellern zuzumuten, zunächst den relativ kurzfristig zu ermittelnden Erfolg des Sanierungskonzeptes abzuwarten, statt den sofortigen Beginn einer sich über Jahre hinziehenden und zudem mit zusätzlichen Strahlenschutzrisiken verbundenen Abräumung der Halden zu erzwingen.

Das Gericht hat nicht Stellung zu der Frage genommen, warum in diesem Fall die Anwohner die Überschreitung der Werte der §§ 44 und 45 StrlSchV weiter hinzunehmen haben.

Aus der Überlegung des Senats geht hervor, daß im Falle des Abraums der Halden die Strahlenbelastung noch höher sei, als im Augenblick und ja immerhin ein Sanierungskonzept auf seine "Tauglichkeit" überprüft sei. Den Anwohnern wurde die Glaubhaftmachung dafür aufgebürdet, daß die Sanierungskonzepte die Grenzwerte nicht einhielten. Nachweise für die Einhaltung durch Sanierungskonzepte wurden bislang weder vom Land noch von der Betreiberin beigebracht.

Der ursprüngliche Ausgangspunkt des Gerichtes im Verfahren Gewerkschaft Brunhilde GmbH ./. das Land Rheinland-Pfalz war die Schutzpflicht des Staates gegenüber Bürgern, die durch ungenehmigte gefährliche Anlagen in ihrem Rechtskreis verletzt werden. Mit diesem Schutzpflichtgedanken läßt es sich meiner Ansicht nach nicht vereinbaren, dem Bürger dann die Beweislast dafür aufzubürden, daß Konzepte, die nur in rudimentären Zügen existieren, deren Erfolg schon überhaupt nicht nachweisbar ist, ohne Erfolg sein werden. Vielmehr ergibt sich aus dem Schutzgedanken die Verpflichtung des Staates, die geeigneten Maßnahmen zu treffen, die die Anwohner vor einer Überschreitung der strahlenschutzrechtlich vorgesehenen Grenzwerte schützen. Geeignet sind die Maßnahmen dann, wenn feststeht, daß die Grenzwerte auch tatsächlich unterschritten werden. Dies ist allerdings von der Behörde zu prüfen.

Wenn feststeht, daß die Halden ohne strahlenschutzrechtliche Genehmigung betrieben werden, so haben meiner Ansicht nach die Anwohner dieser Anlage keinerlei Strahlenbelastung hinzunehmen. Erst die Genehmigung verleiht dem Betreiber die Befugnis, Strahlung abzugeben, die innerhalb des Rahmens liegt, den die Strahlenschutzverordnung als für Dritte hinzunehmende Belastung definiert.

Die Grenzwerte drücken keine Schwellenwerte aus, die irgendeine Schädlichkeitsgrenze markieren. Der Stand der Wissenschaft geht vielmehr davon aus, daß jegliche Strahlung, sei sie auch noch so gering, eine Wirkung hat. Durch die Grenzwerte soll lediglich normiert werden, bis zu welcher Grenze die Hinnahme der Strahlung dem einzelnen zumutbar sein soll. Die Zumutbarkeit leitet sich dabei aus dem Verhältnis zum Nutzen der Atomenergie her. Ich kann in diesem Zusammenhang auf die Ausführungen von Prof. Roßnagel verweisen, der hierzu auch die Rechtsprechung und Literatur angeführt hat.

Diese Zumutbarkeitserwägungen müssen allerdings außen vor bleiben, wenn bereits der gestattende Akt "der Zumutung" - also die Genehmigung - nicht existiert.

Diese Erwägung ergibt sich auch aus dem Umstand, daß es sich beim Atomgesetz um ein Verbotsgesetz mit Erlaubnisvorbehalt handelt. Dies bedeutet, daß jeglicher Umgang mit radioaktiven Stoffen verboten ist. Da die Genehmigung letztlich auch die Rechtfertigung des Eingreifens in die Rechtssphäre Dritter darstellt, kann lediglich das atomrechtliche Verbot des Umgangs mit radioaktiven Stoffen gelten und dies auch zu Gunsten Dritter.

Es käme deshalb gar nicht darauf an, ob letztlich die Grenzwerte der §§ 44 und 45 StrlSchV eingehalten werden, solange der Anlagenbetreiber sich dem generellen Verbot des AtG zu unterziehen hat. Die Anlieger mußten demnach lediglich glaubhaft machen, daß sie von radioaktiven Immissionen aus den Abfallhalden betroffen werden. Bereits hierin liegt eine Beeinträchtigung der Grundrechte aus Art. 2 § 1 GG. Da unbestritten auch die unterhalb der Dosisgrenzwerte liegenden radioaktiven Abgaben zu Ablagerungen in Knochen und Organen führen, wird hierdurch die körperliche Integrität der Betroffenen beeinträchtigt. Auch wenn somatische Auswirkungen niedriger Strahlungen noch nicht feststellbar sind, wird hierdurch der Grundrechtsbereich derjenigen berührt, die der Strahlung ausgesetzt sind. Erst in einer Abwägung der verschiedenen Interessen und der ausdrücklichen rechtmäßigen Genehmigung durch die zuständigen Behörden kann in der Abwägung zwischen Nutzen und Gefahren dem Nachbarn auch ein Risiko zugemutet werden.

Die Argumentation des Gerichts ist auch insoweit interessant, als es ausführt, daß die Antragsteller nicht die Beseitigung verlangen könnten, unter Berücksichtigung des Umstandes, daß ein Abräumen der Halden, das sich über mehrere Jahre hinzöge, die Antragsteller durch das Aufwirbeln von radioaktiven Stoffen einer noch größeren Strahlung aussetzte, als dies derzeit der Fall sei.

Ich verstehe dies so, daß hier die Grenzwertgarantien der Strahlenschutzverordnung nicht mehr gelten, vielmehr eine merkwürdige Sicht des sogenannten Strahlenminimierungsgebotes oberhalb der Grenzwerte Geltung findet. Natürlich leuchtet es auf den ersten Blick ein, daß es für die Anwohner wohl besser ist, noch größeren Strahlenbelastungen zu entgehen. Fraglich ist allerdings, ob nicht den Betreibern und Aufsichtsbehörden eine größere Bemühung abzuverlangen ist, Techniken anzuwenden, die auch beim Abtrag der Halden eine höhere Strahlung ausschließen.

Darüber hinaus überschreitet das Gericht durch diese Argumentation die Grenzen dessen, was sowohl nach der Rechtsprechung des Bundesverwaltungsgerichts (BVerwG) als auch des Bundesverfassungsgerichtes zum Gegenstand der gerichtlichen Kontrolle erklärt hat. In der Wyhl-Entscheidung und der Entscheidung zum Kraftwerk Mühlheim-Kärlich des BVerwG wird deutlich zum Ausdruck gebracht, daß die Ermittlung des Risikos und dessen Bewertung Aufgabe der Behörde ist. Hierbei sind von dieser die wissenschaftlichen Erkenntnisse zu Rate zu ziehen, die insoweit zur Verfügung stehen.

Hieraus aber ergibt sich, daß nicht der Drittbetroffene eigene Glaubhaftmachungspflichten hinsichtlich der Gefahrlosigkeit zu tragen hat. Die Glaubhaftmachungspflicht des Drittbetroffenen bezieht sich ausschließlich auf seine Rechtsverletzung. Auch dies ist Ausfluß seines Grundrechts aus Art. 2 Abs. 2 § 1 GG, das als Abwehrgrundrecht ausgestaltet ist. Sache der Genehmigungsbehörde ist es schließlich, darzulegen und glaubhaft zu machen, daß andere Möglichkeiten der Beseitigung der Rechtsbeeinträchtigung bestehen.

Ein weiterer Gesichtspunkt wurde vom OVG Rheinland-Pfalz meiner Ansicht nach ungenügend beurteilt.

In der Stillegungsverfügung wurde der Betreiberin weiter auferlegt, die Halden ständig feucht zu halten, um die Radonausgasung so weit wie möglich zu reduzieren.

Die Halde 2 liegt mit ihrem Fuß an der Grenze zum Grundstück der Anwohner. Aus diesem Grunde ist die Schlußfolgerung naheliegend, daß durch ein Feuchthalten der Halden die Sickerwässer die Halden entlang auf das Grundstück der Anwohner fließen und hierbei auch dieses Grundstück mit radioaktiven Stoffen anreichern. Die Verminderung der Gefahr durch Verwehungen der trockenen Halde würden letztlich zur Gefahr über einen radioaktiven Eintrag auf das Grundstück der Nachbarn über Ausschwemmungen.

Das Gericht führt hierzu wörtlich aus:
"Soweit die Antragsteller auch das Eindringen von radioaktiven Sickerwässern über die Halden auf ihr Grundstück befürchten, haben sie nicht glaubhaft gemacht, daß diese Möglichkeit überhaupt besteht und insoweit eine Überschreitung des in 45 StrlSchV festgelegten Dosisgrenzwerts zu erwarten ist" (S. 6 der UA).

Ich habe bereits grundsätzliche Zweifel angemeldet, inwieweit die Grenzwerte überhaupt Anwendung hinsichtlich einer illegalen Anlage finden. Für befremdlich halte ich die Tatsache, daß das Gericht eine Glaubhaftmachung von den Anwohnern verlangt, inwieweit die Gefahr des Wassereintrags besteht und die Grenzwerte des § 45 StrlSchV überschritten werden.

Bereits aus dem Umstand, daß der Fuß der Halde an der Grundstücksgrenze zu den Nachbarn und Wasser die Eigenschaft besitzt, nach unten zu fließen, ergibt sich die Gefahr des Wassereintrags auf das Grundstück.

Der gegenwärtige Status läßt sich folgendermaßen umschreiben:
Nach wie vor werden die Anwohner einer Strahlung ausgesetzt, die über den von der Strahlenschutzverordnung nominierten Grenzwerten liegen. Ein tragfähiges Sanierungskonzept existiert noch nicht. Ob ein solches erstellt werden und geeignet sein wird, die Strahlung zu senken, ist unsicher.

Der Betrieb der Anlage ist seit Juni dieses Jahres (1989) eingestellt.

KAPITEL IV

Haldenprobleme

An Overview of Uranium Cleanup Standards and Experience in the USA

William Paul Robinson, Southwest Research and Information Center, P.O. Box 4524, Albuquerque, New Mexico 87106

Preface

Though uranium ore mining and milling in the USA dates from the mid-1940s, the cleanup of uranium milling process wastes, mill tailings, have only been subject to explicit performance requirements in the last 10 years. Cleanup standards for uranium mill tailings in the USA have been developed under authority of the Uranium Mill Tailings Radiation Control Act of 1978 (UMTRCA), as amended. This Act requires the establishment of nationwide cleanup standards for uranium milling waste generated in association with the production of uranium for government and commercial uses, almost exclusively weapons or electrical power applications. The Act provides for the adoption of regulations to protect the air, water, land, and health for the life of the facility and beyond, in recognition of the health and property risks associated with poor tailings disposal practices.

The regulations authorized by UMTRCA have been adopted, after considerable delay, debate and legal challenge, by the US Nuclear Regulatory Commission and the US Environmental Protection Agency to address current and future uranium mill waste. The regulations are included with the background material submitted to the County with this overview.

Introduction

The organization for which I am Research Director, Southwest Research and Information Center, has developed a unique expertise in uranium mill waste management due to the large amounts of uranium produced in our home state, New Mexico. Tailings related contamination has been a major concern in affected rural areas due to the proximity of large volumes of those wastes to residential and ranching areas - the residents of which are a major concern to Southwest Research as a non-profit community-oriented research group - including many Native American and Hispanic Land Grant communities.

Our focus on uranium tailings began with the review of mine and mill plans and water quality impact and environmental performance data prior in 1977, and has continued to this day. We are actively involved in mill waste disposal decisions at several sites in New Mexico and across the southwest USA, as well as frequently participating in USA Congressional efforts to review UMTRCA. My most recent congressional testimony on uranium waste matters, from a June 28, 1988 House of Representatives hearing is enclosed with the bibliography.

Overview

Since the first major expansion of USA uranium production in the decade following World War II, New Mexico has been a major contributor to the world's uranium supplies. Historically, New Mexico has produced 45% of USA uranium, and 15-20% of the world's uranium, and similar percentages of uranium mill tailings. New Mexico has seven of the USA's more than 50 mill tailings piles, waste sites ranging in volume from 1 million tons to 33 million tons, with a total of more than 90 million tons. Due to the enormous scale of this problem, uranium mill waste problems have been a focus of our New Mexico-based interests. Due to our 12-year focus on effective control of the hazards posed by uranium mill tailings, Southwest Research and Information Center staff, primarily Chris Shuey and Paul Robinson, have developed a nationally recognized technical capability.

A key part of our work is educating affected communities and decision makers about the health risks, often potential risks which can be minimized, associated with uranium mill waste disposal. Providing accurate, timely information on uranium mill wastes is complicated by the variety of uranium deposits and milling techniques. Different uranium mills produce wastes of different chemical properties, and therefore different relative risks. These risks, which can lead to health effects and natural resource damage, such as degraded water and air quality or soil contamination, result from dispersion of toxic materials left in the tailings after removal of the uranium values. While many of the hazardous materials in tailings are naturally occurring, they are easily transported in air or water after milling than when the ore was discovered, as a result of the crushing, leaching, and dumping involved in the milling process.

While I am not specifically familiar with the chemical makeup of the West German tailings, most tailings contain a common set of hazardous materials in concentrations sufficient to cause chronic, rather than acute, health effects if prolonged population exposures occur. The hazardous materials can be divided into three general categories:

- radioactive decay products associated with naturally occurring uranium such as thorium, radium, radon, and radon decay products,

- heavy metals mixed in the ore deposit with the uranium - often including a range of metals such as lead, cadmium, arsenic, zinc, molybdenum, and copper,
- reagents retained in the tailings after the milling process - including a range of reagents such as sulfuric acid, sodium hydroxide plus an array of chloride, ammonium, and hydrocarbon compounds,

The hazardous materials associated with mill tailings have a well developed health effect literature summarizing both chronic and acute exposure risks. However, the relative risks which these materials present, singly or in combination, to nearby populations from uranium mill tailings have been a focus of public health and policy debate. The differing perspectives in the debate can be characterized by two highly polarized positions. Some argue that tailings present a minor hazard no worse than other risks associated with late-20th century civilization and should not be a focus of expensive cleanup projects. Others argue that the risks from tailings are real and present dangers, and though similar to other risks of modern living, they can and should be minimized to prevent health and property damage to our contemporaries and future generations.

Effective implementation of the hazard minimization philosophy prevents the exposure of people, plants, animals, water supplies and soil to both short-term and long-term hazards. Groundwater contamination resulting from seepage, air pollution associated with windblown tailings, and contaminant uptake via food crops or livestock grazing, are the primary exposure pathways of concern from a human health perspective. These dispersion processes occur slowly and continue long beyond the active operational life of the mill.

The risks associated with the contaminants found in tailings continue to pose a potential for health and property damage for an extremely long period of time unless the tailings are reclaimed, stabilized, or otherwise "cleaned up". The half-lives of thorium, specifically thorium 230 at 70,000 years, and radium, specifically radium 226 at 1,620 years, are so long that the radioactive hazards - such as the increased risk of cancers resulting from thorium and radium exposure - associated with the tailings are risks which will be borne by many, many future generations. Due to the long half-life of thorium 230, which decays into radium 226 and eventually radon 222 and the highly carcinogenic radon "daughters", uranium mill tailings are considered to be a longer term hazard than higher activity radioactive waste which include plutonium 239, whose 24,000 year half-life is much shorter than the half-life of thorium 230! Of course, the heavy metals and toxic chemicals in the tailings have no half-life and present an essentially perpetual hazard.

The debate over the relative risk of mill tailings continues, but a forceful set of cleanup standards have been adopted by the USA federal government to minimize tailings hazards. While the law has been reconsidered, through several sets of generally weakening amendments over the past decade, and rules adopted under

UMTRCA challenged legally as too tough by uranium producer groups, and by others, including Southwest Research, as too weak, a workable set of regulations, enclosed with this overview, has been finalized. These rules provide a set of standards which address the array of hazards from uranium mill wastes through a combination of strategies:

- isolation of the tailings from surface and ground water supplies - through installation of internal drains, diversion channels, leak-resistant liners and leachate control systems,
- long-term erosion prevention - through water-resistant caps, soil covers armored by erosion-resistant rock coverings and multi-generational land use controls, and
- a perpetually endowed continued care fund - to provide long-term environmental monitoring and maintenance funds.

This program is codified in regulations adopted under the Uranium Mill Tailings Radiation Control Act. The regulations, currently being implemented more or less effectively by the US Nuclear Regulatory Commission, include:

- ground-water protection standards setting numerical concentration standards for radioactive and chemical contaminants applicable at the edge of the tailings site,
- seepage control technology within and below the tailings, such as surface diversion channels, "impervious" liner systems, leachate collection systems and monitoring wells for control of surface and ground-water contamination,
- erosion control, through thick soil cover and erosion-proof "rip-rap" caps, to prevent exposure of tailings, and the subsequent release of gaseous radon and windblown particles, for up to 1000 years, but no less than 200 years,
- impervious barriers above the tailings to prevent moisture from entering the tailings,
- financial responsibility for clean-up and continued care activities provided by the mill operators to insure cleanup of any spills or leaks, and
- long-term continued care through an endowed fund, sufficient to cover all costs by an independent reclamation contractor, to provide water, soil and air monitoring, as well as site cleanup and emergency response needs, after final stabilization.

The process of actually accomplishing the minimization of uranium mill tailings hazards, through the completion of reclamation plans up to the regulatory standard set for uranium tailings control, has been a major struggle. Many uranium operators - through trade associations or as individual firms - have fought passage of the Mill Tailings Act, have sought weakening amendments to the Act, have filed lawsuits to prevent or delay adoption of strong implementing regulations, and challenged effective application of the standards set by the Act to individual facilities, have effectively ensured that the process of uranium mill waste cleanup was very slow. The delay in cleanup since the 1978 Act has been a very expensive delay, as the cost of the technology for reclamation has continued to rise steadily.

Other uranium firms, frequently those with smaller waste problems or little interest in future operations at their existing sites, have worked more diligently to stabilize their tailings. I have taken a set of slides, just recently in October 1989, for inclusion in this overview to show what a partially reclaimed tailings pile looks like.

The example is the L-Bar uranium site, formerly operated by SOHIO (Standard Oil Company of Ohio). This site was acquired by British Petroleum (BP) when it purchased a majority share in SOHIO; BP's mineral properties in the USA have recently been acquired by a unit of RTZ, Ltd., a London-based concern with international mining interests. The L-Bar facility is located in New Mexico, several kilometers north of the Laguna Indian Pueblo, home of the largest open pit uranium mine in USA history, and is some 80 km west, or upwind of Albuquerque, NM. The tailings site is on land which was part of the Cebolleta Land Grant, a grant of land from the Spanish King to colonists in 1800. Heirs to the Cebolleta Land Grant still live on granted land retained by their ancestors, including land bordering the tailings site on its downstream side.

Included with this brief overview of tailings concerns and their solutions from a USA perspective is a reference list which includes background materials on a wide variety of issues and concerns related to uranium mill hazards and tailings cleanup. These materials include background reports on uranium mining and milling-related contamination, regulatory policy, health impacts, waste management technology, waste treatment costs, and humid (net precipitation) location uranium mills concerns as well as to arid (net evaporation) location uranium mills.

References

Background materials, with brief annotations, include:

Robinson, W. P., "Responsible Uranium Mining and Milling: An Overview", in Proceedings of the First International Conference on Uranium Mine Waste Disposal, Vancouver, British Columbia, Canada, May 1980. Summary of uranium production related health and policy issues, focusing in radon daughter health information.

Robinson, W. P., "Radon and Radon Daughters from Uranium Mines: Sources, Impacts and Control", in Proceedings of the Symposium on Uranium Mill Tailings Management, Fort Collins, Colorado, USA, November 1980. Radon control technology and management opportunities.

Southwest Research and Information Center, "Uranium Mining and Milling: Selected Problems and Issues of Concern in New Mexico and Colorado", prepared for Piedmont Environmental Council, Warrenton, Virginia, available from Southwest Research and Information Center, Albuquerque, NM, USA, November, 1983. Uranium tailings clean up experience, including related health impacts, focused on humid area concerns raised in Virginia USA about uranium operations at deposits in that state.

Taylor, L. S., "Uranium Legacy", in The Workbook, Vol. VIII, No. 6, Southwest Research and Information Center, Albuquerque, NM, USA, November-December, 1983. Summary of health effects data on radionuclides associated with uranium production and production areas.

Shuey, C. L., with Robinson, W. P. and Taylor, L. S., "The Costs" of Uranium: Whose Paying in Lives, Land and Dollars", in The Workbook, Vol. X, No. 3, Southwest Research and Information Center, Albuquerque, NM, USA, July-September, 1985. Summary of uranium reclamation costs and performance, for all USA tailings sites, including updates on economic and health data related to USA uranium tailings policy.

Shuey, C. S., Taylor, L. S., Robinson, W. P., and Hancock, D., "Uranium Waste Issues - 1987", Southwest Research and Information Center, Albuquerque, NM, USA, January 1987. Recent summary of USA uranium policy and site clean up developments.

Robinson, W. P., "Statement before the United States House of Representatives, Committee on Interior and Insular Affairs Concerning Uranium Mill Tailings", Washington, DC, June, 1988 - Testimony at recent uranium tailings act amendment hearing.

Regulations in the background materials include:

US Environmental Protection Agency, "Environmental Standards for Uranium and Thorium Mill Tailings at Licensed Commercial Sites.", 48 Federal Register 45926, October 7, 1983. Codified as 40 CFR 192.

US Nuclear Regulatory Commission, "Uranium Mill Tailings Regulations; Conforming NRC Standards to EPA Standards.", 50 Fed. Reg. 41582, October 16, 1985. Codified as 10 CFR 40 and 10 CFR 150.

US Nuclear Regulatory Commission, "Uranium Mill Tailings regulations; Ground-Water Protection and Other Issues.", 52 Fed. Reg. 43553, November 13, 1987. Codified as 10 CFR 40.

Anmerkung: Die angesprochenen Materialien sind hier nicht abgedruckt. Außer beim Autor sind sie auch beim Landkreis Birkenfeld oder beim Öko-Institut Darmstadt erhältlich.

Bericht über die Situation in den Uranabbaugebieten der DDR

Michael Beleites, Georg-Büchnerstraße 1, 6500 Gera, DDR

Historische und geographische Entwicklung

Die Grundlage jeglicher Atomenergieanwendung, sowohl im militärischen als auch im zivilen Bereich, ist das Element Uran. Im Jahr 1789 entdeckte der Berliner Chemiker und Apotheker Martin Heinrich Klaproth das Uran als chemisches Element. Die Grundlage dafür war ein Pechblenden-Mineral aus Johanngeorgenstadt. 1938 entdeckten Otto Hahn, Fritz Straßmann und Liese Meitner in Berlin die Kernspaltung des Uran-235. Anhand Albert Einsteins Masse-Energie-Gleichung konnte berechnet werden, daß bei der Kernspaltung des Urans eine Energiemenge frei werden muß, die $2{,}5 \cdot 10^6$ mal größer ist als die bei der Verbrennung von Steinkohle freiwerdende Energie. Die Entdeckung der Kernspaltung des Urans leitete vor 50 Jahren eine Epoche ein, die wir heute "Atomzeitalter" nennen. Heute gibt es auf unserer Erde ca. 45 000 Atomsprengköpfe und über 400 Kernreaktoren.

Mit dem Beginn des atomaren Rüstungswettlaufs zwischen den USA und der UdSSR nach dem 2. Weltkrieg begann gleichzeitig eine hektische Suche nach dem Ausgangsstoff für die Atombombe, nach Uranerz. Während die USA schon seit einigen Jahren in Colorado Uranerz für ihre Bombenprogramme förderten, gab es in der Sowjetunion nach dem zweiten Weltkrieg keine Uranabbaugebiete. Nach der sowjetischen Besetzung des westlichen Erzgebirges (Landkreis Schwarzenberg) wurden dort große Lagerstätten hochprozentigen Uranerzes gefunden, die durch den vorangegangenen Silber- und Wismutbergbau bereits bergbaulich erschlossen waren.

So wurde im Juni 1946 zum Uranbergbau auf dem Gebiet der DDR die sowjetische Aktiengesellschaft (SAG) Wismut gegründet, die 1954 in Sowjetisch-deutsche Aktiengesellschaft (SDAG) Wismut umbenannt und unter DDR-Beteiligung weitergeführt wurde.

Der Uranbergbau auf dem Gebiet der DDR begann im Westerzgebirge um Johanngeorgenstadt, Schwarzenberg, Schneeberg, Aue und Marienberg. Seit Anfang der 50er Jahre wird in Ost-Thüringen, im Gera-Ronneburger Raum, Uranerz abgebaut. In den 50er und 60er Jahren, als sich hier das größte Abbaugebiet Europas befand [1], wurde in vier großen Gebieten im Tagebau abgebaut. Heute befinden sich hier Tiefbauschächte der Bergbaubetriebe Schmirchau, Reust, Paitzdorf, Beerwalde und Drosen. Kleinere Uranabbaugebiete entstanden im Elbsandsteingebirge bei Königstein sowie bei Freital am Stadtrand von Dresden. Im vergangenen Jahrzehnt wurde der Umfang des Uranbergbaus wesentlich geringer und wird gegenwärtig nochmals deutlich reduziert.

Technischer Ablauf

Das Uranerz wird in der DDR zumeist mit den üblichen bergbaulichen Methoden im Untertagebergbau gewonnen. Das abgebaute Erz wird anhand seiner Strahlungsintensität sortiert. Heute werden Erze mit einem Urangehalt von über 0,04% aufbereitet, Erze mit geringerem Urangehalt werden auf Halde gekippt. In der DDR gibt es zwei Uranerzaufbereitungsbetriebe, in Crossen bei Zwickau und in Seelingstädt südlich von Ronneburg. Das Erz wird in Gesteinsmühlen zermahlen und das Uran mit Schwefelsäure bzw. mit einem Soda-Bicarbonatgemisch herausgelöst. In weiteren Arbeitsgängen wird das Uran zu einem etwa 70%igen Uranoxid angereichert und zur Weiterverarbeitung in die Sowjetunion verschickt. Das ausgelaugte Gesteinsmehl wird in Verbindung mit Lösungsmittelresten als Schlamm über Rohrleitungen in die mehrere Quadratkilometer großen Schlammabsetzanlagen gepumpt. Pro Tonne aufbereiteten Uranerz entsteht eine Tonne dieses Abfallschlamms.

Umwelt- und Gesundheitsgefahren

Sowohl die Atomrüstung als auch die zivile Kernenergienutzung sind mit enormen Gefahren und Risiken für die menschliche Gesellschaft verbunden. Fast alle Gefahren des nuklearen Brennstoffzyklus, von den radioaktiven Emissionen der Kernkraftwerke im Normalbetrieb bis zur Wiederaufarbeitung und Endlagerung des Atommülls, sind in den letzten Jahren sehr detailliert beschrieben und zumindest im Westen in der Öffentlichkeit diskutiert worden. Doch die Probleme des Abbaus und der Aufbereitung des Uranerzes wurden auch von den Kritikern der Kernenergienutzung bisher weitgehend übersehen bzw. verschwiegen. Dabei sind - "Normalbetrieb" vorausgesetzt - der Uranerzabbau und die Uranerzaufbereitung der Teil des gesamten Brennstoffzyklus mit den höchsten radioaktiven Emissionen [3], und die Uranbergarbeiter sind die "Strahlenwerktätigen" mit der höchsten berufsbedingten Strahlenbelastung [4].

Diejenigen, die von der sauberen Energiequelle Kernenergie sprechen, weisen zu Recht auf die gewaltigen Probleme des Kohlebergbaus hin - doch die Tatsache, daß das Uran auch aus dem Erdboden geholt werden muß und die Frage, wieviel

Erdboden bzw. Gestein bewegt werden muß, um einen Kernreaktor zu betreiben, wird meist völlig ignoriert. So müssen z.B., um einen 1000 MW-Leichtwasserreaktor eines Kernkraftwerkes ein Jahr lang zu betreiben, 70 000 bis 130 000 Tonnen Uranerz abgebaut werden. Dabei unberücksichtigt ist die Gesteinsmenge, die erst weggeräumt werden muß, um an das Erz heranzukommen. Auch dem Uranbergbau in unserem Land mußten ganze Ortschaften weichen. Die Dörfer Gessen, Schmirchau, Lichtenberg, Culmitzsch und Helmsdorf sowie die Altstadt von Johanngeorgenstadt sind Beispiele dafür.

Umwelt- und Gesundheitsgefahren ganz anderer Qualität ergeben sich aus der Radioaktivität des zu Tage geförderten Uranerzes. Das natürliche Uran kommt nur in Verbindung mit seinen radioaktiven Zerfallsprodukten vor. Dies sind Isotope der Elemente Uran, Protactinium, Thorium, Radium, Radon, Polonium, Blei und Wismut; insgesamt 32 radioaktive Isotope aus den Zerfallsreihen des Uran-238 und des Uran-235. Das Ausgangsisotop Uran-238 hat eine Halbwertszeit von 4,5 Milliarden Jahren. Das bedeutet, daß die zum Teil sehr kurzlebigen Zerfallsprodukte in ihrer Konzentration praktisch nicht abnehmen. Das Gefahrenpotential des Uranbergbaus resultiert daraus, daß das Uran mit seinen festen, wasserlöslichen und gasförmigen radioaktiven Zerfallsprodukten durch den Bergbau an die Erdoberfläche gelangt und ein großer Teil davon bei den einzelnen Arbeitsschritten an die Umwelt abgegeben wird. Die Strahlengefährlichkeit der einzelnen Radionuklide ist wegen der unterschiedlichen Strahlungsarten, der verschiedenen physikalischen und chemischen Eigenschaften und der daraus resultierenden Verschiedenartigkeit der biologischen Wirkungen sehr unterschiedlich.

Der größte Teil der Uran-Zerfallsprodukte sowie das Uran selbst sind Alpha-Strahler. Obwohl die α-Teilchen nur eine Reichweite von ca. 0,03 mm im menschlichen Gewebe haben, wird deren RBW mit dem 20fachen der Beta- oder Gammastrahlen angegeben. Die radioaktiven Nuklide werden dann besonders gefährlich, wenn sie durch Atmung oder Nahrungsaufnahme im Organismus inkorporiert werden. Bedingt durch ihre physikalischen oder chemischen Eigenschaften werden die einzelnen Radionuklide in unterschiedlichen Organen abgelagert. Sie können sich in den kritischen Organen auch anreichern. Es kann daher zu einer hohen Strahlenbelastung dieser Organe kommen. Die Inkorporation radioaktiver Nuklide ist mit dem Risiko der Krebsentstehung oder genetischer Veränderungen verbunden, da über lange Zeiträume immer wieder dasselbe Organ strahlenbelastet wird.

Bei der Umwelt- und Gesundheitsgefährdung durch den Uranbergbau spielen die Isotope Radium-226 und Radon-222 eine besondere Rolle. Radium kommt in wasserlöslichen Verbindungen vor. Diese werden aus uranhaltigem Gestein ausgewaschen und können in das Grundwasser versickern und so unter bestimmten

Voraussetzungen zu einer radioaktiven Belastung des Trinkwassers führen. Beim Menschen wird Radium in den Knochen angereichert und kann von dort aus das blutbildende Knochenmark bestrahlen. Höhere Radiumbelastungen sind mit einer entsprechenden Erhöhung der Leukämierate verbunden. In einem Report des staatlichen Amtes für Atomsicherheit und Strahlenschutz der DDR von 1975 findet sich folgender Satz: "Die in Wässern der DDR gemessenen Radiumkonzentrationen, die zum Teil deutlich oberhalb der gültigen MZK-Werte liegen, machen Erhebungsuntersuchungen zur Ermittlung der Trinkwasserkontamination und, ausgehend von den Ergebnissen, ggf. Nutzungsbeschränkungen notwendig." [2]. Über entsprechende Untersuchungen und deren Konsequenzen ist allerdings nichts bekannt.

Radon ist ein radioaktives Edelgas, welches beim radioaktiven Zerfall von Radium-226 ständig neu gebildet wird. Es zerfällt in wiederum feste radioaktive Nuklide, die in radonhaltiger Luft im Aerosolzustand enthalten sind. Diese Zerfallsprodukte bleiben, wenn sie eingeatmet werden, in der Lunge haften. Sie sind die Hauptursache der erhöhten Lungenkrebsrate der Uranbergarbeiter. Von den Bergarbeitern, die im vorigen Jahrhundert und zu Beginn unseres Jahrhunderts im Schneeberger Grubenrevier in uranhaltigen Schächten Silber- und Wismuterze abbauten, starben etwa 70% an Lungenkrebs [4].

Der Zeitdruck des beginnenden atomaren Wettrüstens zwischen den USA und der UdSSR bedingte eine fieberhafte Hektik im erzgebirgischen Uranbergbau nach 1945. In dieser Situation spielten die arbeitshygienischen Bedingungen im Uranbergbau so gut wie keine Rolle. Es wurde trocken gebohrt, so daß die Bergarbeiter ständig den radioaktiven Staub einatmen mußten. Da die Latenzzeit vom Beginn der Einwirkung einer krebsinduzierenden Substanz bis zur klinischen Manifestation einer Krebsgeschwulst 15 bis 30 Jahre beträgt, werfen die "wilden Jahre" des Uranbergbaus nach 1945 ihre dunklen Schatten bis in unsere Zeit hinein.

Erst ab Mitte der 50iger Jahre wurde bei der SDAG Wismut verstärkt in den Arbeitsschutz investiert. Durch die Einführung von Naß-Bohrverfahren, Anfeuchten des Gesteins und durch verbesserte Grubenbelüftung ist die Strahlenbelastung der Bergarbeiter deutlich verringert worden. Solche Maßnahmen können die Strahlenbelastung jedoch nur begrenzt herabsetzen, denn die Luft im Bergwerk kann von den radioaktiven Substanzen nie völlig frei gehalten werden, und die Gamma-Strahlung aus dem Gestein läßt sich nicht verhindern. Die Gesundheitsstatistiken der Uranbergarbeiter in der DDR werden bis heute nicht veröffentlicht.

Die Maßnahmen zum Schutz der Bergarbeiter verlagern jedoch das Problem - die radioaktiven Substanzen - in die Umwelt. Die Abwässer, die sich bei dem Naß-Bohrverfahren und beim Anfeuchten des Gesteins im Schacht sammeln und mit radioaktiven Substanzen verunreinigt sind, werden zusammen mit Wässern aus angeschnittenen Grundwasserhorizonten als Grubenwässer an die Erdoberfläche gepumpt. Sie werden in Bäche geleitet, die ihrerseits die Flüsse radioaktiv belasten, so die Weiße Elster, die Pleiße und die Zwickauer Mulde. Es gibt bisher keine für den Umweltschutz einsetzbare Technologie, um die löslichen Uran- und Radiumverbindungen zurückzuhalten. Gefährdungen ergeben sich hier, wenn radioaktiv belastete Bäche durch Trinkwassereinzugsgebiete fließen (z.B. in Gera-Liebschwitz), wenn Wasser aus solchen Bächen zur Bewässerung von landwirtschaftlichen Nutzflächen verwendet wird (z.B. LPG Nöbdenitz) oder wenn man Rinder und Schafe direkt am Ufer solcher Bäche weiden läßt (z.B. an der Wispe, der Sprotte und dem Gessenbach).

Die Abluft, die durch die Wetterführung aus den Bergwerken geblasen wird, enthält Radon und seine Zerfallsprodukte, sowie auch radioaktive Stäube. Solche Entlüftungsanlagen, die sich z.B. bei Ronneburg in unmittelbarer Nähe von Stadt- und Weideflächen befinden, führen zu einem Anstieg der Radioaktivität der Umgebung.

In nahezu allen Gesteinen und Böden sind ganz geringe Mengen radioaktiver Stoffe vorhanden, die zur natürlichen Strahlenbelastung beitragen. So beträgt der durchschnittliche Urangehalt der Erdkruste 2 Gramm/Tonne, also 0,0002%. Da das Erz erst ab einem Urangehalt von 0,04% aufbereitet wird, kann das Material der Abfallerzhalden einen Urangehalt aufweisen, der bis zu 200 mal höher ist als der durchschnittliche Urangehalt von Böden und Gesteinen. Einzelne Steine im Haldenmaterial weisen wesentlich höhere Werte auf. Dies ist deshalb von Bedeutung, weil in der DDR radioaktives Haldenmaterial nach wie vor zu Bauzwecken verwendet wird.

Das, auch auf lange Sicht betrachtet, größte Umweltproblem sind die Schlammabsetzanlagen der Aufbereitungsbetriebe. Solche Schlammdeponien befinden sich bei Oberothenbach (nordwestlich von Zwickau) und bei Seelingstädt (südlich von Ronneburg). Da während des Aufbereitungsprozesses nur das Uran aus dem Erz herausgelöst wird, nicht aber die Zerfallsprodukte, verbleiben über 90% der Radioaktivität des hochprozentigen Uranerzes in den Erzabfällen. Die Schlammabsetzanlagen sind meist nur zu etwa zwei Drittel ihrer Fläche mit Wasser bedeckt. Bei trockenem Wetter trocknen die freiliegenden Schlämme an der Oberfläche aus, und wenn stärkerer Wind aufkommt, entstehen hier regelrechte Sandstürme, die in den umliegenden Orten zu einer ernstzunehmenden Strahlenbelastung führen. Aus der gesamten Oberfläche dieser Schlammdeponien entweichen ständig große Mengen Radon. In einer westlichen Veröffentlichung wird die Radon-Ausgasungsrate der Schlammabsetzanlagen bei einer 5 Meter hohen Schichtung mit 18,5 $Bq/m^2 \cdot sec$ angegeben [5]. Das bedeutet, daß die etwa 3 km^2 großen Schlammabsetzanlagen unseres Landes je ca. 200 Milliarden Bq Radon pro Stunde emittieren - in Wirklichkeit wahrscheinlich noch wesentlich mehr, da wir hier eine bis zu 50 Meter hohe Schichtung des Materials vorfinden. Das in diesen Deponien enthaltene Radium kann bis in das Grundwasser versickern, da diese nach unten hin nicht abgedichtet sind. Gemäß der "Anordnung zur Gewährleistung des Strahlenschutzes bei Halden und industriellen Absetzanlagen und bei der Verwendung der darin abgelagerten Materialien" (GBl. I, Nr. 34/1980) müssen diese Absetzanlagen nach ihrer Stillegung mit einer Erdschicht abgedeckt werden. Der Untergrund kann jedoch nicht nachträglich abgedichtet werden; hier lassen sich die Entscheidungen der 50iger und 60iger Jahre nicht mehr korrigieren.

In den Uranbergbaugebieten wird in der Bevölkerung von einer offenbar deutlichen Häufung bestimmter Krankheiten (vor allem Krebs und Mißbildungen, aber z.B. auch von ständiger Müdigkeit) gesprochen. Solche Beobachtungen lassen sich ohne umfassende Untersuchungen und deren Veröffentlichungen weder bestätigen noch dementieren. Die Ängste der Betroffenen müssen in jedem Fall ernst genommen werden, denn ein ursächlicher Zusammenhang zwischen erhöhter Strahlenbelastung und erhöhter Krebs- und Mißbildungsrate gilt heute als sicher. Die Angst vor der Strahlung und das Mißtrauen gegenüber den staatlichen Stellen werden durch die offizielle Geheimniskrämerei noch gefördert. Mit einem konkreten Wissen über die Relation der zusätzlichen Gefahr kann man im allgemeinen besser leben als mit ungewisser Angst.

Es ist uns in der DDR leider nicht möglich, exakte Meßwerte der Konzentrationen unterschiedlicher Radionuklide in den Umweltmedien zu erhalten wie z.B. Bq Radon/l Luft oder Bq Radium/l Wasser. Eigene Messungen der äußeren Strahlenbelastung, - die bei den radioaktiven Umweltbelastungen jedoch nur eine untergeordnete Rolle spielt - mit einem Geigerzähler haben ergeben, daß diese im Vergleich zur natürlichen Hintergrundstrahlung in der Umgebung von Halden um das 2,5 bis 5fache und an Schlammabsetzanlagen um das 20 bis 40fache erhöht ist. Bei der Verwendung von radioaktivem Haldenmaterial zur Herstellung von Asphalt oder als Bauschotter konnte eine um das 4 bis 10fache erhöhte Strahlung dieser Materialien gemessen werden. Bei einzelnen Steinen z.B. am Asphalt eines Schulhofes (Oberwiera bei Meerane) konnte eine Strahlung gemessen werden, die dem 350fachen der natürlichen Hintergrundstrahlung entspricht.

Ethische Ebene

Mindestens ebensowichtig wie die Frage der direkten Umwelt- und Gesundheitsgefahren des Uranbergbaus ist die Frage nach seinen möglichen Folgen in Bezug auf die Verwendung des abgebauten Urans. Die Verantwortung für die Folgen der eigenen Arbeit muß auch die Verwendung der hergestellten Produkte einschließen. Wer meint, die Risiken und Gefahren des atomaren Wettrüstens und/oder der zivilen Kernenergienutzung nicht verantworten zu können, sollte sich nicht an dem Abbau und der Gewinnung von Uran beteiligen. Der Ökumenische Rat der Kirchen hat 1983 in Vancouver formuliert: "Die Herstellung und Stationierung von Kernwaffen sowie deren Einsatz sind ein Verbrechen gegen die Menschheit". Da das abgebaute Uran auch heute noch zu einem großen Teil für militärische Zwecke verwendet wird und viele unserer Mitmenschen - auch Gemeindeglieder unserer Kirchen - im Uranbergbau an der Gewinnung des Materials für Atomwaffen beteiligt sind, muß die Frage der Verantwortbarkeit des Uranbergbaus zur Diskussion gestellt werden.

Konsequenzen

Nach dem kurzen Überblick über die Situation in den Uranbergbaugebieten unseres Landes ergeben sich für mich aus der Problematik des Uranbergbaus folgende Forderungen:

1. Die gesamten Daten über die durch den Uranbergbau verursachten Umweltbelastungen, die Gesundheitsstatistiken der Bergarbeiter und der betroffenen Gebiete sowie Informationen über die Verwendung des abgebauten Urans sollten grundsätzlich veröffentlicht werden. Eine gesamtgesellschaftliche, öffentliche und freie Diskussion über die Gefahren des Uranbergbaus ist Voraussetzung für verantwortbare Zukunftsentscheidungen.
2. Alle gegenwärtig vermeidbaren Strahlenbelastungen sollten sofort unterbunden werden.Das betrifft in erster Linie die Beweidung der Uferbereiche radioaktiv belasteter Flüsse, die Bewässerung landwirtschaftlicher Nutzflächen aus solchen Flüssen, die landwirtschaftliche Nutzung der "rekultivierten" Uranerzhalden, die Verwendung von radioaktivem Haldenmaterial für Bauzwecke sowie die Nutzung von Wohnhäusern und Gärten, die weniger als 50 Meter vom Haldenfuß einer Uranerzhalde entfernt sind.
3. Mittelfristig sollte der gesamte Uranbergbau auf dem Gebiet der DDR eingestellt werden. Die radioaktiven Abfälle müssen so abgedeckt und umgelagert werden, daß die radioaktive Strahlung weitestgehend abgeschirmt und Radonemanation minimiert wird.

Literatur

1. Autorenkollektiv (1969): Gera Heimatbuch - Gesellschafts- und Naturwissenschaftliche Betrachtungen unseres Stadtkreises, herausgegeben vom Rat der Stadt Gera, Abt. Volksbildung 1969

2. Clajus, P. (1975): Zur Ökologie des Radiums - Literaturbericht -, Report SAAS-183, Staatliches Amt für Atomsicherheit und Strahlenschutz, Berlin 1975
3. Ettenhuber, E. (1980): Grenzwerte für die Abgabe kontaminierter Medien aus Anlagen des Kernbrennstoffzyklus, Kernenergie, 23 (1980) 290-296
4. Schüttmann, W. (1988): Beitrag zur Geschichte der Schneeberger Lungenkrankheit, des Strahlenkrebses der Lunge durch Radon und seine Folgeprodukte, NTM-Schriftenreihe, Geschichte Naturwissenschaften, Technik, Medizin - Leipzig - 25 (1988), 83-96
5. Teufel, D. (1983): Risikovergleich Kernenergie, Kohle, natürliche Radioaktivität, IFEU-Bericht, Nr. 24, 1983

Freisetzungsmessungen von Radon am Haldenmaterial aus Ellweiler

Hans O. Denschlag, Institut für Kernchemie, Universität Mainz, 65 Mainz

Der folgende Bericht beschäftigt sich mit Untersuchungen an den Rückständen der Uranaufbereitung der Gewerkschaft Brunhilde in Ellweiler und diskutiert mögliche Risiken, die von den Halden ausgehen bzw. von Haldenmaterial, das möglicherweise beim Bau von Wohnhäusern Verwendung gefunden hat.

Zunächst eine Vorbemerkung. Anlaß für die Untersuchungen war ein Auftrag der Staatsanwaltschaft Bad Kreuznach: Überprüfung der Gewerkschaft Brunhilde auf eventuelle Unregelmäßigkeiten im Zusammenhang mit dem Verdacht ungesetzlicher Handlungen bei der Firma NUKEM in Hanau. Dazu wurden Messungen auf Gesamtradioaktivität an Fässern vorgenommen. Es erfolgten Probennahmen von Urankonzentrat zur Überprüfung des Anreicherungsgrades und auf Verunreinigungen durch Spaltprodukte und Plutonium. Es ergaben sich bei diesen Untersuchungen übrigens keine Hinweise auf irgendwelche Verfehlungen oder Probleme.

Dafür wurde aber schnell klar, daß, wenn überhaupt Probleme mit der Urananlage existieren würden, diese mit den Halden bzw. mit dem Haldenmaterial zusammenhängen würden.

Es ist eigenartig, daß die öffentliche Meinung immer noch Probleme sogenannter "natürlicher" Radioaktivität und künstlicher Aktivität mit sehr verschiedener Elle mißt.

Abbildung 1 zeigt die Anteile der Strahlenbelastung eines "Normalbürgers" der Bundesrepublik aus verschiedenen Quellen [1,2]. Eingezeichnet ist der Anteil der sogenannten "künstlichen" Radioaktivität: Medizin (Belastung durch u.a. Röntgenuntersuchungen und Nuklearmedizin in Diagnostik und Therapie für Patienten, Ärzte und Hilfskräfte), daneben die Belastung durch Fallout aus Kernwaffentests, Technik, Forschung, kerntechnische Anlagen und Beruf. Diese Anteile sind jeweils umgerechnet auf Gesamtbevölkerung. (Wenige Techniker in Kernkraftwerken oder Forscher an Forschungsinstrumenten erhalten eine relativ große Dosis, die sich dann im Bevölkerungsmittel in den angegebenen Zahlen niederschlägt.) Nicht eingezeichnet ist der Effekt aus dem Unfall von Tschernobyl: Er würde über die Lebenszeit gemittelt jedenfalls in der hiesigen Gegend ein schmales Scheibchen darstellen, vergleichbar mit der Breite des Fallout. Die natürliche Strahlenexposition (weiße Flächen in Abbildung l) dominiert gegenüber der künstlichen Strahlenbelastung, und unter den Quellen der natürlichen Strahlenbelastung stellt wiederum die Belastung durch Radon und seine Zerfallsprodukte den größten Einzelposten dar (Abbildung 1).

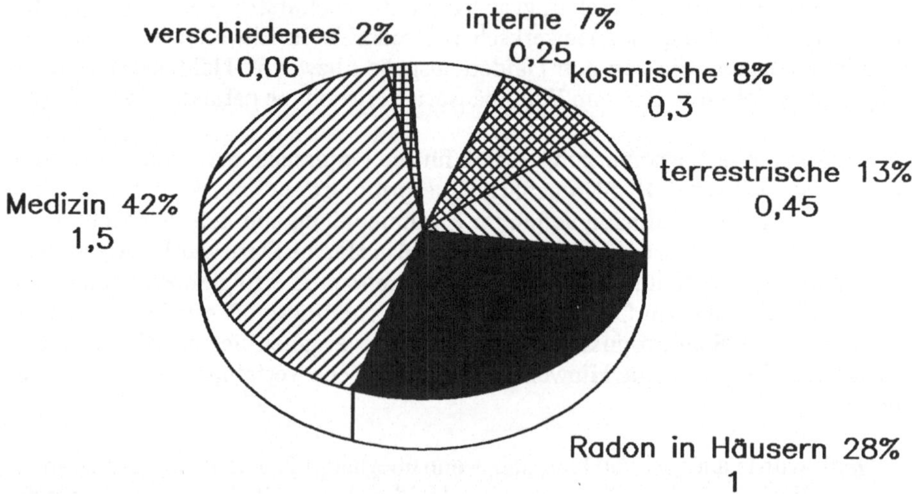

Abbildung 1: Durchschnittliche Strahlenbelastung der Bevölkerung in der Bundesrepublik Deutschland (nach [1, 2]). Angegeben sind der prozentuale Anteil und die mittlere Belastung in mSv pro Jahr für die verschiedenen Quellen. Die Beiträge von Fallout (0,02 mSv), Technik und Forschung (< 0,02 mSv), kerntechnische Anlagen (< 0,01 mSv) und Beruf (< 0,01 mSv) sind unter "verschiedenes" zusammengefaßt. Insgesamt ergibt sich eine mittlere effektive Dosis von 3,5 mSv.

Mit anderen Worten: Eine Verdoppelung der Radonbelastung in einer Gegend hat auf die Bevölkerung einen um ein Vielfaches größeren Effekt als eine Verdoppelung aller Belastungen aus Fallout, Technik, Forschung, kerntechnischen Anlagen und Beruf.

Der Effekt des Radon wurde lange Zeit unterschätzt. So wurde die sogenannte Schneeberger Krankheit, die schon 1556 von dem deutschen Arzt und Naturwissenschaftler Agricola beschrieben wurde, erst 1944 von Lorenz als Lungenkrebs diagostiziert, der durch Radon ausgelöst wurde. Man hat Grund zu der Annahme, daß auch heute noch etwa 6-12 % der Falle von Lungenkrebs auf Strahlenschäden durch Radon zurückzuführen sind [3] .

Woher kommt Radon in der Natur und im besonderen auf den Halden von Urananlagen (wie die der Gewerkschaft Brunhilde hier in der Nähe), und wie wirkt es? Lassen Sie mich kurz rekapitulieren. Dabei möchte ich mich hier auf das Radonisotop mit der Masse 222 (^{222}Rn) beschränken, da die anderen natürlich auftretenden Radon-Isotope (^{220}Rn und ^{219}Rn) wegen ihrer kurzen Halbwertszeit (von 55 s bzw. 4 s) nur eine geringe Rolle spielen.

Abbildung 2 zeigt (etwas vereinfacht) die Zerfallsreihe des Uran-238, in der ^{222}Rn (Halbwertszeit = 3,8 Tage) auftritt. Die in dem Bild dargestellten Nuklide sind Isotope verschiedener Elemente, die sich durch α-oder β-Zerfall ineinander umwandeln. Die Elemente Uran (U), Protaktinium (Pa), Thorium (Th), Radium (Ra), Polonium (Po), Bismut (Bi), und Blei (Pb) stellen Metalle und damit Festkörper dar. Radon (Rn) aber ist ein Edelgas, das bei seiner Entstehung (u. a. durch α-Rückstoß) teilweise freigesetzt wird und in die Atmosphäre gelangen kann. Dort zerfällt es unter Bildung der kurzlebigen Folgeprodukte ^{218}Po, ^{214}Pb, ^{214}Bi und ^{214}Po, die sich auf Aerosole (und andere Oberflächen) absetzen und in Aerosolform beim Atmen in die Lunge aufgenommen werden können, wo sie weiter zerfallen. (Natürlich gelangt auch Radon selbst beim Atmen in die Lunge, wo es ebenfalls teilweise zerfallen kann).

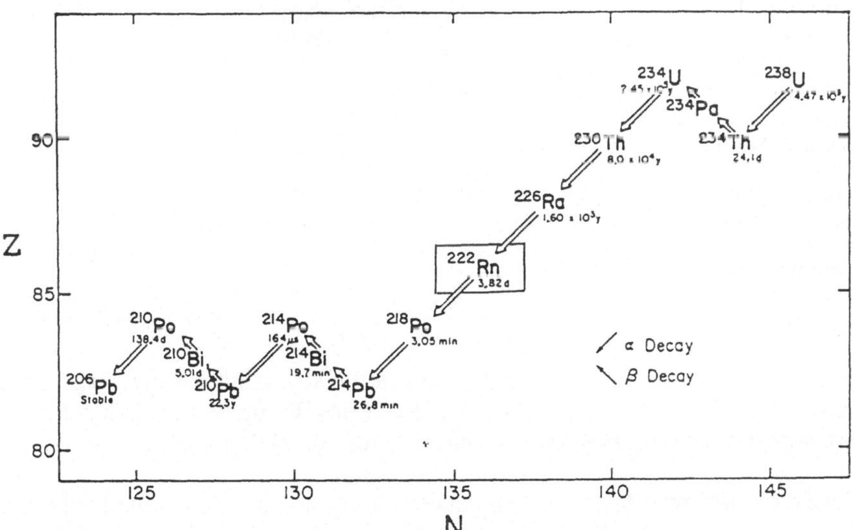

Abbildung 2: Zerfallsreihe von Uran-238 (etwas vereinfacht) (nach [4])

Wo immer in der Natur Uran vorkommt, tritt demgemäß auch ^{222}Rn auf. Da Uran in geringer Menge sehr weit verbreitet ist, muß man über festem Land überall mit Radon rechnen. Eine Übersicht über die durchschnittliche Radonkonzentration im Freien in einzelnen Ländern der Bundesrepublik zeigt Tabelle 1. Ein gewisses Nord-Süd-Gefälle kann auf die Durchmischung der Luft im Norden mit relativ radonfreier Seeluft zurückgeführt werden. Der höchste Wert liegt in Baden-Württemberg, was auf die Uranvorkommen im Schwarzwald zurückgeführt werden kann. Aus dem Schwarzwald stammen ja auch hauptsachlich die Erze, die hier in der Nähe von der Gewerkschaft Brunhilde zu Uran verarbeitet werden.

Was passiert bei der Abtrennung des Uran aus dem Erz? Das Erz wird nach Brechen und Mahlen mit Schwefelsäure ausgelaugt. Dabei geht das Uran in Lösung. Die Tochterprodukte, insbesondere ^{230}Th und ^{226}Ra (siehe Abbildung 2), verbleiben bei dem sandartigen Erzrückstand und werden damit auf die Abfallhalden gespült. Langfristig werden sie dort zerfallen und sich, in gleichem Maße, in dem reinen abgetrennten Uran nachbilden. Da die Isotope ^{230}Th (HWZ: 80000 Jahre) und ^{228}Ra (HWZ: 1600 Jahre) aber langlebig sind, benötigt dieser Prozess einige zehntausend Jahre. Daher entsteht aus frisch abgetrenntem Uran in einem für uns zu überblickenden Zeitraum praktisch kein Radon mehr. Vielmehr entsteht das Radon aus den Abfallprodukten der Uranabtrennung, d.h. im vorliegenden Fall aus dem Haldenmaterial.

Tabelle 1: Mittlere Radonkonzentration im Freien (nach [6])

Bundesland:	Rn-Konzentration [Bq/m^3]
Schleswig-Holstein	8
Niedersachsen	11
Bremen	12
Nordrhein-Westfalen	16
Berlin	16
Hessen	17
Rheinland-Pfalz	15
Saarland	15
Baden-Württemberg	23
Bayern	20

Bezüglich der vorliegenden Abfallhalden stellte sich zunächst die Frage nach dem Gehalt an ^{226}Ra als dem direkten Vorläufer des Radon und nach dem Anteil der Freisetzung aus dem Haldenmaterial bzw. aus den Halden.

Hierzu wurden zwei Mischproben genommen (am 2. 3. 88): je eine Probe aus Halde 1 (Kraterrand) und Halde 2 (Inneres des Kraters). Diese Proben wurden in Mainz gamma-spektroskopisch auf ^{226}Ra untersucht (Abbildung 3) wobei sich folgende Gehalte ergaben:

- Halde 1: 11 Bq pro Gramm Haldenmaterial (trocken)
- Halde 2: 123 Bq pro Gramm Haldenmaterial (trocken)

Eine zweite Messung diente dazu, zu ermitteln, welcher Anteil aus dem Radon, das permanent in dem Haldenmaterial entsteht, in die Atmosphäre abgegeben wird und welcher Anteil in den Gesteinskörnern festgehalten wird. Dazu wurde das Material unter etwas Wasser in einer geschlossenen Apparatur für etwa 2 Wochen aufbewahrt. Dann wurde die Apparatur mit etwa 150 l Luft durchgespült.

Diese Luft wurde mittels eines Kompressors in eine Einliter-Druckflasche gedrückt. In einer geeichten Meßposition wurde das Abklingen der Radonaktivität in dieser Druckflasche gamma-spektrometrisch verfolgt. Außerdem erfolgte in einer "Ringschale" eine direkte Messung des Radongehaltes von Wasser, das in einem geschlossenen Gefäß über Haldenmaterial gehalten worden war.

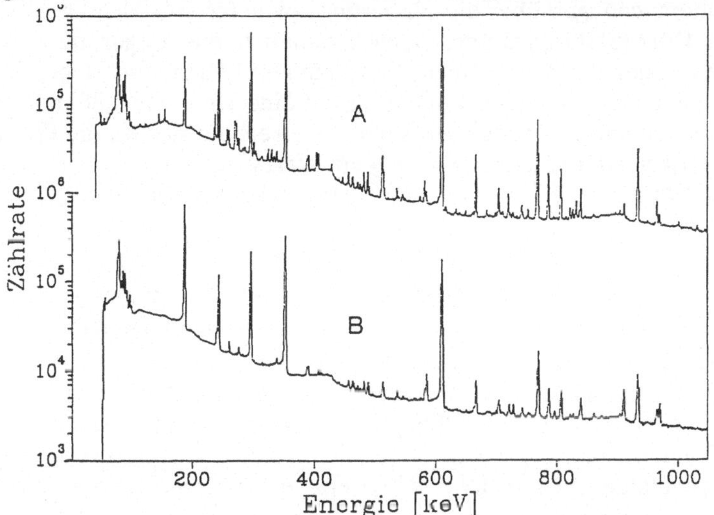

Abbildung 3: Ausschnitt aus einem Gamma-Strahlungs-Spektrum des Haldenmaterials aus Halde 2 (A) verglichen mit einer Probe reinen Radiums-226 und seiner Folgeprodukte (B).

Es ergaben sich die unten angeführten Werte für die durch "Emanation" in Wasser/Luft abgegebenen Anteile:

Anteil Rn aus ^{226}Ra, der in Wasser/Luft "emaniert"

Material	Meßmethode	Anteil (%)
Halde 2	Druckflasche	25 ± 5
Pegel 1A	Druckflasche	25 ± 5
Pegel 1A	Ringschale	29 ± 5

Aus den obigen Zahlen lässt sich eine grobe Abschätzung der Radiumaktivität in dem Haldenmaterial und eine noch grobere Abschätzung der Freisetzung von Radonaktivität aus dem Haldenmaterial machen.

Die Abschätzung der Gesamtmenge ^{228}Ra auf den Halden ergibt sich wie folgt: Bei Annahme einer mittleren Aktivität von 65 Bq/g = 100 Bq/cm^3 (Mittelwert der Messungen aus Halde 1 und 2) und einer Abschätzung der Gesamtmasse der Halden von 120 000 t ergibt sich für das Gesamtinventar der Halde ein Wert von

$$I = 8 \cdot 10^{12}\,\mathrm{Bq}\ {}^{226}\mathrm{Ra}.$$

Das entspricht einer Masse von ca. 200 g ^{226}Ra.

Zur Abschätzung der Abgabe von ^{222}Rn an die Atmosphäre muß berücksichtigt werden, daß der oben gemessene Wert von 25 % sich auf eine dünne Schicht bezieht. Untersuchungen über die Ausgasung aus tieferen Schichten von Böden wurden von Dörr [5] durchgeführt. Danach kann man die Ausgasung von Radon aus sandigen Böden durch eine Relaxationstiefe von 1,80 m beschreiben (Annahme: vollständige Ausgasung des Bodens bis auf eine Tiefe von 1,80 m; darunter: Ausgasung gleich null). Unter dieser Annahme errechnet sich für die Freisetzung aus der Oberfläche der Halden (8000 m^2) ein Wert von:
$100 \times 0{,}25 \times 8000 \times 1{,}8 \cdot 10^6 = 3{,}6 \cdot 10^{11}$ Bq (Gleichgewichtsaktivität).

Zur Anschaulichkeit seien zwei Vergleiche angeführt:

1.) Die abgeschätzte Abgabemenge ^{222}Rn aus den Halden ist äquivalent der Abgabe aus einer Fläche von 100 km^2 "normalen" Bodens.

2.) Das Luftvolumen, in dem bei gleichmäßiger Durchmischung der ICRP-Grenzwert von 200 Bq/m^3 überschritten werden würde, beträgt $1{,}8 \cdot 10^9\ m^3$. Nimmt man als Durchmischungshöhe 200 m an und *keinerlei Austausch* nach außen, dann ergibt sich daraus ein Gebiet im Umkreis von etwa 1,5km um die Halden, in dem der ICRP-Grenzwert überschritten werden könnte.

Die Annahme "keinerlei Luftaustausch nach außen" ist allerdings eine extreme Annahme. Unter normalen Wetterlagen muß man mit täglichen Transportlängen im Bereich von über 100 km rechnen, bei denen die Radonkonzentration weitgehend verdünnt würde. Trotzdem kann man bei speziellen Wetterlagen (Inversion, Windstille) eine deutliche Erhöhung des Radongehaltes der Luft im Bereich um die Halden nicht ausschließen, insbesondere wenn man bedenkt, daß Radon wegen seiner großen Molmasse von 222 sich in Senken anreichern kann.

Daher kamen wir in unserem Gutachten zu der Schlußfolgerung, daß *Messungen* des Radongehaltes in der Umgebung der Halden angezeigt sind.

Erste Messungen sind zwischenzeitlich erfolgt und Dr. Keller berichtete darüber (vgl. diesen Tagungsband Seite 17ff). Allerdings ergibt sich aus der vorgesagten Abhängigkeit von Wetterbedingungen, daß solche Messungen über lange Zeiträume (am besten über ein Jahr !) integrieren müssen. Hierzu eignet sich besonders eine Meßmethodik, die in Abbildung 4 dargestellt ist und bei der α-Strahler über Spuren in einem Kunststoffilm (Makrofol) nachgewiesen werden. Das Innere der Dose (Abbildung 4) steht über einen Filter mit der Außenluft in Verbindung. Die Auswertung geschieht nach einer ausreichend langen Expositionszeit, indem die Makrofolfolie angeätzt wird. Dabei werden alle im Expositionszeitraum registrierten Zerfälle sichtbar.

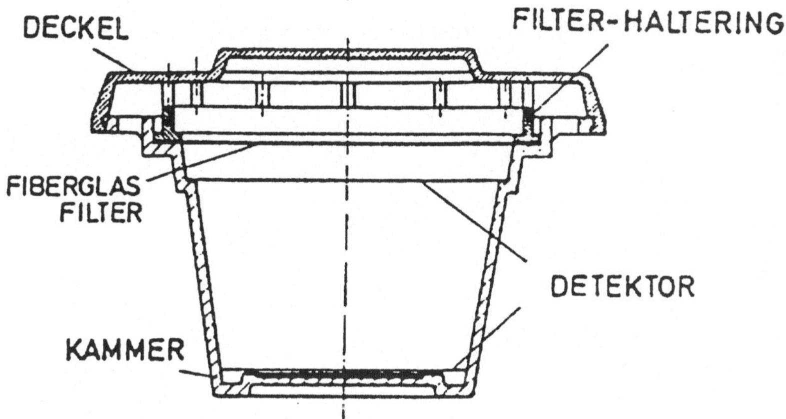

Abbildung 4: Diffusionskammer zur Messung des Radongehaltes der Luft. Als Detektoren fungieren Kunststoffolien (Makrofol), in denen Spuren, die durch die Alfa-Strahlen des Radon und seiner Folgeprodukte entstehen, nach Ende der Exposition durch Anätzen sichtbar gemacht werden [6].

Ein besonderes Problem ergibt sich aus der Tatsache, daß der Sand der Abfallhalden anscheinend teilweise beim Bau von Häusern verwandt wurde. Besonders unangenehm wäre eine Verwendung des Haldenmaterials als Auffüllsand im Bereich der Fundamente der Häuser, da der Sand in diesem Bereich feucht wäre, was die Radonemanation erheblich steigert. Auch würde emanierendes Radon von dem Gebäude wie von einer Glocke aufgesammelt. Allerdings ist für die Gegend von Ellweiler zu sagen, daß sie kleinere Uranvorkommen aufweist, was sich schon aus der Tatsache erklärt, daß früher ein Uranabbau stattgefunden hat. Daher kann man auch in Fällen, in denen kein Haldenmaterial verwandt wurde, erhöhte Radonemanationen nicht ausschließen. Diese können z.B. auftreten, falls ein Bauwerk über einer Uranlinse oder einer geologischen Verwerfung (Spalte) errichtet wurde. In all diesen Fällen sind Messungen des Radongehaltes in verdächtigen Bauwerken mit einer über längere Zeiträume integrierenden Methode angezeigt.

Abschließend möchte ich noch kurz auf mögliche Sanierungsmaßnahmen eingehen. Bei der Sanierung von Halden ist das in der Kosten-Wirkungs-Beziehung günstigste Verfahren eine Abdeckung mit Erde. Dieses Verfahren hat z.B. gegenüber einer Abdeckung mit künstlichen Materialien den Vorteil einer fast unbegrenzten Haltbarkeit, insbesondere dann, wenn eine Erosion durch Wind und Wasser ausgeschlossen wird. Dies ist meist durch einfache Maßnahmen (Bewuchs, Einarbeiten von größeren Steinen) möglich. Abbildung 5 zeigt die Verminderung der Radonemanation als Funktion der Dicke einer Abdeckschicht aus verschiedenen Abdeckmaterialien. Es zeigt sich, daß Ton und tonreicher Lehm die beste Wirksamkeit haben. Es ist wichtig sicherzustellen, daß der Lehm eine Restfeuchte von 9-12 % behält, da sonst die Durchlässigkeit für Radon stark ansteigt ([7] S.144/5).

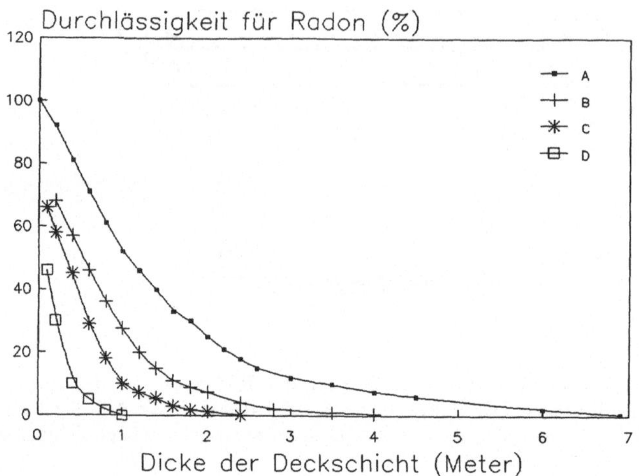

Abbildung 5: Diffusion von Radon durch eine Auflage als Funktion der Schichtdicke bei verschiedenen Materialien. A: Sandboden, B: "normaler" Boden, C: verdichteter, feuchter Boden, D: Ton (Lehmboden) [7]

Die Emanierfähigkeit radiumhaltigen Gesteins nimmt mit der Austrocknung ab, da die bei dem Zerfall des Radiums entstehenden Radon-Rückstoßatome anscheinend, wenn sie nicht in einem Wasserfilm gestoppt werden, leicht in ein gegenüberliegendes Korn implantiert werden, wodurch ein Entweichen verhindert wird. Die *Diffusion* von freiem Radon durch Erdboden nimmt aber mit der Austrocknung *zu*, da in trockenem Material mehr Diffusionsraum zur Verfügung steht und die retardierende Wirkung der Wasserlöslichkeit von Radon fehlt.

In unseren Breiten stellt das wohl kein Problem dar, solange man die abgedeckten Halden nicht künstlich vor Regen schützt. In den USA beträgt die vorgeschriebene Schichtdicke für einen Erdmantel drei Meter.

Auch eine Sanierung von Bauwerken ist möglich. Sie besteht darin, entstehendes Radon unter dem Haus abzupumpen. Das kann mittels einer Ringleitung im Bereich der Fundamente geschehen oder mittels Rohren, die durch den Kellerboden geführt werden (Abbildung 6). In jedem Falle muß unter dem Kellerboden ein Unterdruck aufrechterhalten werden. Eine andere Möglichkeit ist eine dichte Versiegelung des Kellerbodens. Hierbei ist allerdings zu beachten, daß eine spätere Rißbildung ausgeschlossen wird, da Radon auch durch feinste Haarrisse praktisch ungehindert hindurchdringt. Dünnere Kunststoffolien sind ebenfalls nicht ohne weiteres zur Isolierung geeignet, da Radon sich in Kunststoff sehr gut löst und dann bauseitig wieder leicht abgegeben wird.

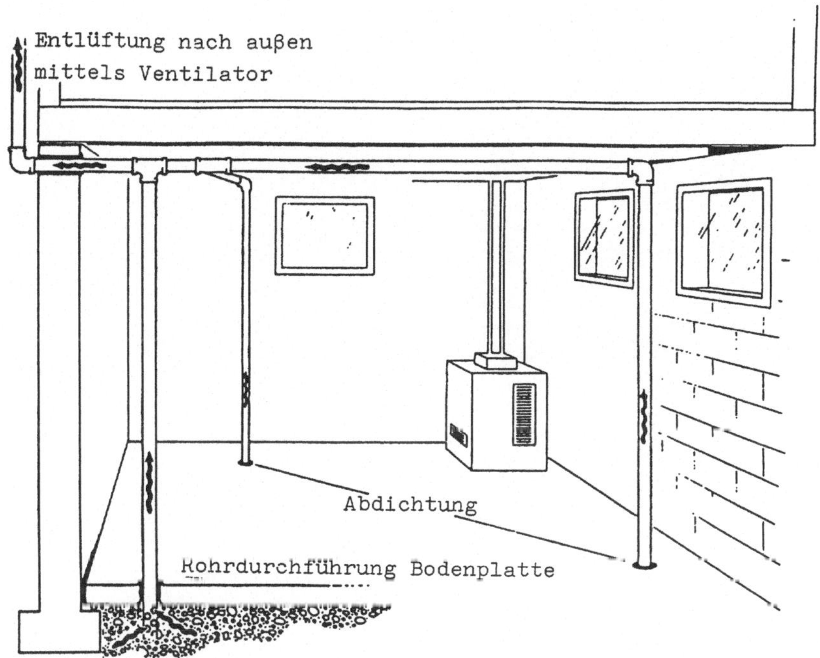

Abbildung 6: Skizze der Sanierung eines radonbelasteten Hauses mittels Abpumpen entstehenden Radons aus dem Bereich unterhalb des Kellerbodens [7].

Literatur:

1. R. J. Schwankner: Zur Kenntnis von [219, 220, 222 Rn] Radon im Wohnbereich, arcus 6, 285 (1986).
2. W. Jacobi, H. G. Paretzke, U. H. Ehling: Strahlenexposition und Strahlenrisiko der Bevölkerung, Gesellschaft für Strahlen-und Umweltforschung Neuherberg, Bericht GSf S-710, 1981.
3. M. Eisenbud, Environmental Radioactivity, Academic Press, New York, 3. Aufl. 1987 (S. 145).
4. G. Friedlander, J. W. Kennedy, E. S. Macias, J. M. Miller: Nuclear and Radiochemistry, John Wiley & Sons, New York, 3. Aufl. (1981).
5. H. Dörr, Dissertation Heidelberg, 1984 und H. Dörr, B. Kromer, I. Levin, R.O. Münnich, H.-J. Volpp: CO_2 and Radon 222 as Tracers for Atmospheric Transport; J. Geophys. Research, 88, No. C2, 1309-1313 (1983).
6. M. Urban, H. Kiefer: Strahlenbelastung durch Radon in Wohnhäusern, in: Strahlung und Radionuklide in der Umwelt, Tagung der Arbeitsgemeinschaft der Großforschungseinrichtungen (AGF) im Wissenschaftszentrum, Bonn-Bad Godesberg, 1984.
7. C. R. Cothern, J. E. Smith, Jr. (Herausgeber): Environmental Radon, Band 35 aus der Reihe Environmental Science Research, Plenum Press, New York 1987.

Randbedingungen für die Sanierung der Halden der Urananlage Ellweiler

Dipl.-Ing. Michael Sailer, Öko-Institut, Prinz-Christians-Weg 7, 6100 Darmstadt

Einleitung

Die nachfolgende Übersicht über die Randbedingungen für die Sanierung der Halden der Urananlage Ellweiler setzt sich aus drei Teilen zusammen.

Teil I zeigt die aus den Halden zu erwartenden Emissionen auf, die bei einer wirkungsvollen Sanierung zurückgehalten bzw. stark vermindert werden müssen.

Teil II setzt sich mit dem derzeit von der rheinland-pfälzischen Landesregierung bzw. von dem Betreiber "Gewerkschaft Brunhilde" vorgeschlagenen Sanierungskonzept auseinander.

Im Teil III werden die Randbedingungen für eine ordnungsgemäße Sanierung aufgezählt.

Teil I.

In Ellweiler wurden während des Betriebs seit 1959/60 drei Halden mit Abraum aus der Gewinnung von Uran aus Uranerz bzw. Sonderabfällen aufgeschüttet. Die Halden bedecken insgesamt eine Grundfläche von etwa 25.000 m^2; die Höhen liegen zwischen 3 und 9 m. Das Volumen wird auf etwa 170.000 cbm veranschlagt. Die Seitendämme der Halden haben derzeit weitgehend einen Böschungswinkel von 45° oder noch größer, sie sind also sehr steil. Die Halden sind auf wasserdurchlässigen Schichten ohne besondere Abdichtung aufgeschüttet. Zwischen den Halden durchfließt der Steinaubach das Anlagengelände.

Die Halden enthalten sowohl radioaktive als auch chemische Schadstoffe. Chemische Schadstoffe sind Schwermetalle aus dem Uranerz (z.B. Nickel, Arsen, Mangan), Rückstände von Produktionschemikalien sowie Chemikalien unbekannter Menge und Zusammensetzung aus den bisher verarbeiteten Sonderabfällen.

Radioaktive Schadstoffe sind die Isotope der Zerfallsreihen von Uran, besonders wichtig darunter das Radium-226 (1600 Jahre Halbwertszeit) und das daraus permanent nachgebildete Tochternuklid Radon-222.

Die Emissionen aus den Abraumhalden unterteilen sich in

- gasförmige Emissionen. Dabei handelt es sich um das aus den Halden ausgasende Radon. Radiologisch wirksam wird es direkt sowie indirekt über dann aerosolförmig vorliegende Tochternuklide.
- Emissionen von Staub in die Umgebung. Dieser Staub enthält die radioaktiven und chemischen Schadstoffe, die sich im entsprechenden Bereich der Halden befinden.
- Emissionen in das Grundwasser. Diese erfolgen einerseits durch Auswaschen mit Niederschlagswasser wie mit Produktionsabwässern; andererseits können auch haldennah verlaufende Grundwässer zu von unten wirkenden Auswaschungen führen. Ins Grundwasser gelangen können chemische wie radioaktive Schadstoffe.

Hinzu kommt als nichtmaterielle Emission die Gamma-Strahlung aus dem Zerfall der in den Halden verbleibenden radioaktiven Materialien, die sogenannte Direktstrahlung.

Teil II.

Das Land Rheinland-Pfalz hat im Jahr 1989 erkannt, daß gemäß den schon seit langem gültigen gesetzlichen Vorschriften der Betrieb der Uranaufarbeitungsanlage Ellweiler nicht wie bisher weitergeführt werden kann und daß überdies eine Sanierung angebracht ist. Da der Betreiber zunächst keine eigenen konkreteren Vorschläge vorbrachte, erarbeitete das Land eigene Vorschläge. Kurz vor Fristablauf (31.10.1989) legte der Betreiber selbst Vorschläge zur Sanierung vor, die offensichtlich weitgehend identisch mit den bis dahin durch das Land Rheinland-Pfalz ausgearbeiteten sind.

Das Sanierungskonzept sieht vor, die Halden an ihrem Platz zu belassen.

Die Flanken der Halden sollen, wo es vom Platz her möglich ist, in einer geringeren Neigung ausgeführt werden. Allerdings läßt sich an mehreren Stellen eine Abflachung der Böschungswinkel nicht durchführen. Dies betrifft insbesondere die Hangseite zur Bundesstraße 41, bzw. zu dem benachbarten Privatgrundstück Stein.

Die Halden sollen nach der teilweisen Abflachung der Böschungen mit einer Kunststoffolie von 2,5 mm Dicke abgedeckt werden. Diese Folie soll dann an den Böschungen wie im oberen Bereich mit Erdmaterial überdeckt werden.

Wegen der nicht beliebig zu minimierenden Strahlung werden weiterhin das direkt angrenzende Privatgrundstück Stein sowie weitere öffentlich zugängliche Flächen zum "außerbetrieblichen Überwachungsbereich" gemäß § 44 der Strahlenschutzverordnung gemacht. Dies bedeutet eine zulässige Strahlenbelastung durch Direktstrahlung von bis zu 1,5 mSv (150 mrem) pro Jahr gegenüber den 0,3 mSv (30 mrem), die sonst einzuhalten wären.

Als Erdmaterial zur Überdeckung im oberen Bereich wird vom Betreiber Material aus der Sanierung der ehemaligen Produktionsstätte der Firma Nukem in Hanau in Aussicht genommen.

Das Sanierungskonzept beinhaltet keine Abdichtung der Halden nach unten zum Grundwasser hin.

Nach einer Sanierung soll das Gelände möglicherweise sich selbst überlassen bleiben.

Eine Sanierung ist mindestens an drei Maßstäben zu messen:

- Schutz der Umwelt vor Gefährdung und Schadstoffeintrag,
- langfristiger Erfolg,
- Einhaltung gesetzlicher Bestimmungen.

Das von Landesregierung und Betreiber vorgestellte Sanierungskonzept erfüllt diese Anforderungen in mehreren Punkten nicht:

1) Das Konzept sieht keine Verhinderung weiteren Schadstoffeintrags in das Grundwasser vor.

2) Die vorgesehene Abdeckung mit Kunststoffolie kann die Radonausgasung mittel- und langfristig nicht verhindern. Kunststoffe sind strahlenempfindlich und zersetzen sich nach längerer Bestrahlung bzw. verlieren ihre elastischen Eigenschaften. Die Abdeckung mit Folie führt zwangsläufig dazu, daß das aufsteigende Radon sich unter der Folie sammelt und dort unter Strahlungsfreisetzung in radioaktive Tochterprodukte zerfällt. Diese zerfallen unter Strahlungsaussendung weiter. Weil sich über diesen Prozeß die strahlenden Stoffe in direkter Nachbarschaft der Folie stark anreichern, steht die Folie nach einiger Zeit in einer weit stärkeren Strahlungseinwirkung als jeder beliebige andere Ort in der Halde. Ein Funktionsverlust innerhalb einiger Jahre ist wahrscheinlich.

3) Die Dichtheit der Folie läßt sich nach Aufbringen des Abdeckmaterials nicht mehr kontrollieren. Beschädigung durch mechanische Vorgänge können also nicht mehr erkannt werden. Solche Schäden können auch nicht mehr repariert werden.

4) Die verbleibenden steilen Böschungen (45° Böschungswinkel) an der Seite zur Bundesstraße 41 bzw. zum Privatgrundstück Stein sind auf Dauer nicht stabil. Der langjährige Witterungs- und Niederschlageinfluß wird diese Böschungen und damit die Abdeckung zerstören.

5) Der weiter durch das Gelände fließende Steinaubach kann bei immer wieder vorkommenden Hochwassern die Böschungen durch Erosion zerstören. Auch dies führt zur Zerstörung der Abdeckung. Es ist darauf hinzuweisen, daß die Ufer des Steinaubaches im Bereich des Anlagen- und Haldengeländes deutliche Erosionsspuren zeigen; dies dürfte vor allem auf bisherige Hochwasser zurückzuführen sein.

6) Das vorgesehene Abdeckmaterial aus dem Abriß der Firma Nukem in Hanau ist mit hoher Wahrscheinlichkeit Sondermüll. Bei dem Material handelt es sich voraussichtlich um ca. 10000 t Bauschutt sowie ca. 20000 t Bodenaushub. Die Anlage steht auf einem Gelände, auf dem im 19. Jahrhundert eine Schießpulverfabrik betrieben wurde. Im 20. Jahrhundert entwickelte sich auf dem Gelände eine Fabrikation unter anderem zur Gewinnung von Schwermetallen, von Katalysatoren, von Kunststoffen u.a. Nach bisherigen Erkenntnissen muß bei allem Material aus diesem Gelände von Mehrfachverschmutzung mit unterschiedlichen Schadstoffen ausgegangen werden.

7) Das Sanierungskonzept ist ohne die Einrichtung eines "außerbetrieblichen Überwachungsbereichs" gemäß § 44 der Strahlenschutzverordnung auf nicht dem Betreiber gehörigen Flächen nicht durchführbar. Es ist zu bezweifeln, daß es rechtlich haltbar ist, ohne Einwilligung des Grundstückeigentümers ein fremdes Grundstück in dieser Weise in Beschlag zu nehmen. Darüberhinaus kann eine Sanierung bei erhöhter Strahlenbelastung frei zugänglichen Geländes wohl auch nicht das Kriterium der Umweltverträglichkeit erfüllen.

8) Zur Durchführung der Sanierung bedarf es mehrerer Genehmigungen. Diese Genehmigungen dürfen aber nur erteilt werden, wenn die Voraussetzungen erfüllt sind.

- Es fehlt eine Genehmigung nach Bundesimmissionsschutzgesetz, da bei der vom Betreiber vorgesehenen Sanierung die Urananlage bis zur Beendigung weiterbetrieben werden muß. Ob diese erteilbar ist, steht derzeit nicht fest.
- Es fehlt eine abfallrechtliche Genehmigung, da es sich in jedem Fall um Deponierung von Abfällen handelt. Bei Verwendung des Nukem-Materials würde es sich mit hoher Wahrscheinlichkeit sogar um die Deponierung von Sondermüll handeln.
- Es fehlt eine wasserrechtliche Genehmigung, da das Sanierungskonzept des Betreibers eine Einleitung ins Grundwasser beinhaltet. Diese ist immer genehmigungspflichtig.
- Es fehlt eine juristisch bindende Zulassung des Eigentumseingriffes durch den in der Sanierung vorgesehenen "außerbetrieblichen Überwachungsbereich".

Zusammenfassend ist festzustellen, daß das vorgesehene Konzept der Landesregierung bzw. des Betreibers nicht die Bedingungen erfüllt, die an eine Sanierung zu stellen sind.

Umweltauswirkungen werden nicht im erforderlichen Maße verhindert, z.B. diejenigen durch Direktstrahlung oder chemische und radioaktive Kontamination des Grundwassers.

Das Konzept ist nicht langzeitstabil, da die teilweise steilen Böschungswinkel und die Hochwassergefahr einerseits zur mittelfristigen Zerstörung der Abdekkung führen und andererseits die vorgesehene Folie keine Mittel- und Langzeitstabilität gegen Strahleneinwirkung besitzt.

Juristisch fehlt es an verschiedenen Genehmigungen, die zumindest z.T. möglicherweise aufgrund der gesetzlichen Vorschriften nicht erteilt werden können.

Teil III.

Um den Schutz der Umwelt gewährleisten zu können, müssen folgende Bedingungen bei einer Sanierung erfüllt werden:

- Die Lagerung des Haldenmaterials muß grundwasserfern erfolgen. Dies ist notwendig, um eine längerfristige Grundwasserverseuchung auszuschließen. Dies ist nur möglich, wenn das Material an eine Stelle verbracht wird, die deutlich über dem Grundwasserspiegel liegt. Diese Stelle muß außerdem so weit von Bächen oder anderen Gewässern entfernt sein, daß keine Ausschwemmungen möglich sind.
- Die Lagerung muß trocken sein. Deshalb muß eine für den in den US-amerikanischen Sanierungskonzepten benutzten Zeitraum von 200 bis 1000 Jahren stabile Abdichtung nach oben vorhanden sein. Dies kann nicht durch Folien, sondern nur durch dicke Schichten von wasserdichtem Material wie Ton gewährleistet werden. Um die Trockenheit weiter zu gewährleisten, muß eine Abdichtung nach unten ebenfalls vorhanden sein, die ein Aufsteigen von Flüssigkeiten in Klüften, durch Kapillareffekte etc. weitgehend verhindert. Dies bedingt ebenfalls dicke dichte Materialschichten unter dem Haldenmaterial.
- Die Lagerung muß auslaugsicher sein. Zur Abhaltung der Niederschläge bedingt dies eine Abdichtung nach oben, zur Verhinderung des Sickerns eine Abdichtung nach unten.
- Das Haldenmaterial muß auch langfristig verwehungssicher gelagert werden. Dies erfordert eine stabile Abdeckung nach oben, die durch Wind nicht entfernt werden kann, z.B. Steinlagen.
- Die Lagerung muß formstabil erfolgen. Dies ist notwendig, damit sich nicht im Laufe der Zeit durch Einsackvorgänge der Aufbau der Lagerung verschiebt und die Rückhaltebarrieren unwirksam werden. Dies erfordert einerseits einen stabilen Untergrund, beispielsweise Fels, auf den die weiteren Schichten (wie Abdichtungen und Haldenmaterial) aufgebaut sind. Andererseits erfordert dies stabile erosionssichere Seitenwände, wie sie beispielsweise durch Felswände in einem ehemaligen Steinbruch oder Tagebau gegeben wären.

Die Erfüllung der genannten Bedingungen ist erforderlich, um eine Sanierung zu gewährleisten, die den Schutz der Umwelt vor der Weiterverbreitung der im

Haldenmaterial enthaltenen Schadstoffe jetzt und auch längerfristig gewährleistet. Am derzeitigen Lagerort des Haldenmaterials sind sie nicht zu erfüllen.

Es ist umgehend notwendig, einen geeigneten Lagerort für eine fachgerechte Sanierung zu finden.

Proposal for Long-Term Isolation of the Uranium Mill Tailings at Ellweiler, Kreis Birkenfeld

William Paul Robinson, Southwest Research and Information Center, P.O. Box 4524, Albuquerque, New Mexico 87106

Introduction

This memo summarizes my presentation in Birkenfeld November 3,1989 concerning tailings isolation options at the Ellweiler uranium mill tailings pile. This analysis of the extent of the potential contamination problem and identification of a proposed final waste isolation concept for the Ellweiler tailings has been prepared after a review of selected geologic documents describing the Ellweiler site and materials and a visit to the tailings site, the Ellweiler uraniun mine and the kaolin clay mine south of Ellweiler village.

Criteria for proper long-term isolation of uranium mill tailings from natural resources, such as air and water, and people, to prevent contamination or health risk over long periods of time have been established by the USA Nuclear Regulatory Commission and Environmental Protection Agency. These criteria were the focus of my paper presented at "Niedrigdosisstrahlung und Gesundheit", November 1-3, 1989, in Birkenfeld, Rheinland-Pfalz.

Site Analysis

Applying the USA tailings isolation and groundwater, surface water, soil and air quality protection criteria to the Ellweiler site leads to the following conclusions and recommendations. The Ellweiler uranium mill tailings are located at a very poor site from a groundwater seepage, surface water flooding or windblown contaminant standpoint. Lacking any hydrologic barrier below the tailings, the site is subject to seepage of moisture from within or on top of the tailings; moisture which would be moving through the waste materials to the bottom or edges of the piles and then entering the groundwater system beneath the stream flowing between the tailings. The location of a flowing stream between the tailings pile maintains ground water flows moving under the tailings, ensuring that seepage from the tailings enters a saturated groundwater system moving off site in down gradient directions both vertically and horizontally.

The stream flowing between the tailings piles also presents a risk of off site release of tailings by flooding. Peak rainfall periods, such as a 100 or 200 year event, frequently generate floods which overflow streambanks. USA tailings design criteria call for the use of a "Probable Maximum Precipitation" event - calculated to include two consecutive 1000 year rainfall events plus 40% of a third 1000 year event, a much more severe flood risk than a 100 or 200 year event. As the Ellweiler tailings are located in the floodplain of the stream, any significant flood would present a high risk of active erosion and downstream dispersion of the tailings. Covering the tailings in place should not be considered for approval until both seepage and flood risks are addressed qualitatively and quantitatively.

Windblown tailings generate off site contaminants including radon, a hazardous gaseous decay product of uranium, along with a wide array of solid hazardous metals - lead, arsenic and zinc were found in Ellweiler ores; process reagents - such as leaching acids; and radioactive materials - such as thorium and radium - left in the crushed, fine-textured tailings after removal of the uranium.

Windblown tailings materials can cause human health problems, such as those identified at the Birkenfeld Symposium for radon, as well as soil and water contamination. USA tailings disposal criteria require removal of tailings from floodplains, and erosion prevention for up to 1000 years, and in no cases less than 200 years, along with isolation from ground and surface water supplies. Thin covers, such as synthetic liners typically do not provide long-term isolation because they degrade rapidly over time; thin soil covers also do not provide long-term isolation because they blow away in the wind or erode away during rainy periods. To meet USA standards, tailings are typically covered by multiple barriers consisting of layers of 0.5-1 m of clay, 1-2 m of uncontaminated soil, and a layer of 0.25-0.5 m dumped rock - "rip-rap" - to prevent erosion. This multiple liner should be installed on compacted and graded low slope surface, often 4:1 or greater, to ensure proper liner and cover stability.

This site analysis indicated that groundwater, surface water and soil contamination, along with extensive erosion by wind and surface water are unavoidable over the lifetime of the hazards of the materials at Ellweiler, if the tailings are left in place and covered with one a thin synthetic liner and soil cover. Indeed, signi- ficant contamination of soil and water is likely to have already occurred. A ground water, surface water and soil monitoring system - sampling for uranium decay products and heavy metals - would, in my opinion, almost certainly show extensive contamination compared to preexisting, or up stream, conditions.

Due to the extensive moisture content in the tailings, which provide a hydrostatic force pushing water down through the tailings into the groundwater system, contamination from the Ellweiler site may have been considerable. A monitoring system, installed at the downstream edge of the tailings and encircling the site to sample water and soil, should be installed prior to any reclamation decision to determine the full extent of contamination at Ellweiler. Because non-tailings hazardous materials have been added to the Ellweiler tailings, any monitoring program should sample for other than uranium milling contaminants before deciding on final remedial action plans.

Due to the release pathways available for off site contamination, and the lack of a hydrologic barrier between the base of the tailings and the local groundwater system, the appropriate solution to accomplish the necessary long-term isolation of the hazardous materials in the tailings, and any contaminated material identified at the site during predesign site analysis, is to move the uranium mill tailings to a hydrologically isolated, properly prepared site.

Basic Requirement

The new site should allow the lining of the bottom of the tailings with a thick 2-3 m clay base, synthetic liners are not reliable over the multi-generational life of the hazards in the tailings. The site should allow the covering of the tailings, and associated wastes, with a similarly thick compacted clay cap. This cap should be protected by a soil cover and a 0.2-0.4 m dumped rock - "rip-rap" - cover to prevent wind and water erosion of the protective clay cap. Contaminated water within the tails and the groundwater system should be stored in a lined pond and directed on an evaporation process. Upon completion of the evaporation process, residual sludge and the pond liners should be disposed of at the same site as the tailings.

A systematic sampling program ringing the final disposal site with soil and ground water sampling points is necessary to determine that dispersion of the tailings has been controlled or to detect contamination as close to the disposal site as possible.

Proposition and Schedule

Finding a proper disposal site is frequently a major hurdle in completing a hazardous waste management program. In this situation, the existence of a kaolin clay mine within 10 km, to sites isolated from streambeds, populated areas or both. The remedial actions at these site have been summarized in Final Environment Impact Statements on the projects prepared by the US Department of Energy, Uranium Mill Tailings Remedial Action Program Operations Office, Albuquerque,

NM 87115. Copies of these three Environmental Impact Statements are being forwarded to the Öko-Institut under seperate cover.

How long might the final isolation of the Ellweiler tailings take to accomplish? Moving the tailings could be accomplished within 2-3 years of the final approval of any site plan. A listing of the implementation steps to meet this goal would include:

- Current site survey and monitoring program
- New site survey and monitoring system installation
- Design of tailings loading and movement operation
- Training relocation personnel to minimize occupational exposures
- Transfer of tailings to covered vehicles for hauling
- Emplacement and compaction of tailings at new site
- Filling, regrading and revegetating old site
- Installation of clay cover, soil cover and rock cover at new site
- Final cover grading and fencing of site to prevent intrusion
- Deed restriction of government purchase on site to prevent future removal of tailings

Depending on the timely availability of funds the design and engineering process could be accomplished in approximately one year. Monitoring systems could be initiated during the design and permitting phase. The movement of the tailings and other waste would be limited by equipment availability. The 500,000 - 700,000 on site represents 10,000 - 14,000 truck loads at 50 tons/load. If 100 loads/day are transferred, the relocation itself could take as little as 100 - 140 days. If half as much material is moved per day, the length of the removal operation extends to about one year. Final grading and fencing of the two sites would take less than six months.

The problems associated with uranium mill tailings are unseen but present a very real set, risks to natural resources and public health. Prompt isolation of the tailings can prevent further contamination and reduce long term management costs. The proposed solution of moving the Ellweiler tailings would minimize these risks over very long periods of time, at reasonable cost, and protect local water resources and other values at the current site.

Thank you again for the opportunity to work with you and the Birkenfeld community on this important matter. If you or other have any questions concerning this proposal tailings isolation plan, please don't hesitate to contact me.

KAPITEL V

Kernenergie und Ethik

Ist Kernenergie ethisch verantwortbar?

Prof. Dr. theol. Dr. rer. nat. Günter Altner, Erziehungswissenschaftliche Hochschule, Koblenz

Einleitung

Ich bedanke mich sehr herzlich für die Einladung nach Birkenfeld, der ich aus Anlaß dieses Symposiums gern gefolgt bin. Ich denke, daß dieses Symposium, so wie es angelegt ist, eine kritische öffentliche Politikberatung darstellt und damit auch ein außergewöhnliches Ereignis ist. Sie wissen, in der Regel findet heute Politikberatung, wenn es um die Entwicklung von Technik geht, immer so statt, daß die Befürworter in der Mehrheit sind und das Sagen haben und die Frage nach den Folgen und die Bewertung der Folgen im Guten wie im Schlechten zu kurz kommen. Es gehört zu den seltenen und hoffentlich in der Zukunft häufigeren Ereignissen, daß Politikberatung auch einmal andersherum stattfindet, nämlich so, daß im kritischen Vergleich mit den Vorzügen auch die Probleme und Nachteile bei den Folgen sorgfältig und öffentlich gewichtet werden. Insofern geschieht heute abend und insbesondere in den folgenden Tagen etwas für die Bundesrepublik aber auch für andere Länder Ungewöhnliches, wenn dieses Symposium abläuft.

Das Thema, das mir gestellt ist, heißt: "Ist Kernenergie ethisch verantwortbar?" Es geht bei diesem Thema nicht nur um das Thema des Kongresses, um Niedrigstrahlung, sondern um den ganzen Komplex der Atomenergienutzung, und Sie alle wissen, daß uns dieses Thema seit langen Jahren, seit Mitte der 70er Jahre, beschäftigt. Ich selber bin in diese Diskussion persönlich hineingezogen gewesen bis an den Rand meiner Möglichkeiten, bis an den Rand beruflicher Existenz und körperlichen und seelischen Wohlbefindens. Aber ich muß das gar nicht herausstellen, es ist vielen Menschen in der Gesellschaft so gegangen. Insbesondere den Menschen, die durch atomtechnische Anlagen betroffen waren und aus ihrer Betroffenheit heraus über die Folgen nachgedacht und gegenüber dem Ausbau der Atomenergienutzung ihren Protest angemeldet haben. Insofern habe ich heute abend über eine Diskussion zu berichten, die seit langen Jahren läuft und wichtige Ergebnisse hervorgebracht hat.

Es geht also heute um eine kritische Zwischenbilanz, die uns helfen soll, mit dieser Diskussion im Blick auf die Zukunft fortzufahren. Ich möchte in meinem Referat im wesentlichen drei Schritte mit Ihnen machen. Ich möchte am Anfang von den Grundsätzen sprechen, die hier bei der ethischen Bewertung eine Rolle spielen. Diese Grundsätze haben wir dann auf unseren Problemfall Atomenergie anzuwenden und im dritten Schritt wollen wir, wiederum unter ehtischer Perspektive, fragen: Wenn nicht Atomenergie, was gibt es an Möglichkeiten darüber hinaus?

Ethische Grundsätze

Die Diskussion über die Atomenergienutzung ist äußerst leidenschaftlich und lebhaft gewesen. Nicht zuletzt deshalb, weil viele Menschen und letztendlich die gesamte Gesellschaft betroffen waren. Inzwischen haben sich zahlreiche Gruppen zur Sache geäußert: Die Kirchen. Es ist in der Öffentlichkeit wenig bekannt, daß die überwiegende Mehrzahl der evangelischen Landessynoden, also der kirchlichen Parlamente, nach Tschernobyl einen Ausstieg aus der Atomenergienutzung mehrheitlich befürwortet hat. Daneben lief die Diskussion in der Öffentlichkeit, zunächst bei den Bürgerinitiativen und dann bei den Parteien. Und der Meinungsstand heute ist der, daß im Bereich der SPD und im Bereich der Grünen die kritische Einstellung zur Kernenergie und damit auch die Forderung nach Ausstieg aus der Atomenergie von der Mehrzahl der Mitglieder und Anhänger vertreten wird, aber, und das möchte ich hier mit Nachdruck auch hervorheben, die Nachdenklichkeit hat inzwischen auch innerhalb der CDU zu greifen begonnen. Es gibt einen Arbeitskreis, der nennt sich "Christliche Demokraten gegen Atomkraft". Dieser Arbeitskreis vertritt die Position: "Die Union ist nicht zuletzt aufgrund dieses 'Cs' in ihrem Namen CDU verpflichtet, ihre programmatischen Aussagen und ihr praktisch-politisches Handeln in Einklang zu bringen. Sie verliert jede umweltpolitische Glaubwürdigkeit, wenn sie weiterhin in ihren Grundsatzerklärungen die Bewahrung der Schöpfung, den Schutz des menschlichen Lebens und die Solidarität der Generationen zu Maßstäben ihres Handelns erklärt, im politischen Alltag hingegen kurzfristigen ökonomischen Interessen Priorität einräumt, indem sie erneuerbare Energien nur unzulänglich fördert und aus vorgeblich Kostenerwägungen weiter trotz ungelöster Endlagerproblematik auf Atomkraft setzt". Und dann schließen die Autoren mit dem Satz "die Besorgnis und die Angst vieler Bürger vor einem atomaren Holocaust sind weder das Produkt der Panikmacher einer linken Kampfpresse, noch das Ergebnis mangelnden technischen Verständnisses. Sie beruhen auf der Erfahrung schon eingetretener Katastrophen und der nicht aus der Welt zu diskutierenden Gefahr weiterer schwerwiegender Unfälle".

Dies ist eine sehr klare Bezeichnung des Problems, die heute von vielen Menschen über Parteigrenzen hinweg geteilt wird. Sie soll hier am Anfang meiner Überlegungen stehen. In dieser Kennzeichnung des Problems durch den "Arbeitskreis Christlicher Demokraten gegen Atomkraft" kommt sehr deutlich zum Ausdruck, daß bei der Bewertung von Technik im allgemeinen und bei der Bewertung von Atomkraft im besonderen zwei Aspekte von besonderer Bedeutung sind. Da geht es einmal um den Schutz des menschlichen Lebens, den wir durch unser Grundgesetz garantieren, indem wir dort von der Würde und von der Unverletzlichkeit des Menschen sprechen und dies zur Grundverpflichtung unseres gesellschaftlichen Lebens und unseres politischen Handelns machen. Das ist der eine Pol, und der andere Pol ist der, daß wir über den Schutz menschlichen Lebens hinaus für die Erhaltung der Umwelt und für die Bewahrung der Schöpfung einzutreten haben. Dies sind die beiden Pole, an denen Technikentwicklung heute zu bemessen ist.

Was bedeutet Technik, wenn sie in den Produktionsprozeß und in die Gesellschaft hinein entlassen wird, für das menschliche Leben? Welche Vorzüge und welche Nachteile sind mit ihr verbunden? Welche Risikopotentiale werden hier unter Umständen aufgebaut? Was sind die Konsequenzen für die Umwelt? Die Kirchen in der Bundesrepublik haben vor einigen Jahren in einer gemeinsamen Denkschrift "Verantwortung wahrnehmen für die Schöpfung" formuliert: "Der Maßstab Ehrfurcht vor dem Leben enthält ein Moment unbedingter Beanspruchung und Verpflichtung, ein Schaudern vor den Folgen des Gebrauchs der Macht, das den Menschen zurückhalten soll, diese Macht zur Selbstvernichtung zu mißbrauchen. Die Ehrfurcht vor der Bestimmung des Menschen und das Schaudern und Zurückschrecken vor dem, was aus dem Menschen und seiner Umwelt werden könnte und was uns als denkbare Möglichkeit der Zukunft vor Augen steht, enthüllt uns das Leben als etwas Heiliges, das zu achten und vor Verletzungen zu schützen ist".

Bei der Gestaltung und bei der Bewertung von Technik stehen wir heute nicht zuletzt angesichts der vielen eingetretenen Zerstörungen vor der Verpflichtung, sehr sorgfältig zu gewichten, wenn wir Technik in die gesellschaftliche Praxis entlassen. Inzwischen hat sich gezeigt, daß man bei dieser neuen ethischen Sorgfaltspflicht sehr umfassend vorgehen muß. Es geht ja, wenn wir den Menschen noch einmal als den einen Pol unserer Verantwortung ansprechen, nicht nur um mein Leben und auch nicht nur um das Leben meiner Nächsten, meiner Familie, es geht vielmehr um das Leben, um die Wohlfahrt der ganzen Gesellschaft. Dabei ist zu beachten, daß die Menschheit nicht zuletzt auf der Grundlage von Wissenschaft und Technik zu der einen großen Weltgesellschaft zusammenwächst. Und so geht es auch um das Wohl und Wehe der Menschen in den fernen Ländern, nicht zuletzt in den Ländern der Dritten Welt. Insofern ist es berechtigt, unter dem Hauptgesichtspunkt der Menschlichkeit und der Menschenwürde heute von zwei Formen der Verträglichkeit zu sprechen. Einmal geht es um die soziale Verträglichkeit von Technik und Fortschritt im Blick auf unsere unmittelbare Lebenswelt, die wir in unserer Gesellschaft zu verantworten haben, aber darüberhinaus haben wir auch die Folgen zu bedenken, die dadurch entstehen könnten, daß wir als Industriestaat

Technik in die Entwicklungsländer transferieren. Das wäre die Frage nach der internationalen Verträglichkeit von Technik.

Kann es vernünftig sein, Atomkraftwerke, die niemals zu hundert Prozent sicher gemacht werden können, in die Dritte Welt zu exportieren, in Länder, die in großen Zahlungsschwierigkeiten stecken? Ist es vernünftig, ihnen eine teure Technik anzubieten, die unter unseren Perspektiven und unseren Bedürfnissen entwickelt ist und gar nicht in ihre Infrastruktur hineinpaßt und ihnen zusätzliche Gefahren aufbürdet? Das wären solche Probleme der internationalen Verträglichkeit.

Aber wenn wir nach der Menschlichkeit von Technik fragen, so ist es für uns inzwischen fast selbstverständlich geworden, auch noch einen dritten Fragehorizont in die Diskussion einzuführen, nämlich die Frage: Was bleibt den Kindern und den Enkeln? Welche Hypotheken bürden wir kommenden Generationen auf? Neben diesen drei Aspekten, der sozialen, der internationalen und der generativen Verträglichkeit haben wir als vierten Aspekt den Gesichtspunkt der ökologischen Verträglichkeit geltend zu machen. Was geschieht mit den natürlichen Systemen, wenn wir in sie Technik, wenn wir in sie Chemie, wenn wir in sie Energietechnik und Landwirtschaftstechnik einbringen? Dies ist eine ebenso wichtige Frage wie die Frage nach der Humanität unseres Fortschrittes. So stehen wir also heute, wenn wir uns mit der Atomenergie im Speziellen auseinandersetzen wollen, vor der Notwendigkeit, diese vier Maßstäbe zur Anwendung zu bringen: Die Verträglichkeit in Bezug auf den Menschen in der Gestalt sozialer, internationaler und generativer Verträglichkeit und die Verträglichkeit im Hinblick auf die ökologischen Gleichgewichte in unserer Lebenswelt. Diese Maßstäbe können gemeinsame Maßstäbe der verschiedenen Weltanschauungsgruppen in unserer Gesellschaft sein. Ob wir nun einer christlichen Kirche angehören oder nicht, ob wir aus dem dezidierten Umweltschutz kommen und von daher unsere Verantwortung verstehen, wir alle werden dahingehend übereinstimmen, daß wir Fortschritt nicht mehr wie bisher unter Vernachlässigung der Folgen für Mensch und Natur machen können und dürfen. Wir haben eine erhöhte ethische Sorgfaltspflicht an den Tag zu legen, bei der wir durch die leidenschaftliche Frage nach der Verträglichkeit unseres technisch-industriellen Handelns bewegt sind. Dies ist die gemeinsame gesellschaftliche Aufgabe über Parteigrenzen und Konfessions- und Weltanschauungsgrenzen hinweg.

Problemfall Atomenergie

Und so war es ja auch, und damit mache ich den zweiten Schritt meines Referates, in der Vergangenheit, als da, beginnend am südlichen Oberrhein, bei dem geplanten Atomkraftwerk Wyhl die Bevölkerung unruhig wurde. Das hing damit zusammen, daß sich die betroffene Bevölkerung die Frage stellte: Wie paßt denn ein großes Atomkraftwerk in unsere Lebensgemeinschaft, in unsere engere Heimat, in unseren Lebensraum hinein? Mit dieser Frage hat der Streit um die Atomenergie begonnen. Und da hat es die Menschen in Wyhl, aber dann später auch in Norddeutschland und dann in Brockdorf und in Gorleben und in Bayern beim Streit um die Wiederaufarbeitungsanlage nicht befriedigt, von den Fachleuten irgendwelche Wahrscheinlichkeitsangaben über den Eintritt großer Kernschmelzunfälle zu bekommen. Die Bevölkerung ist von Anfang an von der Frage bewegt gewesen, welchen Umfang denn ein solches Unfallereignis haben könnte, wie es räumlich und zeitlich die Lebensgrundlagen einer ganzen Landschaft beeinträchtigt. Da ist es sehr früh für viele Menschen deutlich gewesen, daß Katastrophen, die mit Kernschmelzunfällen verbunden sind, eine Größenordnung haben, die nicht hingenommen werden kann, auch nicht hingenommen werden kann, wenn solche Unfallereignisse relativ selten sein sollten.

Über die Eintrittswahrscheinlichkeit solcher Großunfälle ist immer wieder gestritten worden. Ich lasse mich hier nicht auf Zahlen ein. Ich denke, die Bürger haben aus ethischem Impuls richtig argumentiert, wenn sie gesagt haben, die Eintrittswahrscheinlichkeit ist für uns nicht das Vordergründige, sondern die Tatsache, daß bei Betrieb von Atomkraftwerken jeden Tag ein solches Ereignis eintreten kann. Dies ist für uns das entscheidende Argument. Diese Auffassung stimmt mit den Aussagen der offiziellen Reaktorsicherheitsstudie (A + B) überein. Seit den Ereignissen von Harrisburg oder Tschernobyl wissen wir konkret, was das für eine ganze Region, mehr noch, was das für ganze Kontinente heißen kann, wenn es zu einem großen Kernschmelzunfall kommt. Und man wird in gleichem Atemzug hinzufügen müssen: Auch wenn es in Tschernobyl einen speziellen Unfallablauf und einen speziellen Anlaß für diesen Unfall gegeben hat, so ist doch auch für deutsche Atomkraftwerke, für die laufenden Leichtwasserreaktoren festzustellen, daß vom Gefahrenpotential her ein vergleichbares Unfallausmaß erwartet werden muß.

Ausgehend von diesen Erkenntnissen hat sich zunächst bei der betroffenen Bevölkerung und dann hinein in die Gesellschaft die Einsicht durchgesetzt, daß das Schadensausmaß großer Kernschmelzunfälle bei Atomkraftwerken von seinem raumgreifenden und zeitgreifenden Charakter so umfassend ist, daß es den Rahmen des Verantwortlichen sprengt und somit ethisch unzulässig ist. Genau dieses Grundmotiv taucht in allen kritischen Erklärungen zur Atomkraft, insbesondere in denen nach Tschernobyl, immer wieder auf. Nun hat sich die Diskussion dann aber sehr schnell über die spezielle Problematik der Sicherheit eines einzelnen Atomkraftwerkes hinaus erweitert. Die Menschen haben sehr schnell gelernt, über das einzelne Atomkraftwerk hinauszusehen und den gesamten Zyklus vom Uranerzbau über die Wiederaufarbeitung bis hin zur Endlagerung mitzubedenken. Es hat sich die Erkenntnis durchgesetzt, daß Atomkraftwerke entsorgt werden müssen, daß der atomare Müll verbracht werden muß und daß damit wiederum sehr viele raum- wie zeitgreifende Probleme verbunden sind. Und so hat sich im Zuge eines zweiten Schrittes der Diskussion, wiederum unter dem Antrieb der Sorge um die Bewahrung des Lebens gerade auch kommender Generationen, eine intensive Diskussion über den gesamten Zyklus ergeben.

Ich habe einen kurzen Ausschnitt aus einer Studie mitgebracht, die im vorigen Jahr vom Bund der Evangelischen Kirchen in der DDR veröffentlicht worden ist. Das ist eine große Studie, die sich mit der ethischen Zulässigkeit von Atomkraftwerken auseinandersetzt und die so, wie ich es eben beschrieben habe, nicht nur die Sicherheit des einzelnen Atomkraftwerkes betrachtet, sondern alles das, was zum Betrieb von Atomkraft hinzugehört, durchleuchtet. Am Ende dieser Studie werden die Konsequenzen formuliert. Da heißt es: "Die Unmöglichkeit, Katastrophen auszuschließen, die angeführten Belastungen der Umwelt und der Gesundheit über ungewöhnlich weite Bereiche in Raum und Zeit, die Unmenschlichkeit, ausnahmslos fehlerfrei arbeiten zu müssen, das ungewöhnliche Ausmaß an Berufsblindheit, Voreingenommenheit, Bestechlichkeit, Unehrlichkeit und Skrupellosigkeit unter leitenden Mitarbeitern der Kernenergiewirtschaft, für die es international immer neue Beispiele gibt, die große Anzahl technisch noch ungelöster Fragen, insbesondere im hinteren Teil des Brennstoffzyklus, die Unmöglichkeit, die Teile des Brennstoffzyklus vor Terroristen oder kriegerischen Einwirkungen zu schützen und die Unmöglichkeit, die Bewegungen der Spaltstoffe lückenlos zu überwachen, führen zu dem Schluß, daß selbst eine Nutzung der Kernenergie als Übergangslösung - auf dem Weg zu welchem Ziel auch immer - nicht gerechtfertigt werden kann".

Hier wird - unter den Verhältnissen der DDR früherer Jahre! - eine sehr klare Analyse im Blick auf das Gesamtproblem Atomkraft vorgelegt. Hier wird auf den verschiedenen Ebenen, ausgehend von der Unmöglichkeit, Katastrophen prinzipiell auszuschließen, ausgehend von den Erfahrungen, die wir im Blick auf das Personal und die Techniker, die mit Atomkraft umgehen, haben, ausgehend auch von den Unfällen, die bisher stattgefunden haben, ausgehend schließlich von den gefährlichen Formen internationaler Bestechlichkeit, die wir auch in der Bundesrepublik noch gerichtlich zu würdigen haben, sehr klar davon gesprochen, daß der gesamte Komplex der Atomkraft mit allen seinen Anfälligkeiten ethisch nicht verantwortet werden kann.

Damit ist die ethische Diskussion über Atomkraft aber nicht abgeschlossen. Im Zuammenhang mit dem Streit um die Atomenergie war die interessante Beobachtung zu machen, daß Ethik nicht immer nur hinterherhinkt und zu spät kommt, wie wir gemeinhin sagen. Die normale Erfahrung ist ja die: Erst sind die technischen Dinge da, dann kommen die Bedenken, dann kommt die Problematisierung durch ethische Nachfragen, und dann lassen sich die eingetretenen Entwicklungen so ungeheuer schwer korrigieren. Das ist ja unsere tagtägliche Erfahrung, insbesondere dort, wo sich dynamisch und schnell wissenschaftlich-technischer und industrieller Fortschritt vollzieht. Und so ist es bei der Atomkraft auch gewesen. Aber man muß nun sagen, es hat sich hier unter der Voraussetzung der ethischen Diskussion, und hier beginnt der dritte Teil meiner Ausführungen, sehr schnell auch eine Diskussion darüber ergeben, was denn nun, wenn Verantwortung gelten soll, und wenn Atomkraft nicht verantwortbar ist, an ihre Stelle treten soll.

Alternativen zur Atomenergie

Sehr früh, schon Mitte der 70er Jahre, in der Auseinandersetzung um das geplante Atomkraftwerk Wyhl, ist von der betroffenen Bevölkerung die Frage gestellt worden, ob es denn vernünftig sei, immer mehr Kraftwerke zu bauen, wirtschaftliches Wachstum durch immer mehr Energieproduktion anzukurbeln. Angesichts dieser alten Wachstums-maxime ist gefragt worden: Benötigen wir denn überhaupt soviel Energie? Könnte man denn den wirtschaftlichen Fortschritt nicht auch so gestalten, daß man erst einmal Energie besser nutzt, indem man das Prinzip der haushälterischen Wirtschaftsweise in die Energiewirtschaft einführt und einen möglichst hohen Anteil der 70 % Abfallenergie der Nutzung zuführt? Das war damals die Grundfrage, die in die Auseinandersetzung um den alternativen Energieweg hineingeführt hat.

Und es hat sich ja dann in der Tat gezeigt, daß das eine sehr vernünftige Frage war und daß man auf der Grundlage konsequent verbesserter Energienutzung eine Energiepolitik machen kann, bei der man wirtschaftliches Wachstum mit einem sinkenden Primärenergieanteil gewährleisten kann. Es ist nicht übertrieben zu sagen: Diese energiepolitische Alternative, die heute immer dringlicher zur Verpflichtung für die Zukunft wird, ist das Geschenk einer öffentlichen ethischen Diskussion. Bevor ich diese alternative Perspektive mit Zahlen verdeutliche, um zu belegen, daß diese ethische Diskussion wirklich in die "Härte" von geprüften Zahlen hineingeführt hat, möchte ich noch etwas über den ethischen Charakter dieses alternativen Weges sagen.

Wir haben vorhin gesagt, zur Sorgfaltspflicht, die wir heute im Blick auf die Gestaltung von Fortschritt und Technik zu gewährleisten haben, gehört die Frage nach der Umwelt- und Sozialverträglichkeit von Technik und Wirtschaft. Wenn nun bei dem alternativen Energieweg das Prinzip der verbesserten Energienutzung ins Zentrum des Interesses rückt, so wird hier etwas wichtig, was ethisch durchaus legitimierbar ist. Haushälterisches Wirtschaften heißt, mit den begrenzten Vorräten dieser Erde sparsam zu wirtschaften. Als Folge dieser Sparsamkeit ist gleichzeitig eine Senkung von Schadfolgen zu verzeichnen. Dies betrifft insbesondere den Verbrauch von fossilen Energien. Es hat sich ja in der Diskussion über die richtige Energiepolitik gezeigt, daß nicht nur die Atomkraft ihre Probleme hat, sondern daß dort, wo fossile Energien verbrannt werden, Kohle, Öl, Gas, Emissionen entstehen, die die Luft belasten und in der weiteren Folge Vegetation und Wälder und Klima schädigen. Auch aus diesem großen Zusammenhang heraus wird man unterstreichen müssen, daß diejenigen, die dem Prinzip der konsequent verbesserten Energienutzung folgen und damit die Primärenergieproduktion senken, den konsequenten Schritt in eine Energiepolitik machen, die nicht nur gegenüber dem Menschen, sondern auch gegenüber der Umwelt gerechtfertigt werden kann. Ich füge noch einen Aspekt hinzu. Über den Gesichtspunkt der haushälterischen Energienutzung hinaus förderte die ethische Diskussion noch einen weiteren wichtigen Aspekt. Es wurde gefragt: Ist es nicht sinnvoll, wenn man eine andere Energiepolitik macht und Energie haushälterisch nutzt, darüber hinaus diejenige Energiequelle zu erschließen, die der Entwicklung des Lebens immer gedient hat, die Sonnenenergie?! Damit haben wir das Alternativkonzept in seinen großen Konturen gekennzeichnet.

Die Diskussion darüber, die zunächst ein Streit unter Bürgern war, angetrieben von ethischen Motiven, hat dann sehr schnell in die wissenschaftlich-technische Diskussion hineingeführt. Unser Ökoinstitut in Freiburg/Darmstadt ist das erste Institut gewesen, das für die Bundesrepublik diesen Aspekt einer anderen Energiepolitik durchgerechnet hat. Dies unter der Fragestellung: Könnte man bei der zukünftigen Entwicklung der Energiepolitik auf der Grundlage verbesserter Energienutzung nicht eine Energiepolitik machen, bei der man ohne Atomkraft auskommt und gleichzeitig die Nutzung der fossilen Energien senkt? Ich will Ihnen im folgenden Schema, gewissermaßen als Beleg einer neuen Perspektive, diese Möglichkeit vorführen. Sie haben hier in Tabellenform die Ergebnisse der Enquetekommission des Deutschen Bundestages "Zukünftige Kernenergiepolitik" vor Augen. (Vergl. Tabelle 1) .

Unter dem Druck der anschwellenden öffentlichen Energiediskussion sah sich der Bundestag 1979 genötigt, eine Enquetekommission, eine Untersuchungskommission zu Energiefragen einzuberufen. Das Ökoinstitut ist in dieser Kommission vertreten gewesen. Und wir haben hier in harter Auseinandersetzung mit den Atomenergiebefürwortern unsere Energiepolitik in geprüften Zahlen vorgestellt. Ich verweise hier nur auf wenige Aspekte. Sie finden am oberen Rand dieser Tabelle Pfad 1, Pfad 2, Pfad 3, Pfad 4 angegeben. Wir haben in dieser Kommission 4 Energiepfade, 4 Energiestrategien für die Zukunft der Bundesrepublik gerechnet. Bei allen Pfaden war vorausgesetzt, daß wirtschaftliches Wachstum in der Gestalt des Wachstums des Bruttosozialproduktes stattfindet. Aber diese 4 Pfade waren unterschieden dadurch, daß Pfad 1 und 2 der alten Logik folgten: Wirtschaftliches Wachstum soll durch gesteigerte Energieproduktion, insbesondere durch Steigerung der Atomenergieerzeugung angereizt werden. Hier wird geschätzt, daß im Jahre 2000 600 Mio t Steinkohleeinheiten und im Jahre 2030 800 Mio t Steinkohleeinheiten Primärenergie notwendig sind. Dies ist eine gewaltige Steigerung der Energieproduktion, wenn Sie bedenken, daß wir heute bei ca. 380 Mio t Steinkohleeinheiten liegen. Bis zum Jahre 2030 soll also mehr als eine Verdoppelung der Primärenergieproduktion erfolgen. Der Pfad 4 ist die Option des Ökoinstitutes: Energiepolik auf der Grundlage sehr starken Sparens. Bedingt durch die verbesserte Energienutzung sind für das Jahr 2000 nur 345 und dann noch einmal absinkend bis zum Jahr 2030 noch 310 Mio t Steinkohleneinheiten notwendig.

Tabelle 1: Ergebnisse der Berechnungen für die vier Pfade. Alle Werte in Millionen Steinkohleeinheiten (MIO - SKE), wenn nicht anders angegeben.

		Pfad 1		Pfad 2		Pfad 3		Pfad 4	
Charakterisierung									
Wirtschaftswachstum									
- vor 2000		3,3 %		2,0 %		2,0 %		2,0 %	
- nach 2000		1,4 %		1,1 %		1,1 %		1,1 %	
Strukturwandel		mittel		mittel		stark		stark	
Grundstoffe		BSP/2		BSP/2		null		null	
Einsparungen		trend		stark		sehr stark		extrem	
Nachfrageseite									
	1978	2000	2030	2000	2030	2000	2030	2000	2030
Primärenergie	390	600	800	445	550	375	360	345	310
Endenergie		365	446	298	317	265	250	245	210
Strom		92	124	47	57	39	42	36	37
Nicht energetisch		50	67	43	52	34	34	34	34
Angebotsseite									
Stein- und Braunkohle		175	210	145	160	145	160	130	145
Erdöl und Erdgas		250	250	190	130	190	130	165	65
Kernenergie in GW		77	165	40	120	0	0	0	0
- davon Brüter in GW		-	84	-	54	-	-	-	-
Regenerative Quellen		40	50	40	50	40	70	50	100
Sonstiges									
Kohleverstromung		80	80	29	22	76	77	52	33
Synthet. Erdgas		18	50	18	56	-	-	-	-
Stromanteil in %									
- Raumwärme		14	17	5	7	3	2	2	0
- Prozeßwärme		19	17	8	8	8	8	7	6
Natururanbedarf									
in 1000 T kumuliert		bis 2030		bis 2030					
- Ohne WAA		650		425					
- mit Brütern		390		255					

Man kann in der Tat, das haben wir damals en détail bewiesen, Energiepolitik sehr verschieden machen. Ich darf Ihnen das Prinzip an einem ganz einfachen, Sie persönlich interessierenden Beispiel erläutern. Wenn Sie im Winter durchschnittliche Raumtemperatur in Ihrem Hause gewährleisten wollen, können Sie das, wenn das Haus schlecht wärmegedämmt ist und nur ein schlecht geregeltes Heizsystem hat, nur mit einem hohen Quantum Energie machen. Wenn Ihr Haus hingegen gut wärmegedämmt ist und Sie ein gut geregeltes modernes Heizsystem haben, können Sie den gleichen Komfort mit 50 bis 70 % weniger Energie erreichen. (vergl.Tabelle 2). Auf dieser Grundlage, in der Anwendung auf alle Produktions- und Nutzungsbereiche, läßt sich eine Energiepolitik machen, die hier im Gegenüber zu Pfad 1 durch den Pfad 4 beschrieben ist. Inzwischen sind zahlreiche Studien zu einer solchen energiepolitischen Alternative gerechnet worden, die im Wesentlichen die Ergebnisse und Optionen des Ökoinstituts bestätigen.

Wir führen hier nicht nur eine Diskussion für die Bundesrepublik. Angesichts des sich erwärmenden Weltklimas, was im Wesentlichen auf die Anreicherung von CO_2 in der Biosphäre zurückgeführt werden muß, und angesichts der Zerstörung des Ozonschildes, die auf Emissionen aus der Landwirtschafts- und Chemieproduktion beruht, stehen wir heute nicht nur national sondern international vor der Herausforderung, die Folgen unseres Wirtschaftens zu bedenken und Verantwortung für die Biosphäre und für kommende Generationen an den Tag zu legen. Auch im Blick auf diesen großen Zusammenhang kann die konsequenteste Lösung nur die sein, die auch im nationalen Rahmen stimmt, nämlich durch verbesserte Energienutzung Senkung der Verbrennung bei fossilen Energien und möglichst zügige Erschließung erneuerbarer Energien, insbesondere der Sonnenenergie. Das ist die Strategie für die Zukunft.

Es wird in der Öffentlichkeit, insbesondere von den Betreibern der Atomkraft, immer wieder hervorgehoben, daß angesichts der Klimakatastrophe nun doch die Atomkraft unumgänglich sei und die Lösung bringen müsse. Demgegenüber muß man nachdrücklich hervorheben: Durch den Bau von Atomkraftwerken wird keine Energie gespart. Durch den Bau von Atomkraftwerken kann man einige Kohlekraftwerke ersetzen. Aber die Verbrennung von Öl im Verkehrswesen, der Verbrauch von Energie in anderen Bereichen kann durch Atomkraft nicht ersetzt werden. Der Ausbau der Atomkraft dauert lange Jahre, benötigt viel Kapital und verdrängt die Einsparstrategien. Abgesehen davon, daß die Anzahl der Atomkraftwerke gewaltig gesteigert werden müßte und daß damit das atomare Verseuchungsrisiko für die Weltmenschheit ganz erheblich gesteigert werden würde. So komme ich zu dem Ergebnis, daß die ethische Nachdenklichkeit der Öffentlichkeit, ausgehend vom Streit um das geplante Atomkraftwerk Wyhl, einmündend in die große Diskussion über die Alternative zur Atomkraft und fortgeführt in den Überlegungen, wie die große Klimakatastrophe bereinigt werden kann, zu der Erkenntnis geführt hat, daß die Atomkraft wegen der mit ihr unabdingbar verbun-

Tabelle 2: Möglichkeiten der Energieeinsparung und Bedarfsdeckung. Dargestellt nach einer Studie des Öko-Instituts.

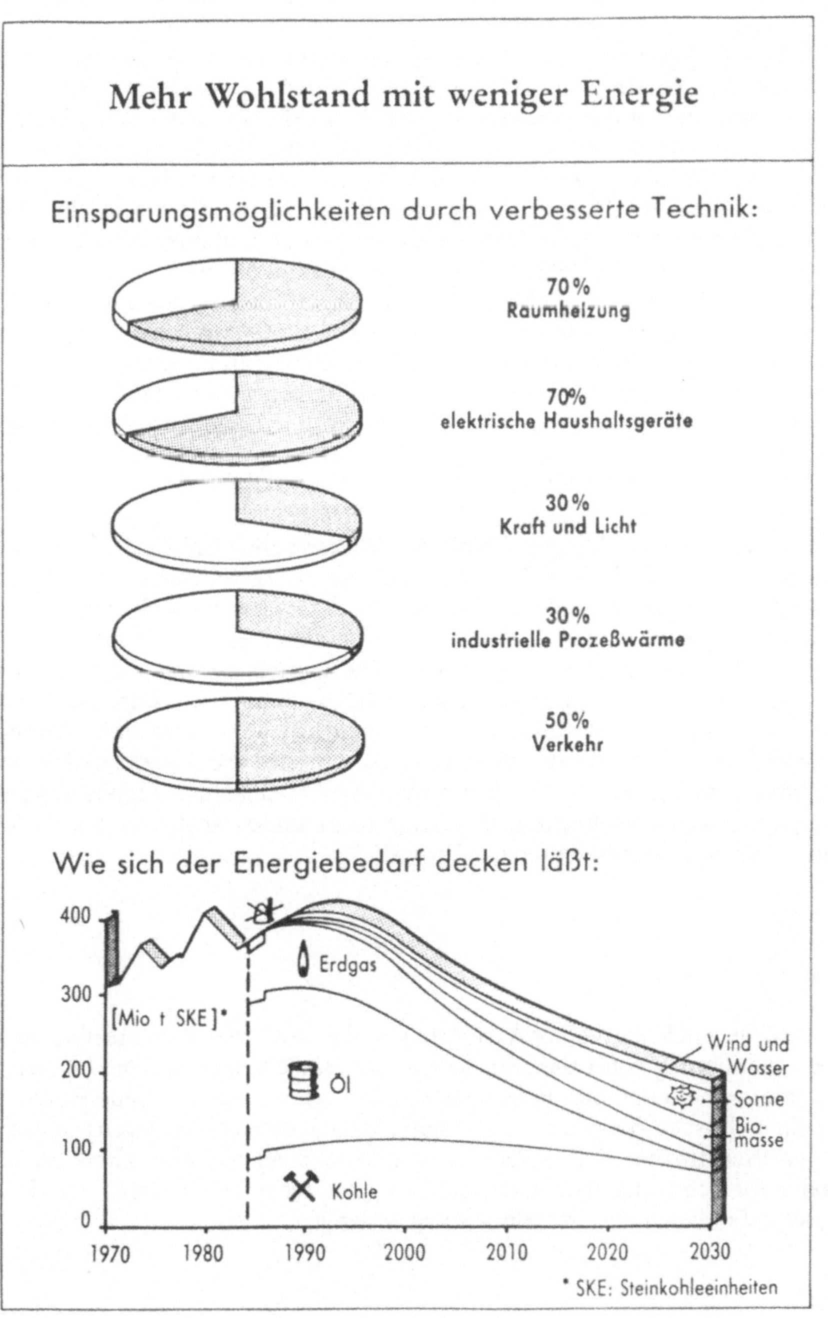

denen Risiken nicht die Lösung der Zukunft sein kann. Sie kann wegen der mit ihr verbundenen Risiken nicht verantwortet werden, dies gilt sowohl im Hinblick auf die jetzt lebenden Menschen als auch im Hinblick auf kommende Generationen.

Die Lösung kann nur darin liegen, daß wir grenzenbewußt werden: Einmal grenzenbewußt im Blick auf die knappen natürlichen Vorräte der Erde, zum anderen aber auch grenzenbewußt mit Blick auf die Tatsache, daß wir unsere Lebensbedürfnisse mit den kommenden Generationen zu teilen haben. Wenn man die Weltsituation hier einbezieht, so heißt das Ernstnehmen von Grenzen, daß wir zwei Fragen besonders kritisch diskutieren müssen. Über die technischen Maßnahmen, die zur verbesserten Energienutzung führen und über die Förderungsmaßnahmen zur Erschließung der Sonnenenergie hinaus haben wir uns im reichen Teil der Erde die Frage zu stellen, ob wir auf Dauer unsere Konsumstandards so beibehalten können, wie das gegenwärtig der Fall ist: Ob wir die Massenautomobilisierung mit ihrem gewaltigen Ausstoß an Schadstoffen weiter so betreiben können wie bisher oder ob wir uns hier nicht im Hinblick auf unsere Kriterien "freie Fahrt für freie Bürger" und "Mobilität bis zum Letzten" Grenzen auferlegen lassen müssen.

Die zweite Grenze, die heute leidenschaftlich diskutiert werden muß, betrifft die Bevölkerungsentwicklung auf der Erde. Wie kann diese Entwicklung so gesteuert werden, daß die tieferen Ursachen für das explosive Wachstum der Weltmenschheit behoben werden? Alle Strategien, die heute empfohlen werden, von der Atomenergie bis zur Gentechnik, werden ja immer legitimiert mit dem Argument, je mehr Menschen auf der Erde leben, desto mehr Technik müsse gemacht, desto mehr Energie, desto mehr Lebensmittel müßten produziert werden. Zu einer Ethik, die mitmenschlich und mitkreatürlich denkt und den Menschen wieder auf seine Grenzen zurückverweist, gehört auch die Überlegung, wie die Bevölkerungsdichte auf der Erde mit humanen Maßnahmen reguliert werden kann. Das ist keine Kleinigkeit. Das hängt nicht zuletzt auch von den sozialen Standards in den Gesellschaften der Erde ab.

Ausblick

Ich möchte am Ende meiner Ausführungen aber noch zwei Aspekte hinzufügen. Diese Orientierung von Ethik, für die ich hier plädiert habe und die im Grunde genommen auch schon ihre Prüfung bestanden hat, weil sie uns neue Einsichten und neue politische Perspektiven geschenkt hat, hat einen besonderen politischen und gesellschaftlichen Charakter. Es ist dies ja nicht nur eine Ethik, die der Einzelne für sich handhaben und betreiben kann, es ist dies vielmehr eine Ethik, die nach öffentlicher Auseinandersetzung verlangt.

Insofern möchte ich nachdrücklich am Schluß meiner Ausführung unterstreichen: Zu dieser Ethik einer globalen Lebenssorgfalt gehört der politische Wille, Einspruch zu üben. Einspruch gegenüber ungeprüften vorschnellen unsozialen Interessen. Zu dieser Ethik gehört auch die Möglichkeit - die Zivilcourage des politisch mündigen Bürgers vorausgesetzt - Mitbestimmung, Partizipation, Einmischung der Öffentlichkeit in die politischen Entscheidungsprozesse in Anspruch zunehmen. Mehr Mitsprache für den Bürger. Es ist nicht in Ordnung, und von dieser Erfahrung kommen wir ja her, wenn der öffentliche Protest im Vorfeld des Parlamentes endet und die Energiepolitik unverändert durch Jahrzehnte hindurch die gleiche bleibt, obwohl die Bevölkerung mehrheitlich in eine andere Richtung gehen möchte.

Diese Entwicklung zeigt an, daß es an Mitbestimmungsmöglichkeiten für den Bürger fehlt. Die Verbandsklage, die Beteiligung der Öffentlichkeit an Genehmigungsverfahren wären Instrumente einer partizipativen Demokratie. Ich denke aber auch, daß die Möglichkeit der Volksabstimmung im Sinne der Rückvergewisserung des Parlamentes bei entscheidenden Fragen in der Öffentlichkeit eine wichtige Rolle spielen sollte. Zu dieser Ethik, die ich hier meine, gehört die Bereitschaft, sich in Politik als mündiger Bürger kritisch mitdiskutierend einzumi schen. Wir müssen sehr sorgfältig darüber nachdenken, welche politischen Strukturen hier eingeführt werden sollten, um den öffentlichen Diskurs in einer ethischen Streitkultur effektiv und kontrollierbar zu machen.

Und ein Allerletztes, was in diesem Zusammenhang gesagt sein soll: Die ethische Diskussion in den zurückliegenden Jahren ist wahrscheinlich deshalb so lebhaft geworden, weil die Erkenntnis unter uns allen gewachsen ist, daß wir heute in einem Zeitalter leben, in der der Mensch in natürliche, soziale und globale Zusammenhänge in einem Maße eingreift, wie das zu keiner Phase der zurückliegenden Menschheitsgeschichte der Fall gewesen ist. Nichts bleibt mehr ungesteuert. Und in diesem gewaltigen Steuerungspotential der modernen technischen Zivilisation liegt gleichzeitig ihre große Gefahr. Wir haben es heute in der Hand, durch eine sprunghaft wachsende ökologische Krise oder durch einen atomaren Schlagabtausch die menschliche Gesellschaft und alles höhere Leben auf der Erde zu vernichten. Das ist die große Gefahr, in der wir uns befinden. Das ist der Druck, unter dem sich das öffentliche Bewußtsein heute bildet. Angesichts dieser Gefahren sind die Konturen einer grenzenbewußten solidarischen, über nationale Interessen hinausgreifenden ökologischen Ethik die einzige Alternative. Und man sollte in dem Zusammenhang auch sagen: die einzige Alternative, die Zeit braucht. Es wird immer wieder betont: Wir haben keine Zeit. Die Bundesrepublik als Exportland muß sich behaupten. Ich stelle dagegen und sage: Nur die Industriestaaten, die sich bei der Entwicklung ihrer Technik Zeit nehmen, die den Mut aufbringen, Sackgassentechniken zu verabschieden, wie wir das im Hinblick auf die Atomenergie sagen müssen, nur diesen Ländern fallen in der kritischen Diskussion alternative Technikansätze zu, die für die Menschheit von morgen Hilfe, Leben und Rettung bedeuten. Daß dies in ersten Konturen bei der Auseinandersetzung mit der Atomkraft durch ethisch sensibilisierte Bürger möglich geworden ist, daß wir diese neue Vision haben, das ist das Große an den zurückliegenden 20 Jahren. Aber das ist gleichzeitig auch die Verpflichtung, der wir in den kommenden Jahren Stück für Stück zu folgen haben werden. Das Symposium, das heute abend beginnt, kann ein Baustein in diesem Konzept einer sensibel gewordenen, lebensorientierten Technikauffassung sein.

Literaturverzeichnis

Altner, G.: Das Kreuz dieser Zeit - Von den Aufgaben des Christen im Streit um die Kernenergie. München 1977

Altner, G.: Die Überlebenskrise in der Gegenwart. Ansätze zum Dialog mit der Natur in Naturwissenschaft und Theologie.Darmstadt 1987

Bürgel, E.: Die Karawane darf nicht weiterziehen. Christliche Demokraten gegen Atomkraft. Remscheid 1989

Deutscher Bundestag (Hrsg.): Zukünftige Kernenergie-Politik. Kriterien - Möglichkeiten - Empfehlungen. Bericht der Enquete-Kommission Teil 1 u. 2, Bonn 1980

Evangelische Kirche in Deutschland (Hrsg.): Energieeinsparung - Umrisse einer umweltgerechten Politik im Angesicht der Klimagefährdung. Ein Diskussionsbeitrag des Wissenschaftlichen Beirats des Ratsbeauftragten für Umweltfragen. EKD-Texte Nr. 31. Hannover 1990

FESt (Forschungsstätte der Evangelischen Studiengemeinschaft): Tschernobyl - Folgen und Folgerungen. 30 Thesen zum Verhältnis von Technologie und Politik. Heidelberg 1986

Hennicke/Johnson/Kohler/Seifried: Die Energiewende ist möglich. Für eine neue Energiepolitik der Kommunen. Frankfurt 1985

Hennicke/Johnson/Kohler/Seifried: a.a.O., Kurzfassung, Freiburg 1987

Koegel-Dorfs, H. (Hrsg.): Der Ausstieg aus der Kernenergie. Hindernisse, Bedingungen, Konsequenzen. Neukirchen-Vluyn 1990

Nitsch, J., Luther, J.: Energieversorgung der Zukunft. Rationelle Energienutzung und erneuerbare Quellen. Berlin, Heidelberg, New York 1990

Öko-Institut: Energieversorgung der Bundesrepublik ohne Kernenergie und Erdöl. Kurzfassung. Freiburg 1986

Roßnagel, A.: Bedroht die Kernenergie unsere Freiheit? München 1983

Traube, Kl., Ullrich, O.: Billiger Atomstrom? Reinbek bei Hamburg 1982

Sachverzeichnis